静脉输液治疗

专科护士培训教材

第2版

主　编　吴玉芬　杨巧芳　夏　琪

人民卫生出版社
·北　京·

图书在版编目（CIP）数据

静脉输液治疗专科护士培训教材 / 吴玉芬，杨巧芳，夏琪主编. — 2版. — 北京：人民卫生出版社，2021.3（2023.10 重印）

ISBN 978-7-117-31362-9

Ⅰ. ①静… Ⅱ. ①吴… ②杨… ③夏… Ⅲ. ①静脉注射 - 输液疗法 - 技术培训 - 教材 Ⅳ. ①R457.2

中国版本图书馆 CIP 数据核字（2021）第 040750 号

静脉输液治疗专科护士培训教材

Jingmai Shuye Zhiliao Zhuankehushi Peixunjiaocai

第 2 版

主　　编：吴玉芬　杨巧芳　夏　琪
出版发行：人民卫生出版社（中继线 010-59780011）
地　　址：北京市朝阳区潘家园南里 19 号
邮　　编：100021
E - mail：pmph @ pmph.com
购书热线：010-59787592　010-59787584　010-65264830
印　　刷：北京顶佳世纪印刷有限公司
经　　销：新华书店
开　　本：710 × 1000　1/16　　**印张**：38
字　　数：703 千字
版　　次：2018 年 5 月第 1 版　2021 年 3 月第 2 版
印　　次：2023 年10月第 3 次印刷
标准书号：ISBN 978-7-117-31362-9
定　　价：119.00 元
打击盗版举报电话：010-59787491　E-mail：WQ @ pmph.com
质量问题联系电话：010-59787234　E-mail：zhiliang @ pmph.com

静脉输液治疗
专科护士培训教材
第2版

主　编　吴玉芬　杨巧芳　夏　琪

副主编　彭小芸　常　菁　段　玲

编　者　（按姓氏笔画排列）

丁　雯　马新娟　王　芳　王　蕾　王丽芹　史淑杰　白　姗
冯毕龙　任　辉　刘红梅　刘国涛　刘晓伟　刘强强　关琼瑶
李　刚　李文英　李金花　李春梅　李祥奎　杨　科　杨　琴
杨巧芳　杨宏艳　杨甜甜　吴玉芬　何　华　何阳科　何晓娟
宋　燕　张　敏（武汉）　张　敏（陕西）　张佳思　张爱华
陈丽君　陈利芬　陈碧秀　林　梅　易诗琼　罗　斌　周凤玲
郑芝芬　赵改婷　赵新明　胡　蓉　胡盛琳　段　玲　姜桂春
贺　飞　秦新新　贾　平　夏　琪　徐亚吉　徐春贻　凌其英
高　伟　高　阳　郭　玲　郭彩霞　唐　英　唐晨曦　黄　楠
黄友金　梅赣红　常　菁　寇京莉　彭　红　彭小芸　彭欐涵
葛　媚　程予波　蒿若楠　蒲华蓉　雷　花　蔺　波

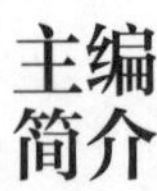

主编简介

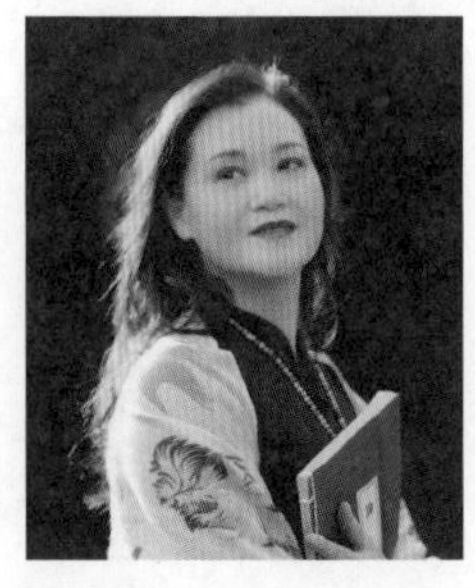

吴玉芬

主任护师，高级静脉输液专科护士，

四川省人民医院护理人才梯队培养导师。

研究方向｜

静脉输液治疗基础、静脉输液操作技术、静脉输液并发症的预防、处理及静脉输液治疗质量管理。

社会任职｜

1. 中华护理学会静脉输液治疗专业委员会委员
2. 四川省护理学会第九届理事会理事
3. 四川省护理学会静脉输液治疗专业委员会第二届委员会主任委员
4. 四川省护理学会静脉输液治疗专科护士培训基地前主任
5. 四川省第二届药品安全专家委员会专家，产品促进委员会委员
6. 四川省医学会医疗事故技术鉴定专家
7. 成都市护理学会静脉输液治疗专业委会前副主任委员
8. 成都市医学会医疗事故技术鉴定专家

工作业绩｜

从事临床护理工作 37 年，静脉输液管理 10 余年，近几年在 PICC 中心工作。目前主要研究静脉输液操作技术的标准，使临床护士的静脉输液操作技术更加规范化、标准化，减少静脉输液并发症的发生，同时也研究出一套静脉输液并发症预防和处理十步法标准，为临床护士提供了预防和处理静脉输液并发症非常便捷的方法。在静脉输液治疗质量管理方面，也研究出了一套静脉输液治疗质量管理体系、静脉输液治疗敏感指标的监测方法等，为临床上标准化的静脉输液质量管理提供了管理策略。

积极开展继续教育培训，主持四川省护理学会静脉输液治疗专业委员会继续教育培训 10 期；主持开展了静脉输液治疗的国家级继续教育培训，负责四川省护理学会静脉输液治疗专科护士培训，完成了 20 期静脉输液治疗专科护士培训，为全国各级医院培养了静脉输液治疗专科护士 900 余名。

获得 18 项实用新型专利，1 项发明专利。主持省部级、院级课题 3 项。在国家及省级护理核心期刊发表论文 40 余篇，主编《静脉输液实用手册》《静脉输液治疗学》《静脉输液并发症预防及处理指引》《静脉输液专科护士培训教材》等专著及四川省护理学会静脉输液治疗专科护士培训教材。

主编简介

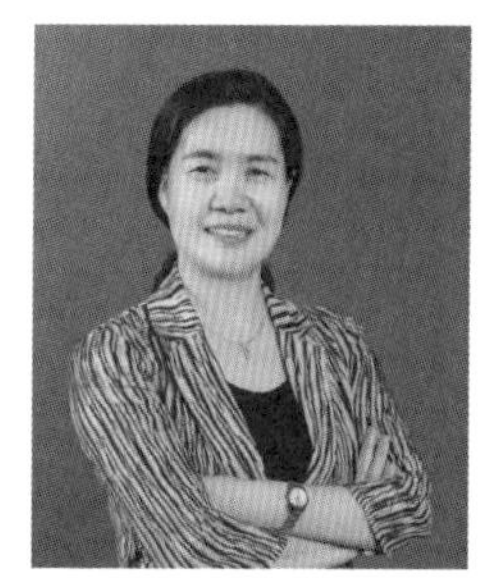

杨巧芳

主任护师，教授，硕士生导师，国家二级心理咨询师，阜外华中心血管病医院护理部主任。

研究方向｜

静脉治疗通道管理，心血管疾病护理，护理管理。

社会任职｜

1. **中华护理学会静脉输液治疗专业委员会委员**
2. **中华医学会老年医学分会护理学组委员**
3. **中国医药信息学理事会护理信息学专业委员会委员**
4. **中国医学装备协会护理装备与材料分会委员**
5. **河南省护理学会静脉输液专科分会主任委员、护理管理分会委员**
6. **河南省健康管理学会慢病健康教育分会主任委员**
7. **河南省老年学和老年医学会老年照护专业分会常务理事**
8. **河南省医院管理协会护理管理专业委员会常委**
9. **河南省医学会医疗事故技术鉴定专家库成员**
10. **《中华现代护理杂志》审稿人**

工作业绩｜

从事临床工作30余年、护理管理工作20余年，专注于心血管疾病护理研究，在慢性心力衰竭、冠心病护理等方面具有丰富经验；致力于静脉输液治疗通道建立技术、并发症防治的推广与管理。2005年组建河南省护理学会静脉输液治疗专业委员会并担任主任委员，带领河南省静脉输液治疗核心团队推广规范化静脉输液治疗护理理念与技术、培养PICC专职护士、河南省静脉治疗专科护士以及遴选静脉输液治疗护理敏感指标等。参与中华护理学会、中国健康管理协会等专家共识、专业指南及行业标准的起草，推动静脉输液治疗护理的规范化、标准化发展。

主持省部级课题3项、厅局级课题3项，参与国家级专项课题及国家自然科学基金项目课题2项，获得河南省科技进步二等奖、三等奖，中华护理学会科技进步二等奖，河南省医学科技进步一等奖、医学新技术引进一等奖等多项奖励；主编专著5部，其中《河南省静脉治疗临床实践指南》获得河南省医学普及奖。

主编简介

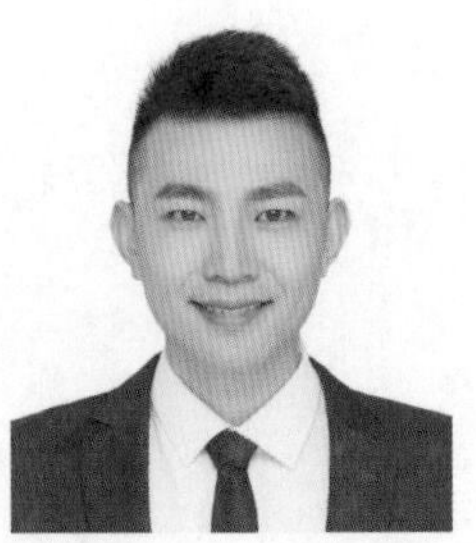

夏琪

主管护师，硕士研究生，国际造口治疗师（ET），PICC 专科护士，静脉输液专科护士，四川省静脉输液治疗专科护士培训基地主任、四川省医学科学院·四川省人民医院 PICC 中心护士长。

研究方向｜

血管通路管理，伤口治疗和护理，护理管理。

社会任职｜

1. 国家卫生健康委能力建设和继续教育介入医学专业委员会委员
2. 中国研究型医院学会护理分会伤口 - 静脉输液治疗专业委员会青委副主任委员
3. 海峡两岸医药卫生交流协会护理分会静脉治疗护理专业学组副组长
4. 中国医学装备协会医院物联网分会智慧护理专业委员会委员
5. 四川省护理学会男护士工作委员会候任主任委员
6. 四川省护理学会静脉治疗专业委员会委员
7. 成都市护理学会静脉治疗专业委员会副主任委员
8. 四川省抗癌协会委员

工作业绩｜

从事临床工作 10 余年、护理管理工作 3 余年，在血管通路、伤口、造口、失禁、血液透析、手术室等领域具有较强临床经验；擅长于静脉输液治疗通道新技术、并发症防治、静脉输液治疗科普、人工智能、云计算的研究和与实践。2017 年担任全院静脉输液治疗小组组长以来，带领院内静脉输液治疗核心团队推广规范化静脉输液治疗护理理念与技术、培养静脉输液治疗专职护士，不断推动西部静脉输液治疗护理的规范化、标准化发展，带领团队多次拍摄全省、全国血管通路建立和维护标准化视频。

主持省部级课题 3 项，获得实用新型专利 5 项，发明专利 2 项；参与国家级专项课题及国家自然科学基金课题 3 项；主编专著 1 部，2019 年个人参与中华护理学会和中华护理杂志社共同举办的第一届静脉输液治疗演讲比赛荣获“特等奖”，2020 年带领团队参加中华护理学会和中华护理杂志社共同举办的第二届静脉输液治疗演讲比赛荣获“二等奖”，2017 年和 2020 年分别荣获全国护理创新发明比赛全国“一等奖”和“二等奖”，2019 年和 2020 年均荣获四川省护理学会静脉输液治疗演讲比赛“一等奖”。

序

近年来，随着我国医学科学的纵深发展，静脉输液治疗也得到了迅猛的发展，新工具、新技术不断应用于临床。为了规范临床护士静脉输液治疗各项操作，减少相关并发症，2009年中华护理学会静脉输液专业委员会借鉴INS标准，编写了《输液治疗护理实践指南与实施细则》，2014年国家卫计委颁发了《静脉治疗护理技术操作规范》，2019年中华护理学会发布了《临床静脉导管维护操作专家共识》，中国研究型医院学会护理分会颁布了《静脉中等长度导管临床应用专家共识》，国际血管联盟中国分部与中国老年医学分会周围血管疾病管理分会联合发布了《输液导管相关静脉血栓形成中国专家共识》，《中华外科杂志》刊发了《中心静脉血管通路装置安全管理专家共识（2019版）》。这些规范与专家共识，从静脉输液护理操作、教育培训、并发症预防及处理、感染及控制等方面均为临床提供了行之有效的借鉴和指导。

该书在上版的基础上，结合2019年国际、国内专家共识对静脉输液治疗领域的相关知识进行了补充和修改，还增加了婴幼儿在静脉输液治疗领域的相关知识及临床护理人员迫切需要的静脉输液操作视频，使这本《静脉输液治疗专科护士培训教材》更具有临床普适性、实用性及操作性，对培养静脉输液治疗专科护士而言，本教材将会是一部很好的教科书。

为了让《静脉输液治疗专科护士培训教材》（第2版）的质量得到提升，本教材特邀全国知名静脉输液治疗护理领域的专家及临床护理管理人员共同编制，凝聚了国内外静脉输液治疗临床经验、专科理论、操作流程、相关并发症及案例分析、质量管理及敏感质量指标等内容，本书内容丰富、图文并茂，具有较高的临床实用价值。笔者及团队真挚希望该书能为各省、市护理学会培养静脉治疗专科护士及肿瘤专科护士提供有力的支持和帮助。

四川省医学科学院·四川省人民医院院长 杨正林

2021年2月

前言

近年来，在国际静脉输液治疗领域不断创新的影响下国内静脉输液治疗得到了纵深推进，省市护理学会纷纷举办静脉输液专科护士培训，使得我国静脉输液专科护士的发展突飞猛进，静脉输液治疗知识领域也得到了飞速提升，进一步推进了静脉输液专科化的发展。

为了培养我国同质化静脉输液治疗专科护士人才，统一静脉输液治疗各项操作标准、提高预防静脉输液治疗并发症的意识及处理并发症的能力，让患者获得最佳的静脉输液治疗方案，本编写团队组织全国静脉输液治疗护理专业委员会委员及临床护理管理专家们再次修订《静脉输液治疗专科护士培训教材》。在第1版的基础上，结合2019年中华护理学会颁布的《临床静脉导管维护操作专家共识》，中国研究型医院学会护理分会颁布的《静脉中等长度导管临床应用专家共识》，国际血管联盟中国分部、中国老年医学分会周围血管疾病管理分会颁布的《输液导管相关静脉血栓形成中国专家共识》《中华外科杂志》发布的《中心静脉血管通路装置安全管理专家共识（2019版）》等静脉输液治疗领域的最新专家共识，并查阅了大量国内外最新的研究，通过循证、临床调研等精心编著此书。本著作在上版的基础上增加了婴幼儿在静脉输液治疗领域的相关知识；静脉血管显示仪在静脉治疗中的应用；磁导航系统在导管置入中的应用；危重症患者血容量的评估；隧道式PICC置入；手臂港的植入；骨髓腔腔内注射技术；血液标本采集技术；静脉输血管理质量评价标准；中心静脉导管（CVC）维护操作流程；并发症淋巴液渗漏。同时还增加了临床护理人员迫切需要的静脉输液技术操作视频：外周静脉留置针穿刺操作流程、经外周静脉置入中心静脉导管（PICC）置入流程及经皮隧道式PICC置入流程（头端闭合式）、经外周静脉置入中心静脉导管（PICC）置入流程（头端开口式）、经外周静脉置入中心静脉导管（PICC）维护流程、手臂港手术植入操作流程、插入及拔除无损伤针操作流程等新内容，旨在将该书编写成适用于静脉输液治疗专科护士培训、医学院教育以及临床护理人员的普适性专业参考读物。

本教材共三篇八章，以《静脉治疗护理技术操作规范》行业标准及2019年最新静脉治疗相关专家共识为指导，以科学性、指导性和实用性为目的，采用理论与实践相结合的方法，从静脉输液治疗的发展入手，涵盖了静脉输液治疗基础相关知识、静脉穿刺技术及静脉输液质量管理内容，汇集了当前静脉治疗护理新理念、新方法、新技术，凝集了全体编写者宝贵的临床经验，内容系统全面，贴近临床实际，具有一定广度与深度。除此以外，本教材具有以下特色：

1. **基于循证，确保理论知识的先进性、科学性。**本教材内容与时俱进，适应当前医学和静脉输液治疗发展新形势，参照最新的权威教材、参考书、防治指南或国际标准，吸纳当前最新研究，确保了教材内理论知识的先进性和科学性。

2. **贴近临床，力求操作技术的规范性、实用性。**本教材在循证的基础上，融入美国《静脉治疗实践指南（2016 版）》相关要求，结合 2019 国际、国内专家共识，以临床实际案例分析为主线，详解静脉输液治疗技术应用、并发症预防及处理等，从而训练临床思维，提高操作技能，保证教材内各种操作技术的规范性和实用性。

3. **以图释文，以动态呈现操作精华，增加教材内容的趣味性、可读性。**本教材通俗易懂，配以更多的插图和临床案例照片及静脉输液技术操作视频进行阐述，以流程图、表格及操作过程来说明操作要点，使学习者读起来更有趣味和可读性。

最后，感谢上一版参与编写及此次编写的专家们，还要感谢参与视频拍摄的四川省医学科学院・四川省人民医院・PICC 中心团队的老师们科学循证、精心编排。

尽管我们已经尽了最大努力编写此书，书中仍难免存在不足之处，恳请读者提出宝贵意见，以便修订再版，使其日臻完善。

吴玉芬　杨巧芳　夏琪

2021 年 2 月

目录

第一篇 静脉输液治疗基础篇

第二篇 静脉输液治疗技术篇

第三篇 静脉输液质量篇

第一篇

静脉输液治疗基础篇

第一章

静脉输液治疗绪论

第一节 静脉输液治疗的发展史

静脉输液治疗是利用大气压和液体静压的作用原理，将一定量的无菌溶液（药物）或血液及血制品直接输入静脉的方法，是临床抢救和治疗患者的重要措施之一，包括静脉注射、静脉输液和静脉输血。常用的工具包括：注射器、输液（血）器、外周静脉输液工具和中心静脉输液工具以及输液附加装置等。

一、静脉输液治疗理念

（一）形成阶段

17世纪，随着“血液循环论”的提出，人们开始尝试使用静脉输注各种液体、血液，静脉输液治疗逐渐开始在临床上尝试，并取得了良好的效果，静脉输液治疗理念首次被提出。

19世纪60年代期间，随着细菌学理论、抗感染药物、致热源的发现，安全输液理念逐渐受到重视，静脉输液治疗实现了历史性突破。

（二）发展阶段

1940年以前，静脉输液治疗被认为是一项医疗行为。20世纪40年代后护士被允许进行静脉输液操作，之后静脉输液的执行者逐渐由医生转为护士，使得静脉输液治疗开始普及。静脉输液治疗范围也从最初的重大疾病治疗扩大到营养支持、常规疾病用药治疗。静脉输液治疗理念的研究内容也从执行者、治疗范围扩展到血管选择、静脉输液工具的选择及患者的舒适性等领域。

（三）成熟阶段

随着医学及护理学技术的飞速发展，静脉输液治疗理念逐渐成熟，出现了两个观念：

1. **被动静脉输液治疗** 以完成任务习惯性来常规使用静脉输液器材（如一次性静脉输液钢针），事先没有对患者做系统、准确的评估，就开始静脉输液治疗。其结果是外周静脉被反复穿刺，可能由于药物特性引发严重并发症，导致静脉穿刺变得费时、费力。

2. **主动静脉输液治疗** 是对患者病情、静脉输液治疗需求和血管通道及输液器材等主动地进行评估，从而选择合适的血管通道、输液器材为患者进行静脉输液，主动地完成护理评估程序。

2012 年，临床护理提出了安全输液及舒适护理的新理念，强调安全输液不仅包括患者安全，也要注意护士安全。当时临床最主要的输液方式是一次性静脉输液钢针。2014 年推出全疗程“一针治疗”，建立“无钢针”病房的静脉输液治疗最新理念，减少患者血管损伤及医务人员的针刺伤。

目前静脉输液治疗最佳实践标准是程序化操作，减少患者的穿刺次数、并发症及住院费用、降低医务人员针刺伤的发生率及劳动强度，为患者提供高质量的静脉输液治疗护理服务，提高患者满意度。

二、静脉输液治疗发展历程

（一）国外静脉输液治疗发展历程

国外在静脉输液治疗发展历程经历了以下四个阶段：

第一阶段：15 世纪——静脉输液治疗萌芽阶段。1492 年，意大利医生卡鲁达斯将三名男童的热血直接给教皇口服，结果并未挽救教皇生命。直到 1615 年，输血概念才被正式提出，这一概念奠定了静脉输液治疗的基础。1628 年，英国医生威廉·哈利（William Harvey）提出了“血液循环论”。1656 年，英国医生克利斯朵夫和罗伯特用羽毛管作为针头，将药物注入狗的静脉，这是历史上首例静脉输液。1662 年，德国约翰医师，首次将药物注入人体静脉。

第二阶段：19 世纪——静脉输液治疗发展阶段。19 世纪，随着医学技术的快速发展，静脉输液治疗也得以发展。1831 年，英格兰医生托马斯·瑞斯（Thomas Latta）将煮沸的盐水注入患者静脉，并成功创建了静脉输液治疗模式。19 世纪后半叶，静脉输液安全初步得到保证，静脉输液治疗有了突破性进展。1860 年，法国医生路易斯·巴斯德（Louis Pasteur）创立了细菌学理论。1867 年，英国教授约瑟夫·李斯特（Joseph Lister）提出感染可能与微生物有关的理念，为静脉治疗的安全性提供了理论基础。

第三阶段：20 世纪——静脉输液治疗成熟阶段。在将近 500 年的时间里，人们尝试将不同物质输入静脉系统也取得了一定的成果，但直到 20 世纪才真正实现将药品安全输入人体。

1900 年，维也纳大学助教卡尔·兰特斯坦纳（Karl Landsteiner）发现了人类 A、B、O 血型，静脉输血成了安全的急救手段。1925 年美国医师弗洛伦斯

（Florence Seibert）解决了静脉输液中热原反应问题，为安全输液铺平了道路。20世纪初，更多安全的静脉注射液体被研制出来并应用于患者的治疗，这些静脉注射液体包括葡萄糖、0.9%氯化钠注射液、碳水化合物、钾、钠等。

20世纪60年代是静脉输液治疗迅速发展的阶段，超过200种静脉输注液体被广泛用于临床。静脉输液用药方式更加多样化，如定时间、间歇用药、持续静脉用药等。

静脉穿刺工具也得以改进，1960年百特公司开发出输血、输液用塑料软袋，使密闭式输液得到实施和广泛应用。1964年美国BD公司用生物原材料发明了第一代外周静脉留置针，实现了在静脉内留置针头，之后迅速在欧盟国家普及应用。

20世纪70年代，静脉输液治疗作为一门专业学科得到认可，静脉输液工具及技术的飞速发展，移动式输液装置、输液泵、自控麻醉泵等在临床上得到广泛应用，80年代，完全植入式静脉输液装置（TIVAP）被广泛应用于肿瘤患者中，此后，通过中心静脉进行静脉输液治疗变得越来越普遍。

第四阶段：21世纪——现代静脉输液治疗的多样化应用阶段。21世纪，静脉输液治疗应用范畴更加广泛，主要包括以下几个方面：液体与电解质治疗、抗感染治疗、抗肿瘤治疗、全血和血液成分输注、镇痛与全胃肠外营养（TPN）支持治疗等。静脉输液治疗用药方式更加多样化，PICC、中等长度导管、隧道式导管、输液港等在临床上得到广泛应用。临床工作中，多种输液装置可供选择，过滤器和各种电子输液装置用于多种、联合、复杂的静脉输液治疗。静脉输液治疗更加安全，同时也对静脉输液护士提出了更高的要求。随着输液治疗和输液技术种类的增加，多学科协作（Multi-Disciplinary Treatment，MDT）的诊疗和照护模式已引入静脉输液治疗领域，这种模式能更好地融合多学科的思维与资源，从而为患者提供更加完善、科学、规范、合理的静脉输液治疗服务。

（二）中国静脉输液治疗发展历程

1. **发展初期** 在1940年以前，静脉输液治疗只是针对危重疾病的一种额外治疗手段，仅仅由医生操作，护士只能协助做相关物品准备工作。1940年以后，静脉输液技术迅速发展，护理责任范围得以扩展。

20世纪50年代，国内只能生产少量茂菲滴管，这些滴管质量差，输液反应频繁出现。70年代中期，开始尝试使用注射长钢针、静脉切开的方法进行输液。80年代初，一次性静脉输液钢针被引入，成为临床常用的输液工具。80年代中期，输液器开始采用一次性塑料输液管，输液反应减少。这为静脉输液治疗的广泛应用创造了基本条件。

20 世纪 90 年代，我国静脉输液技术开始快速发展与革新。同期，静脉输液工具的选择更加多样化，我国开始在临床上广泛应用外周静脉留置针。1988 年，输液港在国内首次使用。1997 年，经外周静脉置入中心静脉导管（peripherally inserted central catheter，PICC）引入我国，主要应用于胃肠外营养液和药物的输注。1998 年，全密闭式软袋输液系统引入我国，使静脉输液治疗的安全性得到质的提升。

2. **成熟阶段** 2005 年，我国采用 ISO 标准研制的一次性使用输液器 GB8368-2005 正式使用，标志着我国静脉输液工具的应用标准正式与国际接轨。塑化剂对人体的危害及静脉输液过程中的安全隐患，使静脉输液治疗工具不论是材质还是设计上的安全性越来越受到关注和重视，非 PVC 全密闭输液软袋越来越被我国医护人员接受。2009 年王建荣参照国内外指南编写了《输液治疗护理实践指南与实施细则》，对临床输液治疗护理工作提供指导，2013 年 11 月 14 日我国原卫生和计划生育委员会依据《医疗机构管理条例》和《护士条例》，制定了行业标准《静脉治疗护理技术操作规范》（WS/T433—2013），该标准于 2014 年 5 月 1 日正式实施。2019 年 7 月中华护理学会静脉输液治疗专业委员会编写并发布了《临床静脉导管维护操作专家共识》，2019 年中国研究型医院学会护理分会制定了《静脉中等长度导管临床应用专家共识》，这些标准为临床护理人员提供了静脉输液参考，规范了临床护理操作行为，保障了患者输液安全，标志着我国静脉输液治疗逐渐规范成熟。

三、静脉输液学会的发展历程

（一）国外静脉输液学会的发展

1. **美国静脉输液学会** 1972 年 12 月，美国麻省总医院 Ada Plumer 和约翰霍普金斯医院的 Marguerite Knight 倡议成立美国静脉输液护理学会。1973 年 1 月 25 日，16 名发起人相聚于巴尔的摩布，决定将“护理”两个字从组织的名称内删去，以便更好地反映这一组织的法律外延性，更名为全国静脉输液治疗学会（National Intravenous Therapy Association，NITA）。到 20 世纪 80 年代中期，NITA 成员中 99% 是护士，为了更好地反映该组织的实际内涵和对专业技术、患者及立法程序的关注，于 1987 年将 NITA 改为静脉输液护士协会（Intravenous Nurses Society，INS）。因为角色内容的扩展，静脉输液护士协会于 2001 年再次更名为输液护士协会（Infusion Nurses Society，INS）。该学会是目前全球静脉输液治疗领域的权威机构，负责制定及完善输液标准，并促进标准的推广和实施。

2. **美国血管通路协会** 血管通路委员会（BAVAC）始创于 1985 年，目标是促进成员之间的相互协作，制定统一规范的教育标准，培养血管通路装置的专业医护人员，让患者受益。1990 年，队伍不断壮大，并向周边的城镇扩充。经过多次审议、思考和讨论，血管通路委员会逐步发展成为全国性的组织，2003 年更名为“血管通路协会”，以更好地促进血管通路的实践及发展。

3. **世界血管通路大会**（WoCoVA） WoCoVA 于 2009 年在荷兰注册的非营利性组织，是一个共同探讨血管通路现状与发展的国际平台，主要研究方向为全球血管通路技术前沿、临床循证与实践。每两年召开一次会议，为来自世界各地血管通路的专业人士提供一个交流、学习的平台，主要目的是分享血管通路前沿知识和提高执业人员的水平，会议内容覆盖血管通路领域的各个方面。

（二）中国静脉输液学会发展

我国的静脉输液专业化发展起步相对较晚。1999 年，中华护理学会静脉输液治疗专业委员会在北京成立。2011 年，国家卫生和计划生育委员会组织全国部分知名护理专家起草了我国第一部静脉输液治疗国家行业标准，保证静脉输液治疗的安全，促进静脉输液治疗专业队伍的建设和专科化发展。2019 年 9 月中国研究型医院学会护理分会成立伤口与静脉输液治疗安全学组，致力于促进静脉输液治疗专业护理理论与实践的研究，促进国内外学术交流，促进学科知识的产生、流动和转化。

（郭彩霞　赵新明）

第二节　静脉输液治疗专科护士的发展

在医学科学技术迅速发展的今天，护理学科的内涵和外延不断扩展，护理专科化发展已成为临床实践发展的策略和方向，20 世纪下半叶呈现出快速发展的趋势，在美国、英国、德国、加拿大、澳大利亚、日本等国家更是兴起了高级护理实践活动，护理学科边界向更先进、复杂、高级别的领域扩展；静脉输液治疗专业知识和技能也在扩展，尤其是静脉输液治疗专科护士的规范化培训迫在眉睫。

一、静脉输液治疗专科护士的发展史

我国护理专家尤黎明对专科护士（specialty nurse，SN）定义为在某一特殊或者专门的护理专科领域具有先进的专科知识及高水平技能的专家型护士，为患者提供专业的护理服务，是同行的咨询者、指导者。郭燕红等提出：专科

护士指在某临床护理领域中具有强大理论知识、丰富临床经验以及精湛的临床技能，且能向患者直接提供高质量护理服务的护士。

静脉输液治疗专科护士（infusion nurse specialist）简称静疗专科护士，指临床护士通过静脉输液专科护士培训（系统的理论、操作培训及临床实践）考核合格后，取得合格证书，在静脉输液治疗护理领域具有较高水平和专长的专家型临床护士，能够利用自己的静脉输液理论知识及操作技能为患者和社区人群提供专家级别的护理服务，为同行提供专业建议与咨询。静疗专科护士在静脉输液治疗领域具有丰富的工作经验，先进的专业知识和精湛的静脉输液操作技能，能为患者提供高质量的静脉输液治疗，预防或减少不良事件的发生以及降低对患者造成的危害。他们不再是简单的技术操作者，而是基于专业、多元、整体理论，综合考虑医疗、护理、管理、市场、教育和患者生活质量等多方面因素，进行静脉输液治疗实践的专家型人才。

（一）国外静疗专科护士的发展

美国静疗专科护士由专业学会、企业、医院以及专门的培训机构等组织培训产生。近年来，美国静疗专科护士在实践与科研方面快速发展，专科护士在静疗相关领域的研究愈发深入。在教育与培训方面，除入职培训外，强调了继续教育的重要性；在输液质量管理方面，更加注重患者及护士的安全，关注患者的感受；在技能与理论发展方面，静疗专科技术与时俱进，持续创新；在更新继续教育课程、血管置入技能、静脉输液治疗质量管理等内容的同时，INS也提倡构建专业的静脉输液团队；注重循证和证据结果的临床转化；研究新生儿、儿童、孕妇、老年人等特殊患者的输液治疗计划。为拓展静脉输液治疗的研究广度，INS 在国外设立了调研机构，积极与世界各国协作，共同参与临床实践，由大范围的临床证据凝炼的输液标准，更有可能成为一份无国界文件，从而为输液治疗提供帮助。静脉输液治疗实践标准不仅为静疗专科护士制定规范，也为静脉输液治疗发展提供了方向。

（二）我国静疗专科护士的发展

1. **发展背景**　2007 年为贯彻落实《中国护理事业发展规划纲要（2005—2010 年）》，加强医院临床专业化护理骨干培养，卫生部组织中华护理学会及有关专家，针对临床护理技术性较强的重症监护室、手术室、急诊室、器官移植、肿瘤护理 5 个专科护理领域，研究制定了《专科护理领域护士培训大纲》，指导各地规范开展专科护理领域的培训工作，各省市结合本地实际，有计划、分步骤地在专科或专病领域开展专科护士培训工作，培养一批具有较高业务水平和专长，能较好地解决专科护理实际问题，指导其他护士开展相关工作。我国静疗专科护士的培养和发展就在此大背景下应运而生。各省、市级护理学会纷纷举办静疗专科护士培训。

2. **静疗专科护士的发展** 近年来静疗专科护士的发展迅猛，其培训内容和方式多种多样，培训机构、培训时间和培训课程不尽相同。以中华护理学会和各省市卫生行政机构委托护理学会举办的静疗专科护士资格培训班及经外周静脉置入中心静脉导管（PICC）专业技术培训项目为主，部分省市已建立了静疗专科护士培训基地。2020 年 4 月中华护理学会进行了第一期静脉输液治疗专科护士培训，开启了国家级层面的静脉输液治疗专科护士培训工作。

二、静疗专科护士的考核

（一）静疗专科护士的资格认证

1. **美国静疗专科护士资格认证要求** 美国于 1983 年成立了静疗专科护士资格认证组织（InfusionNursesCertification Corporation，INCC），是 INS 分支组织。专业静疗注册护士（RN）报考条件：取得州注册护士执业证书，并在过去连续 2 年中实施静脉输液治疗和护理 1 600h（护理范畴不单指直接的临床护理经验，也包括静脉输液治疗相关的护理教育、管理、研究或临床实践等非临床护理经验）。

2. **中国静疗专科护士资格认证要求** 中国各省、市护理学会于 2010 年陆续开始举办“静疗专科护士培训”，报考条件：必须具有护士执业证书、护理专业大专及以上学历，5 年以上临床护理实践经验，3 年以上静脉输液治疗领域的工作经验。中华护理学会静脉输液治疗专科护士的培训对象还要求在三级医院从事临床工作满 5 年，从事静脉输液治疗相关临床工作，参与 PICC 置管操作。

（二）静疗专科护士的培训及考核

1. **培训时间** 静疗专科护士培训采取集中理论学习与临床护理实践相结合的方式，培训总时间原则上为 2 ~ 3 个月。理论学习由静脉输液治疗培训基地所在医疗机构或者学会组织，也可以联合医学（护理）院校共同完成，理论授课 1 个月，期间可以安排一部分时间临床见习。临床实践由培训基地组织实施，时间 1 ~ 2 个月。由临床实践基地医院具有丰富经验的医疗、护理专业人员进行带教和指导。

2. **培训内容** 主要参考美国《INS 输液治疗实践标准》、中华人民共和国行业标准《静脉输液治疗护理技术操作规范》及《静脉输液专科护士培训教材》。培训课程主要包括三大方面：

（1）静脉输液治疗基础。

（2）静脉输液治疗技术。

（3）静脉输液治疗质量管理。

3. **培训考核** 学员完成规定的理论课程和临床实践后，由负责组织静脉输液治疗专科护士培训的护理学会组织理论机考、静脉输液技术操作技能考试，部分省、市还组织论文答辩、护理科研及教学能力的考核等。考核合格，完成结业报告。经培训管理委员会审核后，获得中华、省、市级《静脉治疗专科护士》培训合格证书。

三、静疗专科护士应具备的核心能力

1. **丰富的静脉输液治疗相关理论知识** 具备解剖学、生理学、药理学、影像学、伦理学、感染控制等知识，掌握各类静脉输液治疗适应证、禁忌证，相关并发症的预防、识别及处理等。

2. **精湛的静脉输液治疗操作技能** 包括熟练掌握基础护理技能、危重症抢救、静脉输液治疗相关的穿刺技术及维护等专业技能。

3. **语言沟通能力** 掌握得体的语言交流方法和简练的书面记录方式，进行有效沟通，方能保障诊疗活动的顺利开展。

4. **健康教育能力** 为住院或居家患者提供静脉输液治疗科学、个性化的相关信息，承担相关咨询任务，评估患者及家属对静脉输液治疗相关重要内容的掌握程度。

5. **继续教育能力** 静脉输液治疗护理实践是不断发展的，继续教育是更新静脉输液治疗临床实践的必要手段，是静脉输液治疗护理科研成果推广与实践的第一步，也是静脉输液治疗护理专业不断进步的关键。

6. **创新能力** 学习静脉输液相关的新技术、新知识，做好新技术运用前的准备，确保新技术临床实施。临床实施阶段应主动收集相关资料，并积极分析数据、查找原因、改良方法，使新技术更为成熟可靠，易于推广。

7. **临床判断和推理能力** 对患者的病情进行评估，与医生、患者及家属一起拟定静脉输液治疗方案并实施，有病情观察、预见能力、评判性思维能力、应变决策能力；及时发现和处理异常情况能力，确保操作安全性和治疗有效性。

8. **具备识别产品的能力** 随着医学的发展，静脉输液治疗相关的产品层出不穷，对静疗专科护士提出了更高的要求，既要了解产品的性能，又要掌握新产品的优势和缺陷、价格等，要用评判性的思维来判断是否适用于临床。

9. **遵循职业道德标准的能力** 《输液治疗护理实践标准》中指出标准适用于任何放置或维护静脉通路以及静脉输液治疗的护理。临床实践活动中应以《输液治疗护理实践标准》内容为准则，遵守护理相关法律、伦理和医院相关核心制度，减少对患者的伤害。

10. **教学能力** 有授课表达、教学评价、教学查房等带教能力。

11. **协作和终身学习的能力** 临床实践中静脉输液治疗专科护士需与小组成员包括放射科医生、药剂师等成员共同协作，拟定管路置入方案；掌握理论基础和操作技能，充分了解、及时更新静脉输液治疗相关学科信息，建立终身学习的理念。

12. **科研能力** 科研能力不仅包括静脉输液治疗文献查询能力、临床科研设计能力、课题开展能力、数据统计分析能力、论文撰写能力、创新能力及静脉输液治疗研究的设计思路、开展方法、结果报告，还包括静脉输液治疗问题的循证总结、循证转化和实践。

13. **运营能力** 了解静脉输液治疗相关耗材价值，在预算管理程序中，尽量使患者财产支付更为经济有效。

四、静疗专科护士的角色

1. **临床高级别的操作者** 掌握先进的静脉输液技术和熟练的操作技巧，掌握静脉用药方式、静脉输液工具选择和操作，参与并指导临床护理实践，及时发现并解决护理中的问题，为患者提供高质量的护理服务。

2. **教育者** 对其他护理人员进行静脉输液相关新技术培训，帮助他们识别早期并发症，评价现有静脉输液工具的利弊等。

3. **专科顾问、咨询及宣教者** 对患者、家属、护士及其他医护人员提供有关输液相关内容的教学及训练，促进交叉专业学科间的相互交流，并为咨询者提供专家意见和建议，承担起咨询者的义务并发挥相关职能作用。

4. **科技工作者** 组织参与静脉输液治疗循证研究，参与科研互动、推广静脉输液新产品及科研成果，在实践中研究，解决临床护理问题，成为护理研究骨干力量；提高静脉输液治疗护理水平。

5. **管理和自我管理者** 严格执行静脉输液护理实践标准，不断收集临床资料，对不恰当的静脉输液治疗及时评估加以纠正，进行静脉输液治疗质量的评价、监督和完善。

6. **医疗团队间的协调者** 担任医疗团队间大型项目的协调及统筹工作，增进医疗团队间的沟通，使医疗服务得以顺利施行。

7. **临床及专业上的领导及革新者** 推动静脉输液护理新技术、新业务发展。

8. **道德上的决策者** 作为患者的代言人，为患者争取最合理的静脉输液治疗方案及权益。

五、静疗专科护士的工作职责

静疗专科护士应参与整个静脉输液治疗的实施过程，保证提供安全、优质的静脉输液治疗护理，同时控制成本。主要工作职责如下：

1. 完成静脉输液操作技术相关的所有操作、护理。检查穿刺点，评估导管及穿刺部位，常规更换敷料及固定装置等。掌握静脉用药、血液成分输注、动脉导管、血气技术、胃肠外营养等。

2. 在《输液治疗实践标准》基础上制定、实施和严格遵守输液制度和程序。

3. 主动参与静脉输液治疗专业教育、科研和新技术的开展，推进静脉输液治疗的专业发展。

4. 对医疗专业人员、护理人员、患者及家属、社区以及相关行业人员提供咨询。

5. 对临床使用的静脉输液治疗产品进行评估。

6. 参与静脉输液治疗有关的新技术准入。

7. 参与预算管理程序，保证以最经济有效的支出达到最满意的护理质量。

8. 参与静脉输液治疗专业委员会的培训、质量考核、评价和成本效益的运营工作。

六、静疗专科护士的再认证

要求静脉输液治疗专科护士在维持基本专业技能的前提下，需要不断进行终身学习、自我完善、提升专业知识水平。从事静脉输液治疗的护士应定期进行静脉治疗所必需的专业知识及技能培训。建议：

1. 取得《静脉治疗专科护士》资格证书后，每五年再次认证。

2. 每年需完成总数为 20 次以上的中心静脉血管通路装置的维护，包含：经外周静脉置入中心静脉导管（peripherally inserted central catheter，PICC）、中心静脉导管（central venous catheter，CVC）、完全植入式输液港（totally implantable venous access port，TIVAP），简称输液港（PORT）。

3. 每年需完成 5 例以上 PICC 置入或手臂港植入。

4. 继续教育学分至少达到 40 个学分。

5. 每年从事本专业领域实践时间应达到个人临床护理工作总时间的 2/3 以上。

（郑芝芬）

第三节 静脉输液器材的发展

静脉输液治疗始于17世纪，历经近500年的波折，在20世纪逐渐形成一套完整的体系，在静脉输液治疗理论、技术、工具、设备等方面取得长足进步，使静脉输液治疗的安全性、科学性和有效性得到极大提升；其中静脉输液器材的发展在静脉输液治疗中起到非常重要的作用。

一、导管类型

（一）外周静脉导管

1. 一次性静脉输液钢针（disposable intravenous infusion with steel needle）是医护人员对患者进行外周静脉采血和短期静脉输液的常用工具。根据其功能分为静脉采血针和一次性静脉输液钢针两类。

（1）概述：一次性静脉输液钢针发明于1957年，属于国家第三类医疗管理器械，其使用风险高，是目前最基础的外周静脉输液穿刺工具。一次性静脉输液钢针具有操作简单、易穿刺、经济、使用方便等优点，其缺点为保留时间短、易损伤血管发生渗漏、增加患者痛苦和护士的工作量。其结构包括：穿刺钢针、保护帽、单翼或双翼穿刺手持柄与钢针连接的延长管（图1-1）。

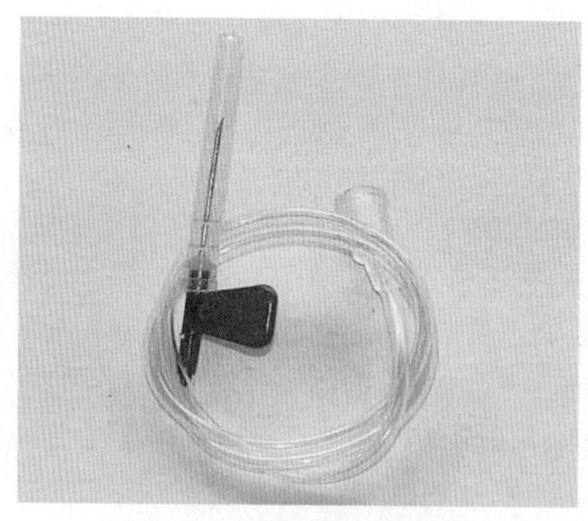

图1-1 一次性静脉输液钢针

（2）规格：一次性静脉输液钢针的规格指其外径的大小，通常以针翼颜色进行区分（表1-1）。

表 1-1　一次性静脉输液钢针的规格

规格 /mm	0.45	0.5	0.55	0.6	0.7		0.8	0.9	1.2
					单翼	双翼			
长度 /mm	13.5	17.5	17.5	22.5	22.5	19	26	26	26
颜色	褐色	橙色	中紫	深蓝	黑色	深绿	黄色	粉色	粉红
管壁类型	正常壁	正常壁	正常壁	薄壁	薄壁	薄壁	薄壁	薄壁	正常壁

（3）适用范围：浅静脉采血、短时（ < 4h）单次输注无刺激性溶液或药物；一次性静脉输液钢针留置时间一般在 2 ~ 4h，多作为临时静脉用药。在多数国家，一次性静脉输液钢针只用于静脉采血或较差血管的临时输液。

2. 外周静脉导管

（1）概述：外周静脉导管（peripheral venous catheter，PVC）又称套管针，属于外周静脉短导管，是一次性静脉输液钢针的替代产品，也是目前国内外重要的外周浅静脉输液治疗工具。于 20 世纪 60 年代初开始出现由生物原材料制成的套管针（留置针），1964 年第一支外周静脉留置针应用于临床，20 世纪 80 年代，我国开始使用外周静脉留置针，主要用于静脉输液、输血、静脉和动脉采血等。优点：操作简便，套管材质柔软，不易对血管造成伤害，减少静脉穿刺次数，保护患者血管和减轻痛苦；同时还能减轻护士的工作量，提高护士工作效率，保证患者用药安全。外周静脉留置针分为（图 1-2）：

1）开放式留置针：开放式普通型留置针和开放式安全型留置针（防针刺伤），主要由导管、针芯、针座、保护套、蝶翼、护帽等组成。开放式安全型（防针刺伤）留置针是在普通型留置针的基础上设计针尖保护装置，避免针尖扎伤医护人员。开放式普通型留置针主用于手术室、CT、核磁的造影用药、胃肠镜的麻醉用药等。

2）密闭式留置针：分为密闭式普通型留置针和密闭式安全型（防针刺伤）留置针，主要为套管、延长管、肝素帽（接头）一体化设计的整体密闭式系统，能有效阻止血液外溢造成的污染。因其材质不同，还有耐高压型留置针，其外套管长而柔软，管径粗，弹性好，可随血管弯曲，且无害及低刺激性，耐高压作用，可以抵抗高压注射造影剂带来的压力，防止外套软管管壁的裂开及断裂，降低造影剂快速注射对血管前部内膜的压力，减少对血管的刺激，降低造影剂的渗漏及局部肿胀。

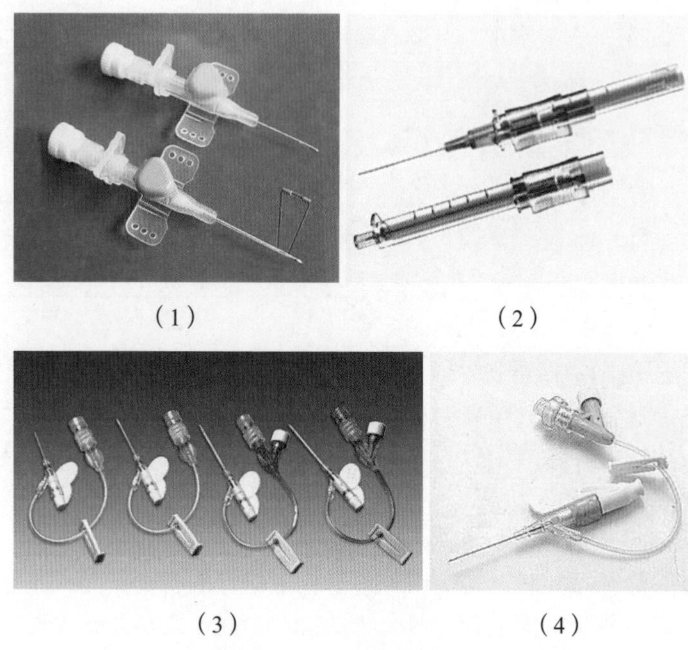

图 1-2 外周静脉留置针

（1）开放式普通型留置针；（2）开放式安全型留置针；
（3）密闭式普通型留置针；（4）密闭式安全型留置针。

（2）规格：外周静脉留置针规格，以尾端颜色来表示，导管长度一般小于或等于 7.5cm，其常用规格见表 1-2。因各生产厂商不同，外周静脉留置针长度及流速不尽相同，针头上号码 Ga 与针的外径相关。

表 1-2 外周静脉留置针规格

型号 /Ga	导管颜色	外径 /mm
14	橙色	2.2
16	灰色	1.7
17	白色	1.5
18	绿色	1.3
20	粉红色	1.1
22	蓝色	0.9
24	黄色	0.7
26	紫色	0.6

（3）适用范围：主要适用于手术患者；输液时间相对较长（＞4h）的患者；老人、婴幼儿、躁动不安的患者；输全血或血液制品的患者；做糖耐量检测及X线片检查；造影（耐高压留置针）用药的患者等。外周静脉留置针留置时间为72～96h或遵产品说明书。

3. 中等长度导管

（1）概述：中等长度导管（medium length catheter，MC）指其长度为20～30cm的导管。19世纪50年代Deseret医疗公司引进了中等长度导管。通常用于需要1周以上静脉输液的患者。到19世纪80年代早期，由受过培训的护士为血管通路受损的患者在床旁置入中等长度导管。之后中等长度导管的最初设计得到逐步改良，使导管通过穿刺鞘置管。导管材质主要为硅胶和聚氨酯两种。

与外周静脉留置针相比中等长度导管的优势：

1）穿刺可在直视下盲穿完成，如选择较深静脉穿刺可在血管超声引导下穿刺，有成功率高、对血管损伤小、不易感染等优点。

2）导管尖端位置：在腋静脉或锁骨下静脉区域，因其血管较粗、血流量较大、可充分稀释药物，减少或避免对血管的刺激，减轻患者反复穿刺的痛苦和并发症的发生。

3）导管留置时间可达1～4周或遵照产品说明书执行。

（2）规格：中等长度导管因导管材质不同分为硅胶材质的中等长度导管（头端闭合式、三向瓣膜）和聚氨酯材质的中等长度导管（头端开口式）（图1-3）。常用中等长度导管的规格见表1-3。

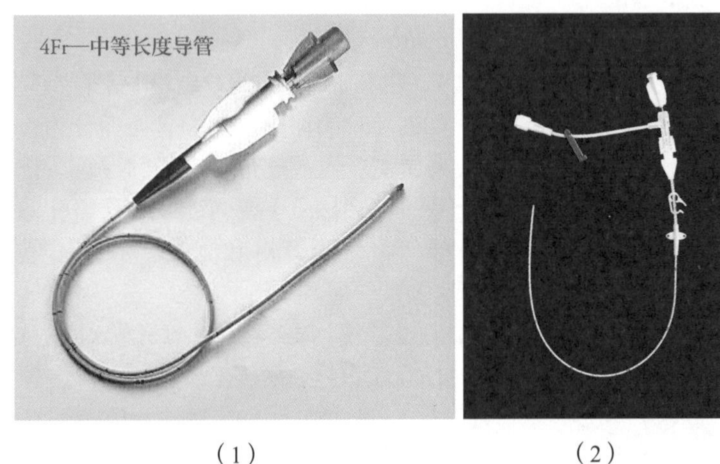

（1）　　（2）

图1-3　中等长度导管

（1）头端闭合式、三向瓣膜导管；（2）头端开口式导管。

表 1-3 中等长度导管的规格

导管外径/Fr	导管瓣膜	导管腔尺寸/Ga	材质	长度/cm	穿刺针粗细/Ga	塞丁格鞘粗细/Fr	导管初始容积/ml	流速/(ml·min^{-1})	能否高压注射	适用人群	说明
1.9 单腔导管	无瓣膜、头端开口式	23	硅胶	25	22	无	0.12	1.1	否	新生儿	禁止输血
3 单腔导管	头端闭合式、三向瓣膜	20	硅胶	30	21	3.5	0.42	10	否	儿童	禁止输血
4 单腔导管	无瓣膜、头端开口式	20	聚氨酯	30	21	4.5	+ 外延管总容积 0.34	10	可以	儿童、成人	可输血
4 单腔导管	头端闭合式、三向瓣膜	18	硅胶	30	21	4.5	0.46	12	否	儿童、成人	可输血

（3）适用范围：中等长度导管适用于间歇性或连续性静脉输液治疗超过7d、外周静脉条件差的患者。可用于患者的抢救、输入脱水药物、静脉营养液及中期静脉输液治疗等。

（二）中心静脉血管通路

1. 中心静脉导管

（1）概述：中心静脉导管（central venous catheter，CVC）：是指导管末端位于腔静脉的输液装置（图 1-4），包括 PICC、PROT。根据是否有隧道可分为隧道和非隧道中心静脉通路；根据导管的作用，将导管类型分为：普通型、耐高压型、血液透析中心静脉导管、抗感染四个类型。导管材质主要为硅胶和聚氨酯两大类，静脉导管有末端开口和侧方开口；型号有一腔和多腔。

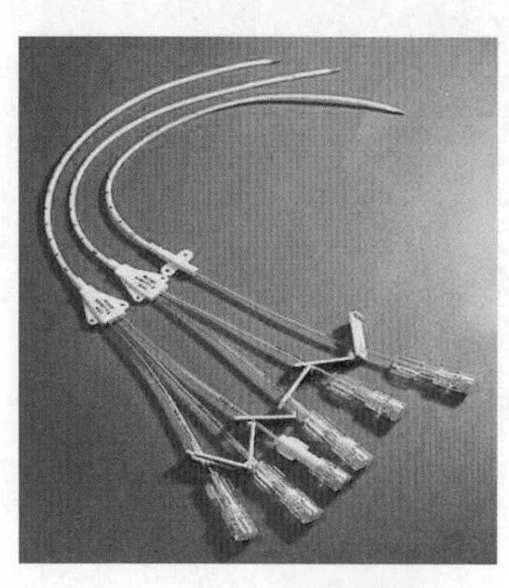

图 1-4 中心静脉导管

（2）规格：导管的型号常以 FreMCh（Fr）或 Gauge（Ga）来表示。Gauge 代表导管的内径或外径，数值从 13 到 28，数值越小代表外径越大。成人常用 14Ga、16Ga，婴幼儿常用 18Ga、20Ga。FreMCh（Fr）表示导管的外径，Fr 越大代表导管的外径越大，行业一般以 FreMCh 表示多腔导管的外径。常用型号有：3Fr、3.5Fr、4Fr、5Fr、5.5Fr、7Fr、8Fr，成人常用 7Fr，婴幼儿常用 3Fr、3.5Fr、4Fr，不同型号对应导管的长度各有不同。导管的外形有直型管、弯型管和弯外延型管等。

（3）适用范围：CVC 可适用于任何性质的药物输注、血流动力学监测，不应用于高压注射泵注射造影剂（耐高压导管除外）。

2. 经外周静脉置入中心静脉导管

（1）概述：经外周静脉置入中心静脉导管（peripherally inserted central catheter，PICC）：指经外周静脉（贵要静脉、肱静脉、头静脉及正中静脉等）穿刺置入中心静脉的导管（图 1-5）。1975 年，PICC 问世，该导管使用硅胶材质，利用 14Ga 穿刺针在肘部静脉留置导管。1978 年，肿瘤医生 Dr.Leroy Groshong 发明了三向瓣膜式装置，减少了导管堵塞，使导管功效得到极大改进，患者舒适度得到极大提升。20 世纪 80 年代末，PICC 被欧美国家广泛用于各种疾病的患者，成为静脉安全输液的伟大变革。2004 年第一代耐高压注射型 PICC 导管 PowePICC 在美国上市，为头端开口设计，有一腔、二腔、三腔设计，采用强化聚氨酯材质。该导管除具有传统 PICC 的特点外，还具有高流速：最高流速 5ml/s；CECT 高压造影：最大注射压力 300PSI，可满足高压注射造影剂的压力和流速需求，减少因外周静脉注射造影剂带来的外渗及非耐高压导管注射造影剂所致导管破裂的风险（如使用三腔静脉导管，只有主腔可用于造影剂的静脉注射）；还可用于中心静脉压（central venous press，CVP）监测和多通路静脉输液治疗，既可同时输注多种药物又避免了药物间的配伍禁忌。适用于急诊、ICU、外科手术等患者。2008 年第二代耐高压注射型 PICC（PowePICC SOLO），在美国上市，除采用与第一代静脉导管相同的头端开口设计及强化聚氨酯材质外，最大的改进之处在于静脉导管后端采用瓣膜设计取代第一代静脉导管的拇指夹（图 1-6），可以耐受高压推药、导管堵塞率低。

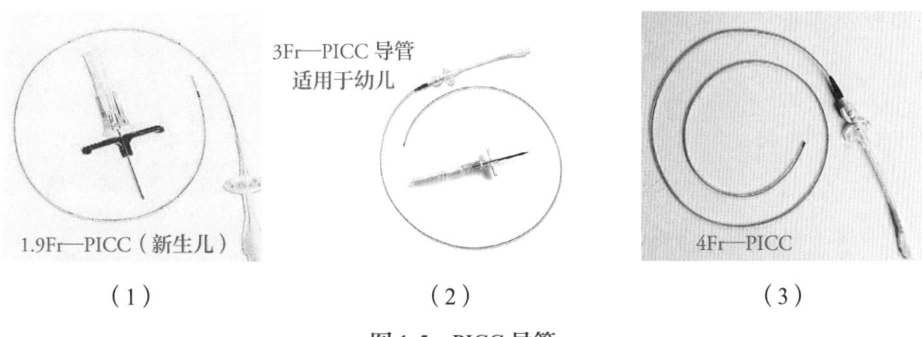

图 1-5　PICC 导管

（1）新生儿 PICC 导管；（2）幼儿 PICC 导管；（3）儿童及成人 PICC 导管。

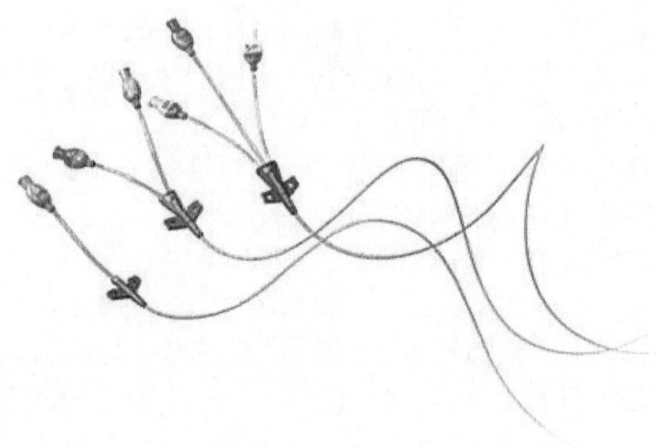

图1-6 PowePICC SOLO

（2）规格：PICC导管的规格及型号见表1-4。

表1-4 PICC导管的规格及型号

导管外径/Fr	导管瓣膜	导管腔尺寸/Ga	材质	长度/cm	穿刺针粗细/Ga	塞丁格鞘粗细/Fr	导管初始容积/ml	流速/（$ml \cdot h^{-1}$）	能否高压注射	适用人群	说明
1.9单腔导管	无瓣膜、头端开口式	22	硅胶	30	21	无	0.14	66	否	新生儿	禁止输血
3单腔导管	头端闭合式、三向瓣膜	20	硅胶	60	21	3.5	0.22	246	否	儿童	禁止输血
4单腔导管	无瓣膜、头端开口式	18	聚氨酯	55	21	4.5	0.67	1 272	可以	儿童、成人	可输血
4单腔导管	无瓣膜、头端开口式	20	硅胶	65	21	4.5	0.32	193	否	儿童、成人	可输血
4单腔导管	头端闭合式、三向瓣膜	18	硅胶	60	21	4.5	0.45	540	否	儿童、成人	可输血

续表

导管外径 /Fr	导管瓣膜	导管腔尺寸 / Ga	材质	长度 /cm	穿刺针粗细 / Ga	塞丁格鞘粗细 /Fr	导管初始容积 /ml	流速 / $(ml \cdot h^{-1})$	能否高压注射	适用人群	说明
4 单腔导管	末端瓣膜、头端开口式	18	聚氨酯	55	21	4.5	0.73	1 024	可以	儿童、成人	可输血
5 单腔导管	无瓣膜、头端开口式	19	硅胶	65	21	5.5	0.42	398	否	成人	可输血
5 双腔导管	末端瓣膜、头端开口式	18/18	聚氨酯	55	21	5.5	0.65/0.65	498/498	可以	成人	可输血
5 双腔导管	无瓣膜、头端开口式	18/18	聚氨酯	55	21	5.5	0.57/0.57	578/578	可以	成人	可输血
6 三腔导管	无瓣膜、头端开口式	17/19/19	聚氨酯	55	21	6.5	0.76 /0.47/0.47	1 163/275/275	可以	成人	可输血

（3）适用范围：适用于中长期静脉输液治疗，可用于任何性质的药物输注，不应用于高压注射泵注射造影剂和血流动力学监测（耐高压导管除外）。

3. 隧道式中心静脉导管

（1）概述：隧道式中心静脉导管（tunnel central venous catheter，TCVC），指导管尖端在上腔或下腔静脉，导管的后半部分在胸壁、腹壁或手臂（隧道式PICC）走行，在距血管穿刺点一定距离处穿出皮肤（图 1-7）。1979 年，美国临床肿瘤学家 William D. Ensminger 和外科医生 John E. Niederhuber 合作，着手创建了一个完全包含在皮肤下的隧道式中心静脉导管。2001 年，Selby 在 14 名患者中通过使用血管钳成功地在患者上臂置入了隧道式 PICC。

静脉导管从置入中心静脉的入口到穿出体表出口，中间有一段潜行于皮下，可降低导管的感染。隧道式中心静脉导管与非隧道式中心静脉导管相比，其优点：静脉导管可长期应用、维护及固定简便，静脉导管相关感染的发生率低。

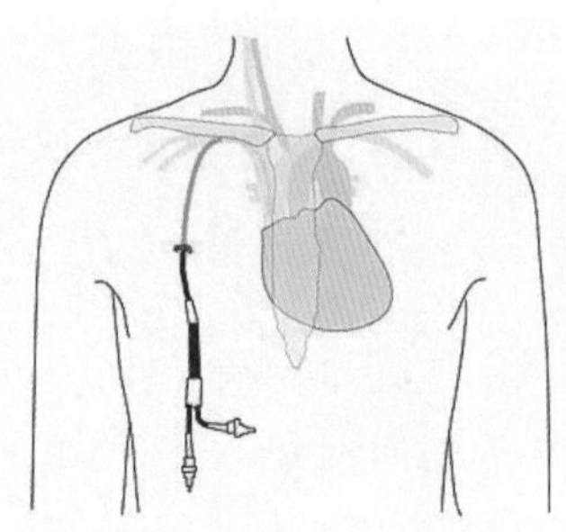

图1-7 隧道式中心静脉导管

（2）规格 / 种类：根据TCVC是否在皮下将其分为：皮下隧道式导管和非皮下隧道式导管；根据TCVC导管开口道设计分为头端开口式和头端闭合式、三向瓣膜两类，后者可避免回血，减少堵管的发生。

（3）适用范围：隧道式导管适用于中心静脉压监测、任何性质的药物输注、静脉输血、静脉营养治疗、静脉采血。

4. 植入式输液港

（1）发展史：输液港（implantable venous access，port）又称植入式中央静脉导管系统，简称输液港。是一种全植入式、埋藏于人体内的闭合输液系统，输液港植入的位置见图1-8。20世纪80年代研发出全植入的静脉输液系统。导管种类分：单腔、双腔、多腔的中心静脉导管。植入式输液港的植入和拔除属于外科手术，需由有独立执业医师证或经认证的静脉专科护士来执行。

（2）规格：不同品牌的导管规格不尽相同，下面以一种品牌的产品为例，其规格有：

1）头端开口式输液港，尺寸有6.6Fr（单腔）、10Fr（双腔）。

2）头端闭合式、单腔三向瓣膜输液港，尺寸有7Fr、8Fr。

3）植入式输液港两侧各有一个用于内固定的缝合孔。

4）根据输液港型号不同出液口可连接相匹配的导管，如6Fr、8Fr等型号的导管。

5）导管材质：主要为聚氨酯和硅胶材料。聚氨酯，导管表面光滑，降低药物和血液附着，体温在36.5℃下变得柔软；硅胶导管，薄壁大腔，堵管率低。

6）根据各生产厂家不同，导管型号包括：4.8Fr、6Fr、7Fr、8Fr、9.5Fr。

7）输液港材质：导管材质为硅胶，输液港港座材质有树脂、钛金属。

（3）适用范围：需长期或重复静脉输液治疗的患者，包括静脉输注胃肠外营养液、化疗药物；进行输血或血标本采集。

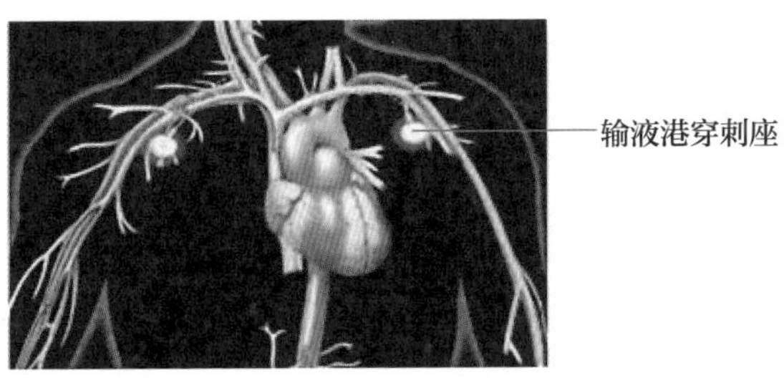

图 1-8　植入输液港位置图

二、输液附加装置

（一）输液接头

输液接头是静脉导管与输液装置连接的桥梁，是用来连接输液装置的附加装置，主要有肝素帽、无针输液接头及三通接头（图 1-9）。

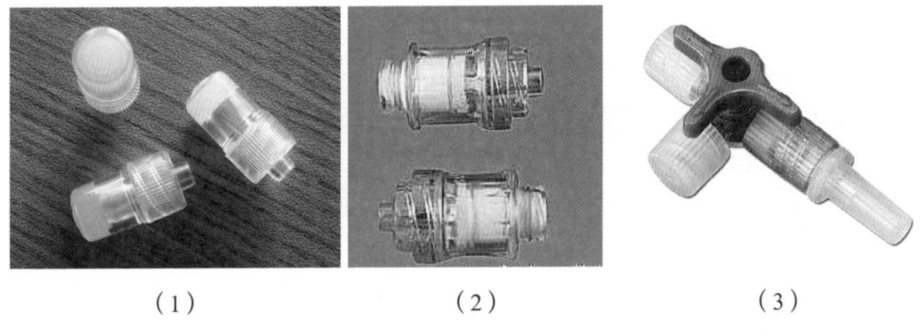

（1）　（2）　（3）

图 1-9　输液接头

（1）肝素帽；（2）无针输液接头；（3）三通接头。

1. 肝素帽

（1）概述：肝素帽由乳胶塞、收缩膜、接头和端帽组成，与各种输液导管接头配套使用，可反复穿刺。

（2）规格：14Ga、16Ga、18Ga、20Ga、22Ga、24Ga、26Ga；长度分为 15mm、20mm、25mm、32mm、45mm、50mm。

（3）适用范围：用于各种静脉导管与输液装置的连接。

2. 无针输液接头

（1）概述：无针输液接头的发明始于 20 世纪 90 年代，2000 年美国政府签署《针刺安全预防法》后在全美得到飞速普及。2004 年进入中国市场，经过 10 多年的发展，无针输液接头的种类也不断更新换代。目前欧美医院中的主流接头均为透明外观设计，其重要的一点就是帮助护士在冲封管路时可判断是否有血液残留。

（2）规格：正压接头、负压接头、平衡压接头。

（3）适用范围：吸抽、输注使用时与无针输液装置连接。

3. 三通接头

（1）概述：三通接头由三通管、单向活瓣和弹性堵头组成。操作方便、外观透明，可360° 旋转，箭头指示液体流向，转换时不中断液流、不产生旋涡。

（2）规格：普通三通、延长管三通，其长度有 10cm、25cm、50cm 及耐药三通。

（3）适用范围：用于各种静脉导管与输液装置的连接，在明确没有药物配伍禁忌的情况下，可同时连接或静脉输注两种药物。

（二）加温器

1. 概述 加温器是一种用于血液或液体的电热装置，设有导热体、电热芯及保温壳。导热体置于电热芯内，是可以开合的两个半圆柱体，保温壳置于电热芯外。目前，它解决了静脉输液治疗时血液或液体温度低，无法加热的问题。其特点为体积小、结构简单、加热效果好。血液和液体加热器有效解决了因输入低温血液或液体而导致的寒战、四肢厥冷、血管痉挛及疼痛等问题。

2. 规格 输液恒温加热器、新型输液热敷器。

3. 适用范围 可用于日常输血、输液，可在血液透析和血液过滤中使用。

（三）流速调节装置

流速调节装置指通过对输液管道或液体数量的控制，达到治疗目的的机械或电子装置（图 1-10）。

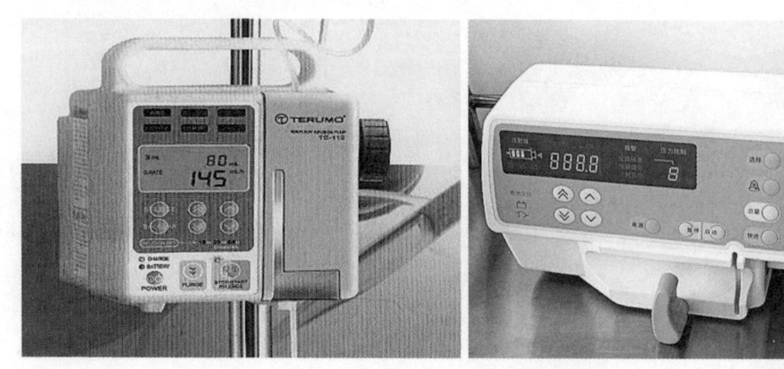

（1）

（2）

图 1-10 流速调节装置

（1）输液泵；（2）微量注射泵。

1. **概述** 20 世纪 80 年代前，主要使用输液夹螺旋式或滚动式夹放在输液管上，控制输液速度。其原理是挤压输液管道达到控制流速的目的。20 世纪 80 年代后，伴随医疗、药学及科学的不断发展，临床逐渐开始使用微量注射泵、输液泵，实现在正压下输液，更精准地满足患者病情及治疗需要。

微量注射泵是一种新型泵力仪器，将少量液体精确、微量、均匀、持续地输出。由控制器，执行机构和注射器组成。电子智能化输液，输液速度准确性得到提高，当输液系统存在问题时，仪器会自动报警提示，静脉输液过程更加安全。

2. **规格** 输液调节夹、微量注射泵（单通道微量注射泵、双通道微量注射泵、多通道微量注射泵）、输液泵；根据其结构和功能将其分为固定点泵和非固定点泵；体外泵和可植入泵；机械泵、电子泵和重力泵；容积泵和蠕动泵等。

3. **适用范围** 危重症患者、新生儿、输血、血管活性药物、化疗药及止痛药等。

（四）止血带

1. **概述** 止血带是 1886 年埃斯马赫发明的，它是一种橡皮管。静脉输液、静脉输血或采集血液标本时，正确地使用止血带可以增加静脉充盈度，并且仅影响静脉血回流而对动脉血流无影响。

2. **规格** 目前各种新产品层出不穷，简单如橡皮管止血带，高级如卡扣式带、自动气压带、电动止血带等，推荐使用不含乳胶的、扁宽的一次性止血带。

3. **适用范围** 医疗机构在常规治疗及救治中进行静脉输液、抽血及输血的辅助工具等。

（五）固定装置

1. **敷料**

（1）概述：敷料是伴随着静脉输液治疗的发展不断进步。在 20 世纪 70 ~ 80 年代，普遍使用的是普通白色卷胶布和纱布，20 世纪 80 年代末到 90 年代初，出现了较细的卷胶布，尤其近 5 ~ 10 年的快速发展，已发展到种类繁多的透气、抗过敏、抗炎透明敷料。

（2）规格：常用透明敷料规格：6cm × 7cm、7cm × 9cm、10cm × 10cm、12cm × 9cm、12cm × 10cm。常用静脉输液固定敷料有：纱布类、透明或半透明敷料。

（3）适用范围：适用于输液导管固定。

2. **固定器**

（1）概述：目前静脉导管固定方法包括缝合、胶布和免缝合固定装置。

免缝合固定是一种具有黏胶剂的固定装置，将导管固定于卡座，再将固定装置贴于皮肤上。自2006年后，各行业指南推荐使用免缝合固定装置来降低感染和导管脱管率。2011版INS协会发布的《输液治疗实践标准》中说明，避免使用胶布或缝合线，因为他们不是导管固定装置的有效替代方法。2011版美国CDC指南里提到免缝合固定装置降低血管内导管感染风险。

（2）规格：从技术上分类是缝合线、胶布和免缝合固定；免缝合固定分为粘连式和卡扣式。

（3）适用范围：用于固定外周静脉导管、中心静脉导管等医用导管。

三、输液装置

（一）全开放式输液

1. **概述** 20世纪30年代以前，全开放式输液方式广泛应用于临床。输液系统由反复使用的玻璃输液吊瓶（上方开放但有盖即广口瓶）配以橡胶管、茂菲滴管、针头接管和反复使用的针头组成，输液时需要将液体倾倒入玻璃瓶输液器内。其优缺点如下：

（1）优点：透明度高、热稳定性优良、耐压、瓶体不变形。

（2）缺点：静脉输液过程中的灰尘、微生物（如细菌、尘螨、真菌等）可由此进入玻璃瓶输液器中，引发静脉输液污染；玻璃瓶材质：在制备、包装、灭菌、运输过程中，可出现脱片、破损等现象，导致固体颗粒进入液体或出现裂缝破损引起真菌感染；玻璃瓶装液体的运输及储存：所占空间大且易破碎、不耐低温，生产中清洗困难，易污染，运输、储存不便。

2. **规格** 玻璃瓶输液器：由橡胶管、茂菲滴管、针头接管和反复使用的针头组成。

3. **适用范围** 用于所有药物的静脉输注。

（二）半开放式输液

1. **概述** 随着静脉输液技术的发展，半开放式输液系统由玻璃或硬塑料容器与带有滤膜的一次性输液管路所组成，同时在瓶口胶塞处另外插入排气针，建立空气通路，使瓶内产生压力高于静脉内压将药物和液体输注入体内。此种静脉输液方式改进了输液管路，避免液体全部暴露于空气中，减少了污染机会，从此取代了玻璃瓶输液器。

2. **规格** 由玻璃或硬塑料容器与带有滤膜的一次性输液管路所组成，在瓶口胶塞处另外插入排气针。

3. **适用范围** 用于所有药物的静脉输注。

（三）全密闭式静脉输液

1. **概述** 1970年，美国百特公司推出全封闭式静脉输液软袋，为全世界静脉输液治疗建立了新的输液安全标准，成为第一个获得美国FDA认可的输液软袋。医学文献数据库Medline自1970年以来有关静脉输液事故的文献报道表明，自20世纪70年代软袋全密闭输液系统应用于临床以来，输液不良反应的发生率明显降低。

2. **规格** 输液器在近年的发展速度快，品种丰富、材质多样。因生产厂家不同，其规格略有差异，具体应参照产品说明书。常见种类有：普通输液器（直型、Y型、分装袋型）、压力/重力输液器、精密过滤输液器、非PVC输液器、避光输液器、调速输液器等（图1-11）。常见输液器材质包括：聚氯乙烯（PVC）、聚丙烯热塑性弹性体（TPE）、聚乙烯、聚丙烯、聚醋酸乙烯酯等。

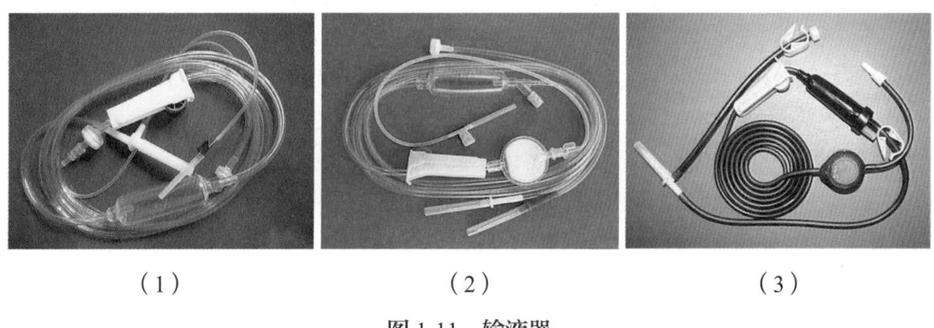

（1）　　（2）　　（3）

图1-11 输液器

（1）普通输液器；（2）精密过滤输液器；（3）避光输液器。

3. **适用范围**

（1）普通输液器：普通输液器的材质为PVC，含有DEHP（增塑剂），对某些药物会产生吸附、药物毒性作用而影响药物的疗效和患者的治疗效果，因其成本低，也是目前临床上使用最多的输液器。使用中应注意，禁止输注与PVC不相容的药物；不宜贮存与输注脂肪乳等脂溶性液体和药物；新生儿、青春期前的男性、孕妇、哺乳期妇女应考虑其可能的毒性，选择替代品。

（2）精密过滤输液器：静脉输液过滤器从20世纪70年代开始在美国应用于临床，随着学术水平的不断提高，研制出精密过滤输液器；过滤孔径从3～5μm发展到0.2μm；1994年美国FDA就建议：输注非脂肪乳液体应使用0.2μm滤器，合理使用过滤器，可以防止液体中肉眼可见或不可见的难溶性颗粒进入人体，减少微粒对人体的危害，保证输液安全。

其过滤膜材质主要为聚醚砜膜、纤维膜和核孔膜3种。其特点为过滤盘设计精巧，排气速度快，不存留气泡；输液针尖锋利钢性好。精密过滤输液器的滤膜孔径根据患者年龄及使用的药物性质不一，精密过滤输液器的过滤膜孔径需求不一（表 1-5）。

表 1-5 根据患者年龄、药物性质不一，过滤膜孔径需求不一

年龄及药物性质	精密过滤输液器滤过膜的规格 /μm
婴幼儿、不含脂肪乳剂的肠外营养液	0.2
含脂肪乳剂的肠外营养剂	1.2
儿童	3
化疗、心脑系统疾病药物	3
中药制剂	2 ~ 5

（3）避光输液器：是采用无毒褐色硅胶管为材料制成的一次性输液器。该输液器通过有效防止紫光引发的化学反应，避免造成药物分解、变色、氧化、毒性增加等不良反应而研发设计。对 290 ~ 450nm 波长范围内透光率，茂菲滴管≤ 35%，管路≤ 15%。适用于需要避光的药物。

（4）微调输液器：其特点在于可以实现极其缓慢和微量的速度进行输液，适用于输注需要严格控制滴速的药物。

（5）重力 / 压力输液器：其材质和导管能承受的压力均比普通输液器好，能配合输液泵进行静脉输液，适用于 ICU 危重病房。

（6）非 PVC 输液器：由聚烯烃多层共挤膜构成，其内层、中层采用聚丙烯与不同比例的弹性材料混合，使得内层无毒、惰性，具有良好的热封性能和弹性，外层为机械强度较高的聚酯或聚丙烯材料；聚异戊二烯胶塞具有丁基材质，穿刺不掉屑。其优势如下：

1）不含增塑剂（DEHP），对药物无吸附，尤其是输入紫杉醇、盐酸胺碘酮、脂肪乳、西咪替丁、环丙沙星、头孢哌酮钠、甲硝唑、氯霉素、环孢素、氢化可的松等药物时增塑剂不会被吸附而进入人体，不会降低药物的疗效，不会对患者造成伤害。

2）不含金属离子，也不会在静脉输液的过程中出现氯乙烯残留，该化合物是致癌物质。适用于新生儿、婴儿等敏感人群；青春期前的男性、怀孕期和哺乳期的妇女；重症患者、术后患者、老年、肿瘤、血液病患者及长期静脉输液治疗的患者。

（四）输血器

1. **概述**　1903 年 Alexis Carrel 将供血和受血动物的动脉和静脉缝合进行直接输血；1915 年 Henry 和 Jouvele 设计了一个有 4 个通道活塞栓的输血注射器；随后，人们将抗凝血液倒入带有过滤网的玻璃瓶中，下面接橡胶管和不锈钢针头进行输血；1949 年开始，采用一次性柔软、坚固的塑料输血袋和塑料输血器，代替了玻璃瓶和橡胶管。目前临床广泛应用的输血器是在茂菲滴管内安装筛网式滤网，其材质为 PVC。主要用于滤除输入血液中肉眼可见的血块，但不能滤除小凝块和细胞聚体。

2. **规格**　滤过孔径为 170～260μm，过滤面积为 24～34cm^2。

3. **适用范围**　所有的静脉输血患者。应注意，输血器只适用于输血，它不适合静脉输液。因输血器的过滤孔径较大，不能有效过滤掉液体中直径 > 15μm 的微粒，这些微粒输入人体很危险。

（史淑杰）

第四节　静脉输液血管通路及技术的发展

静脉输液技术是一种高度专业的操作技术。回顾其发展历程，始于 17 世纪，历经 500 余年的发展，逐步形成如今较为成熟的静脉输液体系，不仅满足了人们的静脉输液治疗需求，还致力于降低并发症及不良反应，提高患者的舒适度及满意度。

一、外周静脉血管通路、穿刺工具及技术的发展

1628 年，英国医生 Harvey 发现了血液循环；1656 年，英国医生 Christop 和 Robert 用羽毛管作为针头放入切开的静脉内，将药物注入狗的静脉；1831 年，欧洲霍乱暴发，苏格兰医生 Thomas 通过外周静脉将煮沸的食用盐水注入患者静脉。

18 世纪 60 年代至 19 世纪中期逐渐开始出现使用金属针、金属管、橡皮管等材质的静脉输液工具。

20 世纪 40 年代，一次性物品的诞生使静脉穿刺更为简便、卫生，静脉穿刺方式和静脉输液方式有了根本上的改变。

1945 年，塑料导管问世，但需要静脉切开或针头经皮穿刺才能进入静脉，否则容易造成渗漏。1950 年 Mayo 医学中心发明了 Rochester 导管，是一种内有导引钢针的树脂导管，该导管的出现带来了外周静脉穿刺置管的进一步

革新。19 世纪 50 年代，中等长度导管（medium length catheter MC）在临床出现。改良中等长度导管长度 20 ~ 30cm，从肘窝处上下两横指穿刺或采用血管超声引导技术从上臂置入贵要静脉、头静脉或肱静脉内，导管尖端位于腋静脉胸段或可到达锁骨下静脉，一般留置时间通常不超过 4 周。

1957 年 McGaw 实验室发明了史上第一根一次性静脉输液钢针，是当时外周浅表静脉穿刺的唯一方法。由于一次性静脉输液钢针只能用于短期或单次给药治疗，在 20 世纪 90 年代以后一次性静脉输液钢针逐渐被淘汰。1964 年，美国 BD 公司发明了第一代外周静脉留置针（套管针）。此后，外周静脉留置针从最开始的普通开放式向密闭型、安全型转变，发展成如今的安全密闭型留置针，减少了医护人员针刺伤的发生率，也降低了患者感染的风险。

骨髓腔通路最早于 1922 年在临床开始应用并发展，Drinker 率先提出可将骨髓腔作为输注通道。1941 年，Tocantins 将骨髓输液首次临床用于新生儿的急救。1986 年，美国心脏病学会正式将骨髓腔输液技术列入儿科急诊复苏程序。Yasks 于 1976 年成功通过动物的蛛网膜下腔注入了吗啡，1997 年，Wang 的一项研究证实了鞘内注入吗啡可以有效缓解疼痛。截至目前，鞘内和硬膜外给药对控制术后疼痛等特定治疗的有效性被充分证实，其中鞘内作为患者输注抗肿瘤药物的途径被广泛应用。

二、中心静脉血管通路、穿刺工具及技术的发展

（一）概述

随着医学的发展，越来越多的患者需要输入高刺激性、高渗性及细胞毒性的药物，人们开始认识到这类药物通过中心静脉血管通路输注的安全性优于外周静脉血管通路，因此，静脉通路除外周静脉通路外，还发展为 CVC、PICC、PORT 等多种形式的中心静脉血管通路。医护人员可根据患者情况来选择建立适合的静脉血管通道来维持日常的静脉输液需要，为患者提供了多条珍贵的“生命通道”。

（二）发展史

1. 血管通路及导管材料的发展史 1929 年，德国医生 Forssman 尝试将一根 65cm 长的导管经由自己的肘部静脉插入中心静脉，由此翻开了静脉置管输液治疗的历史新篇章，但由于导管管径粗且材质较硬，发生静脉血栓被拔除。这是历史上第一例中心静脉通路。20 世纪 70 年代，美国和德国在导管材料上进行了改良，1973 年报道了隧道式导管置入方法，Broviac 导管仅供儿童使用，不久之后又发明了可用于成人的 Hickman 导管，为小口径的硅胶导管，生物相容性强；可用于长期的静脉输液治疗，大幅度地降低了静脉导管相关的

并发症。

1947 年，Diamond 通过脐静脉置管术实施交叉换血抢救血型不合导致的溶血病获得成功，开启了脐静脉通路。此后通过中心静脉血管通路进行静脉输液治疗变得越来越普遍。1949 年，Duffy 尝试应用颈外静脉途径进行置管。1952 年，Aubaniac 发表了经锁骨下静脉插管行中心静脉输液的研究成果，使医护人员在血管通路的选择上有了更多空间，1969 年，Erben 等首次采用锁骨下静脉置管的方式来进行血液透析。

2. **中心静脉导管的发展史**

（1）PICC 导管的发展史：经外周静脉穿刺中心静脉导管（peripherally inserted central catheter，PICC）是经外周静脉穿刺置入中心静脉的导管，1975 年 PICC 开始应用于临床，该导管为硅胶材质，通过使用 14Ga 穿刺针在外周静脉留置导管。1978 年，外科肿瘤医生发明了三向瓣膜式导管减少了导管堵塞等并发症的发生，使导管功效得到极大改进。此后 PICC 在临床上得到推广，应用于各种需求的静脉输液治疗。20 世纪 90 年代中后期 PICC 引入我国，并迅速推广；2001 年，为了使 PICC 出口位于合适的部位从而达到降低导管相关并发症的目的，Selby 在 14 名患者中通过使用血管钳成功地在患者上臂置入了隧道式 PICC。我国学者于 2010 年在患者中首次应用了一针式皮下隧道股静脉置入 PICC，降低了感染发生率。2018 年我国学者率先在四川省医学科学院・四川省人民医院 PICC 中心使用血管超声联合 IC-ECG 尖端定位技术，成功完成了“手臂隧道置入 PICC”，即两针式隧道 PICC 导管（头端闭合式、三向瓣膜）和隧道 PICC 导管（头端开口式）置入，并进行了现场视频转播。

（2）输液港的发展史：植入式静脉输液港的发展紧随 PICC 技术之后，它是隧道型 CVC 的替代产品，通过皮下植入港体连接导管建立中心静脉通道。1982 年美国安德森癌症中心 Niederhuber 等完成了首例输液港代替外置式输液设备的放置，开辟了使用输液港建立静脉通路的新技术。1983 年输液港正式在欧洲市场推出。1988 年瑞典专家植入上臂静脉输液港，1990 年许多研究报道上臂式输液港简单安全，植入成功率高，并发症低，扩大了其在临床的被接受度。2002 年我国开展了首例颈外静脉输液港植入术。

3. **穿刺技术的发展史**　1961 年，肝病医生 Shaldon 采用 Seldinger 法，经由股动脉插管，选择性肾动脉血管造影和栓塞治疗，栓塞材料为明胶海绵，这种导管也因此被命名为 Shaldon 导管。但由于血栓等并发症发生而限制了该静脉血管通路的使用。1963 年，Uldall 改进 Seldinger 技术建立了锁骨下静脉通路。2008 年改良 Seldinger 技术开始应用于 PICC，提高了穿刺成功率，减少了对局部组织的损伤。

4. 可视化技术用于中心静脉通路的穿刺及定位 随着材料和设计的改良，置入中心静脉通路的辅助工具也在快速发展。1997年Claudette完成了首例血管超声引导下PICC穿刺术，帮助操作者分辨动静脉及显示其解剖关系，可辨别血管有无分支、狭窄、静脉瓣等，以降低静脉导管留置并发症发生率。2010年磁导航技术开始应用于引导PICC穿刺，以减少PICC导管异位发生率。

PICC尖端是否在中心静脉正确的位置，是导管置入成功与否及是否发生并发症的关键，1992年，德国首例X线片辅助PICC导管尖端定位获得成功，至此，胸部X线片定位成为PICC置管后确定导管尖端位置的金标准。近年来，随着静脉输液技术的发展，心腔内电图定位技术开始应用于术中PICC尖端位置的确认，并逐渐被广泛应用。

近年来，静脉显像技术发展迅速，静脉显示仪、静脉定位仪、红外线侦测器、血管超声导引仪等设备逐渐应用于临床，使静脉输液技术更加精准，成功率更高。而随着新的医疗材料研制，将来静脉输液治疗还会有更大的变革。从而建立更安全的静脉通道，减少患者的痛苦，提高静脉穿刺及输液治疗的安全性和舒适度，改良静脉输液治疗技术。

经过近20年的发展，植入式静脉输液港和PICC均已广泛应用于临床，患者可根据病情、治疗方案等来选择不同材质和形式的中心静脉导管。静脉输液血管通路及穿刺工具已不再局限于简单的外周静脉留置针穿刺，是融合多种静脉输液治疗模式的一种综合性技术。

（高　伟）

第五节　静脉输液治疗可视化技术

静脉穿刺是临床诊治中一项重要的基本功，若要实现“一针见血”，则需要护士加强扎实的基本功训练。常规静脉穿刺寻找血管的方法主要有目视法、触摸法、解剖位置定位法。由于个体血管分布差异较大，即使经验丰富的护士也无法在各种条件下都精确定位血管，掌握全部血管弯曲、分支情况。操作中易发生血管滑动，造成穿刺失败及反复多次穿刺，增加患者的痛苦。因此，可视化穿刺技术是公认的最为可靠的穿刺方法。

可视化技术发展在国外兴起较早，1994年美国阿肯色州光电与生物医学实验室的科学家们开始研究皮下静脉显示技术，最终的图像在显示器上显示。此后，为了能进一步方便医务人员使用，研发方向逐渐导向将获取的图像实时原位投影到皮肤表面，即向投影式的仪器方向发展，2004年研发出血管成像投影仪。2016 年美国静脉输液护理学会（INS）标准里，明确指出“为了保障患者的安全，临床工作者应该具备使用静脉穿刺可视化技术的操作能力。需要的知识包括（但不限于）通过可视化静脉评估，根据血管粗细及深度选择合适的静脉和穿刺部位，并了解可能的并发症”，因此，静脉可视化穿刺技术是静脉输液治疗的必然发展趋势。

目前临床上使用最多的是：血管超声引导及磁导航系统（为静脉导管置入的辅助工具）、心腔内电图导航系统（确认置入静脉导管尖端的位置）、静脉血管查找仪（协助护士寻找穿刺静脉），这些静脉输液的辅助工具已经在临床上协助护士静脉穿刺中起到非常重要的作用。

一、血管超声相关知识

血管超声医学应用于临床起始于 20 世纪 50 年代，目前已是诊断临床疾病必不可缺的重要影像学技术。血管超声医学是利用超声波的物理特性来获得组织器官静态或动态、二维或立体图像，提供解剖、功能及血流动力学信息，目前已从临床诊断延伸向治疗疾病领域，特别是在介入治疗方面达到快速发展的阶段。

（一）超声概述

人耳听到的声波是可刺激内耳产生声音感觉的机械纵波，其频率是 20Hz ~ 20kHz（千赫兹）。当声波振动频率大于 20kHz，超过了人耳听阈上限则称为超声波。在超声医学诊断中使用的超声波是由超声探头内的压电晶体产生，其频率一般在 1 ~ 15MHz（兆赫兹，即 1 000kHz），检查脏器多用 2 ~ 5MHz，检查表浅器官和表浅血管常用 7 ~ 15MHz。

1. **超声波的发射和接收**　自然界的石英晶体在施加压力时，晶体两侧表面出现正负电荷，即由机械能产生电能（正压电效应）；当晶体置于交替变化的电场中，则发生晶体厚度改变，即由电能产生机械能（逆压电效应），具有这种特性的晶体又称换能器。当将高频交流电压信号加在超声仪器探头内的换能器上，晶体片发生机械振动产生超声波。当超声波在人体组织内传播，遇到声阻抗不同的组织界面即发生反射，这些反射回来的超声波被探头内的换能器接收，将机械能转换为高频变化的微弱电信号，通过对电信号的放大、处理和分析，最后在显示屏上形成超声图像。

2. **超声的物理参数**

（1）频率（f）：介质振动往返一次称为一周，单位时间内声波传播过程中介质振动的周数称为波的频率，单位为赫兹（Hz），波在传播过程中频率保持不变。

（2）波长（λ）：声波传播时，介质振动一周波传播的距离，单位为米（m）。

（3）波速（C）：每一秒内声波在介质中传播的距离，单位为米/秒（m/s），其快慢与介质的密度和弹性有关，通常波速是固体 > 液体 > 气体。在超声医学诊断中，超声在人体软组织中的平均传播速度按1 540m/s计算。

波长、频率和波速间的关系：C=f×λ，由此可知，当波速一定时，探头发射频率越高，则波长越小，图像分辨率越高，但穿透力降低，因此，高频探头适合检查较表浅的组织器官。

3. 超声波的物理性能

（1）方向性：由于超声波的频率很高，波长短，当发射后集中在一个方向传播，因此具有明显的方向性，称为超声束。

（2）声阻抗：声阻抗（Z）为组织密度（ρ）与声波在组织内传播速度（C）的乘积。声阻抗在超声医学诊断中的作用非常重要，它决定超声的传播特性。如果两个不同组织声阻抗差越小，则声波在界面处反射越少；反之，声阻抗差异越大，在界面处反射越多。

（3）反射与透射：超声波传播过程中遇到截面直径大于波长、声阻抗不同的两界面时，一部分能量由界面处返回到探头，即反射；另一部分能量穿过界面进入下一组织继续传播，即透射。

（4）散射与绕射：超声波传播过程中遇到截面直径小于波长、声阻抗不同的两界面时，在物体表面四周产生散射信号，朝向声波接收器（探头）方向的散射波称为背向散射；截面直径小于波长的1/2时，声波会绕过物体继续传播，其能量向各个方向辐射，称之为绕射。

（5）吸收与衰减：超声波在组织中传播时，声波能量使介质发生振动，介质间的内摩擦使机械能转化为热能，热能被组织吸收或辐射消失，此现象即声能吸收。声能衰减除与声能吸收有关，还与传播过程中超声反射、散射等有关，高反射界面的组织如肺、骨骼的声能衰减非常明显，因此超声不常规用于肺部和骨骼病变的检查。

4. 多普勒效应 1842年奥地利物理及数学家Christian Johann Doppler（多普勒·克里斯琴·约翰）首先发现波源与接收器之间相对运动引起接收频率与发射频率出现差异即多普勒频移，此物理效应称为多普勒效应。超声波遇到朝向探头方向运动的血液时，探头接收的反射回波频率较发射频率增高，反之频率减低；发射和接收频率之差和运动的速度成正比，运动速度越高，频移越大。多普勒超声仪器根据以下多普勒方程获得血液的流动速度。

$$f_d = f_r - f_o = \pm (2V\,COS\theta/C)\,f_o$$

f_d为频移，f_r为血液红细胞反射回探头接收的回波频率，f_o为探头的发射频率，V 为血液流动的速度，C 为声波传播速度（人体软组织内 1 540m/s），θ 为探头发射声束与血流方向间的夹角，该公式中，f_d、f_o、COSθ 和 C 已知，因此，通过多普勒方程可计算出血液的流动速度 V（图 1-12）。

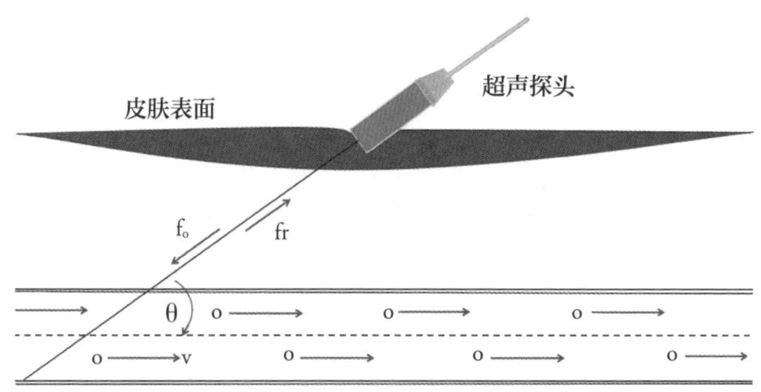

图 1-12　多普勒方程计算血流速度示意图

（二）超声检查原理及分类

目前临床应用的超声医学技术包括 M 型超声心动图、二维超声、彩色血流及频谱多普勒超声、三维或四维超声等，逐渐增多的其他技术有超声增强显像、腔内超声（经食管超声、阴道内超声）等。

1. **M 型超声心动图**　是探头发出一条声束，然后接收声束方向心脏各层组织反射回波，最后显示声束线上各层结构随心动周期的位移变化曲线（图 1-13）。显示屏上水平方向代表时间，垂直方向表示组织至探头的距离。M 型超声心动图根据心动周期中心脏各层组织位移变化，可测量心室壁厚度、左心室收缩功能等。图 1-13 中上图显示胸骨旁左心室长轴二维图像，M 型取样线经过右心室前壁（RVAW）、右心室腔（RV）、室间隔（IVS）、左心室腔（LV）及左心室后壁（LVPW），图 1-13 中下图为取样线上相应结构随心动周期收缩和舒张的运动曲线。

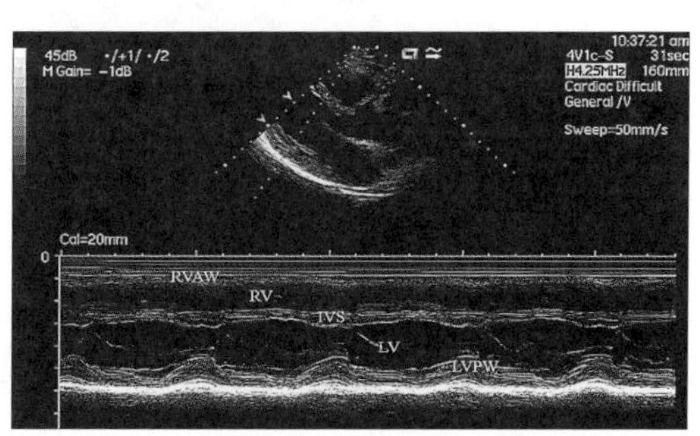

图 1-13　M 型超声心动图

2. **二维超声**　是将组织回波信号以光点形式显示，又称 B 型超声，是目前最常用的超声技术。组织反射回波越强，则光点越亮，反射回波越弱，光点越

暗，无反射回波，则表现为暗区。二维超声能显示人体组织器官解剖结构的断层切面图像。二维超声显示贵要静脉长轴切面（图 1-14），其内径为 0.382cm，管壁呈平行线状，回声均匀纤细。

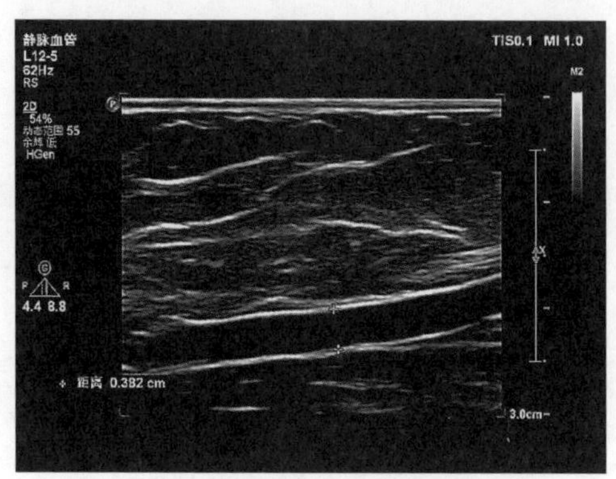

图 1-14　贵要静脉二维超声图像

3. **三维超声**　将获得组织器官的系列二维超声图像数据输入计算机三维图像重建工作站，计算机按扫描的时间顺序对二维图像处理并输入存储器，再按原图像的空间位置关系彼此连接组合，重建出组织器官的三维立体图像。三维超声显示卵圆孔未闭（箭头所示）（图 1-15），分流血液呈蓝色血流束，从左心房（LA）流向右心房（RA）。

4. **四维超声**　四维超声又称动态（或实时）三维超声，是超声医学新技术，在三维超声的基础上加上时间变量，可动态实时显示活动器官如心脏和血管的立体结构。

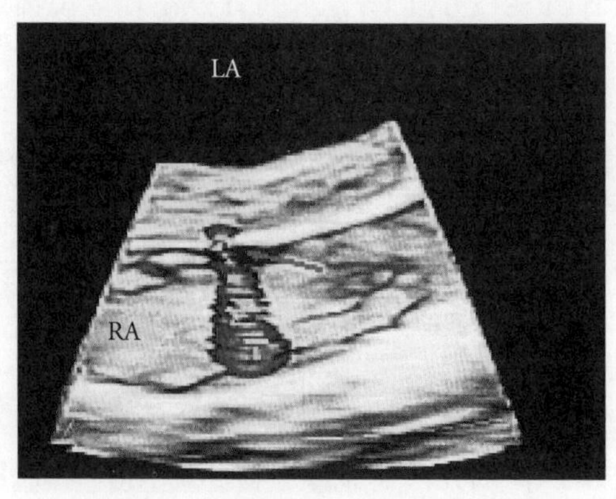

图 1-15　卵圆孔未闭三维超声图像

5. **多普勒超声** 超声利用多普勒效应原理检测血流时，超声探头获得血液中血细胞（主要是红细胞）的散射信号，计算机通过对多普勒信号进行处理分析，最后成像在显示屏上，提供丰富的血流动力学信息。多普勒超声包括彩色血流显像和频谱多普勒。

（1）彩色血流显像（CDFI）：在二维图像显示组织解剖结构的同时，探头接收血流的反射信号，通过对信号的处理、滤波、彩色编码等一系列过程，将血流信息叠加在二维图像上，显示心腔及血管内血流起源、方向和平均速度。彩色多普勒超声图像显示屏上有彩色标尺，通常用红色表示血液向探头方向流动，蓝色表示血液背离探头方向流动。头静脉二维彩色血流显像见图 1-16，显示血流从右侧（远心端）流向左侧（近心端），右侧彩色标尺显示血流方向，红色为血液朝向探头方向流动，蓝色为血液背离探头方向流动。

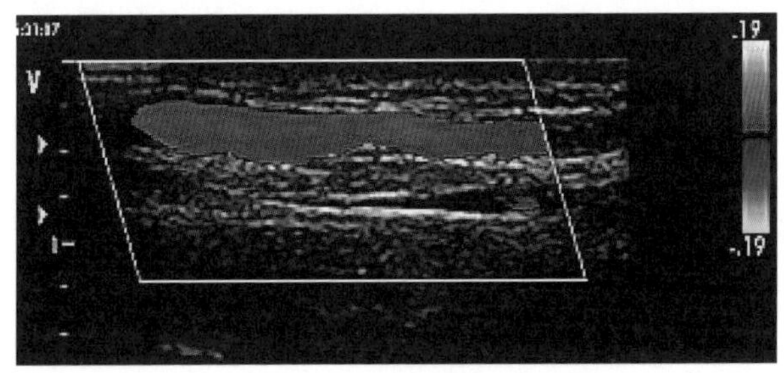

图 1-16 头静脉彩色血流显像

（2）频谱多普勒超声：根据探头发射和接收超声波模式不同，频谱多普勒分两种类型：脉冲多普勒（PW）和连续多普勒（CW）。脉冲多普勒是换能器发射一组高频超声脉冲，在一定时间延迟后，才选择性接收取样容积（SV）内的反射回波，随后换能器又发出下一组超声脉冲。对接收的回波信号采用快速傅立叶转换（FFT）进行频谱分析，最后显示取样容积部位的血流动力学信息，包括血液的流速、方向、时间及性质（正常层流或异常湍流）。头静脉血流频谱见图 1-17，其中图 1-17 中上图为头静脉长轴彩色血流显像，显示血流从右侧（远心端）向左侧（近心端）流动及脉冲多普勒取样容积的位置；图 1-17 中下图为脉冲多普勒取样容积处血流频谱图，显示全心动周期血流频谱位于基线上方（朝向近心端方向流动），血流速度较低。

连续多普勒是探头内两组晶片，一组晶片连续地发射高频脉冲波，另一组晶片则连续地接收反射的回波。与脉冲多普勒比较，连续多普勒具有测量较快血流速度的优势，常用于血管狭窄及心脏疾病如瓣膜狭窄及关闭不全的诊断。

连续多普勒显示风湿性心脏病主动脉瓣狭窄频谱（频谱图中基线下方的频谱）及关闭不全频谱（频谱图中基线上方的频谱）（图 1-18），血流速度明显增快，通过频谱图可定量评价瓣膜狭窄及关闭不全程度。

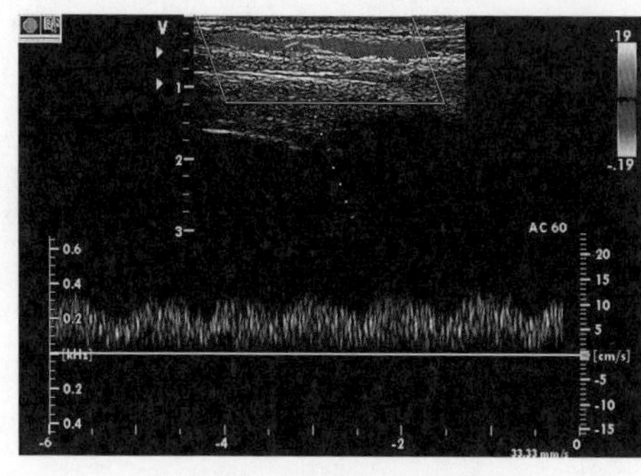

图 1-17　头静脉血流频谱

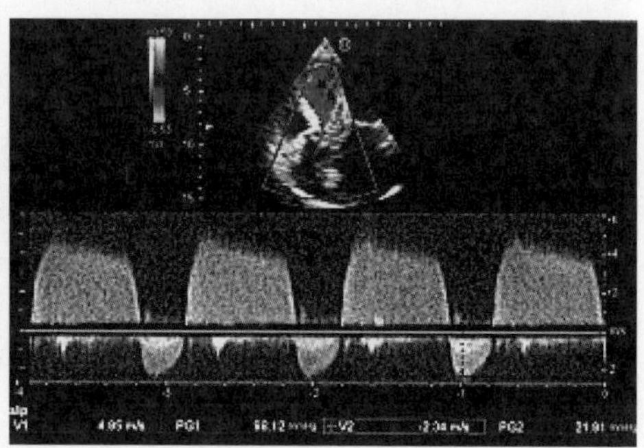

图 1-18　连续多普勒显示风湿性主动脉瓣狭窄及关闭不全血流频谱

（三）超声诊断仪的主要构成

超声诊断仪主体由超声探头和主机构成，内部组成系统包括超声发射系统、超声接收和处理系统及成像系统。

1. **超声探头**　探头是超声系统的关键部件之一，最主要的功能是其内的压电晶体实现电能和声能之间的相互转换，发射和接收超声波。超声仪器的性能如图像分辨率、灵敏度、超声伪像等均与探头有关。根据不同用途超声探头种类繁多见图 1-19，外周血管超声检查通常采用线阵高频探头。

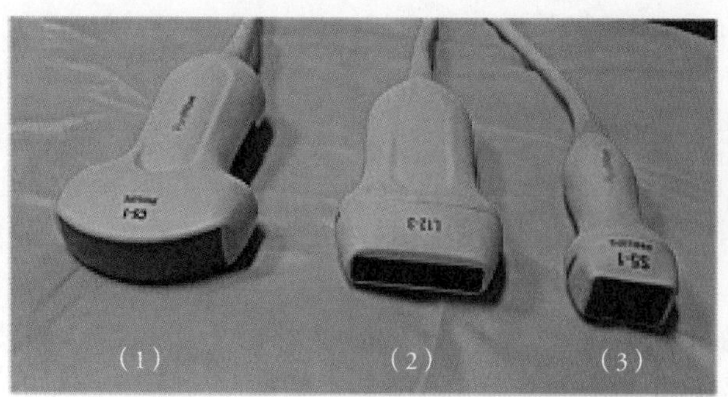

图 1-19　各种类型超声探头

（1）凸阵探头；（2）线阵高频探头；（3）相控阵探头。

2. **超声仪主机**　主机的功能包括声束形成、信号处理、图像处理、信号或图像存储和传输等，其内有与处理器相连接的各种模块，如 STC 模块、按键模块、编码器模块及鼠标模块等，外有控制面板和显示器。超声主机上的控制面板完成人机界面的所有操作，如探头的切换、图像参数的调节、各种显像模式的转换、解剖结构及血流动力学参数的测量、图像的存储、输出和打印等。显示器是超声医师观察超声图像与诊断疾病的影像终端，目前多为液晶显示器。目前临床常用的超声诊断仪见图 1-20。

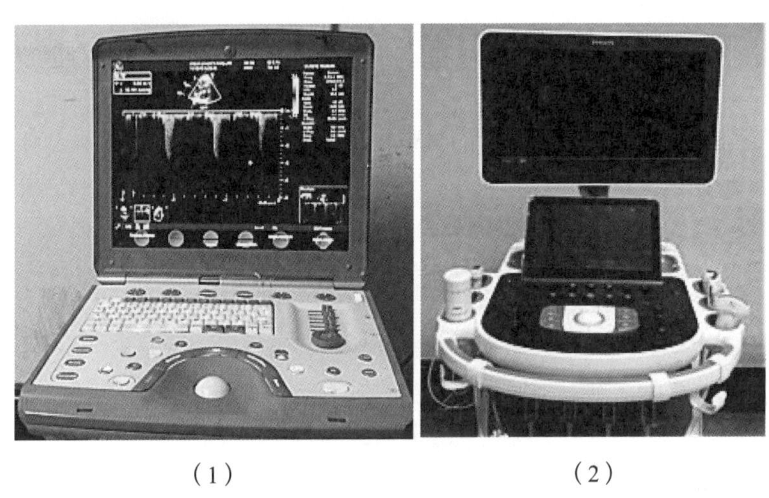

（1）　　　　　　　　　　（2）

图 1-20　超声诊断仪

（1）便携式彩色超声诊断仪；（2）台式彩色超声诊断仪。

（四）静脉超声的检查方法

静脉超声检查时首先应熟悉血管的解剖结构和不同外周静脉的体表走向，便于检查时快速找到探测血管；其次熟悉血管超声检查时仪器设备及优化图像的调节。

1. **血管解剖**　参考第二章第一节中相关内容。

2. **检查步骤**

（1）检查前准备：检查室内保持适当的温度，防止温度太低致外周静脉收缩变细。患者处于放松状态，充分暴露检查或穿刺肢体。上肢静脉超声检查时，通常取仰卧位，上肢呈外展、外旋、掌心向上，外展角度与躯干成 60°～90°；下肢静脉超声检查根据检查部位取仰卧位或俯卧位，大腿外展、外旋、膝关节微屈。有严重呼吸困难者也可取半卧位。

PICC置管前静脉超声检查时，可将超声探头放入预先加入消毒耦合剂的无菌保护套内，抚平探头表面上的护套，避免皱褶或残留空气影响与皮肤密切接触，在探头上缠一条橡皮圈，避免在检查或操作时探头移位。

（2）二维超声检查：上肢静脉检查时，根据血管体表走向进行相应静脉检查，可从锁骨上窝检查锁骨下静脉开始向远心端连续横向检查（图1-21）和纵向扫查（图1-22）。探头置于探测血管体表时避免用力加压，显示静脉横切面或纵切面的二维或彩色血流图像（细小静脉二维显示困难时可首先用彩色血流显像帮助寻找血管），并调节控制面板上相应的按钮优化超声图像，包括亮度、深度、聚焦等。观察内容如下：

1）静脉壁：观察血管壁厚薄及回声强弱，同时观察静脉瓣的位置、回声及活动情况。

2）静脉腔：观察静脉管腔有无扩大或狭窄，静脉腔内有无异常回声，在静脉表面加压探头，观察静脉腔是否压闭，挤压静脉远心段观察扫查静脉部位有无血液反流（有反流时提示局部静脉瓣功能不全）。当腔内有血栓时，应判断血栓的部位、回声及大小。需要时测量静脉内径大小判断是否符合PICC置管要求。

3）静脉周围：观察血管周围有无异常回声及大小，判断异常回声是无回声的囊性或有低弱/强回声的实性结构，如果囊肿回声有搏动感，且与邻近动脉相通及有血流进出囊肿，则考虑假性动脉瘤，否则提示囊性结构为血肿。

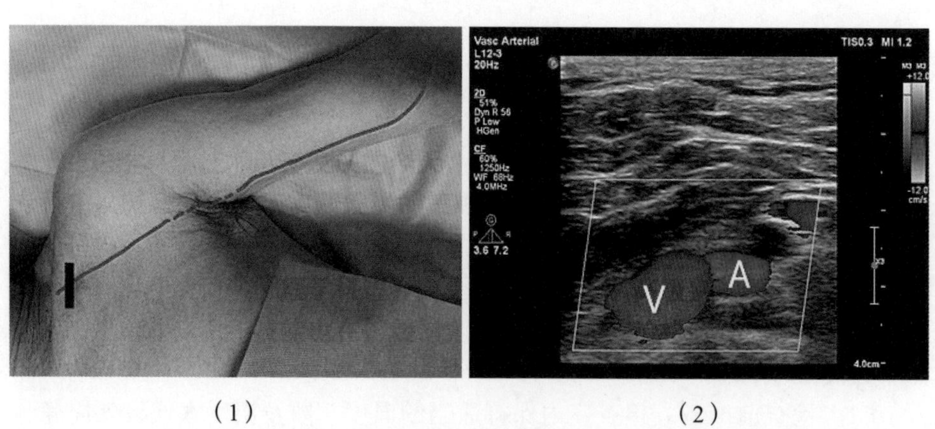

（1）　　　　　　　　　　（2）

图1-21　左锁骨下动脉及静脉超声检查方法及彩色血流显像

（1）体表红线表示左上肢动脉及伴行静脉体表走向；（2）第一幅图黑色短线标记处探头横向扫查，显示左锁骨下动脉（A）及伴行静脉（V）的短轴彩色血流图像。

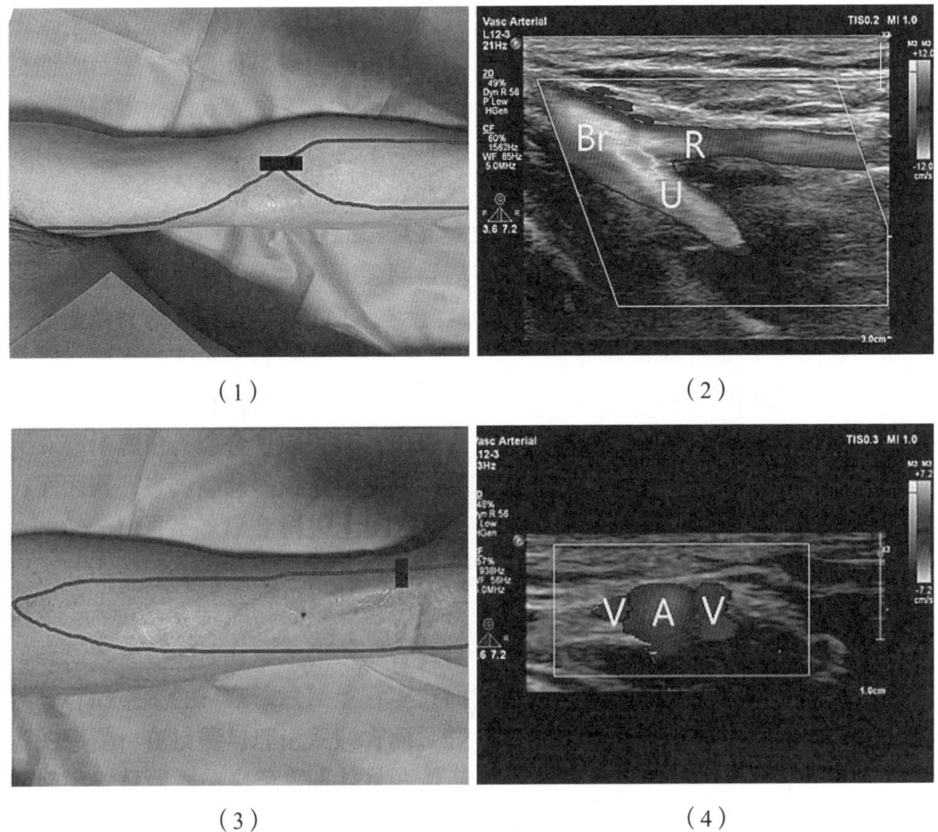

图 1-22　上肢前臂血管超声检查方法及彩色血流显像

（1）探头于黑色短线处纵向扫查；（2）第一幅图黑色短线处肱动脉（Br）、桡动脉（R）、尺动脉（U）长轴二维彩色血流图像；（3）探头于黑色短线处横向扫查；（4）第三幅图黑色短线处桡动脉（A）及伴行两支静脉（V）短轴二维彩色血流图像。

（3）彩色血流检查：在二维图像的基础上，观察静脉腔内血流性质。

1）管腔内血流充盈情况：是否有充盈缺损，如有充盈缺损提示血栓形成。通常四肢浅静脉血流速度低，彩色显像时颜色较低暗，轻轻加压静脉可使血流加速，帮助判断有无腔内血栓形成。

2）判断血流方向是否正常：正常静脉血流方向往心脏方向流动，深静脉血流方向与伴行动脉相反。静脉血流根据彩色标识、血流方向与探头声束方向的夹角关系可显示呈蓝色或红色。

3）观察静脉血流色彩：正常静脉血流为层流，呈单一的红色或蓝色显示，当静脉因血栓或炎症管腔狭窄时，呈五彩花色血流显像。

（4）频谱多普勒检查：在彩色血流显像的基础上，将脉冲多普勒的取样容积置于血管中央，取样容积大小为血管腔的2/3，调节取样角度（应小于60°），使声束方向与静脉走行尽量一致。观察内容如下：

1）静脉频谱形态有无异常：静脉血流频谱形态在不同部位表现出不同的形态，并随呼吸或挤压试验发生变化。在静脉血栓急性期，慎重或避免在血栓形成部位做加压试验，以防血栓脱落导致肺栓塞。

2）血流速度是否增快或降低。

3）当怀疑肢体血管病变时，可对双侧相对应部位的血管内血流进行对照检查，确定有无频谱异常。

（五）静脉超声图像

1. 正常静脉超声图像

（1）二维图像：静脉壁薄，内壁光滑，管腔呈无回声。探头加压后静脉管腔变瘪或消失。图像清晰时可见管腔内线状静脉瓣回声。

（2）彩色血流显像：静脉彩色血流显像为单一颜色，与动脉血流方向相反的回心血流，呈持续性充盈整个管腔。血液回流速度在深吸气时，大或中等大小静脉内血流短暂中断，无血流信号，表示其近心段静脉通畅无阻。当挤压小腿放松后，挤压近心段静脉无反向血流，说明深静脉瓣功能良好。图1-23的第一幅图为长轴切面显示桡动脉（红色）朝向探头流动（由左向右方向流动），桡静脉（蓝色）背离探头流动（由右向左方向流动），动脉及静脉色彩均匀为层流；第二幅图为短轴切面显示桡动脉（红色）位于中央，伴行两支桡静脉（蓝色）位于两侧，三支血管内径相似。

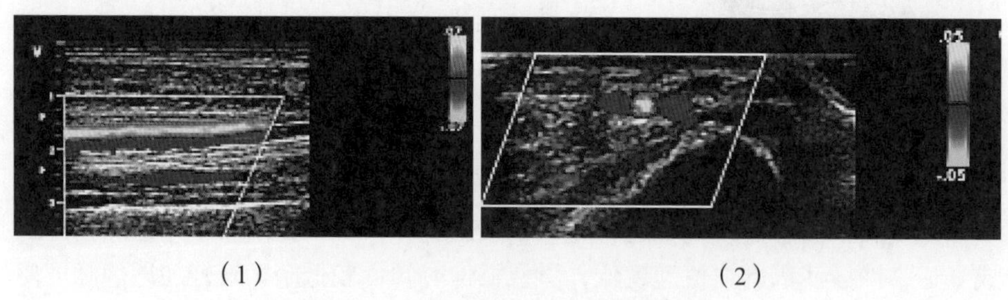

（1）　　（2）

图1-23　桡动脉及桡静脉彩色血流显像

（1）桡动脉（红色）及桡静脉（蓝色）长轴彩色血流图像；（2）桡动脉（红色）及桡静脉（蓝色）短轴彩色血流图像。

头静脉彩色血流显像见图1-24：第一幅图静脉短轴切面显示头静脉为蓝色；第二幅图静脉长轴切面显示头静脉血流为蓝色即背离探头流动（由左向右

方向流动），色彩均匀为层流。

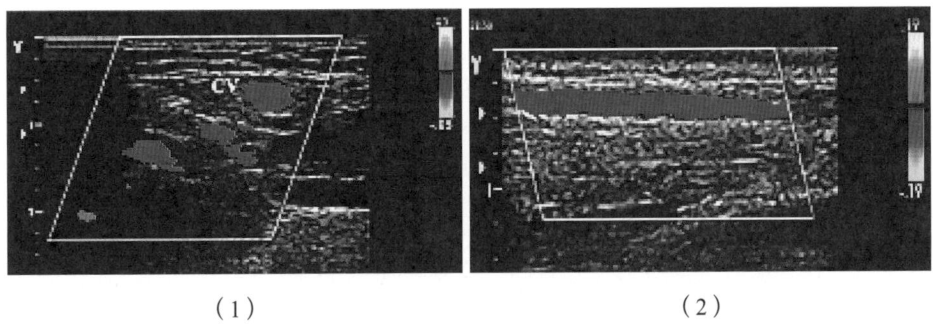

（1）　　（2）

图 1-24　头静脉彩色血流显像

（1）头静脉短轴彩色血流图像；（2）头静脉长轴彩色血流图像。

（3）频谱多普勒：静脉频谱特点为频谱持续性或间断出现，根据血流方向频谱可位于基线上方或下方，不同部位静脉血流频谱形态不同（图 1-25）。第一幅图为取样容积置于颈外静脉内显示血流频谱位于基线上方，呈间断、周期性、单向（回流心脏方向）血流频谱；第二幅图为取样容积置于股静脉内显示血流频谱位于基线上方，呈间断、周期性、单向（回流心脏方向）血流频谱。

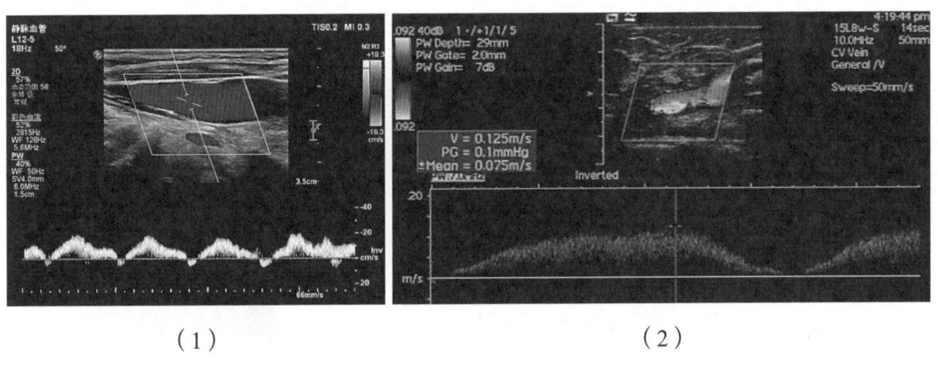

（1）　　（2）

图 1-25　不同部位静脉血流频谱图

（1）颈外静脉内血流频谱；（2）股静脉内血流频谱。

外周静脉的二维回声与其周围的组织回声不同，常见不同组织的二维超声显示见表 1-6，外周静脉及动脉的超声特点见表 1-7。

表 1-6 常见不同组织的二维超声显示

组织	超声图像
脂肪	低回声(偏黑色)
深筋膜	高回声(白色)
肌肉	低回声及高回声相间呈条带(黑色及白色相间)
肌腱	高回声(白色)

表 1-7 外周静脉及动脉的超声特点

项目	静脉	动脉
管壁	壁薄	三层结构,外膜及内膜为高回声,中层低回声
压缩性	容易被压闭	不易被压闭
静脉瓣	有	无
搏动性	无搏动	有搏动
彩色显像	色彩较暗	色彩明暗交替
频谱显像	单相波形	三相或两相波形

2. **静脉疾病超声图像** 静脉内血栓形成是最常见的静脉病变，二维超声表现为管腔内异常回声，部分或完全阻塞管腔，急性期血栓呈低弱回声及管腔增大，亚急性期和慢性期为不均匀强回声；探头加压时，管腔部分变小（部分阻塞）或无变化（完全阻塞）。彩色血流显像表现为血栓形成完全阻塞部位，无血流信号（图 1-26），管腔部分阻塞时，可见局部管腔有粗细不一细窄或条带状血流显示。静脉完全阻塞部位脉冲多普勒不能探及血流频谱，部分阻塞时可探及血流频谱。第一幅图示头静脉二维长轴切面显示管腔增大，腔内充填低弱回声团块，探头加压管腔无变化；第二幅图示彩色血流显像未见头静脉管腔内血流显示，考虑头静脉急性血栓形成导致管腔完全阻塞。

当静脉瓣损伤或慢性炎症时，可出现静脉瓣开放及关闭运动异常，慢性炎症时二维超声表现为瓣膜回声增强，局部可见附壁血栓（图 1-27）。静脉穿刺时应避免静脉瓣位置，避免损伤导致血栓形成及血液反流。浅静脉瓣受损时回声增强，静脉瓣及静脉窦部可见低弱回声血栓附着。如果静脉壁回声增强增厚，提示慢性静脉炎，通常伴有管腔变窄。

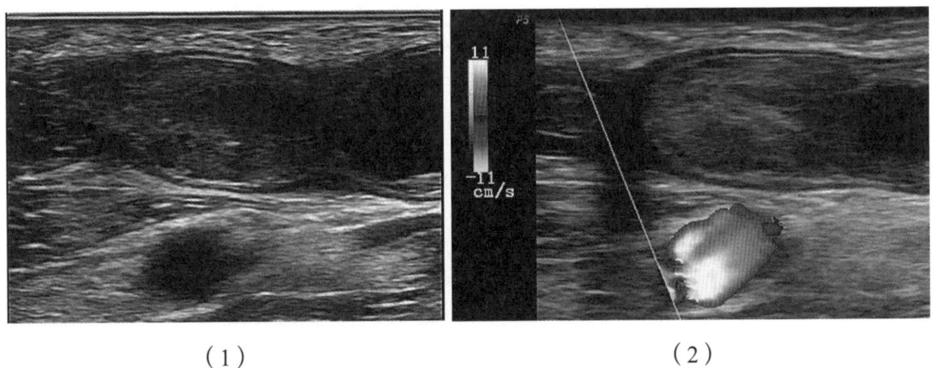

（1）　　　　（2）

图 1-26　头静脉急性血栓完全性闭塞二维超声及彩色血流显像

（1）头静脉长轴切面显示腔内低弱回声团块；（2）头静脉管腔内无彩色血流显像。

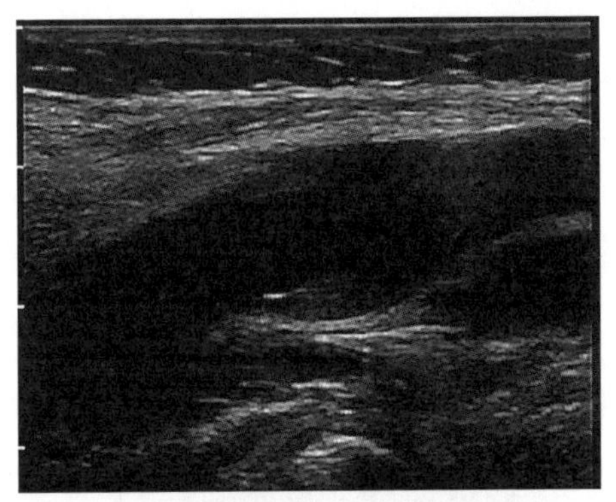

图 1-27　浅静脉瓣上附壁血栓二维超声

（六）超声在 PICC 置管中的应用

PICC 置管成功率受多种因素特别是患者血管条件的影响，血管超声引导下 PICC 穿刺，除提高穿刺成功率、避免反复穿刺外，还可指导术前选择静脉通路及术后监测血栓等并发症。

1. **选择静脉通路**　静脉穿刺前应首先常规检查浅静脉和相关的深静脉及动脉，评估静脉通路有无变异或病变，是否适合 PICC 置管，观察内容包括血管走行、直径、深浅、管壁、内膜、管腔、静脉瓣及周围组织结构等。根据血管内径选择相匹配的 PICC 管，通常导管外径 / 血管内径比值≤ 45%。穿刺时应避开静脉瓣以免损伤，如静脉腔内有血栓或局限性狭窄则不适合 PICC 置管。贵要静脉长轴切面二维超声见图 1-28，箭头所示为正常纤细的静脉瓣回声。

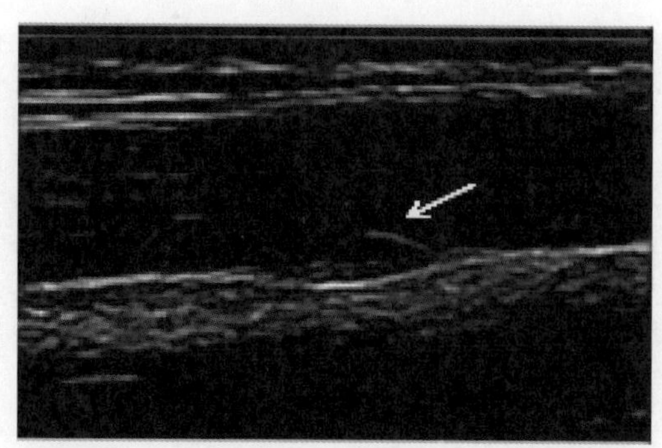

图 1-28　贵要静脉长轴切面二维超声图像

2. **超声引导静脉穿刺**　静脉穿刺前在血管超声引导下进行穿刺点定位，消毒，扎止血带，患者握拳，轻压探头，先横向扫查静脉，显示为圆形，再纵向扫查静脉，显示管壁为两条平行线的血管。将确定好的血管影像固定在标记点的中央位置，左手固定好探头，保持探头位置垂直于皮肤，右手拿穿刺针，针尖斜面向上（朝向探头一侧）插入导管器沟槽（如探头配备），操作者目视显示屏进行静脉穿刺。成功穿刺时超声显示穿刺针尖位于静脉腔内呈强回声点状或线状（图 1-29），针尾可见回血，穿刺成功后注意固定穿刺针保持不动，小心地移开探头。当导丝放入穿刺针内时，再次超声检查确定导丝在血管腔内。

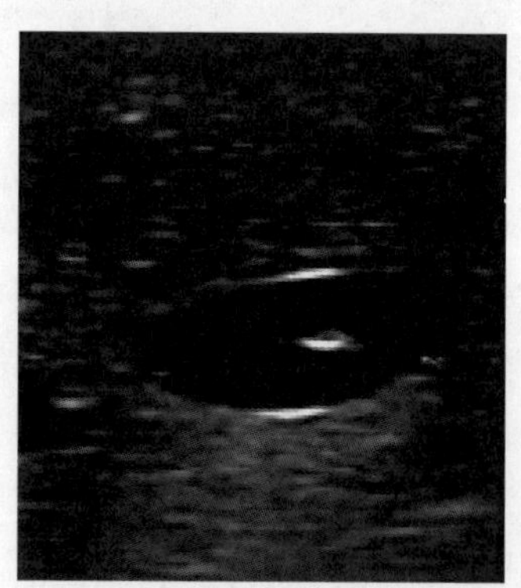

图 1-29　贵要静脉内穿刺针短轴切面二维超声图像

当判断 PICC 导管尖是否位于上腔静脉下 1/3 或上腔静脉与右房交界处（CAJ）时，需要用相控阵或凸阵探头经胸骨上窝检查来确认（图 1-30），其中箭头所示为上腔静脉（SVC）内导管回声。

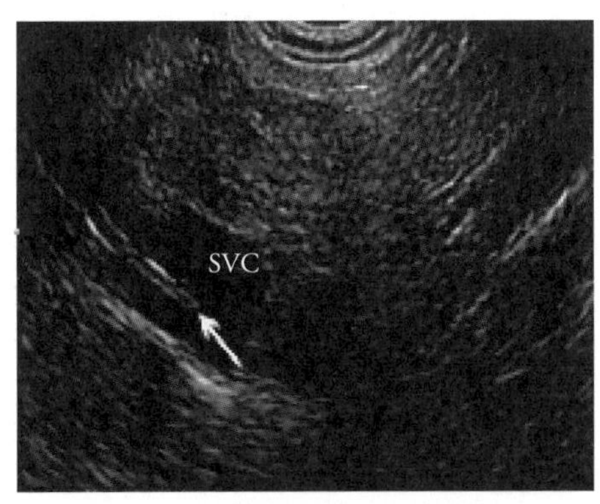

图 1-30　上腔静脉内导管二维超声图像

3. **监测并发症**　当浅静脉内有异常回声、探头加压内径不能压瘪，彩色血流显像有充盈缺损时，考虑有血栓形成（图 1-31），此时应立即停止输液，并进行相应的处理。当超声探测位于腔静脉的血栓可因图像质量较差显示困难时，可用 CT 或 MRI 进一步明确诊断，其他相关并发症包括导管相关性感染、断裂或移位。

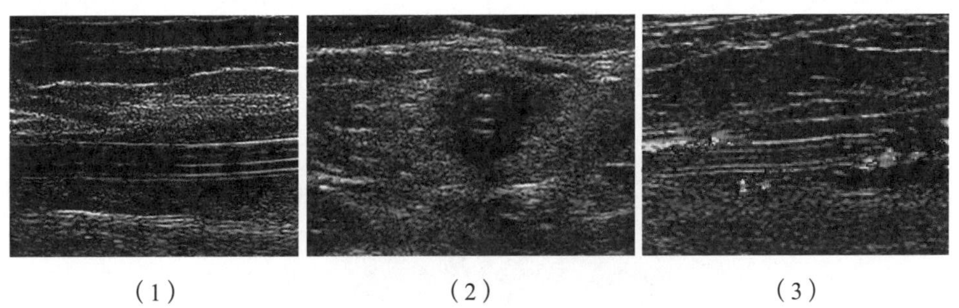

（1）　　（2）　　（3）

图 1-31　导管置入浅静脉内血栓形成超声图像

（1）静脉长轴切面显示平行线状静脉导管回声；（2）静脉短轴切面显示腔内导管回声；（3）彩色血流显示静脉腔狭窄。

（七）静脉导管置管的超声仪器

1. **超声仪器选择**　所有医用超声仪器只要具备血管成像软件系统、高频线阵探头、高空间分辨率和高灰阶分辨率均可引导静脉导管置管，包括台式超声诊断仪、便携式超声诊断仪和专用静脉导管置管超声仪。需要了解血管血流动力学信息时，超声仪器应具有彩色血流显像和频谱多普勒功能。不同超声仪器因性能各异，显示外周血管二维结构及血流的图像质量不同，不同患者血管超声显像的图像质量也有差异。因上肢静脉表浅，可选择较高频率（7.5 ~ 10MHz）线阵探头，下肢静脉使用频率 5 ~ 7MHz 线阵探头，显示锁骨下静脉或上腔静脉等位置较深的静脉时，可使用凸阵探头。下面简单介绍专用静脉导管置管超声仪器。

临床常用的专用静脉导管置管超声仪器为简单的二维灰阶血管超声仪，具有特殊的穿刺导引系统，价格相对便宜、小巧便携，便于移到床旁进行操作。专用静脉导管置管超声仪主要包括主机、特殊的探头和超声导引系统，可用于引导介入穿刺血管、静脉导管置入术中监测、神经阻滞及穿刺活检。

探头及超声导引系统特点：探头频率为 5 ~ 10MHz，部分探头上有操作按键，包括电源开关、调节图像对比度、调节检查深度（深度调节范围为 1.5 ~ 6cm）、图像定格和存储，探头上还可装置引导血管穿刺的导针架，方便一个人完成超声检查和血管穿刺操作。检查时，超声仪不仅可显示血管大小和深度，指导选择合适的静脉导管，还可自动计算不同深度血管的进针角度。根据靶血管距皮肤深度选择相应的导针架，穿刺针按导引系统的角度经导针架进针可直接进入靶血管腔内，因此，使用超声导引系统可精准穿刺，显著提高静脉导管一次性穿刺置管成功率。专用静脉导管置管超声仪主机及超声探头见图 1-32。

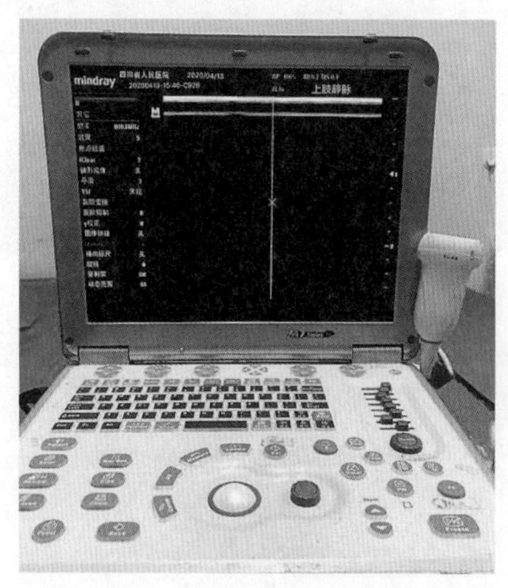

图 1-32　专用静脉导管置管超声仪

2. **超声仪器维护**　超声诊断仪器精密贵重，规范操作及日常维护非常重要。主要包括：

（1）工作环境需遮阳，不能在潮湿或有易燃气体环境工作或存放仪器，避免在高磁场及高频环境中使用。

（2）严格按照仪器操作流程操作，开机前首先连接好探头及电源线，并检查是否有损坏；关机时应停机后再切断电源。

（3）超声探头容易损坏，轻拿轻放，不能跌落碰撞，操作暂停时应及时按冻结键，操作完毕后将探头擦拭干净。

（4）注意仪器散热和通风，定期（每周）检查清洗机器的通风过滤网，保证机器工作时不至于过热而烧坏机器。

（5）操作结束后，清除仪器上的灰尘，保证仪器清洁。为了避免院内交叉感染，超声设备及探头表面的消毒方式及使用的消毒剂如季铵盐类、2% 葡萄糖酸氯己定（CHG）乙醇溶液或 75% 酒精等，需按照使用设备厂家提供的消毒手册执行。

（6）定期由工程人员检查仪器主要技术参数是否正常，包括轴向分辨力、侧向分辨力、灵敏度、穿透力及输出功率等。

（7）建立仪器设备档案，记录使用和维修情况等。

（李春梅）

二、静脉血管显示仪在静脉输液治疗中的应用

静脉输液治疗是临床护理的一项基本操作技术，常规静脉穿刺属于盲穿法，静脉血管的确定主要靠目视、触摸及解剖位置定位三种方法。但在操作中由于个体肤色深浅不同、脂肪厚度不一、血管分布存在差异等，给静脉穿刺带来困难，可能会出现穿刺失败。因此，可视化静脉穿刺技术是提高穿刺成功率最为可行的方法，不仅可以提高穿刺成功率，还可以缩短启动静脉输液时间，极端因素下快速找到静脉血管穿刺，甚至可以挽救一个人的生命。

（一）静脉血管显示仪的发展

100 多年前，开始有技术人员开发各种各样的技术来使人体静脉清晰显示出来。首先被发明的是温敏贴纸：由于人体静脉血的温度高于皮肤表面，使用某些温敏变色物质贴于手臂表面可以使静脉显示出来。但该方法要求必须在无菌条件下使用，因使用条件要求过高，没法得到广泛应用。其次发明的是光源反射直接观察仪：用光源照射手背，静脉的脱氧血红蛋白吸收光，所以静脉颜色要比周围暗一些。但这项技术适用于皮肤颜色较浅的人种，肤色深的人种使用效果非常差。目前最新出现的红外线静脉血管显示仪：是一种无创、无放射性损伤的仪器，利用血管中血红蛋白对红外光吸收率与其他组织不同的原理，肉眼很难观察到的皮下静脉血管可以通过显示装置被观察到，这种红外成像装置可以辅助医护人员进行静脉穿刺。

（二）红外线静脉血管显示仪的原理

红外线静脉血管显示仪的原理，是借助于静脉中的脱氧血红蛋白对近红外光吸收强于周围组织的原理设计（图 1-33）。当采用近红外光照射人体皮肤时，皮下静脉血管因含有大量脱氧血红蛋白，可以强烈吸收近红外光而呈暗色，与此同时，皮下组织的其他部位因对近红外光的吸收能力较弱而呈亮色。当红外光照射人体皮肤，由于皮肤各级组织对红外光的吸收率与反射率不同，可将皮下 0 ~ 6mm 不同深度层次和不同直径的静脉血管显示出来。借助红外线静脉血管显示仪，可快速查找、定位血管，同时能够判断血管的大小、粗细、走向、深度等信息，还能检测血流状态、评估血管是否有病变等。从而降低医护人员工作难度、提高静脉穿刺成功率、节省时间、提升患者满意度。

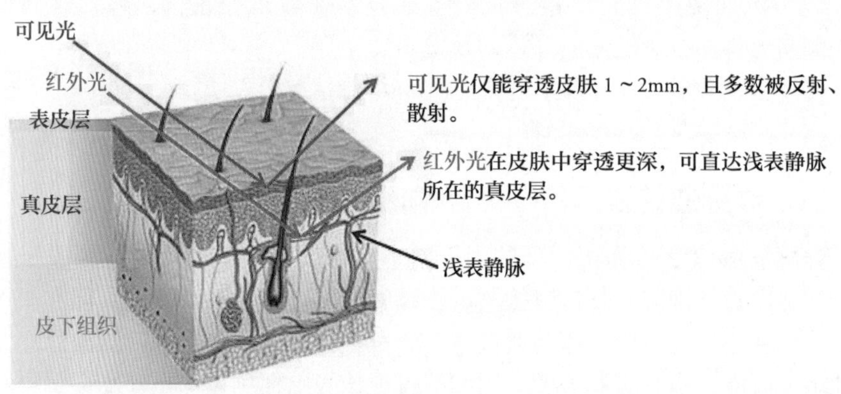

图 1-33　静脉血管显示仪的原理

（三）红外线静脉血管显示仪的分类

红外线静脉血管显示仪根据其显示的模式分为屏幕显示模式、实时投影显示模式及手持投影式显示模式（图 1-34）。屏幕显示模式即 LCD（liquid crystal display）液晶屏显示，具有成像效果佳的优点，不足之处在于所成像显示于屏幕上，医护人员的目光需要在液晶屏和患者体表皮肤之间来回移动，观察对比两处的情况，寻找适宜进行静脉穿刺的部位，如此便造成了使用上不够方便，达不到人性化设计的要求。投影显示模式，将增强处理后的静脉直接投影于体表相应位置处，实现投影静脉与真实静脉的重合情况，判断最适宜进行静脉穿刺的部位即可，使用方便灵活。

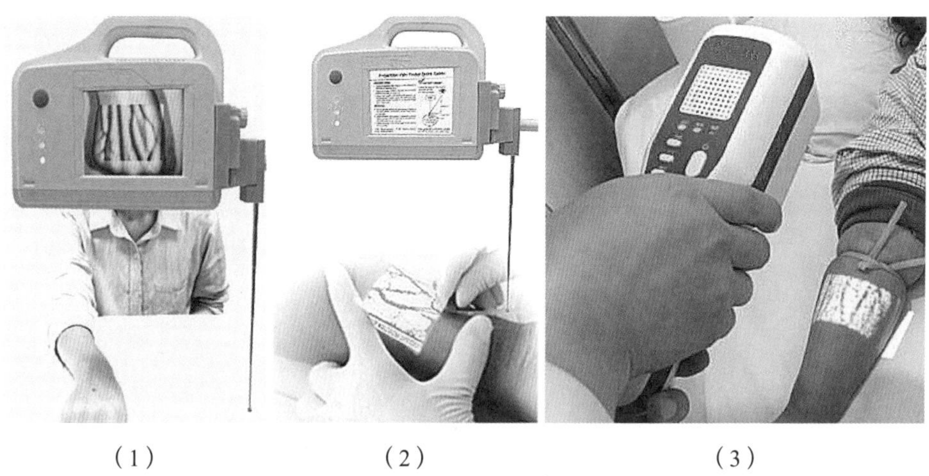

（1）　　（2）　　（3）

图 1-34　红外线静脉血管显示模式

（1）屏幕显示模式；（2）实时投影显示模式；（3）手持投影式显示模式。

（四）红外线静脉血管显示仪的发展

追溯红外线静脉血管显示仪的发展历程，可分为以下几个阶段：设计便携化阶段、人工智能化阶段和应用全面化阶段。

1. **设计便携化**　为了克服设备因体积大而移动不便的缺点，红外线静脉血管显示仪呈现向便携化发展的趋势。体积微小化使得临床应用更为灵活，场景更加广泛，突破了空间的限制，这一发展对于危重症患者和院内外急诊患者的静脉输液治疗具有重要意义。

2. **人工智能化**　红外线静脉血管显示仪的人工智能化主要体现在血管深度识别和皮下针尖识别两个方面。

（1）血管深度识别：基于不同深度的血管对近红外光下的反射作用不同，从而在图像中表现不同的特征，利用图像处理器，对特征信息进行提取计算，基于人工智能技术，训练得出特征信息与血管深度的对应关系，最终可识别并在图像上显示血管深度，绿色指示灯提示血管深度，1 个绿格提示血管深度为 0 ~ 2mm，2 个绿格提示血管深度为 2 ~ 4mm，3 个绿格提示血管深度 > 4mm（图 1-35）。血管深度识别的功能为穿刺角度的选择提供了重要参考。

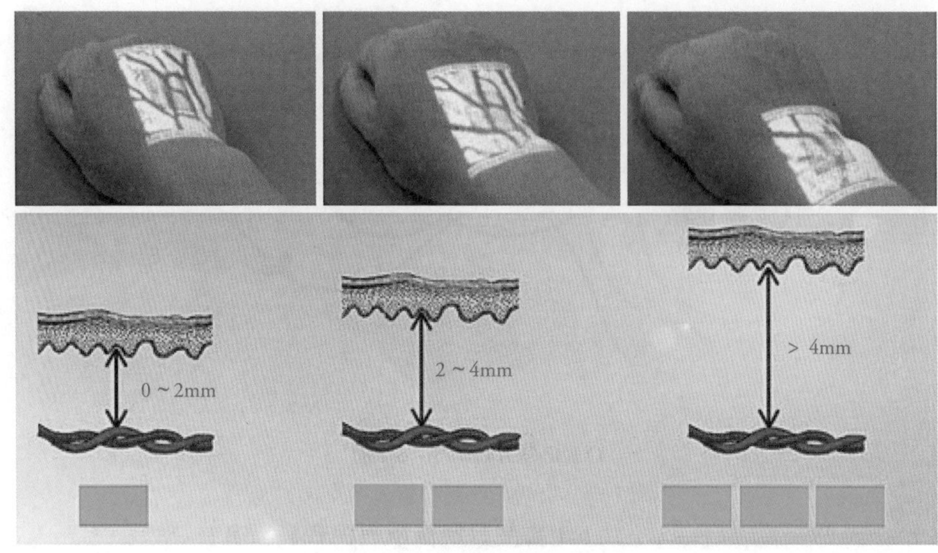

图 1-35 血管深度识别

（2）皮下针尖识别：基于在穿刺针的尾部增加具有特殊近红外光光学特征的标记物质，当血管显示仪识别到此标记物质后，可根据嵌入到图像处理器的针尖位置计算公式，计算出针尖在皮下的实际位置，并将其投影到皮肤表面（图 1-36）。静脉和针尖位置的同时显示，可以更好地引导针尖到达正确的穿刺位点，实现整个穿刺过程的可视化。

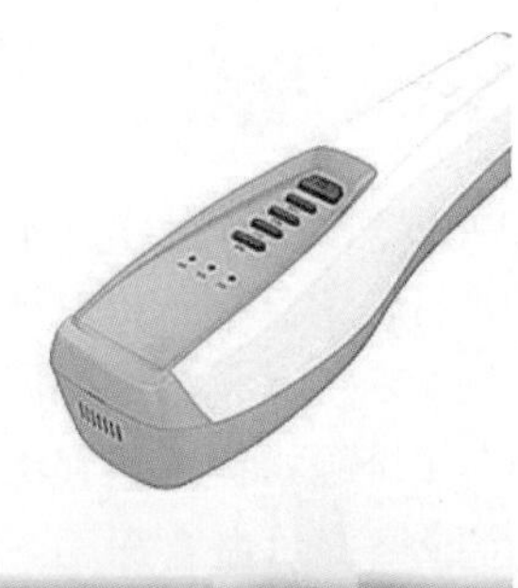

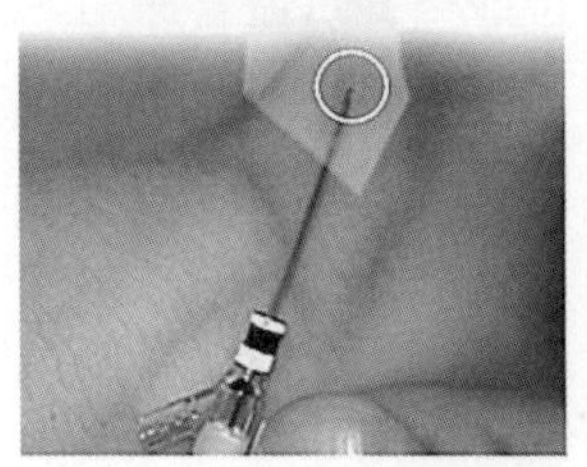

图 1-36 针尖识别

3. 应用全面化 随着红外线静脉血管显示仪临床应用的不断深入，边缘性的细节问题也不断得到完善，主要包括以下几个方面：成像亮度、成像尺寸、成像颜色和拍照存储。

（1）成像亮度：为了临床使用不受外界光源的限制，通过亮度调节，可在不同的光照条件下（室内、室外，白天、夜间），均达到良好的静脉成像效果 [图 1-37（1）]，这对于院外急救，具有积极的临床意义。

（2）成像尺寸：大尺寸下方便快速查找到目标血管，对目标血管穿刺时，小尺寸可只显示目标血管，避免周围血管的干扰。除此之外，大尺寸适用于成人，小尺寸适用于婴幼儿 [图 1-37（2）]。

（3）成像颜色：同一种颜色的投影，投射到不

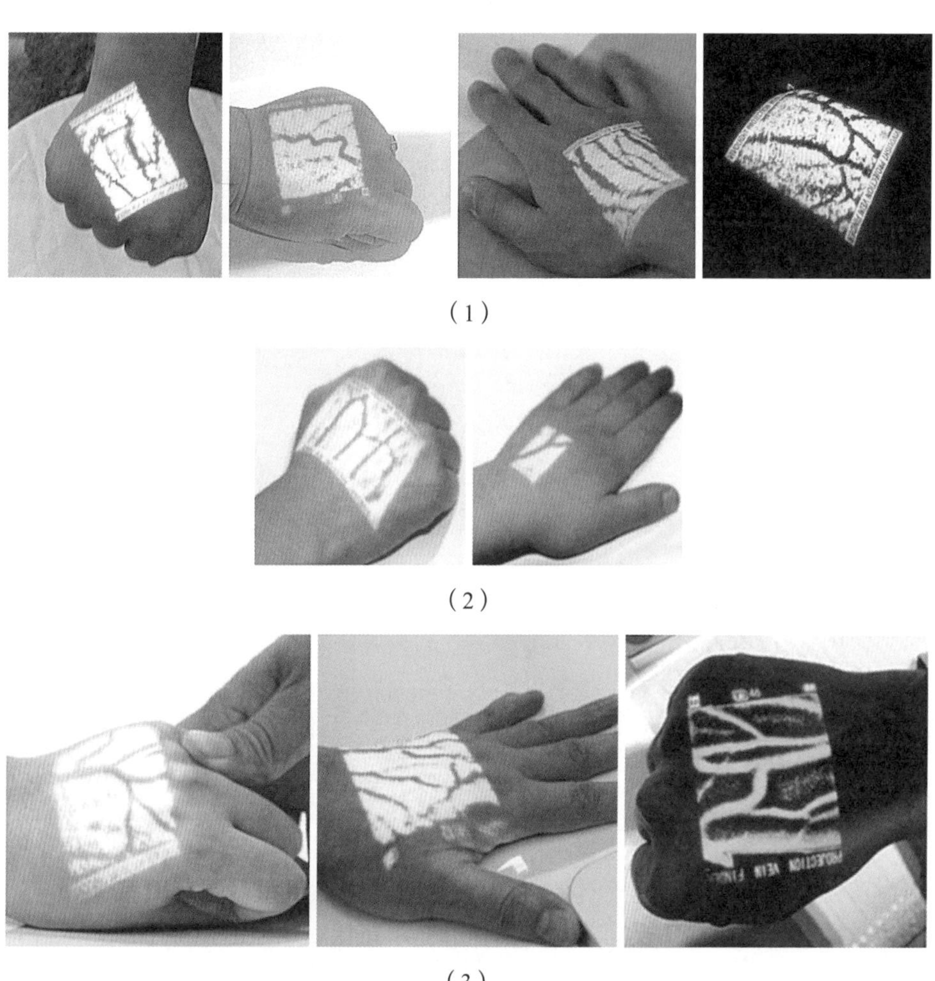

图 1-37　各种成像效果

（1）不同亮度成像；（2）不同尺寸成像；（3）不同颜色在不同肤色患者的成像。

同肤色患者皮肤表面时，图像的对比度存在一定差异，成像颜色的可调，保证了不同肤色患者都具有良好的成像效果 [图 1-37（3）]。

（4）拍照存储：其功能一方面可记录患者住院期间血管的变化，建立患者的静脉输液血管档案，为制订患者个性化静脉输液治疗方案提供可追溯的科学依据，另一方面可方便临床典型案例收集，建立典型案例数据库，用于案例分享和学术研究，为大数据和远程医疗奠定基础（图 1-38）。

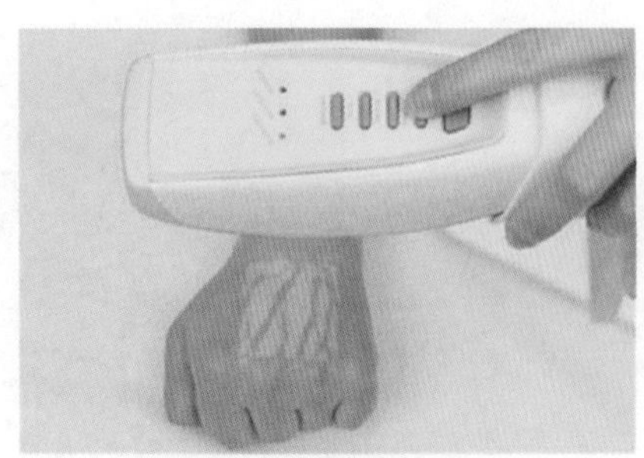

图 1-38 拍照存储

（五）红外线静脉血管显示仪的临床应用

静脉通路的建立，是实现液体补给、药物输送非常重要的临床治疗手段。但是由于患者血管条件不同，如：皮下组织，血管充盈度、弹性、曲直、粗细，仅通过肉眼，很难得到准确、全面评估，再加上主观因素，如：患者依从性差，护士穿刺经验不足，增加了穿刺风险。

使用红外线静脉血管显示仪来识别外周静脉位置，有助于在静脉选择上做出合理的决定。它将皮下肉眼不可见的浅表静脉原位投影到皮肤表面并提示血管的深度，提高了评估的准确性，给穿刺角度的选择提供参考，从而优化静脉穿刺方案，血管直观地显现在患者皮肤表面时，患者也可以了解到自己血管的客观条件，便于护患沟通，提高患者的依从性，拉近护患关系。

红外线静脉血管显示仪使用的是近红外光，光源不会产生辐射和热量，可有效防止仪器对患儿皮肤和眼睛的伤害（图 1-39），尤其适用于婴幼儿。在外周静脉穿刺中，婴幼儿是个特殊的群体，由于年龄小、血管发育不成熟（血管细小，充盈度差），皮下脂肪厚，血管分布个体差异大，穿刺时依从性差等原因，静脉穿刺一直是护理难题，如何提高首次穿刺成功率成了儿科迫切需要解决的问题。红外线静脉血管显示仪的应用，减轻了患儿的痛苦，对减少医疗纠纷和提高患儿家属满意度具有十分重要的意义。

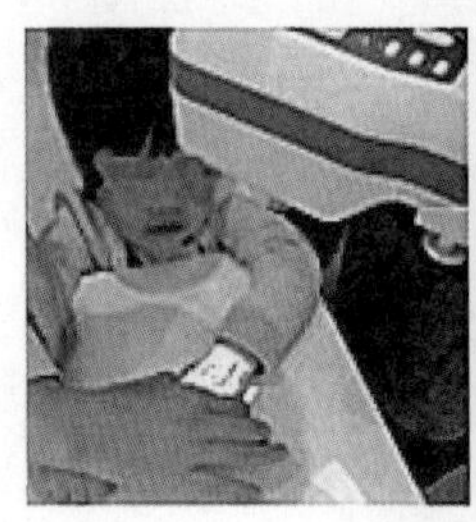
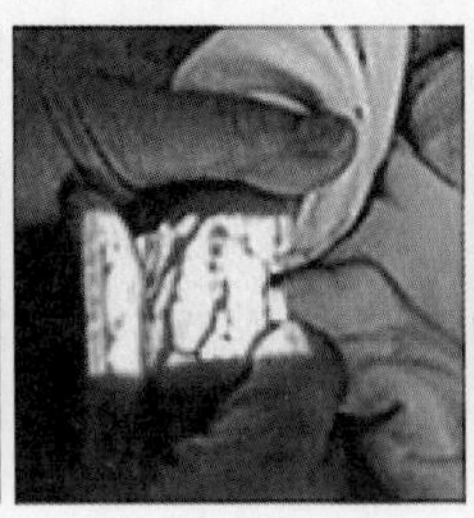
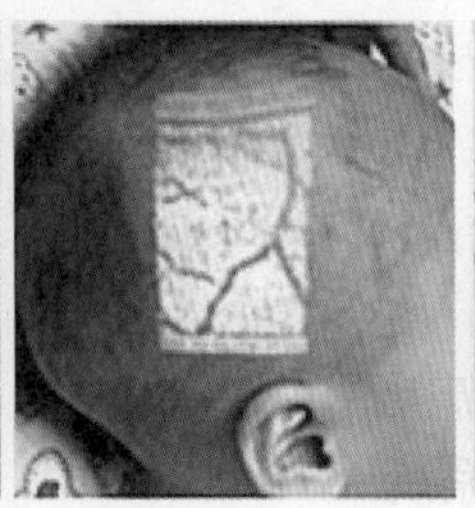
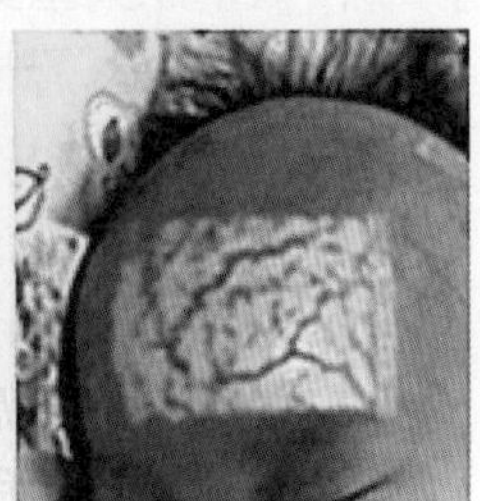

图 1-39 红外线静脉血管显示仪在婴幼儿患者中的应用

（六）红外线静脉血管显示仪的未来展望

智能化、自动化是红外线静脉血管显示仪技术发展的主题。智能化会随着人工智能技术的发展逐步实现，除了已经实现的深度探测功能外，对血管的充盈度、弹性等信息也能自动准确识别并给出提示，同时可以自动识别针尖所在位置，穿刺过程中对针尖实时监控，穿刺存在风险时，及时报警，穿刺人员及时调整，规避穿刺失败。在智能化实现的基础上，结合计算机技术和自动化技术，在未来可能会出现自动血管穿刺机器人，可自动、准确、高效地完成静脉穿刺（图 1-40）。

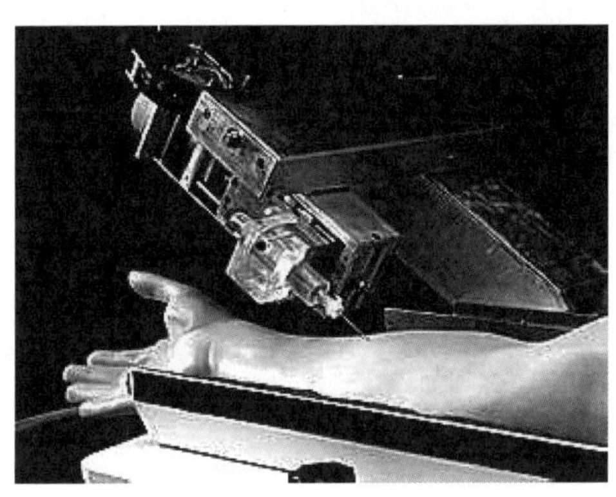

图 1-40　血管穿刺机器人

三、磁导航系统在导管置入中的应用

美国静脉输液护理学会（Infusion Nursing Society，INS）指出 PICC 尖端应放置在上腔静脉下 1/3 或上腔静脉与右心房上壁交界处（CAJ）。在 PICC 置管过程中需要对导管尖端位置进行有效确认，否则极易发生导管异位。据报道，PICC 尖端异位的发生率为 6% ~ 10%。因此，确保最佳的导管尖端位置对于患者治疗效果至关重要；2016 年美国静脉输液护理学会（INS）标准里指出，如果用替代性尖端技术确认导管尖端正确放置，则没必要在置管后进行放射性成像。

X 线片被认为是 PICC 尖端定位的“金标准”，但 X 线片只能是置管完成后导管尖端的成像，对于纠正导管异位，增加了难度及感染发生的几率，同时也增加了 X 线片给患者带来的二次伤害。

（一）磁导航系统的实时导航作用

磁导航系统是一种基于识别电磁脉冲系统的装置，该系统的导丝具有电磁尖端，其在体内的位置由精确度较高的外部检测装置进行识别。这种磁导航定位法是近年来兴起的一种用于PICC置管定位的新技术，最早由Gonzales于1999年应用于猪体内插入PICC导管，并进行导管尖端定位。实现了将PICC导管由最初的体外测量，逐渐转变为置管中实时定位，置入的盲穿操作变为可视操作，可及时发现并阻止导管异位的发生，及时调整，不需移动患者，提高了置管穿刺成功率及置管的安全性。

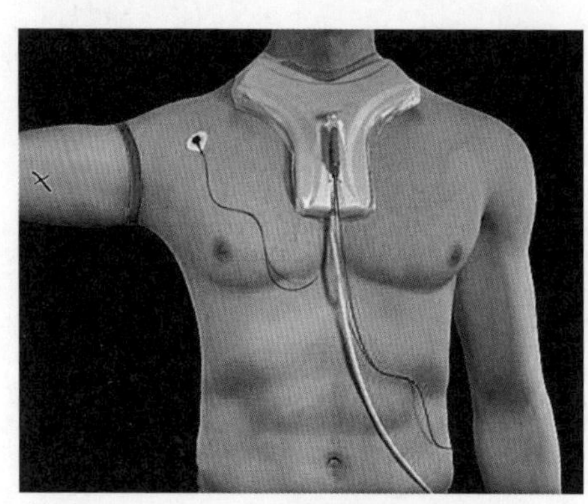

图1-41 传感器放置位置

该磁导航系统的具体操作是将导航装置传感器放置于患者胸壁（图1-41），传感器可以监测PICC内导丝产生的磁场，当导管从鞘内置入时，操作者可以在监测器上看到导管在静脉中前行，观察静脉导管尖端位置、方向及与感应器相隔的深度，为操作者提供实时信息（图1-42），以检查导管在血管内是否沿正确的方向移动，如静脉导管尖端位置异常也能够及时监测和提示。

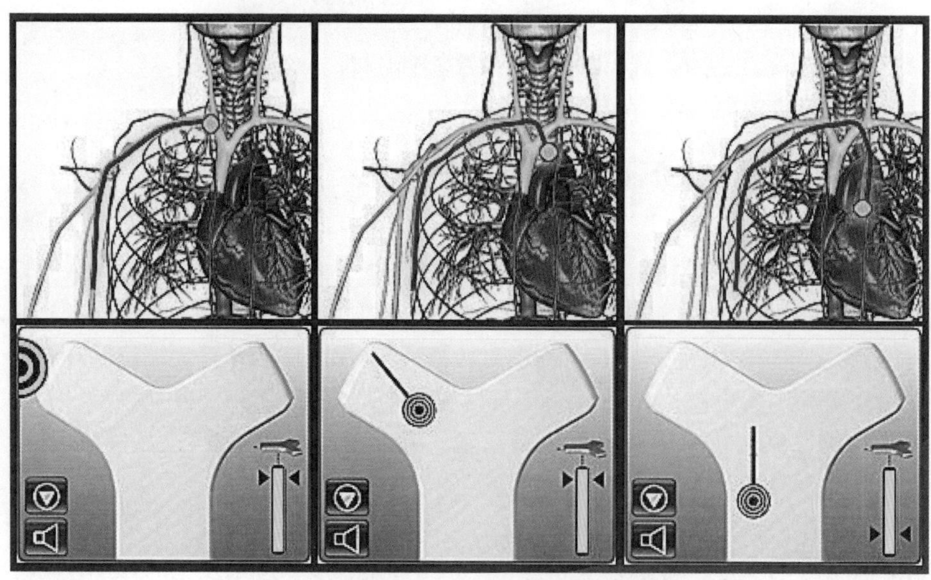

图1-42 实时视觉导航

理想的PICC导管尖端定位技术是能够实时监测导管在静脉中的位置和静

脉导管尖端指向，辅助导管在腔内定位的同时保证操作的安全性、准确性以及临床效益。特别适用于新生儿、急诊及重症等患者需要快速确定导管尖端位置，便于积极救治。

（二）磁导航系统的尖端定位作用

磁导航系统由导管尖端的外部磁传感器和心腔内电图导航系统（intracavitary electrocardiographic，IC-ECG）组成（图 1-43）。电磁导航传感器利用磁跟踪静脉导管尖端定位系统，有效规避了置管过程中发生的静脉导管偏离，引导导管位于上腔静脉，再结合心腔内电图可以做更精确的导管尖端定位。

置管前将尖端定位系统的磁传感器和体外 IC-ECG 电极放置于患者胸腹部，通过对基线心电波形进行评估，以确保存在可分辨的 P 波，利用金属导丝或导管内注射 0.9% 氯化钠注射液的方法，跟踪 P 波形态，通过确定 P 波在没有先前偏移的情况下达到最大振幅的位置，引导窦房结的定位同时确定导管的推进距离（图 1-44）。

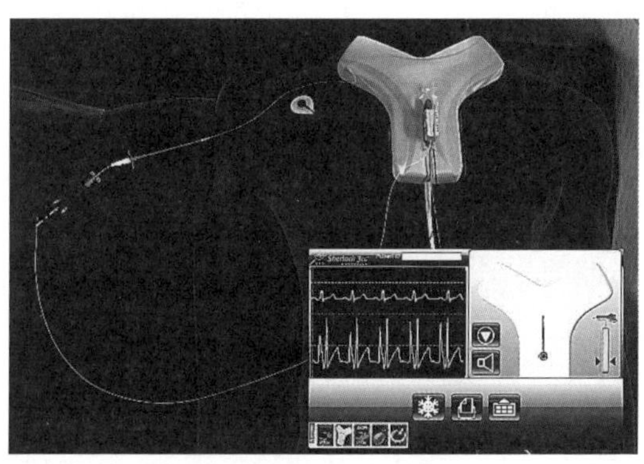

图 1-43　电磁尖端导航系统（磁传感器 +IC-ECG）

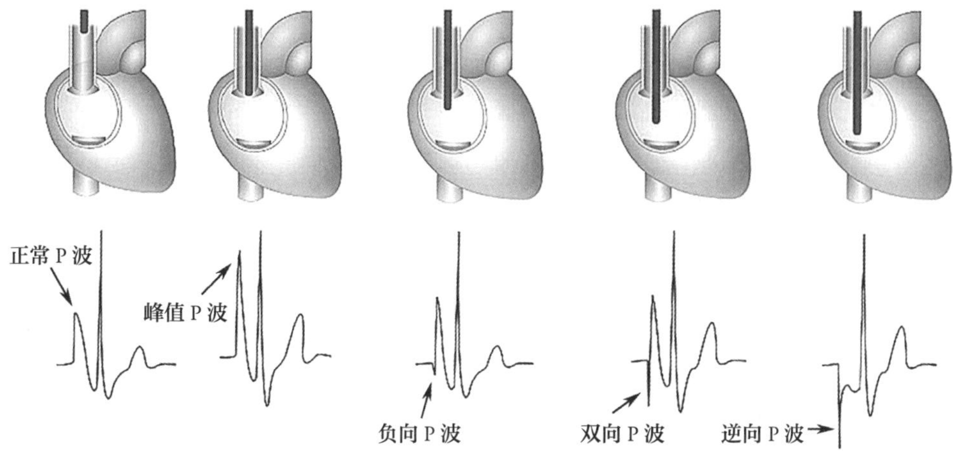

图 1-44　血管内心电图定位

磁导航系统利用导管尖端的外部磁传感器和心腔内电图导航系统这两种引导系统，将 PICC 导管置入的操作变为可视操作，无须透视即可将导管尖端推进窦房结，提高了置管穿刺成功率，阻止了导管异位的发生，避免治疗启动延迟和辐射暴露，大大提高了静脉置管的安全性。在 IC-ECG 定位前需评估患者有无心律失常病史，对心电图不存在 P 波或有 P 波改变者（如存在起搏器、心房颤动、极度心动过速等）禁忌使用。

有研究显示，磁导航系统所花时间、异位率显著低于 X 线片定位，认为在减少置管定位时间、降低静脉导管异位率、减少辐射暴露方面，该系统可替代 X 线静脉导管尖端定位法。特别是对于新生儿，X 线片的 PICC 导管尖端位置受体位、胎龄、呼吸、胳膊运动的因素影响较大，不同体重的患儿椎间隙不一致，拍片定位误差较大。

磁导航系统用于静脉导管尖端定位技术目前只在国外有研究报道，该系统费用较高，国内尚未将其应用于导管尖端定位，但因为该技术在减少置管定位时间、降低异位率、减少辐射暴露等方面的优势，成为今后国内研究的热点是必然的趋势。

（徐春贻）

第六节 中心静脉导管相关影像学知识

中心静脉导管尖端位置是否正确不仅影响使用效果，而且与众多并发症的发生及严重程度密切相关，目前临床上通常采用胸部或腹部 X 线摄片显影来判断导管尖端位置。

一、胸部 X 线摄影基本理论

胸部 X 线图像是胸部各种组织和器官重叠的影像，它显示的是各种组织结构在 X 线投影下的总和，也是胸部疾病诊断的基础。X 线摄影有传统的普通 X 线增感屏 - 胶片摄影、X 线计算机数字摄影（computed radiography，CR）和 X 线直接数字摄影（digital radiography，DR）三种。目前直接数字化 X 线摄影系统（DR）已逐步取代传统的普通 X 线摄影与 X 线计算机数字摄影（CR）。

DR 由扫描控制器、暗盒胶片（电子探测器）、影像监视器及系统控制器组成。具有摄像质量高、图像的空间分辨率高、成像速度快、曝光时间短及 X 线辐射剂量低等优点。

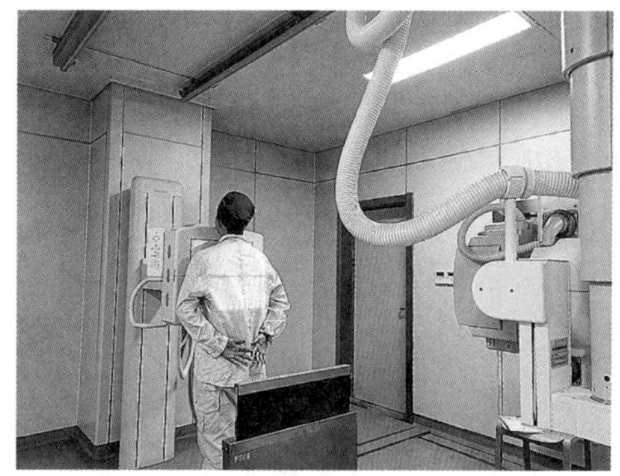
图 1-45　DR 标准站立体位摄影

DR 正位摄影分为标准站立体位摄影（图 1-45）与床旁 DR 摄影。

标准体位摄影是电子探测器（或过去的暗盒胶片）位于患者前胸区域、X 线片由患者后背进入后，再在电子探测器（或过去的暗盒胶片）显影形成图像；此体位要求受检者面向摄影架站立，两足分开，身体站稳，头稍后仰，前胸尽量贴近探测器，两手背放于髋部，双肘弯曲，尽量向前，两肩内转并放平，人体正中矢状面对准探测器中线。照射野和探测器包括整个胸部，源 - 像距离为 180cm（观察心脏时距离为 200cm）；X 线片中心线水平方向通过第 6 胸椎射入探测器中心，深吸气屏气曝光。

床旁 DR 摄影是在患者床旁、手术室或非固定场所内摄影，床旁 DR 摄影是电子探测器（或过去的暗盒胶片）位于患者后背区域、X 线片由患者前胸进入后，再在电子探测器（或过去的暗盒胶片）显影形成图像。

二、胸部解剖

胸廓包括骨骼和软组织，正常胸廓两侧对称；在胸片上两侧肺表现为透明区域，称为肺野，深吸气时肺内含气量增多，透亮度增高；呼气时则透亮度减低，一张质量合格的胸部正位片应达到如下条件，目前将心影右上缘（上腔静脉下段外侧缘与心影边缘凸起成角位置）当作 CAJ（cavoatrial junction）（图 1-46）。

1. 胸部两侧对称显示，肺门阴影结构可辨，肺尖充分显示，胸廓骨影与周围软组织能分清。

2. 肩胛骨应当投影于肺野之外，两侧胸锁关节与胸部中线距离相等。

3. 横膈以上的整个肋骨结构显示清楚，肋软骨未钙化时不显影，故胸片上肋骨前端呈游离状。

4. 整个肺野的纹理清晰，能清楚显示末梢血管影。

5. 气管和邻近的支气管、心脏和主动脉边缘、横膈和双侧肋膈角应清晰显示。

6. 透过纵隔影可见脊椎，应当清楚可见第 1 ~ 4 胸椎，下部胸椎隐约可见。

7. 重要影像细节显示。

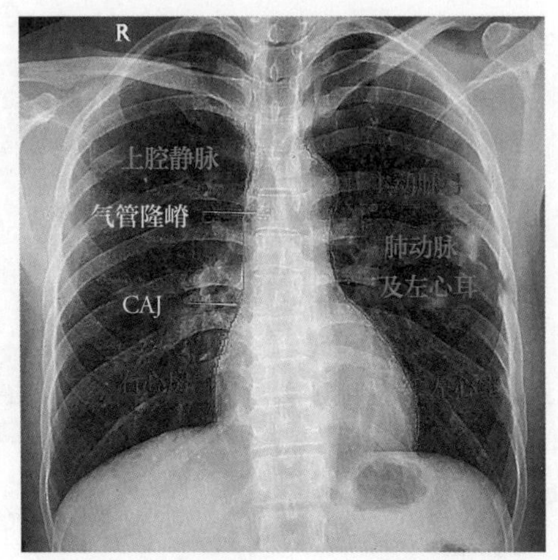

图 1-46 正常胸部立位胸片解剖部位显示

三、中心静脉导管置入后在胸片中的显影

中心静脉导管是由不透 X 线的硅胶或高分子材料制作而成，由于具有不透 X 线性能，所以 X 线摄片能很好显示静脉导管走行及静脉导管的尖端位置。

（一）正确的拍片体位

1. 站立位 携带中心静脉导管的患者，应双侧手臂自然垂直向下。

2. 半卧位 / 平卧位 携带中心静脉导管的患者，应双侧手臂与躯干平行放置。

注意：上述拍片与传统 DR 胸片摄影手臂姿势稍有不同。

（二）判断中心静脉导管尖端位置的方法

胸片上因难以显示上腔静脉、右心房，而使用胸部解剖标志进行 PICC 导管尖端定位，大致方法为“看数测算”。注意：①患者个体差异，性别、年龄、身高、体重、体位、手臂情况、置管时间等对 PICC 导管尖端位置具有一定的影响作用，故判断定位情况时应注明上述基本信息；②胸片定位法优点是能快速准确地判断导管异位、导管尖端位置是否在上腔静脉内和 CAJ 处；缺点是无法准确区分部分导管尖端位置在上腔静脉中 1/3 或下 1/3。

1. 简单评估 “看”和“数”。

（1）“看”

1）观察 PICC 导管尖端与人体头尾侧垂直连线（红线所示）的夹角情况（平行 / 夹角较小 / 夹角过大），准确的夹角应为 0° 或接近 0° （图 1-47）。

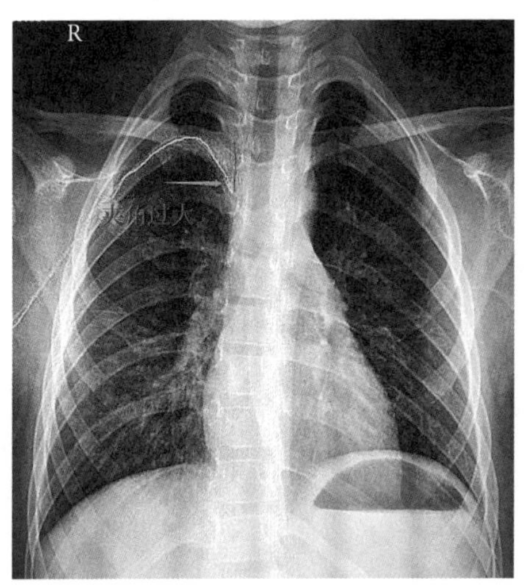

图 1-47　右手臂 PICC 置管后夹角过大

2）观察胸片右心缘组成情况：①上腔静脉是否被掩盖（升主动脉增宽迂曲等）；②右心室是否被掩盖（右心房增大等）；③ CAJ 清晰度，判断是否可以用 CAJ 定位。

3）观察气管隆嵴清晰度，判断是否可以用气管隆嵴定位（图 1-48）。

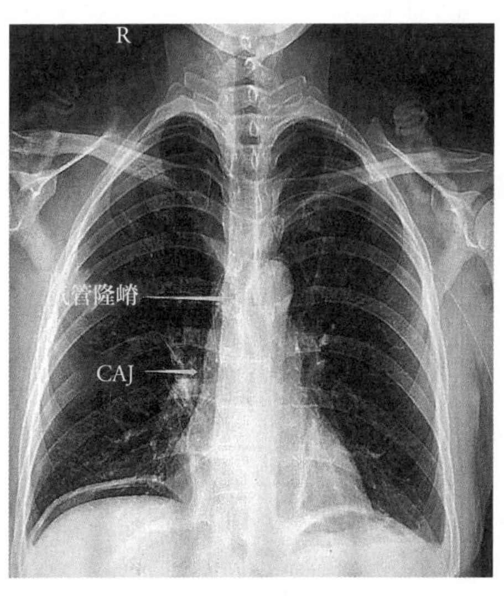

图 1-48　气管隆嵴、CAJ 均清晰，PICC 导管尖端不在 CAJ

（2）“数”：准确的 PICC 导管尖端位置波动范围为 $T_6 \sim T_{8\sim9}$，具体方法为找到第一后肋（肋骨与颈椎横突平行走行的区别是前下至后上走行），即 T_1 胸椎上方；由 T_1 胸椎向下计数，为 T_2、T_3、T_4、T_5、T_6、T_7、T_8、T_9（图 1-49）。

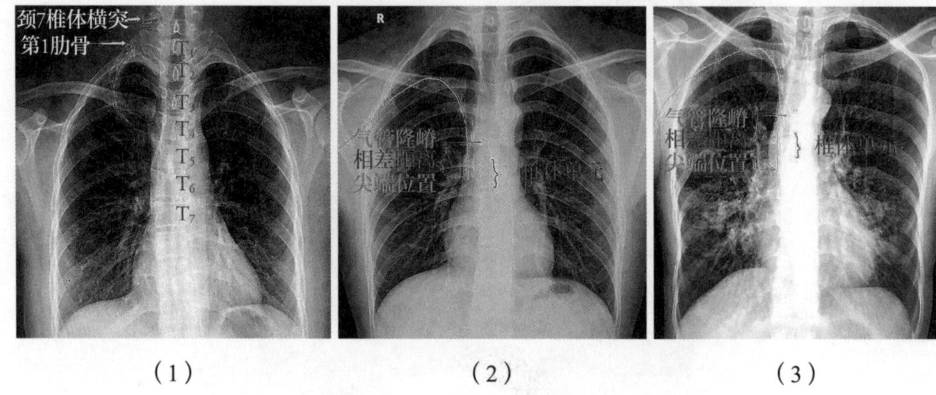

（1）　　（2）　　（3）

图 1-49　判断 PICC 导管尖端对应第几胸椎或椎间隙

（1）计数胸片示意图；（2）测量正常成人胸片示意图；（3）测量老年且肺内病变多的患者胸片示意。

2. **再次评估**　“测”和“算”。通过站立位胸片上气管隆嵴到 CAJ 的相差距离、对应椎体单元数的 95% 置信区间得出，仅供临床参考。

（1）“测”：测量相差距离（气管隆嵴到 PICC 导管尖端的垂直距离）及胸椎单元上下径（气管隆嵴对应椎体下缘到下一椎体下缘的垂直距离），单位为 mm，保留一位小数。准确的 PICC 导管尖端位置应位于气管隆嵴下 26.9 ~ 62.5mm（均值为 44.7mm）。

（2）“算”：计算胸椎单元数（相差距离 ÷ 胸椎单元上下径）。无单位，保留一位小数。准确的 PICC 导管尖端位置应位于气管隆嵴下 1.2 ~ 2.7 个胸椎单元数（均值为 1.9 个胸椎单元数）。

以图 1-49 为例，判断流程如下：

“看”：PICC 导管尖端与人体头尾侧垂直连线平行，因准确的位置夹角应为 0° 或接近 0°，故该置管位置较好。CAJ、气管隆嵴清晰，PICC 导管尖端未位于 CAJ 处，可用气管隆嵴评估。

“数”：PICC 导管尖端位于胸 7 椎体右下方水平，因准确的 PICC 导管尖端位置波动范围为 T_6 ~ $T_{8\sim9}$，故该置管位置较好。

“测和算”：相差距离为 46.0mm，因准确的 PICC 导管尖端位置位于气管隆嵴下 26.9 ~ 62.5mm，故该置管位置较好。胸椎单元上下径为 26.7mm，对应胸椎单元数为 46 ÷ 26.7=1.7，因准确的 PICC 导管尖端位置为气管隆嵴下

1.2 ~ 2.7 个胸椎单元数，故该置管位置较好。

因置管与众多因素相关，故建议判断结果为：李四，男，20 岁，身高 170cm，体重 70kg。站立位，手臂自然下垂。置管时间：2020 年 2 月 1 日。此 PICC 导管尖端位为上腔静脉下 1/3，位置较好。

（三）异常中心静脉导管显影

当中心静脉导管尖端没有按照预计的路径进入右心房入口附近区域，而进入颈内静脉、腋静脉、打折或到对侧血管内等均为导管尖端异位（图 1-50）。导致导管异位的原因较多：

1. **患者因素**

（1）血管：血管硬化、狭窄、畸形、患者哭闹或紧张导致静脉内压力增高等。

（2）体位：中心静脉导管置入要求患者体位的配合。锁骨下静脉及颈内静脉穿刺置管时要求患者平卧位，胸部或肩部抬高，充分暴露穿刺部位；PICC 穿刺置入时采取平卧或根据病情抬高床头，送管到 15 ~ 20cm 时需要患者将头偏向穿刺侧，将颈内静脉压闭，阻止 PICC 导管进入颈内静脉，如果穿刺时没有注意这两点，都有可能导致 PICC 导管异位。

2. **置管技术** 如送管速度过快、用力过猛等。

3. **导管材质** 静脉导管材质较硬。

4. **摄影体位差异** 如卧位摄影等。

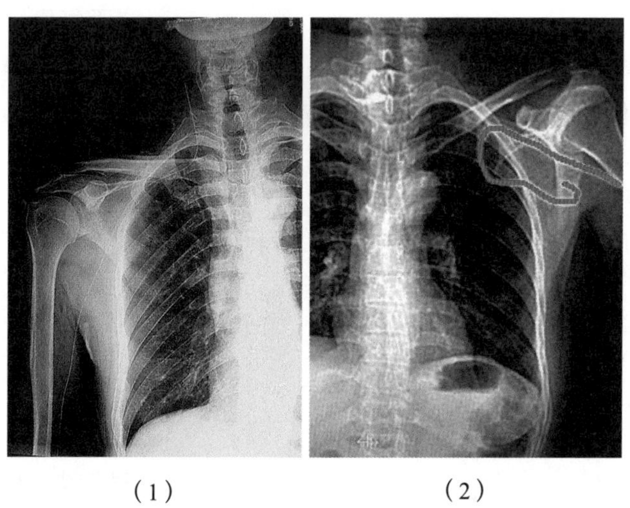

（1）　　（2）

图 1-50 导管尖端异位

（1）导管尖端在颈内静脉；（2）导管尖端在腋静脉；

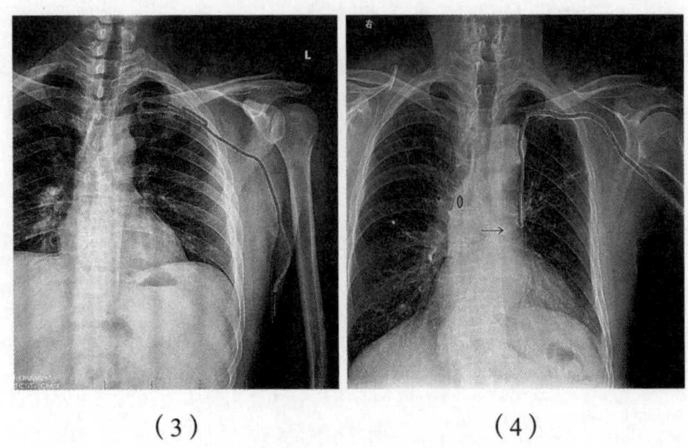

（3） （4）

图 1-50（续）

（3）导管尖端在锁骨下区反折；（4）导管尖端在永存左上腔静脉。

四、影响中心静脉导管在胸片显示的条件

标准体位摄影（站立位）由于摄影效果好、易于观察中心静脉导管行径，是确定置管成功与否最常用的方式；床旁 DR 摄影多用于病情危重的患者，由于摄影环境受限、移动 X 线机能力有限等，可能导致图像质量差，影响导管的显影。

影响导管在胸片中显示的因素有：

1. **患者体型** 如肥胖。

2. **患者身高** 如身高过高或过低。

3. **摄片体位** 患者手臂姿势：如没有做到自然下垂、内收、外展、上举等。

4. **患者呼吸相** 如吸气相 / 呼气相。

5. **纵隔或胸廓移位** 如有肺水肿、肺间质纤维化、胸膜广泛增厚伴钙化、胸水、肿瘤、胸椎病变等。

6. **摄片时所用的摄片曝光参数影响** 如管电压、管电流量等。

（杨 科）

第二章

静脉输液治疗血管的结构与功能

第一节 血管解剖

血管是连于心房和心室之间密闭的管道系统，也是临床输液、治疗的穿刺部位，由动脉、毛细血管和静脉组成。

一、血管解剖基础知识

（一）血管分类

血管指血液流过的一系列管道，根据构造及功能不同分为动脉、毛细血管和静脉三种。

1. **动脉**（artery） 动脉起自心室，止于微动脉，是运送血液离心的血管，管壁较厚，管腔呈圆形，具有一定的弹性，可随心脏的舒缩而搏动。动脉在行程中不断分支为大、中、小动脉和微动脉，微动脉最后移行为毛细血管。动脉通过管腔大小的改变，维持和调节血压，可有明显搏动。全身的动脉分为肺循环、体循环动脉两类。肺循环的动脉干在主动脉弓下方分为左、右肺动脉。体循环的动脉主要包括颈总动脉、锁骨下动脉、胸主动脉、腹主动脉和髂总动脉五部分。动脉导管是主动脉与肺动脉之间的一根管道，为胎儿循环的重要通路。婴幼儿出生后，动脉导管即在功能上关闭，绝大多数婴儿出生后 3 个月左右在解剖上逐渐闭合成为动脉韧带，若在出生后 6 个月动脉导管尚未闭锁，称为动脉导管未闭，为常见先心病。婴幼儿的动脉比成人相对粗，如新生儿的动、静脉内径之比为 1 ∶1，而成人为 1 ∶2。

2. **毛细血管**（capillary） 毛细血管是连于微动脉和微静脉之间呈网状的微细血管，管壁主要由内皮细胞和基膜组成，毛细血管彼此吻合呈网状，毛细血管数量多，管壁较薄，有一定通透性，是血液与组织和细胞物质交换的场所。

3. **静脉**（vein） 静脉起始于毛细血管，止于心房，是运送血液回心的血管，与相应的动脉相比，静脉管腔大、管壁薄、弹性小，管腔在外界压力下易改变。静脉属支多，在回心过程中不断接受属支静脉的汇入，汇合成小、中、大静脉，最后注入心房。

（二）静脉分类及特点

1. **肺循环静脉** 肺静脉（pulmonary vein）起自肺门，向内侧穿过纤维心包，注入左心房后部。肺静脉每侧两条，左肺上、下静脉分别收集左肺上、下叶的血液，右肺上静脉收集右肺上、中叶的血液，右肺下静脉收集右肺下叶的血液。

2. **体循环静脉** 体循环静脉分为浅、深静脉。浅静脉又称皮下静脉，位于皮下浅筋膜内，无动脉伴行。深静脉位于深筋膜深面，常与动脉伴行，又称伴行静脉。体循环静脉包括上腔静脉系、下腔静脉系和心静脉系。上腔静脉系由上腔静脉及其属支构成，主要收集头颈部、上肢和胸部（心和肺除外）等上半身的静脉血。下腔静脉系由下腔静脉及其属支构成，主要收集下半身的静脉血。

（三）血管壁

血管壁除毛细血管以外，动脉和静脉管壁的结构基本相同，均有三层结构（图2-1），从管腔面向外依次为内膜、中膜和外膜。动脉管壁比静脉管壁厚，静脉内有静脉瓣，可防止血液逆流。

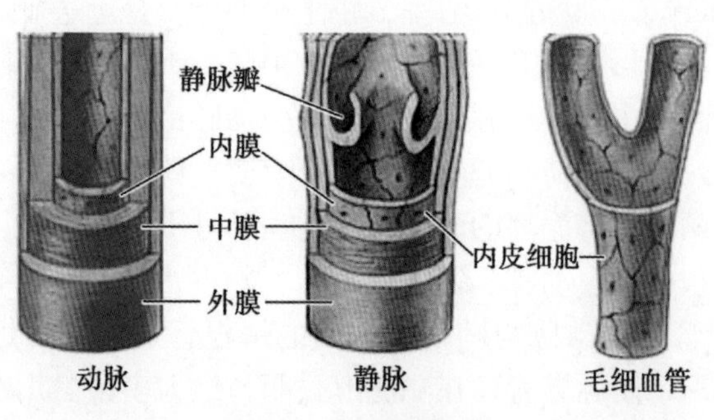

图2-1 血管壁结构

1. **内膜** 为血管壁最内层，较薄，由内皮细胞与内膜下层组成，内皮游离面光滑，可减少血液流动的阻力，保证血液正常流动。内膜受损易导致静脉炎或静脉血栓形成。

2. **中膜** 为血管壁中层，是血管壁最主要的组成部分，由弹性蛋白、胶原、平滑肌纤维组成，含有平滑肌细胞及结缔组织网，与静脉壁的弹性及收缩功能相关。中膜可随压力变化而扩张或塌陷，以维持管壁张力。

3. **外膜** 为血管壁最外层，由弹性纤维和疏松组织组成，含有血管壁的营养血管、神经和淋巴管等，提供血管自身营养，保持血管舒缩的紧张性。静脉的外膜和中膜硬化，可导致血管弹性下降、脆性增大、易滑动，造成临床上静脉穿刺困难。

4. **静脉瓣膜** 静脉瓣由两层内皮细胞折叠形成，形似半月状小袋，内有弹力纤维。正常瓣膜为双叶瓣，每一瓣包括瓣叶、游离缘、附着缘和交会点，游离缘朝向心脏，与静脉壁构成的间隙为瓣窦（图 2-2）。静脉瓣具有促进静脉血回流和防止血液逆流的作用，受重力影响，在静脉回流困难的部位（如四肢）静脉瓣较多，反之，则无瓣膜或瓣膜较少（如躯干）。临床用于静脉输液或置管时应选择静脉瓣较少的部位，成人尽量避免下肢静脉输液，以预防血栓或静脉炎发生。

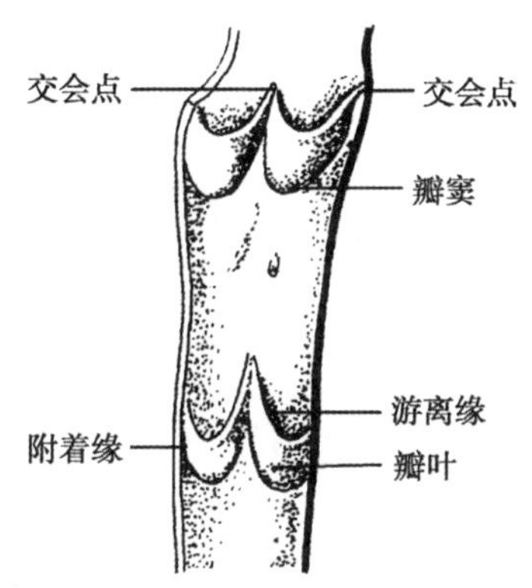

图 2-2 下肢静脉的瓣膜和解剖结构

二、静脉的解剖结构及特点

（一）头颈部静脉

头颈部静脉见图 2-3，头颈部浅静脉主要包括面静脉、颞浅静脉、颈前静脉和颈外静脉等，深静脉主要包括颈内静脉和锁骨下静脉等。

1. **颈外静脉**（vena jugularis externa） 是颈部最大的浅静脉，由下颌后静脉的后支与耳后静脉、枕静脉在下颌角处汇合而成，沿胸锁乳突肌浅面斜行向下，于锁骨中点上方 2.5cm 处穿颈部深筋膜注入锁骨下静脉或静脉角。主要收集头皮和面部的静脉血液，是婴幼儿静脉穿刺常用部位之一。

2. **颈内静脉**（jugular vein） 是头颈部最粗大的静脉干，于静脉孔处续于乙状窦，在颈动脉鞘内沿颈内动脉和颈总动脉外侧下行，在胸锁关节后方与锁骨下静脉汇合成头臂静脉。当颈内静脉损伤时，由于管腔不能闭锁，加之胸腔负压对静脉血的吸引，有导致空气栓塞的可能。因此，进行颈内静脉置管或拔管、更换输液通道时，要避免空气进入血管内形成栓塞。临床上常选择右侧颈内静脉中段为穿刺点置入中心静脉导管。

3. **锁骨下静脉**（subclavian vein） 是腋静脉的延续，自第1肋外缘续于腋静脉，呈轻度向上的弓形，在胸锁关节后方与颈内静脉汇合成头臂静脉。锁骨下静脉位置固定、管腔较大、血流流速度快，临床上常用于锁骨下静脉置管。左头臂静脉行径较右头臂静脉长且位置较水平，置入中心静脉导管或PICC时易发生送管困难、导管异位、穿破血管等问题，因此，中心静脉置管一般选择右侧。

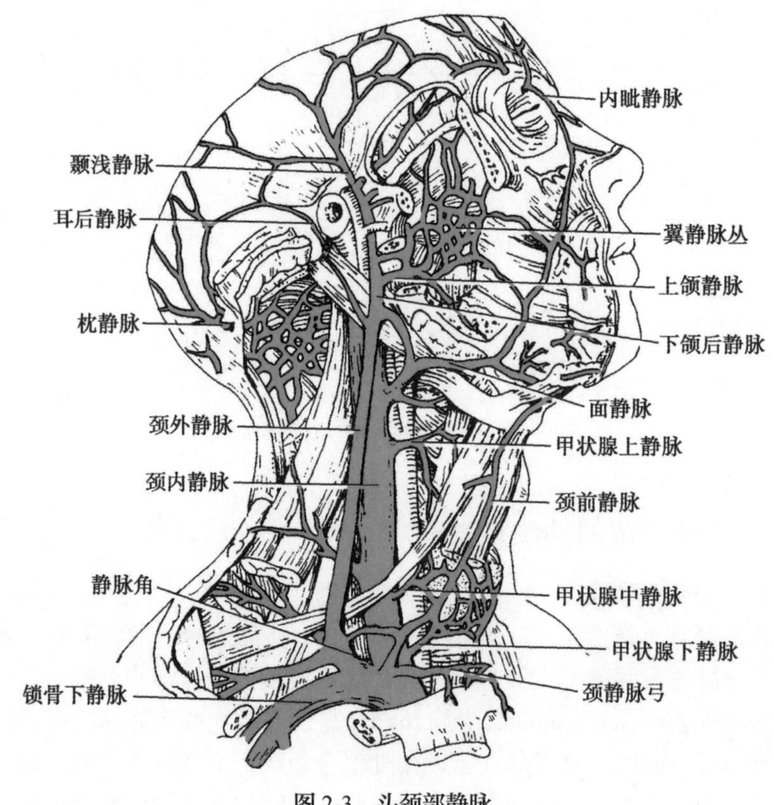

图2-3 头颈部静脉

（二）上肢静脉

上肢静脉属于体循环静脉系，可分为上肢浅静脉（图2-4）和深静脉。主要有头静脉、贵要静脉、肘正中静脉及其属支。上肢深静脉常与动脉伴行，位于同名动脉的两侧，两支间有数条横行小静脉相连，上肢深静脉主要有肱静脉和腋静脉。

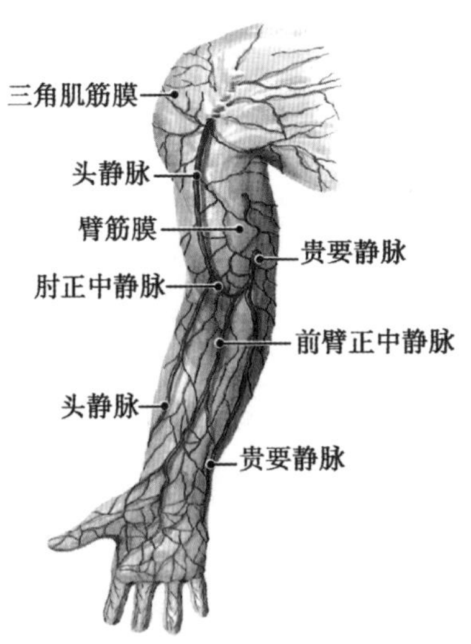

图 2-4　上肢浅静脉

1. **手背静脉网**（dorsal venous rete of hand） 是由浅筋膜内丰富的浅静脉网状交织而成。手背静脉网的桡侧与拇指静脉汇合形成头静脉，尺侧与小指静脉交汇形成贵要静脉。临床上广泛应用于临时静脉输液。

2. **前臂正中静脉**（median antebrachial vein） 起自手掌静脉丛，沿前臂前面上行，注入肘正中静脉。偶有分叉，可注入头静脉及贵要静脉。主要收集手掌侧和前臂前部浅层结构的静脉血液。

3. **头静脉**（cephalic vein） 起于手背静脉网的桡侧，绕前臂桡侧上行至肘窝，在肘窝位于肘正中静脉桡侧，向上沿肱二头肌外侧上行经三角胸大肌沟，穿深筋膜注入腋静脉或锁骨下静脉。头静脉收集手、前臂桡侧掌面和背面的浅静脉。头静脉位置表浅、固定，临床常用于前臂浅静脉置管。经头静脉置入 PICC 时易造成送管困难或导管异位，一般不作为 PICC 置管最佳血管。

4. **肘正中静脉**（median cubital vein） 粗而短，变异多，通常于肘窝处连接贵要静脉和头静脉，有时也接受前臂正中静脉。肘前区皮肤薄而柔软，浅筋膜疏松，浅静脉粗大、浅表、比较恒定，是临床上静脉抽血、输血、输液及 PICC 盲穿置入的常用部位，但 PICC 置管导管异位发生率高于贵要静脉。

5. **贵要静脉**（basilic vein） 贵要静脉起自手背静脉网的尺侧，在前臂后面尺侧上行，至肘窝部转向前面，在肘窝接受肘正中静脉以前有 1 ~ 3 对静脉瓣。向上经肱二头肌与旋前圆肌之间的沟内上行，续沿肱二头肌内侧缘上行至上臂中点稍下方，穿深筋膜汇入肱静脉，或伴肱静脉上行，在大圆肌的下缘汇入腋静脉；贵要静脉在肱二头肌与旋前圆肌之间位置表浅，具有粗、直、静脉瓣少的特点，多作为 PICC 和中等长度导管置管的首选静脉。

6. **肱静脉**（brachial vein） 有两条，分为内侧支和外侧支，沿肱动脉的内、外侧上行，内侧支在肩胛下肌下缘与外侧支汇合并移行为腋静脉。在肱二头肌内侧缘中点，贵要静脉汇入到内侧支。该静脉位置较深，固定，粗、直，肉眼看不见，在血管彩超引导下可见，为血管彩超引导下穿刺置管的备用血管。

与中心静脉置管相关的上肢静脉主要是贵要静脉、肘正中静脉、头静脉和肱静脉，这些静脉的优势及注意事项见表 2-1。

表 2-1 贵要静脉、肘正中静脉、头静脉、肱静脉的优势及注意事项

静脉	优势	注意事项
贵要静脉	1. PICC 穿刺首选静脉 2. 管径较大 3. 路径直 4. 使导管容易通过腋静脉、锁骨下静脉、头臂静脉顺利到达上腔静脉	1. 埋藏较深，不如头静脉容易观察 2. 旁有前臂内侧皮神经区域，穿刺时易损伤神经 3. 使用拐杖的患者不宜选择该血管
肘正中静脉	1. 易固定 2. 易观察到及触诊 3. 位于肘窝处与贵要静脉连接，适合盲穿	1. 穿刺时用力过度易损伤臂丛动脉 2. 外侧靠近桡神经，内侧靠近正中神经和尺神经、前臂内侧皮神经，穿刺过程中易损伤以上神经
头静脉	1. 位置表浅 2. 容易穿刺 3. 使用双拐患者可选择该血管进行穿刺	1. 由于静脉瓣造成狭窄和与腋静脉形成夹角，送管时易发生送管困难 2. 经该血管穿刺时送管过程中导管异位发生率较大，导管易进入颈外静脉、胸部静脉或打折后返回前臂静脉
肱静脉	1. 位置深，易固定 2. 管径粗 3. 走向较直 4. 血管超声下管腔显影较清晰 5. PICC 置管备选静脉，穿刺成功率高	1. 由于位置深肉眼不易看到，PICC 置管时可根据与肱动脉伴行的解剖结构确定穿刺部位 2. 正中神经、尺神经、桡神经与肱静脉伴行，穿刺时损伤神经的概率高于贵要静脉和头静脉，其中正中神经发生率最高，穿刺时应注意倾听患者主诉，避免损伤神经 3. 肱静脉伴行于肱动脉两侧，穿刺时应避免损伤动脉

（三）胸部静脉

胸部常见静脉主要有腋静脉、头臂静脉、上腔静脉、下腔静脉等（图 2-5）。

1. **腋静脉**（axillary vein） 由肱静脉在大圆肌下缘处汇合而成，与腋动脉伴行，位于其内侧，并在第 1 肋外侧缘下方连接锁骨下静脉头端，全程均经过锁骨下方，主要收集上肢浅、深静脉的全部血液；内含 1 个静脉瓣，与腋动脉间有神经分布。PICC 置管后上肢深静脉血栓多局限于腋静脉。

2. **头臂静脉**（brachiocephalic veins） 也称无名静脉，由同侧颈内静脉和锁骨下静脉在胸锁关节后方汇合而成，汇合处的夹角称静脉角，是淋巴导管的注入部位。头臂静脉左、右各一，左头臂静脉较长，横过主动脉弓上缘斜向右下，右头臂静脉较短，几乎垂直下降，两侧头臂静脉汇合而成上腔静脉。头臂静脉除收集颈内静脉和锁骨下静脉的血液外，还收集甲状腺静脉、椎静脉、胸廓内静脉的血液。

3. **上腔静脉**（superior vena cava） 是一条粗短的静脉干，由左、右头臂静脉在右侧第 1 肋软骨与胸骨结合处的后方汇合而成，在升主动脉右侧下行，

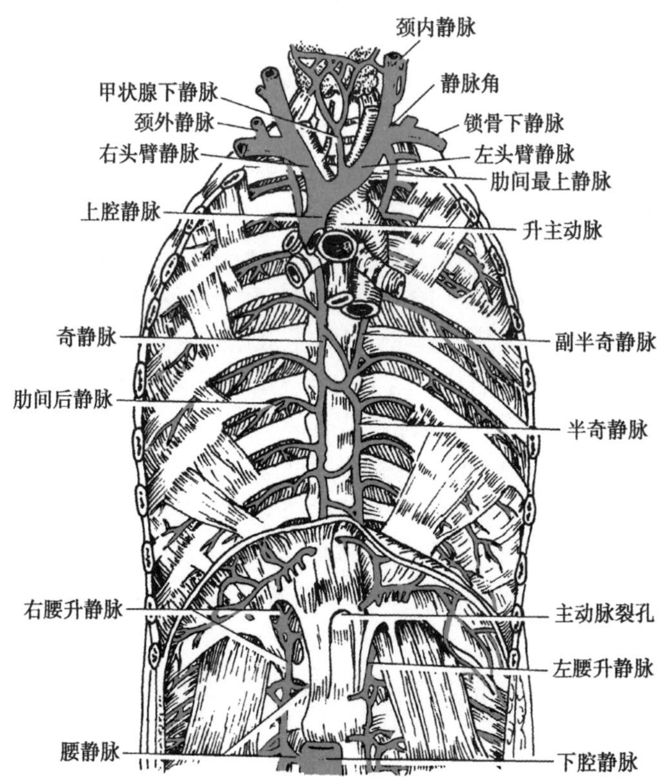

图 2-5　胸部静脉及其属支

至右侧第2胸肋关节后方穿纤维心包，至右侧第3胸肋关节的下缘处注入右心房，入心前尚有奇静脉注入。主要收集头颈部、上肢、胸壁和部分胸部脏器的静脉血。长约7cm，管径20～30mm，血流量为2 000～2 500ml/min，经此血管进行药物输注可迅速发挥治疗效果。因此，置入PICC、CVC和PORT时导管尖端应达到上腔静脉下1/3，距离右心房入口2～3cm处。

4. **下腔静脉**（inferior vena） 是人体最大的静脉，位于腹膜后，由左、右髂总静脉在第4或第5腰椎椎体前方汇合而成，沿腹主动脉的右侧上行，先后经肝脏的腔静脉沟和膈的腔静脉孔进入胸腔后穿纤维心包进入右心房。主要收集下肢、盆腔和腹部的静脉血。

（四）下肢静脉

下肢静脉由浅静脉、深静脉、交通静脉组成，下肢浅静脉丰富，浅、深静脉间有交通支相连，浅静脉和交通支内均有丰富的静脉瓣，临床一般不作为输液首选静脉。浅静脉主要包括小隐静脉、大隐静脉，深静脉主要包括腘静脉、股静脉（图2-6）。

1. **小隐静脉**（small saphenous vein） 在足部外侧缘起自足背静脉弓，经外踝后方沿小腿后侧上行至腘窝，穿深筋膜后注入腘静脉。小隐静脉主要收集足外侧部和小腿的静脉血。婴幼儿小隐静脉位置表浅，必要时可在此处进行静脉穿刺。

2. **大隐静脉**（saphenous vein） 是全身最长的静脉，具有管径大、管壁厚的特点。在足部内侧缘起自足背静脉弓，经内踝前方沿小腿和大腿内侧上行，逐渐转至大腿的前面，并在耻骨结节外下3～4cm处穿隐静脉裂孔的阔筋膜注入股静脉。大隐静脉内有9～10对静脉瓣，防止血液逆流；若瓣膜功能不全易形成静脉曲张。上腔静脉阻塞综合征或上肢禁忌置管的患者可以选择该静脉穿刺置管；首选右侧大隐静脉，因下肢静脉瓣膜较多，在行PICC置管送管时易发生送管困难，或置管后下肢循环障碍。

3. **股静脉**（femoral vein） 伴行于股动脉，在股三角内位于股动脉内侧，股静脉在收肌管起自腘静脉，上行至腹股沟三角，在腹股沟韧带深面移行为髂外静脉。主要收集下肢浅部、深部静脉血。临床上常用于穿刺置管，穿刺部位为腹股沟韧带下方2～3cm，股动脉搏动处内侧0.5～1cm处。

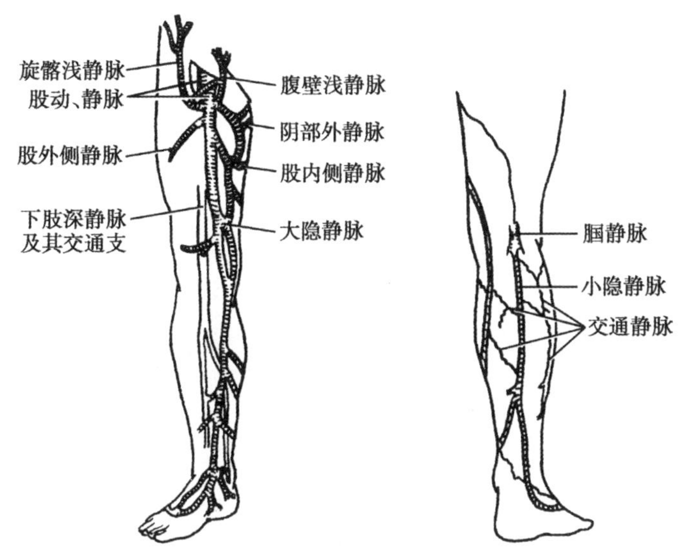

图 2-6 大隐静脉、小隐静脉及其属支

（五）婴幼儿主要静脉

婴幼儿四肢静脉血管细而短，管壁薄，不充盈，容易滑动而不易固定。上肢主要静脉有指背静脉、手背静脉、肘正中静脉、头静脉、贵要静脉、肱静脉、腋静脉，上肢浅、深静脉的静脉血最后均汇入锁骨下静脉。下肢主要包括足背静脉、小隐静脉、大隐静脉、腘静脉等，下肢浅、深静脉在腹股沟三角注入股静脉。婴幼儿头皮静脉与动脉伴行，在颅顶相互吻合成头皮静脉网，头皮静脉外观呈微蓝色，无搏动，位置固定，与颅内静脉形成广泛交通，头皮静脉主要回流至额上静脉、颞浅静脉，耳后静脉、枕静脉等，也是临床儿科常用的头皮输液静脉。

1. **头皮静脉**（scalp vein） 婴幼儿头皮静脉分支较多，分布于颅外软组织中，在额部和颞区可见呈网状分布，且位置表浅（图 2-7）。头皮静脉管壁被头皮内纤维隔固定，不易滑动，且血管壁较薄，弹性纤维少，静脉腔内无压力，易被压瘪。婴幼儿从出生至 3 岁这一时期，头部皮下脂肪少，静脉清晰表浅，位置固定，可行头皮静脉穿刺，穿刺时依次经过表皮、真皮、皮下组织、血管壁达血管腔内，但在外周血液不足时，其管壁呈塌陷状态，在行静脉穿刺时易造成穿刺失败、血肿形成或误穿动脉，建议不在此穿刺。

2. **其他血管** 头静脉、贵要静脉、肘正中静脉、腋静脉、大隐静脉、小隐静脉，这些血管走向同成人。

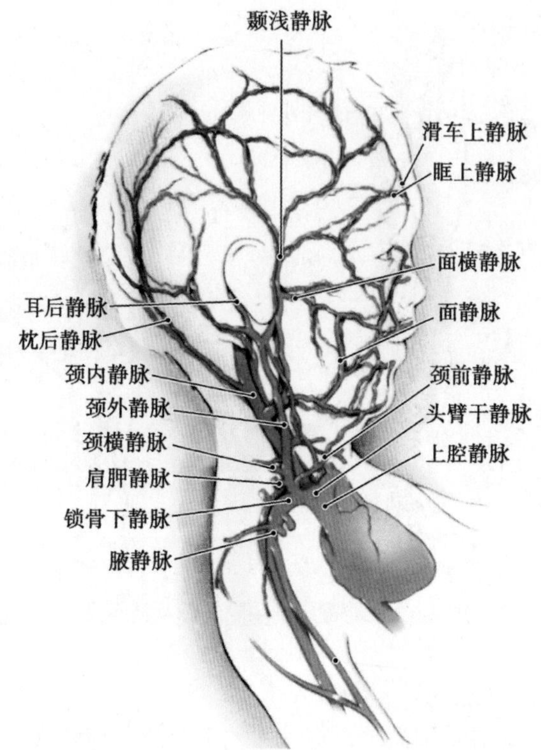

图 2-7 婴幼儿头皮静脉

三、药物与血管内膜

血管内膜（vascular intima）是血管结构和功能的基础结构，可随年龄的增长而变脆。血管的生理功能：薄而光滑，保证血液正常流动；分泌肝素及前列腺素，起抗凝作用；血液屏障作用，防止血浆和细胞从血管中逸出；产生血管收缩、舒张因子等参与调节血液流速。

血管内膜损伤（vascular intima injury）是静脉输液治疗中常见的并发症，造成血管内膜损伤的因素有多种，包括药物因素（如药物 pH、渗透压、化学毒性、刺激性等）、机械因素（如操作方法、输液工具等）、物理因素（如不溶性微粒危害、环境温度、药物的浓度、输液量、输液速度等）、血管因素（如血管的舒缩状态、营养状态等）、感染因素（如无菌技术操作不严、导管留置时间过长等）、疾病因素（如风湿性疾病）等。

当血管内膜受到刺激时会释放炎性介质组胺、5- 羟色胺等，使血管通透性增加，血液渗出至组织间隙导致组织水肿；当血管内皮细胞受损，内皮细胞对血小板的调节失衡，血小板堆积，纤维蛋白生成与溶解失衡，生成大于溶解，促使血栓形成；可导致静脉炎的发生。

（一）药物渗透压与血管内膜

正常情况下，人体血浆渗透压 280～310mmol/L。渗透压影响着血管壁细胞水分子的移动，是决定血管内膜损伤是否发生的重要因素，渗透压越高，对血管内膜的损伤越大。

当输注高渗溶液（渗透压＞310mmol/L）时，血管内壁细胞中的水分子从细胞内向细胞外移动，造成血管内皮细胞萎缩、坏死，内膜脱水而暴露于刺激性溶液中受到损伤，导致静脉炎、静脉痉挛、血栓形成。输注低渗溶液（渗透压＜280mmol/L）时，水分子向血管内壁的细胞移动，血管内皮细胞吸入过多水分子导致细胞破裂。输注等渗溶液（渗透压 280～310mmol/L）时，如 0.9% 氯化钠溶液，5% 葡萄糖溶液，不会造成细胞壁水分子移动。

渗透压＞600mmol/L 为高度危险；渗透压 400～600mmol/L 为中度危险；渗透压＜400mmol/L 为低度危险。研究证明渗透压＞600mmol/L 的药物可在 24h 内造成化学性静脉炎。药物随着配制溶液的种类不同，会出现不同的渗透压值。

因此，为减少高渗或低渗药物对血管内膜的损伤，应选择恰当的配制溶液来调节药物的渗透压，以避免或减轻药物对血管内膜的损伤。

（二）药物 pH 与血管内膜

pH 即溶液中氢离子的浓度指数，是溶液酸碱程度的衡量标准。正常人体血液 pH 为 7.35～7.45，pH ＜ 7.0 为酸性，pH ＜ 5 为强酸性，pH=7.0 为中性，pH ＞ 7.0 为碱性，pH ＞ 9.0 为强碱性。药物 pH 与血管损伤有直接关系，超过 pH 正常范围的药物均会损伤静脉内膜。pH 5.0～9.0 时，对血管内膜刺激较小；pH ＞ 9.0 或＜ 5.0 时，可引起静脉或毛细血管痉挛，干扰血管内膜的正常代谢和功能，影响血管内皮细胞吸收水分，酸碱平衡失调、血液循环障碍、局部供血减少、组织缺血缺氧、血管内膜变粗糙，药物外渗或静脉炎、血栓形成的可能性增大。

（三）药物其他因素与血管内膜

血管内膜除了受药物渗透压、pH 影响外，还与药物刺激性、化学毒性、不溶性微粒、药物浓度、输液量、输液速度、温度、时间、压力等有关。短时间内输入大量的刺激性药物（如抗生素、血管活性药物等）或化学毒性药物（如抗肿瘤药物），会造成局部血管内药物浓度过高，超出血管的应激能力，干扰血管内皮细胞正常代谢和调节功能，内皮细胞破坏、凋亡，导致血管内膜损伤而出现静脉炎或血栓。化疗药物静脉输液时宜根据“静脉输液行业标准推荐使用非PVC输液器”，以减轻药物对血管内膜的损伤。如紫杉醇因化学毒性较大，输注时应用专用的溶媒稀释，配制后静脉药物浓度为0.3～1.2mg/ml，采用专用输液器静脉滴注3h，保障药物疗效及安全。

血管内膜损伤与药物因素密切相关，静脉输液过程中应掌握药物的理化性质，选择正确的药物配制溶液，并根据血管情况采取合适的静脉输注途径，避免或减轻药物对血管内膜的损伤，保护好血管，保障输液安全。

（关琼瑶）

第二节 静脉与外周神经系统

外周神经系统包括脊神经、脑神经与内脏神经。脊神经有31对，与脊髓相连，分布于躯干和四肢。脑神经有12对，与脑相连，分布于头面部。内脏神经作为脑神经与脊神经的纤维成分，主要分布于内脏、心血管和腺体。神经在走行中伴随着血管，因此，静脉输液专科护士要特别熟悉神经的位置、走向及生理特点，在进行静脉输液时避免损伤神经。根据静脉输液常用血管及输液位置，下面介绍几种静脉输液过程中最易损伤的神经。

一、颈丛神经

颈丛神经（cervical plexus）由第1～4颈神经前支交织而成，位于胸锁乳突肌上部的深面，斜角肌和肩胛提肌起始段的前方。颈丛的分支分为3类，即分布于皮肤的皮支（图2-8），深层肌的深支和与其他神经相连的交通支。皮支在胸锁乳突肌深面集中后，从该肌后缘中点附近浅出，分布于一侧的颈部皮肤。颈丛皮支由深面浅出的部位是临床上颈部浅层结构浸润麻醉的重要阻滞点，即神经点。颈丛皮神经包括枕小神经、耳大神经、颈横神经和锁骨上神经，这里主要介绍耳大神经。

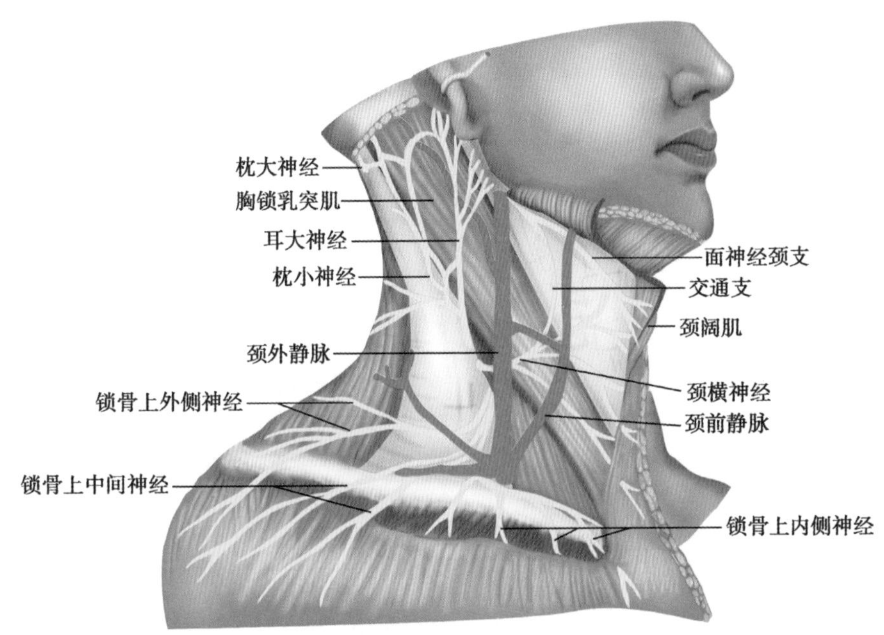

图 2-8　颈丛的皮支

（一）概述

耳大神经（great auricular nerve）起自第 2 ~ 3 颈神经，系颈丛皮支的最大分支，绕胸锁乳突肌后缘，穿深筋膜至皮下，沿颈外静脉后侧，与其平行上升，表面被颈阔肌覆盖，当到达腮腺时，分成前、中、后三部分终末支，分布至耳郭及腮腺区的皮肤。

（二）体表走行

耳大神经浅出处在胸锁乳突肌后缘中点附近，浅段主干投影与胸锁乳突肌后缘中点至耳垂根部连线一致，分支可与连线交叉。

（三）与静脉输液的关系

颈外静脉是颈部最大的浅静脉，在耳下方由下颌后静脉的后支和耳后静脉、枕静脉等汇合而成。耳大神经浅段主干在颈阔肌深面，伴随颈外静脉垂直上行。颈外静脉穿刺点是下颌角和锁骨上缘中点连线之上 1/3 处，在颈外静脉外缘进针。穿刺与输液过程中应注意保护神经，此神经受损害，耳郭及腮腺区的皮肤可有麻木感。

二、臂丛神经

臂丛神经（brachial plexus）由第 5 ~ 8 颈神经前支与第 1 胸神经前支大部

分纤维组成，先经斜角肌间隙穿出后绕锁骨后方进入腋窝（图 2-9）。臂丛神经的分支包括锁骨上支和锁骨下支，在锁骨中点的后方，臂丛神经束最为集中，位置表浅，此点可作为上肢手术时锁骨上臂丛神经阻滞的定位标志。臂丛神经主要支配肩部、胸部、臂部及手部的关节、肌肉、皮肤。臂丛在锁骨下部的分支可分为五大支，主要包括肌皮神经、正中神经、尺神经、桡神经与腋神经。臂丛神经分支与锁骨下静脉相邻，因此，进行锁骨下静脉穿刺时避免损伤臂丛神经。

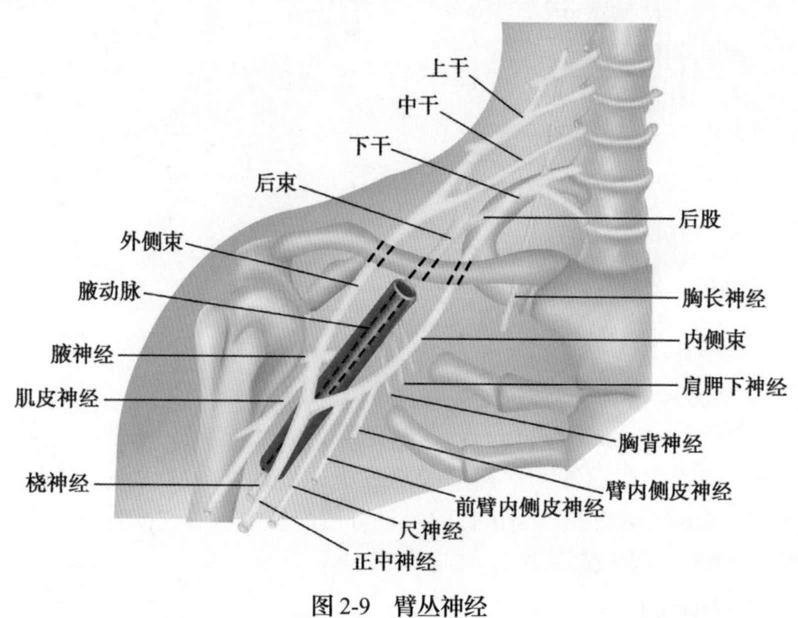

图 2-9 臂丛神经

（一）肌皮神经

1. **概述** 肌皮神经（musculocutaneous nerve）由第 5 ~ 7 颈神经纤维组成，自臂丛外侧束发出后，穿于喙肱肌，经肱二头肌与肱肌间下行，分布于这三块肌。在肘关节的稍下方，穿肱二头肌腱外侧的深筋膜，分布于前臂外侧皮肤，称前臂外侧皮神经（图 2-10）。肌皮神经损伤表现为不能屈肘及前臂外侧感觉减弱。

2. **体表走行** 肌皮神经伴头静脉走行，尽管分布变异较少见，但由于静脉行程变化较多，而肌皮神经不恒定地分布在静脉的一侧，静脉穿刺时容易受损引起疼痛。

3. **与静脉输液的关系** 由于静脉穿刺是一种物理性刺激，易引起区域性肌皮神经紧张性疼痛反应。只要针头不拔出，刺激持续存在，肌皮神经传导触觉感受器感受冲动，所以疼痛不因针头位置不同而减轻。

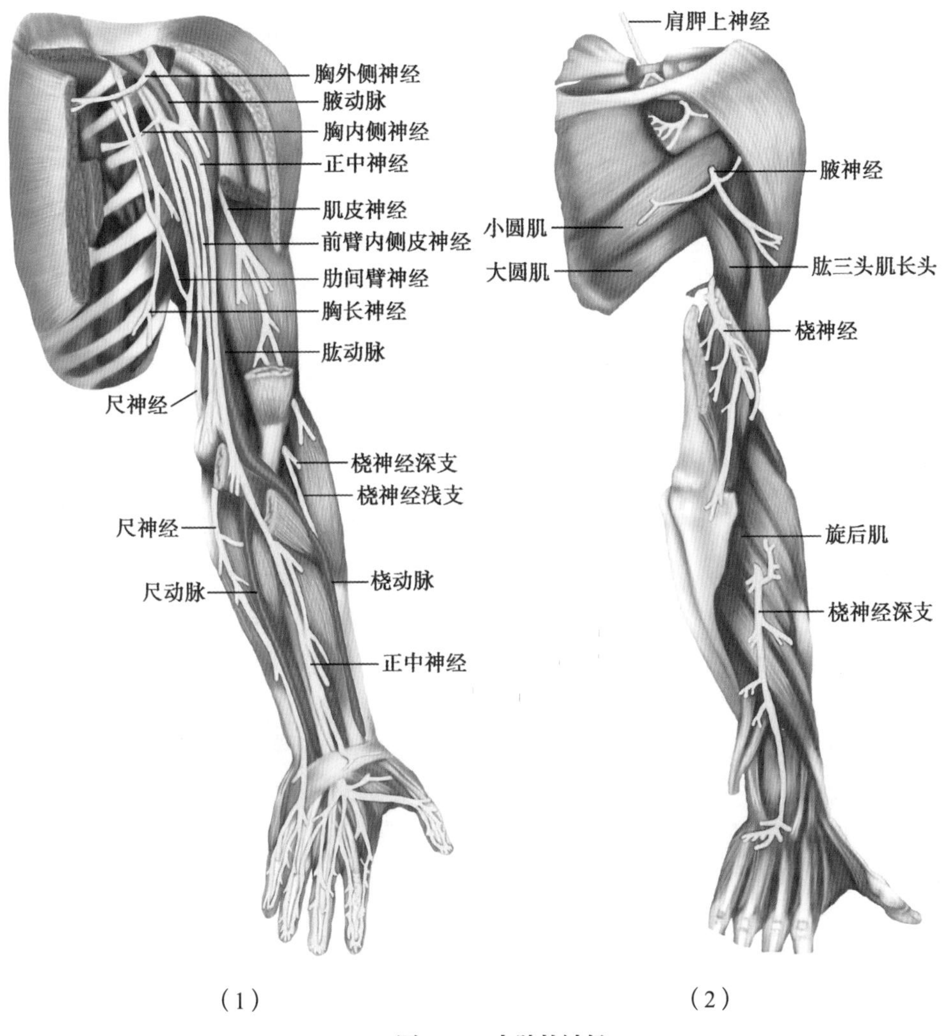

图 2-10　上肢的神经

（1）上肢左侧前面的神经；（2）上肢右侧后面的神经。

（二）正中神经

1. **概述**　正中神经（median nerve）由第 5 ~ 8 颈神经前支和第 1 胸神经前支大部分纤维组成，来自臂丛内外侧束的内外侧根汇合而成。沿肱二头肌内侧沟伴肱动脉下行至肘窝，继而穿旋前圆肌，于指浅、深屈肌间达腕部。在桡侧腕屈肌腱和掌长肌腱之间的深部进入腕管，在掌腱膜深面到达手掌。正中神经在臂部无分支，主要支配除肱桡肌、尺侧腕屈肌和指深屈肌尺侧半以外的所有前臂屈肌和旋前肌以及附近关节。在手掌区主要分布在第 1、2 蚓状肌及鱼际肌，掌心、桡侧三个半手指掌面及其中节和远节指背皮肤。正中神经在腕部受伤后可表现为鱼际肌萎缩，手掌平坦，称“猿手”，拇指、示指、中指感觉障碍。

2. **体表走行** 正中神经的体表投影：从肱二头肌内侧沟上端肱动脉搏动点开始，向下至肱骨内、外上髁间连线的中点稍内侧，继而循前臂正中向下，达腕部桡侧腕屈肌腱和掌长肌腱之间的中点连线。

3. **与静脉输液的关系** 贵要静脉深面是肱二头肌腱膜，此腱膜将贵要静脉与肱动脉、正中神经隔开，贵要静脉可跨过前臂内侧皮神经，前臂内侧皮神经亦可跨过贵要静脉。在经贵要静脉置入中心静脉导管穿刺时有损伤正中神经和前臂皮神经的危险，患者可出现相应的神经刺激症状，并主诉有放射到同侧手臂的触电感，需退出导管，重新穿刺。若发生液体外渗，可损伤正中神经和尺神经，因此在静脉注射和输入高渗液体时，要选用合适的静脉和静脉导管，防止液体外渗。

（三）尺神经

1. **概述** 尺神经（ulnar nerve）起于臂丛内侧束，由第 7、8 颈神经和第 1 胸神经的纤维组成，自臂丛内侧束发出，最初行于肱动脉内侧。在臂中部穿内侧肌间隔，下行至肱骨内上髁后方的尺神经沟（在此处，神经位于骨与皮肤之间，位置较浅，易受损伤）。再向下穿尺侧腕屈肌转至前臂前面内侧，走行于尺侧腕屈肌和指浅屈肌之间，在尺动脉尺侧下降至腕部，经豌豆骨桡侧及腕横韧带浅面到达手掌。尺神经分为浅深两支。在前臂的浅支支配尺侧腕屈肌、指深屈肌尺侧缘。在手掌，深支支配小鱼际肌，第 3、4 蚓状肌，骨间肌和拇收肌。尺神经主干损伤后主要表现为屈腕能力减弱，屈 4、5 指的远节指骨不能屈曲及拇指内收力弱，小鱼际肌及骨间肌明显萎缩，各指不能互相靠拢，各掌指关节过伸，第 4、5 指的指间关节弯曲，称为“爪形手”。尺神经分支的皮肤区，尤其是小鱼际肌和小指的感觉丧失。

2. **体表走行** 尺神经表面的投影：自胸大肌下缘肱动脉起始处搏动点开始，向下内侧到肱骨内上髁与鹰嘴之间，继续经前臂尺侧达豌豆骨外侧的连线为尺神经投影线。

3. **与静脉输液的关系** 手背浅静脉丰富，吻合成手背静脉网，收集手指及手背浅、深部的静脉血。手背静脉网的桡侧和尺侧分别与拇指和小指的静脉合成头静脉和贵要静脉，与尺神经发出的感觉支相互交错，尺神经恒定地从血管深面走行而不恒定分布于血管的一侧。肱骨内上髁后方尺神经位置表浅，是常用的检查部位。在进行静脉输液时，要特别注意尺神经的体表投影，避免损伤神经。

（四）桡神经

1. **概述** 桡神经（radial nerve）由第 5 ~ 8 颈神经和第 1 胸神经的前支神经纤维组成，自臂丛后束发出的粗大神经。沿肱骨中段后面的桡神经沟旋向外下，在肱骨外上髁上方穿外侧肌间隔，进而在肱桡肌和肱肌之间分为深、浅两支。桡神经在臂部主要支配肱三头肌、肱桡肌和桡侧腕长伸肌，前臂和前臂后部皮肤。桡神经浅支主要分布在手背桡侧半和桡侧两个半手指近节、指背的皮肤。深支支配前臂后群肌。桡神经损伤可致前臂伸肌瘫痪，表现为抬前臂时，呈“垂腕”状，第 1、2 掌骨间背面皮肤感觉障碍明显。

2. **体表走行** 研究发现头静脉由桡神经浅支浅出处到桡骨茎突的一段，均与桡神经紧密伴行，在浅出部位，头静脉大部分位于桡神经内侧，至桡骨茎突附近，头静脉经桡神经浅支的浅面与其交叉，走行于桡神经外侧。此段体表投影为肱骨外上髁与桡骨茎突连线的下 1/3，注射时出现瞬间放电感，如果再继续静脉输入液体，可能会损伤神经，出现麻木感。

3. **与静脉输液的关系** 手背静脉是临床静脉输液最常用的静脉，手背的皮神经主要由桡神经浅支和尺神经手背支构成。桡神经浅支走行至第 1、2、3 指蹼附近再分支至手指背侧。尺神经手背支多走行至第 4 指蹼附近后分支，少数也分布至第 3 指蹼处。手背皮神经于浅静脉深面径直走行，分支和成袢现象很少。血管与神经在第Ⅰ/Ⅱ和第Ⅳ/Ⅴ掌骨间区域呈伴行关系，第Ⅱ/Ⅲ掌骨间隙处呈交叉关系。在掌骨头平面，静脉汇集于此，神经至此分支，故两者关系十分密切。但研究发现由尺骨茎突、桡骨茎突和第三掌骨头形成的三角形区域为“乏神经区”。由尺骨茎突至第 3、4 指蹼和由桡骨茎突至第 1、2、3 指蹼的连线为掌背皮神经的体表投影，在进行静脉输液时应注意这些解剖关系，选择相对安全区域进行注射或输液，减少对神经的损伤。

三、腓总神经

（一）概述

腓总神经（common peroneal nerve）包括腰 4、5 神经和骶 1、2 神经纤维，自腘窝近侧部由坐骨神经分出后，在腘窝上外侧沿股二头肌腱内侧向外下行，越过腓肠肌外侧头的后面，绕腓骨颈向下外，分为腓浅神经和腓深神经，腓总神经发出皮支腓肠外侧皮神经分布于小腿外侧面的皮肤，并与胫神经分出的腓肠内侧皮神经吻合。其分布包括小腿前、外侧群肌，足背肌和小腿外侧、足背、趾背的皮肤。腓浅神经分支足背内侧皮神经和足背中间皮神经与足背静脉弓呈交叉关系。足背内侧皮神经在小腿横韧带及十字韧带的前方，分为内、外侧支，内侧支分布于足踇趾内侧及足背内侧的皮肤，外侧支分布于第2、3趾的相对缘；足背中间皮神经主要分布在第3、4趾的相对缘和第4、5趾的相对缘。足背外侧皮神经主要来自腓肠神经，分布于第4、5趾之间和足外侧缘皮肤。腓深神经分布于第1、2趾相对面的背侧皮肤。腓总神经受伤后足不能背屈，趾不能伸，足下垂且内翻，呈“马蹄”内翻足。行走呈“跨域步态”，小腿前外侧及足背感觉障碍。

（二）体表走行

腓总神经位置表浅，行程中贴近腓骨小头下方的骨面，周围软组织少，移动性差，此处容易受损。腓总神经的体表投影可自腘窝上角至腓骨小头后侧画一条斜线表示。

（三）与静脉输液的关系

在给婴幼儿进行下肢静脉输液发生渗漏时，易使腓总神经受压而导致损伤，尤其是在静脉输液固定腓骨颈处，应防止损伤腓总神经。足背静脉也是临床上常选用的静脉输液部位，研究发现在外踝前区，十字韧带前方，足背静脉弓后方、趾长伸肌腱的小趾肌腱外侧，第4跖骨内侧的区域有一“乏神经区”。在此处进行静脉穿刺可减少患者的痛苦。

四、隐神经

（一）概述

隐神经（saphenous nerve）是全身最长的皮神经。为股神经的皮支，伴随股动脉入内收肌管下行，穿出此管后至膝关节内侧下行，于缝匠肌下段后方浅出至皮下后，伴随大隐静脉沿小腿内侧面下行至足内侧缘，分布于髌骨下方，小腿内侧面及足内侧缘皮肤。

（二）体表走行

隐神经在小腿中、下1/3段和大隐静脉紧密伴行，神经与静脉相互缠绕及静脉被夹于两神经干之间。

（三）与静脉输液的关系

大隐静脉在内踝前方的位置表浅而恒定，是静脉输液和注射的常用部位。研究显示膝部隐神经位于静脉后方，一直到踝部保持此关系。在内踝处大隐静脉较上肢静脉有显著解剖学优势，穿刺时应间接、快速穿刺，同时避免损伤神经。

五、腓肠神经

（一）概述

胫神经（tibial nerve）的皮支是腓肠内侧皮神经，该神经伴随小隐静脉下行沿途分布于皮肤，并在小腿下部与腓总神经分出的腓肠外侧皮神经合为腓肠神经，自外踝后方转至足背外侧，为足背外侧皮神经，分布于足背及小趾外侧皮肤。

（二）体表走行

外踝与跟腱间的中点，此中点与腘窝中点的连线即腓肠神经体表投影。

（三）与静脉输液的关系

小隐静脉在足外侧起始于足背静脉弓，经外踝后方，沿小腿后面上行，注入腘静脉。小隐静脉与腓肠神经全程紧密并排相互伴行，在静脉穿刺时应注意神经的体表投影，减少对神经的损伤。

六、迷走神经

（一）概述

迷走神经（vagus nerve）是第 10 对脑神经，为混合性神经，是脑神经中行程最长、分布范围最广的神经，含有一般内脏运动纤维、一般内脏感觉纤维、一般躯体感觉纤维、特殊内脏运动纤维四种纤维成分，与舌咽神经一起穿颈静脉孔出颅。

（二）体表走行

迷走神经颈支行于颈动脉鞘内，位于颈内动脉或颈总动脉与颈内静脉之间的后方，在颈内静脉后方，可见迷走神经依靠在颈内动脉上，下行经胸廓上口进入胸腔。

（三）与静脉输液的关系

颈内静脉在颈静脉孔处续于乙状窦，在颈动脉鞘内沿着颈内动脉外侧下行至胸锁关节后方，在迷走神经的左侧汇入锁骨下静脉，合成头臂静脉。在颈内静脉置管穿刺首选右侧。因右侧颈内静脉与无名静脉、上腔静脉几乎呈直线，中间无大的分支，右侧胸膜顶又低于左侧，为避免损伤胸导管，故临床上多选右颈内静脉穿刺。根据穿刺点不同选择前、中、后三种路径，而以中路法常用即在锁骨上小窝的顶端约离锁骨上缘 2 ~ 3 横指处进针，穿刺不宜过深，如果 2 ~ 3 次穿刺未成功，则改为其他路径或左侧，避免反复穿刺造成神经损伤。

七、新生儿特殊神经

根据2016年美国INS输液治疗实践标准，幼儿和学步期儿童在外周静脉留置针输液通路中，可以考虑头皮静脉，如果尚未行走，可以选择足部静脉。在外周静脉-中线导管通路选择时，新生儿和儿童患者还可考虑胸以上区域的头皮静脉。新生儿头皮静脉与同名动脉伴行，常用的静脉有额上静脉，颞浅静脉，耳后静脉等。经外周穿刺的中心静脉导管（PICC）的置管通路中，可考虑选用腋静脉、颞静脉、头部的耳后静脉、下肢大隐静脉。在新生儿头皮静脉输液中最易损伤的是耳颞神经。

（一）概述

耳颞神经（auriculotemporal nerve）起于三叉神经分支-下颌神经的后干，分为左右两支，与颞浅动、静脉伴行（图2-11），绕下颌骨髁突的内侧至其后方转向上行，穿腮腺鞘，于腮腺上缘处浅出，分布于外耳道、耳郭及颞区的皮肤，支配腮腺，传导其感觉冲动。

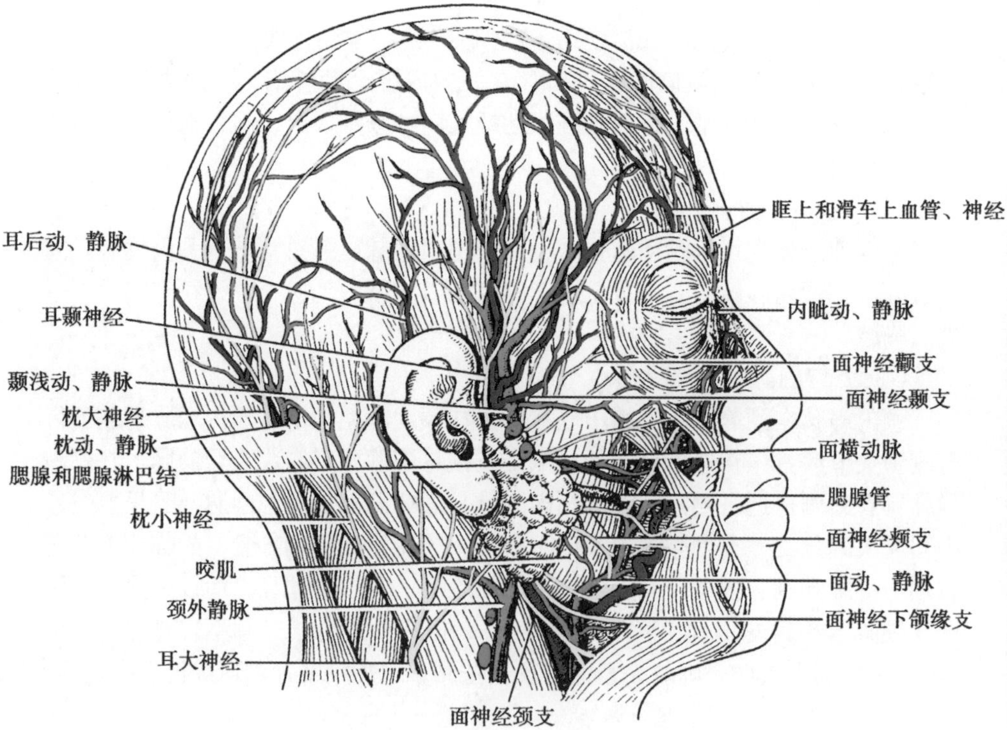

眶上和滑车上血管、神经
耳后动、静脉
内眦动、静脉
耳颞神经
面神经颧支
颞浅动、静脉
面神经颞支
枕大神经
枕动、静脉
面横动脉
腮腺和腮腺淋巴结
腮腺管
枕小神经
面神经颊支
咬肌
面动、静脉
颈外静脉
面神经下颌缘支
耳大神经
面神经颈支

图2-11 耳颞神经与颞浅动、静脉

（二）体表走行

耳颞神经与颞浅动、静脉伴行，位于耳前上区颞浅动脉的外侧，在颞下颌关节上方和颧弓后部的后方，体表投影位于耳屏前方 0.5cm 处。

（三）与静脉输液的关系

颞浅静脉与同名动脉伴行，在进行新生儿头皮静脉输液时，为避免损伤耳颞神经，根据其体表走行，一般先触摸到颞浅动脉，静脉常在该动脉的前方，细长浅直，不易滑动，易固定，是头皮静脉输液最佳部位，同时也适用于 18 个月内的婴幼儿做 PICC 穿刺。如出现液体外渗，耳颞神经受到外渗药物的侵蚀，可引起由颞区向颅顶部放射性剧痛，因此静脉输液过程中要多观察，发现问题及时处理。

（杨甜甜　任　辉）

第三节　皮肤组织结构及功能

皮肤是身体的最外层组织，与身体内部有着密切的联系。成人皮肤的总面积为 1.5 ~ 2m^2；厚度各处不同为 0.5 ~ 4mm，在四肢及躯干伸侧比屈侧厚，以眼睑、外阴部、耳朵及乳房的皮肤最薄，手掌及足底的皮肤最厚。

新生儿体质量较小，体表面积相对较大，体表面积与体质量的比值是成人的 5 倍。由于体温调节中枢不完善，皮下脂肪少，体表面积大，护理不当易造成体温下降。新生儿体表面积与体质量的比值比成人高，涂抹于新生儿皮肤上的物质也易于吸收，所以一旦新生儿皮肤接触刺激性物质极易产生过敏反应。

一、皮肤组织结构

皮肤（skin）由表皮、真皮和皮下组织所构成。最外部为密集的表皮细胞；下方为真皮，主要为结缔组织；皮下组织含有大量的脂肪。皮肤中除各种皮肤附属器外，还含有丰富的血管、淋巴管、神经和肌肉（图 2-12）。

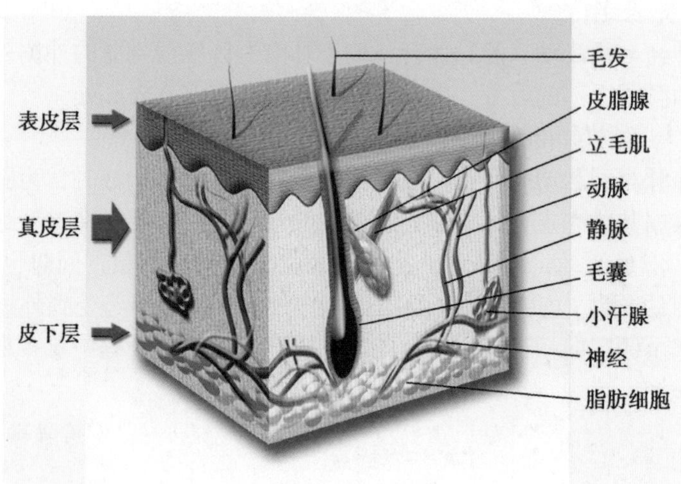

图 2-12 皮肤解剖结构模式图

（一）表皮

表皮（epidermis）由胚胎期的外胚层演变而成，是复层鳞状上皮，由外向内，可分为角质层、透明层、颗粒层、棘层及基底层五层。在表皮内有汗腺排出体外的通路。表皮的各层结构：

1. **角质层**（cuticle） 表皮最外的一层为角质层，由 5 ~ 20 层已经死亡的扁平细胞构成，在掌跖部位可厚达 40 ~ 50 层。含有角蛋白，细胞正常结构消失。角质层上部细胞间桥粒消失或形成残体，故易于脱落。出生第一年内的婴儿角质层比成人薄 30%，在角质层下的表皮基底层也只有成人的 80%。基底层中的角质细胞具有较强的细胞更新速率，这就是为什么新生儿的伤口愈合较快的原因。

2. **透明层**（transparent layer） 位于颗粒层与角质层之间，仅见于掌跖等表皮较厚的部位，由 2 ~ 3 层较扁平细胞构成。

3. **颗粒层**（granular layer） 位于棘层上方，在角质层薄的部位由 1 ~ 3 层梭形或扁平细胞构成，而在掌跖等部位细胞可厚达 10 层，细胞长轴与皮面平行。

4. **棘层**（spinous layer） 位于基底层上方，由 4 ~ 8 层多角形细胞构成，细胞轮廓渐趋扁平。细胞表面有许多细小突起，相邻细胞的突起相互连接，形成桥粒。

5. **基底层**（basal layer） 位于表皮底层，由一层正方形或圆柱状细胞构成，细胞长轴与真皮 - 表皮交界线垂直。基底层细胞进行核分裂，产生新细胞而向上推进，逐渐演变成表皮各层，正常人表皮细胞的更新约需 28d，最后所形成的角质层在有形或无形之中脱落。

婴幼儿的表皮与成人不同，新生儿表皮的角质层最薄，仅由 2 ~ 3 层角化的细胞组成，透明层也较成人薄；婴幼儿表皮各层发育均不完善，而且彼此联系也较成人松散，容易脱落。一般足月新生儿，24 ~ 48h 后才脱屑，而未成熟儿出生后就可见脱屑，这就是新生儿生理脱屑较多的原因。与此相反，婴幼儿表皮的基底层却发育旺盛，细胞增生较快。由于基底膜是表皮与真皮之间的连接部位，年龄越小，基底膜发育越不完善，表皮与真皮之间的连结越不紧密，所以婴幼儿的皮肤外层即表皮比成人更容易受外伤和脱屑，稍加用力，皮肤即因外伤而擦破。

（二）真皮

真皮（dermis）在表皮下方的紧密纤维层，主要由胶原纤维及弹力纤维这两种结缔组织构成，使皮肤具有强度和弹性。真皮是由中胚层分化而来，由浅至深可分为乳头层和网状层，但两层之间并无明显界限。乳头层为凸向表皮底部的乳头状隆起，与表皮突呈犬牙交错样相接，内含丰富的毛细血管和毛细淋巴管，还有游离神经末梢和囊状神经小体；网状层较厚，位于乳头层下方，有较大的血管、淋巴管、神经穿行。

新生儿的真皮较薄，而且发育不完善，具有较少的皮脂腺，易受到损伤和感染。表皮和真皮之间起连接作用的弹力纤维比成人少，表皮、真皮间连接欠紧密，在擦拭和牵拉作用下易导致表皮剥离而致皮肤损伤。而且真皮层血管丰富，故新生儿皮肤红润，吸收功能较强。

（三）皮下组织

皮下组织（subcutaneous tissue）位于真皮下方，与肌膜等组织相连，由疏松结缔组织及脂肪小叶组成，又称皮下脂肪层。皮下组织含有血管、淋巴管、神经、小汗腺和顶泌汗腺等。皮下组织的厚度随部位、性别及营养状况的不同而有所差异。

足月儿脂肪层发育与成人类似，但厚度比成人薄，早产儿更差。因此刚出生的婴儿缓冲和保温能力均比成人差，而且新生儿皮下脂肪中不饱和脂肪酸含量较成人少，饱和脂肪酸与不饱和脂肪酸比例相对高，早产儿更高。当体温下降时饱和脂肪酸容易发生凝固，新生儿尤其是早产儿对热不稳定和代谢障碍，因而易导致其发生硬肿症。尤其在寒冷季节或地区出生的新生儿，保暖不当更容易发生。

（四）皮肤附属器

皮肤附属器（cutaneous appendages）包括毛发、毛囊、汗腺、皮脂腺、指

(趾)甲等，均由外胚层分化而来。

（五）皮肤的神经

皮肤中有丰富的神经分布，可分为感觉神经和运动神经，通过中枢神经系统之间的联系感受各种刺激、支配靶器官活动及完成各种神经反射。皮肤的神经支配呈节段性，但相邻节段间有部分重叠。神经纤维多分布在真皮和皮下组织中。

（六）皮肤的血管

皮肤的血管非常丰富，主要位于真皮与皮下组织之间，真皮由微动脉和微静脉构成的乳头下血管丛（浅丛）和真皮下血管丛（深丛）组成，这些血管丛大致呈层状分布，与皮肤表面平行，浅丛与深丛之间有垂直走向的血管相连通，形成丰富的吻合支（图 2-13）。

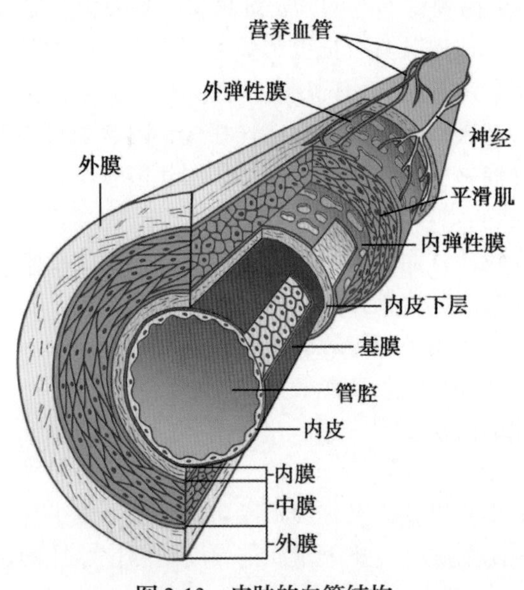

图 2-13 皮肤的血管结构

（七）皮肤的淋巴管

皮肤的淋巴管与几个主要的血管丛平行，皮肤毛细淋巴管盲端起始于真皮乳头层的毛细淋巴管，逐渐汇合为管壁较厚的具有瓣膜的淋巴管，形成乳头下浅淋巴网和真皮淋巴网，再通连到皮肤深层和皮下组织的更大淋巴管。毛细淋巴管管壁很薄，仅由一层内皮细胞及稀疏的网状纤维构成，内皮细胞之间通透性较大，且毛细淋巴管内的压力低于毛细血管及周围组织间隙的渗透压，故皮肤中的组织液、游走细胞、细菌、肿瘤细胞等均易通过淋巴管到达淋巴结，最后被吞噬处理或引起免疫反应。此外，肿瘤细胞也可通过淋巴管转移到皮肤。

（八）皮肤的肌肉

立毛肌是皮肤内最常见的肌肉类型，由纤细的平滑肌纤维束构成，其一端起自真皮乳头层，另一端插入毛囊中部的结缔组织鞘内，当神经紧张及寒冷时，立毛肌收缩可引起毛发直立，形成所谓的“鸡皮疙瘩”。此外，尚有阴囊肌膜、乳晕平滑肌、血管平滑肌等肌肉组织，汗腺周围的肌上皮细胞也具有某些平滑肌功能。面部表情肌和颈部的颈阔肌属于横纹肌。

二、皮肤的功能

皮肤覆盖于人体表面，对维持体内环境稳定十分重要，具有屏障、吸收、感觉、分泌和排泄、体温调节、物质代谢、免疫等多种功能。新生儿出生后脱离了羊水的浸泡及母体相对稳定的温度环境，而其皮肤结构需要 3 年的时间才会发育至与成人相同，所以非常娇嫩、敏感、易受刺激和感染。

（一）屏障功能

皮肤可以保护体内各种组织和器官，阻止外界有害因素的损伤，也可以防止体内水分、电解质及营养物质的丢失。

1. **物理性损伤的防护** 皮肤对机械性损伤（如擦拭、挤压、牵拉及冲撞等）有较好的防护作用。角质层致密而柔韧，是主要防护结构，在经常受擦拭和按压部位，角质层可增厚进而增强对机械性损伤的耐受力；真皮内的胶原纤维、弹力纤维和网状纤维交织成网状，使皮肤具有一定的弹性和伸展性；皮下脂肪层对外力具有缓冲作用，使皮肤具有一定的抗挤压、牵拉及对抗冲撞的能力。皮肤对电损伤的防护作用主要由角质层完成，角质层含水量增多时，皮肤电阻减小，导电性增加，易发生电击伤。皮肤对光线的防护主要通过吸收作用实现，皮肤各层对光线的吸收有选择性，如角质层主要吸收短波紫外线（波长 180～280nm），而棘层和基底层主要吸收长波紫外线（波长 320～400nm）。黑素细胞在紫外线照射后可产生更多的黑素，使皮肤对紫外线的屏障作用显著增强。

2. **化学性刺激的防护** 角质层是皮肤防护化学性刺激的最主要结构。角质层细胞具有完整的脂质膜、丰富的胞质角蛋白及细胞间的酸性胺聚糖，有抗弱酸和抗弱碱作用。

3. **微生物的防护** 角质层细胞排列致密，其他层细胞间也通过桥粒结构相互镶嵌排列，能机械性防御微生物侵入；角质层含水量较少以及皮肤表面弱酸性环境，均不利于某些微生物生长繁殖；角质层生理性脱落，可清除一些寄居于体表的微生物；一些正常皮肤表面寄居菌（如痤疮杆菌和马拉色菌等）产生的脂酶，可将皮脂中的甘油三酯分解成游离脂肪酸，后者对葡萄球菌、链球菌和白色念珠菌等有一定的抑制作用。

4. **防止营养物质丢失** 正常皮肤的角质层具有半透膜性质，可防止体内营养物质、电解质丢失，皮肤表面的皮脂膜也可大大减少水分丢失。

（二）吸收功能

皮肤吸收是皮肤外用药物治疗的理论基础。角质层是经皮吸收的主要途径，其次是毛囊、皮脂腺、汗腺。皮肤的吸收功能可受多种因素影响：

1. **皮肤的结构和部位** 皮肤的吸收能力与角质层的薄厚、完整性及通透性有关。不同部位角质层薄厚不同，吸收能力也存在差异。皮肤的吸收能力：阴囊 > 前额 > 大腿屈侧 > 上臂屈侧 > 前臂 > 掌跖。角质层破坏时，皮肤吸收能力增强，此时应注意避免因药物过量吸收而引起不良反应。

2. **角质层的水合程度** 角质层的水合程度越高，皮肤吸收能力就越强。局部用药后密闭封包，药物吸收可增高 100 倍，其原因就是封包阻止了局部汗液和水分的蒸发，导致角质层水合程度提高，临床上可用于肥厚性皮损。

3. **被吸收物质的理化性质** 完整皮肤只能吸收少量水分和微量气体，水溶性物质不易被吸收，而脂溶性物质和油脂类物质吸收良好，主要吸收途径为毛囊和皮脂腺。皮肤吸收强弱顺序：羊毛脂 > 凡士林 > 植物油 > 液状石蜡。此外，皮肤还能吸收多种重金属（如汞、铅、砷、铜等）及其盐类。

4. **外界环境因素** 环境温度升高可使皮肤血管扩张、血流速度增加，加快已透入组织内的物质弥散，从而使皮肤吸收能力提高。环境湿度也可影响皮肤对水分的吸收，当环境湿度增大时，角质层水合程度增加，皮肤吸收能力增强。

5. **病理情况** 皮肤充血、理化损伤及皮肤疾患均会影响皮肤的吸收功能。

（三）感觉功能

皮肤的感觉可以分为两类，一类是单一感觉，皮肤中感觉神经末梢和特殊感受器感受体内外的单一性刺激，转换成一定的动作电位沿神经纤维传入中枢，产生不同性质的感觉，如触觉、痛觉、压觉、冷觉和温觉；另一类是复合感觉，皮肤中不同类型的感觉神经末梢和感受器共同感受的刺激传入中枢后，由大脑综合分析形成的感觉，如湿、糙、硬、软、光滑等。此外，皮肤还有形体觉、两点辨识觉、定位觉和痒觉等。

（四）分泌和排泄功能

皮肤的分泌和排泄主要通过汗腺和皮脂腺完成。

1. **小汗腺** 小汗腺的分泌和排泄受体内外温度、精神因素和饮食的影响。外界温度高于 31℃时全身皮肤均可出汗，称显性出汗；温度低于 31℃时无出汗的感觉，但显微镜下可见皮肤表面出现汗珠，称不显性出汗；精神紧张、情绪激动等大脑皮质兴奋时可引起掌跖、前额等部位出汗，称精神性出汗；进食（尤其是辛辣、热烫食物等）可使口周、鼻、面、颈、背等部位出汗，称味觉性出汗。正常情况下小汗腺分泌的汗液无色透明，呈酸性（pH4.5～5.5），大量出汗时汗液碱性增强（pH ＞ 7.0）。汗液中水分占 99%，其他成分 1%，后者包括无机离子、乳酸、尿素等。小汗腺的分泌对维持体内电解质平衡非常重要。

2. **顶泌汗腺** 青春期顶泌汗腺分泌旺盛，情绪激动和环境温度增高时，其分泌也增加。顶泌汗腺分泌的汗液是一种无味液体，经细菌酵解后可使之产生臭味。有些人的顶泌汗腺可分泌一些有颜色物质（可呈黄、绿、红或黑色），使局部皮肤或衣服染色，称为色汗液。

3. **皮脂腺** 属全浆分泌，即整个皮脂腺细胞破裂，胞内物全部排入管腔，分布于皮肤表面形成皮脂腺。皮脂是多种脂类的混合物，其中主要含有角鲨烯、蜡脂、甘油三酯及胆固醇酯等。皮脂腺分泌受各种激素（如雄激素、孕激素、雌激素、糖皮质激素、垂体激素等）的调节，其中雄激素可加快皮脂腺细胞的分泌，使其体积增大、皮脂合成增加，雌激素可抑制内源性雄激素产生或直接作用于皮脂腺，减少皮脂分泌。禁食可使皮脂分泌减少及皮脂成分改变。此外，表皮受损处的皮脂腺也可停止分泌。

（五）体温调节功能

皮肤具有重要的体温调节作用。一方面，皮肤可通过遍布全身的外周温度感受器（分别感受热和冷刺激）感受外界环境温度变化，并向下丘脑发送相应信息；另一方面，皮肤又可接收中枢信息，通过血管舒缩反应、寒战或出汗等反应对体温进行调节。皮肤覆盖全身，面积较大，且动静脉吻合丰富。冷应激时交感神经兴奋，血管收缩，动静脉吻合关闭，皮肤血流量减少，皮肤散热减少；热应激时动静脉吻合开启，皮肤血流量增加，皮肤散热增加。此外，四肢大动脉也可通过调节浅静脉和深静脉的回流量进行体温调节，体温升高时，血液主要通过浅静脉回流使散热量增加；体温降低时，主要通过深静脉回流以减少散热。体表皮肤散热主要通过辐射、对流、传导和汗液蒸发实现。

新生儿皮肤皮下脂肪不足，汗腺和血管还处在发育中，体温调节能力远远不及成人，环境温度过高容易产生热痱，环境温度过低容易发生硬肿病。

（六）代谢功能

与其他组织器官相比，皮肤的代谢功能具有其特殊性。

1. **糖代谢** 皮肤中的糖主要为糖原、葡萄糖和黏多糖等。皮肤糖原含量在胎儿期最高，成人期含量明显降低。有氧条件下，表皮中 50%～70% 的葡萄糖通过有氧氧化提供能量；而缺氧时则有 70% ~ 80% 通过无氧酵解提供。糖尿病时，皮肤葡萄糖含量增高，容易发生真菌和细菌感染。真皮中黏多糖含量丰富，主要包括透明质酸、硫酸软骨素等，多与蛋白质形成蛋白多糖（或称黏蛋白），后者与胶原纤维结合形成网状结构，对真皮及皮下组织起支持、固定作用。

2. **蛋白质代谢** 皮肤蛋白质包括纤维性和非纤维性蛋白质，前者包括角蛋白、胶原蛋白和弹性蛋白等，后者包括细胞内的核蛋白以及调节细胞代谢的各种酶类。角蛋白是中间丝家族成员，是角质形成细胞和毛发上皮细胞的代谢产物及主要成分，至少包括 30 种。胶原蛋白有Ⅰ、Ⅲ、Ⅳ、Ⅶ型，胶原纤维主要成分为Ⅰ型和Ⅲ型，网状纤维主要为Ⅲ型，基底膜带主要为Ⅳ和Ⅶ型；弹性蛋白是真皮内弹力纤维的主要成分。

3. **脂类代谢** 皮肤中的脂类包括脂肪和类脂质，占皮肤总重量的 3.5% ~ 6%。脂肪的主要功能是储存能量和氧化供能，类脂质是细胞膜的主要成分和某些生物活性物质的合成原料。表皮细胞在分化的各阶段其类脂质的组成有显著差异，如由基底层到角质层，胆固醇、脂肪酸、神经酰胺含量逐渐增多，而磷脂则逐渐减少。表皮中最丰富的必需脂肪酸为亚油酸和花生四烯酸，后者在日光作用下可合成维生素 D，有利于预防佝偻病。

4. **水和电解质代谢** 皮肤中的水分主要分布于真皮内，当机体脱水时，皮肤可提供其水分的 5% ~ 7%，以维持循环血容量的稳定。儿童皮肤含水量高于成人，成人中女性略高于男性。皮肤中含有各种电解质，主要贮存于皮下组织中，其中 Na^+、Cl^- 在细胞间液中含量较高，K^+、Ca^{2+}、Mg^{2+} 主要分布于细胞内，它们对维持细胞间的晶体渗透压和细胞外的酸碱平衡起着重要作用；K^+ 可激活某些酶，Ca^{2+} 可维持细胞膜通透性和细胞间黏着，Zn^{2+} 缺乏可引起肠病性肢端皮炎等。

（七）免疫功能

皮肤是重要的免疫器官。1986 年 Bos 提出了“皮肤免疫系统”的概念，包括免疫细胞和免疫分子两部分，它们形成一个复杂的网络系统，并与体内其他免疫系统相互作用，共同维持着皮肤微环境和机体内环境的稳定。

1. 皮肤免疫系统的细胞分布与功能见表 2-2。

表 2-2 皮肤主要免疫细胞的分布与功能

细胞种类	分布部位	主要功能
角质形成细胞	表皮	合成分泌细胞因子，参与抗原递呈

续表

细胞种类	分布部位	主要功能
朗格汉斯细胞	表皮	抗原递呈、合成分泌细胞因子、免疫监视等
淋巴细胞	真皮	介导免疫应答
内皮细胞	真皮血管	分泌细胞因子、参与炎症反应、组织修复等
肥大细胞	真皮乳头血管周围	Ⅰ型超敏反应
巨噬细胞	真皮浅层	创伤修复、防止微生物入侵
成纤维细胞	真皮	参与维持皮肤免疫系统的自稳
真皮树枝状细胞	真皮	不详，可能是表皮朗格汉斯细胞的前体细胞

角质形成细胞具有合成和分泌白介素、干扰素等细胞因子的作用，同时还可通过表达 MHC-Ⅱ类抗原、吞噬并粗加工抗原物质等方式参与外来抗原的呈递。

皮肤内的淋巴细胞主要为 T 淋巴细胞，其中表皮内淋巴细胞 CD_8^+T 为主，占皮肤淋巴细胞总数的 2%。T 淋巴细胞具有亲表皮特性，且能够在血液循环和皮肤之间进行再循环，传递各种信息，介导免疫反应。

朗格汉斯细胞是表皮中重要的抗原递呈细胞，此外，还可调控 T 淋巴细胞的增殖和迁移，并参与免疫调节、免疫监视、免疫耐受、皮肤移植物排斥反应和接触性超敏反应等。

2. **皮肤免疫系统的分子成分** 包括细胞因子、黏附分子和其他分子。

（1）细胞因子：表皮内多种细胞均可在适宜刺激下合成和分泌细胞因子，后者不仅影响细胞分化、增殖、活化等，而且还参与免疫自稳机制和病理生理过程。细胞因子既可以在局部发挥作用，也可通过激素样方式作用于全身。

（2）黏附分子：可介导细胞与细胞间或细胞与基质间的相互接触或结合，后者是完成许多生物学过程的前提条件。黏附分子大多为糖蛋白，按其结构特点可分为四类：整合素家族、免疫球蛋白超家族、选择素家族和钙黏素家族。某些病理状态下黏附分子表达增加，可作为监测某些疾病的指标。

（3）其他分子：皮肤表面存在分泌型 IgA，后者在皮肤局部免疫中通过阻碍黏附、溶解、调理吞噬、中和等方式参与抗感染和抗过敏；补体可通过溶解细胞、免疫吸附、杀菌和过敏毒素及促进介质释放等方式，参与特异性和非特异性免疫反应；皮肤神经末梢受外界刺激后可释放感觉神经肽如降钙素基因相关肽（CGRP）、P 物质（SP）、神经激酶 A 等，对中性粒细胞、巨噬细胞等产生趋化作用，导致损伤局部产生风团和红斑反应。

三、皮肤的损伤与愈合

皮肤是人体的一个重要器官，它覆盖人体表面，保护人体不受环境侵袭。静脉输液穿刺使用位于疏松结缔组织内的外周浅静脉，当静脉输液治疗装置置入时，皮肤是首先受侵犯的器官。任何静脉输液治疗均会对皮肤造成一定的损害，必须对皮肤组织损伤的愈合过程进行了解。

（一）皮肤组织损伤的愈合过程

1. **炎症反应** 损伤发生，最早的反应就是炎症反应。创伤局部出现红肿，小血管充血扩张，有浆液和白细胞（主要是中性粒细胞及巨噬细胞）从血管中渗出，伤口中的血液和渗出液中的纤维蛋白原很快就转变为固体状态的纤维蛋白，结成网状，使伤口内的血液和渗出液凝固，形成凝块，凝块覆盖伤口加以保护。

2. **伤口收缩** 数日后，伤口边缘的整层皮肤及皮下组织向中心移动，于是伤口缩小。

3. **肉芽组织增生和瘢痕形成** 大约从第3d开始，伤口底部长出肉芽组织，并向伤口中的血凝块内深入，机体血凝块填平伤口。肉芽组织由新生的毛细血管及成纤维细胞组成，毛细血管以每日延长0.1～0.6mm的速度生长，并同其他毛细血管吻合。其生长方向大都垂直伸向创面，并呈袢状弯曲，向创面突出。在毛细血管新生的同时，成纤维细胞也开始增长，与毛细血管一起侵入血凝块。从第5～6d起，成纤维细胞开始产生胶原纤维，其后1周内胶原纤维形成最为活跃，然而增长的速度逐渐慢下来。随着胶原纤维的增多与成熟，成纤维细胞转化为纤维细胞，许多毛细血管闭合、退化、消失，这样肉芽组织就逐渐转化成瘢痕组织。瘢痕可使创缘比较牢固地结合起来，至3个月左右抗拉力强度达到顶点，但这时仍然只达到正常皮肤强度的70%～80%。

4. **表皮及其他组织再生** 上皮受损后，缺损周围上皮断端的基底层细胞首先开始向创面移动，覆盖在伤口的裸露面或凝块的表面。大约在损伤后数小时，上皮细胞即开始分裂增生分化，在皮肤上出现上皮的角化。

（二）影响伤口愈合的因素

1. **年龄** 青少年的组织再生能力强，愈合快；老年人则相反，组织再生能力差，愈合慢。

2. **营养** 一般情况下，营养对愈合的影响不大，但严重的蛋白质、维生素C、维生素A、锌的缺乏可使组织再生缓慢和不完全。如维生素C缺乏使合成胶原的功能发生障碍；氨基酸的缺乏使成纤维细胞不能成熟为纤维细胞，胶原纤维形成也减少。

3. **肾上腺皮质激素** 大剂量的肾上腺皮质激素能抑制炎症渗出、毛细血管形成、成纤维细胞的增生及胶原合成，并加速胶原纤维的分解，影响伤口的愈合。

4. **患者的基础疾病** 如糖尿病，也影响伤口的愈合。

5. **感染与异物** 感染对再生修复的妨碍甚大。许多化脓菌产生一些毒素和酶，能引起组织坏死、基质和胶原纤维溶解，这不仅加重局部组织损伤，也妨碍愈合。坏死组织及其他异物也妨碍伤口愈合，并利于感染的发展。

6. **局部血液循环** 一方面，保证组织再生所需的氧和营养，另一方面，对坏死物质的吸收及控制局部感染也起重要作用。因此局部血液供应良好，则再生修复好。相反，如下肢有动脉粥样硬化或静脉曲张等使局部血液循环不良时，则该处伤口愈合迟缓。临床用某些药物湿敷、热敷和服用活血化瘀的中药等，都有促进局部血液循环、促进愈合的作用。

7. **神经支配** 完整的神经支配对组织的再生有一定作用。如麻风病引起的溃疡不易愈合，是因为神经受累的缘故。自主神经的损伤，使局部血液供应发生变化，对组织再生的影响更明显。

8. **电离辐射** 能破坏细胞，损伤小血管，抑制组织再生。

（三）皮肤与静脉输液

静脉输液治疗是通过静脉给予液体、药物、营养制品、全血或血制品的一种治疗方法，需通过穿刺皮肤与静脉血管建立起通路才可进行治疗。故护士应根据皮肤结构特点、患者年龄、身体状况和使用药物等因素，合理选择静脉输液方法、部位和装置，严格执行无菌技术操作和静脉输液流程，做好输液前、输液中和输液后护理工作，方可保证静脉输液安全，同时避免或减少对皮肤组织的损伤和并发症的发生。

皮肤的皮下组织属于疏松结缔组织，含有较大的血管、淋巴管和神经。当静脉穿刺针刺入皮下组织时必须特别小心，避免操作不当引起感染的发生，因为在疏松结缔组织中发生的感染很容易扩散，该类感染称之为蜂窝织炎。

皮肤内的神经分布较密集，常与血管伴随而行。例如：臂丛神经的分支与锁骨下静脉相邻，进行锁骨下静脉穿刺时要避免损伤臂丛神经。前臂下段掌面的静脉较显露易于穿刺，但因神经分布较密集，穿刺时引起的疼痛较明显。在肘窝上部进行贵要静脉穿刺时有损伤正中神经的危险。在为下肢静脉输液的婴幼儿进行固定时，固定不当造成压力易损伤腓总神经，特别在腓骨颈处，腓总神经位置浅，易受损伤。

老年患者手掌背部的皮肤逐渐变得菲薄，难以支撑在该部位穿刺行静脉输液治疗，因而应尽量避免为老年人选用手背静脉进行输液。

新生儿尤其是早产儿因为吸吮和胃肠耐受能力较差、难以自主摄入营养，临床上往往通过静脉输注氨基酸以及脂肪乳等营养物质满足其机体的能量需求。但由于新生儿的皮下脂肪较少，血管较细，再加上高渗性营养液的分子相对较大，因此，在静脉输注营养液的同时很容易发生液体外渗情况。静脉输入高渗药物、化学治疗药物发疱剂时，如护理不当造成药物外渗，可导致皮肤组织损伤、感染、坏死以及化学药物对神经的毒性作用等发生。

（刘国涛）

第四节 血管生理

血管遍布于人体各组织、器官，是机体运送血液的管道，根据运输方向可分为动脉、毛细血管与静脉。动脉起自心脏，不断分支，口径渐细，管壁渐薄，最后分成大量的毛细血管，分布到全身各组织和细胞间。毛细血管再汇合，形成静脉管道，动脉与静脉通过心脏连通，构成一个连续且相对密闭的管道系统。

血液由心室射出，经动脉、毛细血管、静脉再循环流入心房，根据循环途径的不同，可分为体（大）循环和肺（小）循环两种。体循环起始于左心室，左心室收缩将富含氧气和营养物质的动脉血泵入主动脉，经各级动脉分支到达全身各部组织的毛细血管网，与组织、细胞进行物质和气体交换，即血中的氧气和营养物质为组织细胞所利用，组织细胞的代谢产物和二氧化碳等进入血液，形成静脉血。再经各级静脉，最后汇合成上、下腔静脉注入右心房。而肺循环则起于右心室，右心室收缩时，将体循环回流的静脉血泵入肺动脉，经肺动脉的各级分支到达肺泡周围的毛细血管网，通过毛细血管壁和肺泡壁与肺泡内的空气进行气体交换，即排出二氧化碳，摄入氧气，使血液变为富含氧气的动脉血，再经肺静脉回流于左心房。

体循环中的血量约为总血量的84%，心脏的血量仅占其7%左右，肺循环中的血量约占其9%。不过，全部血液都需流经肺循环，而体循环则由许多相互并联的血管环路组成，在这样的并联结构中，即使某一局部血流量发生较大的变动，也不会对整个体循环产生很大影响。

一、血管功能特征

（一）血管的功能分类

血管按照组织学结构分为大动脉、中动脉、小动脉、微动脉、毛细血管、微静脉、小静脉、中静脉和大静脉。按生理功能的不同则分为以下几类：

1. **弹性储器血管** 主动脉、肺动脉主干及其发出的最大分支，其管壁坚厚，富含弹性纤维，有明显的可扩张性和弹性，故称为弹性储器血管。婴幼儿血管壁薄，管壁上的弹性纤维少，故弹性较小。左心室收缩射血时，从心室射出的血液一部分向前流入外周，另一部分则暂时储存于大动脉中，使其管壁扩张，动脉压升高，同时也将心脏收缩产生的部分动能转化为血管壁的弹性势能。在心室舒张期，主动脉瓣关闭，被扩张的大动脉管壁依其弹性回缩，把在射血期多容纳的那部分血液继续推向外周，大动脉的这种功能称为弹性储器作用。大动脉的弹性储器作用可使心脏间断的射血变成为血管系统中连续的血流，并能减少每个心动周期中血压的波动幅度。

2. **分配血管** 指中动脉，即从弹性储器血管以后到分支为小动脉前的动脉管道，其功能是将血液输送至各器官组织，故称为分配血管。在婴儿期，肺、肾、肠及皮肤等毛细血管特别粗大，以保证这些器官的新陈代谢和良好发育。

3. **毛细血管前阻力血管** 小动脉和微动脉的管径较细，血流阻力较大，因而称为毛细血管前阻力血管。微动脉的管壁富含平滑肌，在生理状态下保持一定的紧张性收缩，其舒缩活动可使血管口径发生明显变化，从而改变对血流的阻力和所在器官、组织的血流量。

4. **毛细血管前括约肌** 在真毛细血管的起始部常有平滑肌环绕，称为毛细血管前括约肌。其舒缩活动可控制毛细血管的启闭，因此可决定某一时间内毛细血管开放和关闭的数量。

5. **交换血管** 毛细血管位于动静脉之间，分布广泛，相互连通，形成毛细血管网。毛细血管口径较小，管壁仅由单层内皮细胞构成，外面有一薄层基膜，故通透性很高，是血管内、外进行物质交换的主要场所，故称为交换血管。

6. **毛细血管后阻力血管** 指微静脉，其管径较小，可对血流产生一定的阻力，但其阻力仅占血管系统总阻力的一小部分。其舒缩活动可影响毛细血管前、后阻力的比值，从而改变毛细血管血压、血容量及滤过作用，影响体液在血管内、外的分配情况。

7. **容量血管** 静脉与同级动脉比较，数量多，口径大，管壁薄，可扩张性大，故其容量大。在安静状态下，循环血量的 60% ~ 70% 容纳在静脉中。静脉口径发生较小改变时，其容积可发生较大变化，明显影响回心血量，而此时静脉内压力改变不大。静脉在血管系统中起着血液储存库的作用，因而称为容量血管。婴幼儿的静脉血管相比成人更细，静脉内径与动脉内径之比新生儿为1：1，成人为2：1。

8. **短路血管** 指血管床中小动脉和小静脉之间的直接吻合支。当短路血管开放时，小动脉内的血液不经过毛细血管而直接流入小静脉。在手指、足趾、耳郭等处的皮肤中存在许多短路血管，它们在功能上与体温调节有关。

（二）血管的内分泌功能

1. **血管内皮细胞的内分泌功能** 生理情况下，血管内皮细胞合成和释放的各种活性物质在局部维持一定的浓度比，对调节血液循环、维持内环境稳态及生命活动的正常进行起到重要作用。

血管内皮细胞合成和释放的舒血管物质和缩血管物质相互制约，保持动态平衡。血管内皮细胞一旦受损，其释放的舒血管物质就会减少，进而诱发高血压、动脉粥样硬化等疾病。舒血管活性物质主要包括氧化亚氮、硫化氢、前列环素等；缩血管活性物质主要有内皮素、血栓素 A_2 等。

2. **血管平滑肌细胞的内分泌功能** 近年来，免疫学和原位杂交技术证明，血管平滑肌细胞可合成、分泌肾素和血管紧张素，调节局部血管的紧张性和血流。此外，平滑肌细胞还能合成细胞外基质胶原、弹力蛋白和蛋白多糖等。

3. **血管其他细胞的内分泌功能** 血管壁中还含有大量成纤维细胞、脂肪细胞、肥大细胞、巨噬细胞和淋巴细胞等多种细胞。以往认为，这些细胞的功能是对血管起保护、支撑和营养作用。近年的研究发现，这些细胞还能分泌多种血管活性物质，以旁分泌、自分泌的方式调节血管舒缩功能及结构变化。

二、血流动力学

血流动力学（hemodynamics）是流体力学的一个分支，指血液在心血管系统中流动的力学，主要研究血流量、血流阻力、血压以及它们之间的相互关系。由于血液中含有血细胞和胶体物质等多种成分，故血液不是理想液体；而血管是较复杂的弹性管道，也不是硬性管道，因此血流动力学既具有一般流体力学的共性，又具备其自身的特点。

（一）血流量和血流速度

血流量（blood flow）指在单位时间内流经血管某一横截面的血量，也称为容积速度。其单位通常为 ml / min 或 L / min。血流速度（blood flow velocity）指血液中某一质点在血管内移动的线速度。当血液在血管内流动时，血流速度与血流量成正比，而与血管的横截面积成反比。

1. **泊肃叶定律** 研究管道系统中液体流动的规律，用泊肃叶定律（Poiseuille law）可计算出液体的流量，该定律表示为：

$$Q=\frac{\pi \Delta \mathrm{Pr}^4}{8\eta L}$$

也可表示为：

$$Q=K\frac{r^4}{L}(P_1-P_2)$$

上两式中 Q 表示液体流量，ΔP 或（P_1-P_2）是管道两端的压力差，r 是管道半径，L 是管道长度，η 是液体黏度，π 是圆周率，K 为常数，与液体黏度 η 有关。由该式可知单位时间内的血流量与血管两端的压力差 ΔP 或（P_1-P_2）以及血管半径的 4 次方成正比，而与血管的长度成反比。在其他因素相同的情况之下，如果甲血管的 r 是乙血管的两倍，那么，甲血管中 Q 是乙血管中 Q 的 16 倍，所以血流量的多少主要取决于血管的直径。因此临床静脉置管时，必须在尽可能大的静脉内置入能满足治疗需要的最小管道，以保证充足的血流量。

泊肃叶定律适用于黏滞性液体在硬性管道内的稳定流动。当应用于血液循环时，应注意 Q 与 ΔP 实际并不成线性关系。这是因为血管具有弹性和可扩张性，r 可因 ΔP 的改变而改变。

2. **层流与湍流** 层流（laminar flow）与湍流（turbulence）是血液在血管内流动的两种方式。层流时，液体中每个质点的流动方向一致，与管道长轴平行，但各质点的流速不同，管道轴心处流速最快，越靠近管壁流速越慢。在血管的纵剖面上各轴层流速矢量的顶端连线为一抛物线。图 2-14 中的箭头方向指示血流的方向，箭头的长度表示流速矢量。泊肃叶定律仅适用于层流状态。

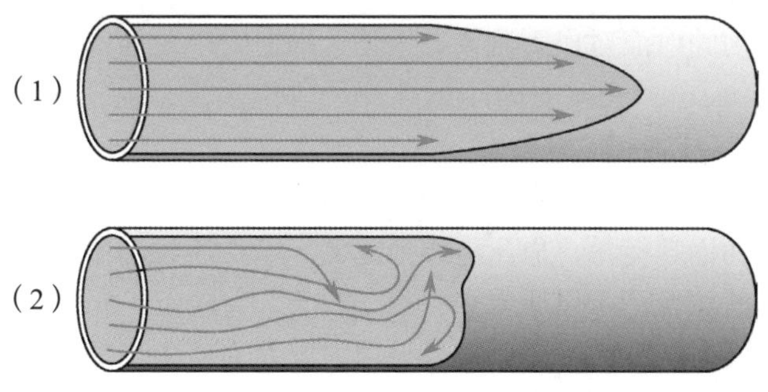

图 2-14 层流与湍流

（1）血流中的层流；（2）血流中的湍流。

在正常情况下，人体的血液流动方式以层流为主。然而，当血流速度加速到一定程度之后，层流情况即被破坏，此时血液中各个质点的流动方向不再一致，出现漩涡，称为湍流或涡流。静脉置管后，管腔突然变窄，可形成湍流。

发生湍流时，泊肃叶定律已不再适用。

（二）血流阻力

血流阻力（blood resistance）指血液流经血管时所遇到的阻力，主要由流动的血液与血管壁以及血液内部分子之间得相互擦拭产生。擦拭消耗一部分能量并将其转化为热能，因此血液流动时能量逐渐消耗，使血压逐渐降低。发生湍流时，血液中各个质点流动方向不断变化，阻力加大，能量消耗增多。生理情况下，体循环中血流阻力大致分配为：主动脉及大动脉约占 9%，小动脉及其分支约占 16%，微动脉约占 41%，毛细血管约占 27%，静脉系统约占 7%。可见产生阻力的主要部位是小血管（小动脉及微动脉）。

血流阻力一般不能直接测量，需通过下式计算得出：

$$Q=\frac{\Delta P}{R}$$

由该式可知血流阻力（R）与血管两端的压力差（ΔP）成正比，与血流量（Q）成反比。结合泊肃叶定律，可得到计算血流阻力的公式：

$$R=\frac{8\eta L}{\pi r^4}$$

当血管长度相同时，血液黏度越大，血管直径越小，则血流阻力越大。由于在同一血管床内，L 与 η 在一段时间内变化不大，影响血流阻力的最主要因素为 r，故产生阻力的主要部位是微动脉。机体就是通过控制各器官阻力血管的口径对血流量进行分配调节的。

（三）血压

血管内流动的血液对血管侧壁的压强，即血管单位面积上的侧压力，称为血压（blood pressure）。按照国际标准计量单位规定，血压的单位是帕（Pa）或千帕（kPa），习惯上常以毫米汞柱 Hg）表示，1mmHg=0.1333kPa。各段血管的血压并不相同，从左心室射出的血液流经外周血管时，由于不断克服血管对血流的阻力而消耗能量，血压将逐渐降低。通常所说的血压是动脉血压。大静脉压和心房压较低，常以厘米水柱（cmH_2O）为单位，$1cmH_2O=0.098kPa$。

血压在各段血管中的下降幅度与该段血管对血流阻力的大小成正比，在主动脉和大动脉段，血压降幅较小。如主动脉的平均压约 100mmHg，到直径为 3mm 的动脉处，平均压仍可维持在 95mmHg 左右；到小动脉时，血流阻力增大，血压降落的幅度也变大。在体循环中，微动脉段的血流阻力最大，血压降幅也最显著。如微动脉起始端的压力约 85mmHg，而毛细血管起始端血压仅约 30mmHg，说明血液流经微动脉时压力下降约 55mmHg。当血液经毛细血管到达微静脉时，血压下降至 15～20mmHg，而血液经静脉回流至腔静脉汇入右心房时，压力接近 0mmHg。

（四）血流动力学监测

血流动力学监测可分为无创性和有创性两大类。无创血流动力学监测，是应用对组织器官没有机械损伤的方法，经皮肤或黏膜等途径间接取得有关心血管功能的各项参数，如自动的无创血压监测、心电图等。有创血流动力学监测指经体表插入各种导管或监测探头到心脏和 / 或血管腔内，利用各种监测仪或监测装置直接测定各项生理参数，如中心静脉压、肺动脉压等。

1. **动脉压监测** 通常有无创血压监测和动脉穿刺插管直接测压两种方法，血压能够反映心室后负荷、心肌耗氧及周围血管阻力。虽然血压能反映循环功能，但不是唯一指标。因为组织灌注取决于血压和周围血管阻力两个因素。若血管收缩，阻力增高，血压虽高，但组织血流却减少，故判断循环功能不能单纯追求较高的血压，应结合多项指标，综合分析。

2. **中心静脉压监测** 经皮穿刺监测中心静脉压（central venous pressure，CVP），主要经颈内静脉或锁骨下静脉，将导管插至上腔静脉。监测需注意：导管插入上、下腔静脉或右心房无误；玻璃管零点需置于第 4 肋间右心房水平腋中线；静脉内导管和测压管道系统内无凝血、空气，管道无扭曲，导管畅通。

中心静脉压高低主要反映右心室前负荷和血容量，与静脉张力和右心功能有关，不能反映左心功能。这是因为三尖瓣和肺动脉瓣对中心静脉血流有阻碍作用，以及肺循环阻力的改变，使来自左心的压力减弱。

3. **肺动脉压监测** 根据临床需要可选用不同规格的 Swan-Ganz 漂浮导管，通常选择右侧颈内静脉，将导管沿静脉进入到右心房→右心室→肺动脉→肺小动脉分支，即可出现肺动脉楔压（pulmonary artery wedge pressure，PAWP）波形，可用于评估左右心室功能、指导治疗、选择最佳的呼气末正压。通过监测血浆胶体渗透压（colloid osmotic pressure，COP）和 PAWP，并计算其差值（COP-PAWP），对心源性肺水肿发生作出判断，PAWP 与肺毛细血管静水压基本一致，升高的原因为左心衰竭或输液过量。

4. **心排血量监测** 心排血量（cardiac output，CO）是反映心泵功能的重要指标，通过 CO 测定，可判断心脏功能，诊断心力衰竭和低心排血量综合征，评估预后，指导治疗。临床上有无创和有创两种方法。无创法有心肌阻抗心动图、多普勒等；有创法有温度热稀释法、改良有创血流动力学监测、经肺热稀释法等。

三、动脉血压及其影响因素

（一）动脉血压

动脉血压（arterial blood pressure）是指血液对单位面积动脉血管壁的侧压力，即通常所说的血压。在一个心动周期中，动脉血压呈现周期性变化，心室收缩时，动脉血压升高所达到的最高值称为收缩压；心室舒张时，动脉血压下降所达到的最低值称舒张压，收缩压与舒张压之差称脉搏压，简称脉压，它可反映动脉血压波动的幅度。在一个心动周期中，动脉血压的平均值称为平均动脉血压，心舒期长于心缩期，因此平均动脉血压接近于舒张压，约等于舒张压加 1/3 脉压。在安静状态下，我国健康青年人的收缩压为 100 ~ 120mmHg，舒张压为 60 ~ 80mmHg，脉压为 30 ~ 40mmHg。婴幼儿由于心肌纤维细弱，收缩能力差，加之血管壁弹性较小，故血压低于成人。

（二）影响动脉血压的因素

1. **每搏输出量** 每搏输出量增加时，心缩期射入主动脉的血量增多，动脉管壁所承受的侧压力也增大，故收缩压明显升高。由于动脉血压升高，血流速度随之加快，在心舒末期存留在大动脉中的血量增加不多，故舒张压升高的幅度相对较小，脉压增大，平均动脉压也升高。反之，每搏输出量减少时，收缩压降低明显，脉压减小。通常情况下，收缩压的高低主要反映每搏输出量的多少。

2. **心率** 如果心率加快，心动周期缩短，心舒期缩短更明显，流向外周血量减少，舒张末期动脉内存留血量增加，使舒张压升高。由于平均动脉血压升高，血流速率快，收缩压升高不明显，故脉压变小。但如果心率过快，则心舒期过短，使心室充盈不足，导致心排血量减少，动脉血压反而下降。反之，当心率减慢时，舒张压下降的幅度比收缩压显著，因而脉压增大。

3. **外周阻力** 若心排血量不变，外周阻力增大时，可使血压升高。由于外周阻力增大，使血流速率减慢，导致心舒末期存留于大动脉内血量增多，所以舒张压升高明显；反之外周阻力减小，舒张压降低更明显。因此，舒张压的高低主要反映外周阻力的大小。原发性高血压患者主要是小动脉硬化，口径变小，外周阻力增大所致。

4. **主动脉和大动脉的弹性贮器作用** 由于主动脉和大动脉的弹性贮器功能，使得动脉血压波动幅度明显小于心室内压的波动幅度。老年人由于动脉管壁硬化，血管顺应性降低，主动脉和大动脉的弹性贮器作用减弱，对血压波动的缓冲作用也就减弱，因而收缩压增高，舒张压降低，脉压明显加大。

5. **循环血量与血管系统容量的比例** 正常情况下，循环血量是相对稳定的，血管系统的充盈程度变化不大。大失血后，循环血量减少，此时如果血管系统的容积变化不大，则体循环平均充盈压将降低，使动脉血压下降。如果循环血量不变而血管系统容积增大，则会导致动脉血压下降。

在不同的生理或病理情况下，上述各种因素可同时影响动脉血压，故实际所测得的动脉血压变化，往往是各种因素相互作用的综合结果。

四、静脉血压和静脉回心血量

（一）静脉血压

血液在血管内流动过程中，不断克服阻力而耗能，使血压逐渐下降，当流至小、微动脉时，血压明显降低，到达右心房时压力已接近于零。通常将右心房和胸腔大静脉血压称中心静脉压（CVP），而将各器官或肢体的静脉血压称外周静脉压。中心静脉压正常值为 4 ~ 12cmH_2O，其高低取决于心脏射血能力和静脉回心血量。如心脏射血能力强，能及时将回流入心脏的血液射入动脉，中心静脉压较低；反之，心脏射血能力减弱（如心力衰竭），右心房和上腔静脉淤血，中心静脉压就会升高。因此，在临床上常作为判断心血管功能的重要指标。另外，如果回心血量增加（如静脉输血、输液过快或者过多），中心静脉压也将升高。所以中心静脉压也可以作为静脉输液速度和补液量的监测指标。

（二）影响静脉回心血量的因素

单位时间内静脉回心血量的多少取决于外周静脉压与中心静脉压之差，以及静脉对血流的阻力。因此，凡能改变这个压力差及静脉阻力的因素，都可影响静脉回心血量。

1. **体循环平均充盈压** 是反映血管系统充盈程度的指标。当血量增加或容量血管收缩时，体循环平均充盈压升高，静脉回心血量增多；反之，血量减少或容量血管舒张时，体循环平均充盈压降低，静脉回心血量减少。

2. **心肌收缩力** 心肌收缩力是影响静脉回心血量最重要的因素。心肌收缩力越强，射血时心室排空越完全，在心舒期心室内压越低，对心房和静脉内血液的抽吸力量越大，静脉回心血量增多。反之，心肌收缩力减弱，静脉回心血量减少。如右心衰竭患者可因心肌收缩乏力而静脉血回流减少，产生肝、脾充血肿大，腹水和下肢水肿等体征。

3. **重力与体位变化** 由于静脉管壁薄，易扩张，静脉内压力较低，因此，静脉血流回流易受重力和体位的影响。当身体平卧时，全身静脉与心脏基本处于同一水平，外周静脉压与中心静脉压之间的压差小，对静脉回流影响不大。当身体由卧位突然直立时，因重力作用，血液大量瘀滞于下肢，使静脉回心血量减少，导致心排血量减少，从而产生直立性低血压，出现眼前发黑甚至晕厥，严重者可致休克。所以对体弱多病、长期卧床患者不能突然改变体位，以免发生意外。

4. **骨骼肌的挤压作用** 肌肉收缩时可挤压肌肉内和肌肉间的静脉，使静脉血回流加快；同时静脉内的瓣膜使血液只能单向流回心脏。肌肉舒张时，静脉扩张，静脉压下降，有利于毛细血管和微静脉的血液流入静脉。这样，骨骼肌和静脉瓣膜对静脉回流起着“泵”的作用，称为“肌肉泵”。所以，肌肉有节奏地收缩和舒张可使回心血量增加。正常人长期站立或处于坐位，可能出现下肢水肿，是由于下肢静脉缺乏肌肉挤压，血液淤积在下肢所致。

5. **呼吸运动** 由于胸膜腔内负压的作用，胸腔内大静脉处于扩张状态。吸气时，胸腔容积增大，胸膜腔内负压值进一步增大，使胸腔内的大静脉和右心房更加扩张，中心静脉压降低，右心回心血量增多。反之，呼气时胸膜腔内负压值减小，右心回心血量减少。因此，呼吸运动对静脉回流也起着“呼吸泵”的作用。

五、血流量及血流速度对静脉输液治疗的影响

（一）成人中心静脉置管常用静脉直径及血液流速（表 2-3）

表 2-3 成人中心静脉导管常用静脉直径及血液流速

常用静脉	静脉直径 /mm	流速 /（ml·min^{-1}）
头静脉	6	40 ~ 90
贵要静脉	10	90 ~ 150
腋静脉	16	150 ~ 350
锁骨下静脉	19	1 000 ~ 1 500
上腔静脉	20 ~ 30	2 000 ~ 2 500

（二）血流量与静脉输液治疗

静脉输注刺激性强的药物、肠外营养或需要长期静脉输液时，应选择管径粗的血管，较大的血流量可使药物得到迅速地稀释，从而减轻药物对血管壁的刺激，减少化学性静脉炎的发生。临床在进行静脉置管时，必须在尽可能大的静脉内置入能满足治疗需要的最小管道，使被置管的静脉局部有足够的空间让血液通过，保证一定的血流速度和血流量，避免在管腔较小的静脉插入导管，防止堵管、静脉炎、血栓、外渗等并发症发生。

（徐亚吉）

第五节 血液与生理性止血

血液是指在心血管循环中流动的一种红色、不透明、黏稠的液体，主要起着运输物质的作用。因此，运输是血液的基本功能，一方面，将机体获取的 O_2 和营养物质运送到各器官、细胞，将内分泌腺产生的激素运输到相应的靶细胞；另一方面，血液又将细胞代谢产生的 CO_2 及代谢产物运送到相应器官而排出体外。血液还具有缓冲功能，它含有多种缓冲物质，可缓冲进入血液的酸性或碱性物质引起血浆的 pH 变化。此外，血液还具有重要的防御与保护功能，参与机体的生理性止血、血液凝固与纤维蛋白的溶解，抵御细菌、病毒等微生物引起的感染和各种免疫反应。

一、血液及其生理功能

（一）血液组成

血液由血浆和悬浮于其中的血细胞组成。正常成人的血液总量占体重 7% ~ 8%，其中血细胞成分约占血液容积 45%，包括红细胞、白细胞、血小板；正常人血液中红细胞数量为男性（4.0 ~ 5.5）$\times 10^{12}$/L、女性（3.5 ~ 5.0）$\times 10^{12}$/L，白细胞数量为（4.0 ~ 10.0）$\times 10^{9}$/L，血小板数量为（100 ~ 300）$\times 10^{9}$/L。血浆占血液容积 55%，为一种淡黄色的透明液体，含水 91% ~ 92%，其余为溶质，溶质中主要成分为血浆蛋白占 6.2% ~ 7.9%，无机盐占 0.9%，非蛋白有机物占 1% ~ 2%。

（二）血细胞的生理功能

1. **红细胞**（red blood cells） 成熟红细胞呈双凹圆盘形、具有较大的表面积，有利于气体交换；成熟红细胞直径为 7 ~ 8μm，细胞内无细胞核和细胞器，主要是血红蛋白（hemoglobin，Hb），具有结合与输送 O_2 和 CO_2 的功能；平均寿命 120d。红细胞还具有可塑变形性、渗透脆性与悬浮稳定性等生理特性。此外，红细胞还参与对血液中酸、碱物质的缓冲及免疫复合物的清除。

2. **白细胞**（leukocyte） 白细胞为无色、有核的细胞，在血液中一般呈球形。白细胞种类多、形态和功能各异，主要包括中性粒细胞、嗜酸性粒细胞、嗜碱性粒细胞、单核细胞及淋巴细胞；各类细胞在血液中停留时间长短不同，一般不超过 3d，主要存在于循环血液之外。白细胞具有变形、趋化、游走与吞噬等生理特性，是机体防御的重要组成部分。其中，中性粒细胞的含量最多，其功能为吞噬异物尤其是细菌，是机体抵御细菌的第一道防线；单核细胞的功能为清除死亡或不健康的细胞、微生物及其产物等，是抵御入侵细菌的第二道防线；嗜酸性粒细胞具有抗过敏和抗寄生虫作用。因此当白细胞数目减少，尤其是中性粒细胞减少，易诱发各种感染。

3. **血小板**（platelet） 血小板体积小，无细胞核，呈双面微凸的圆盘状，直径2～3μm，平均存活7～14d，但只在最初两天具有生理功能。主要参与机体的止血与凝血过程，具有黏附、释放、聚集、收缩与吸附的生理特性，有助于维持血管壁的完整性。若血小板减少或功能障碍均可导致血管壁的完整性降低，出血风险增加，生理性止血功能降低。

二、血液的理化特性

（一）血液的比重

正常人全血的比重为1.050～1.060，血浆的比重为1.025～1.030。全血比重主要决定于血液中红细胞数量的多少，血浆的比重则主要决定于血浆蛋白的含量。

（二）血液的黏滞性

黏滞性取决于液体中分子或颗粒之间的摩擦力。用相同口径的垂直细玻璃管测定血液、血浆和蒸馏水流下的速度可以得到血液或血浆与水相比的相对黏滞性。血液的相对黏滞性为4～5；血浆的相对黏滞性为1.6～2.4。全血的黏滞性主要决定于红细胞数；血浆的黏滞性则主要决定于血浆蛋白的含量。水的黏滞性不随流速改变，血液在流速很快的动脉内也不改变其黏滞性；但若流速小于一定限度时，则黏滞性与流速成反比关系，这是由于血流速度缓慢时，红细胞可发生叠连而使血液的黏稠性增加。血液在较粗的血管内流动时，血管口径对血液黏滞度不发生影响。但当血液在直径＜0.3mm的小动脉内流动时，则在一定范围内血液的黏滞度随着血管口径的变小而降低。在管腔较小的血管插入导管，可降低局部血管的流速，增加血液的黏度，甚至引起血管堵塞，因此，在进行静脉置管时，必须在尽可能大的静脉内置入能满足治疗需要的最小直径的导管，使被置管的血管局部有足够的空间让血液通过，避免局部血栓发生。

（三）血浆渗透压

渗透压通常指溶液中溶质分子通过半透膜吸水的能力，其大小与单位体积中溶质颗粒（分子或离子）数的多少成正比，而与溶质颗粒的种类和大小无关。正常人血浆渗透压为280～310mmol/L，主要来自溶解于其中的晶体物质。血浆渗透压由两部分溶质构成，一是溶解在血浆中的晶体物质，约80%来自Na^+和Cl^-，称为血浆晶体渗透压；另一部分是由血浆中的蛋白质形成，称血浆胶体渗透压，这部分的渗透压小，不超过1.5mmol/L。在血浆胶体渗透压的形成中，由于白蛋白分子量较其他种类蛋白质小，且其分子数量远多于球蛋白，故血浆胶体渗透压主要来自白蛋白。若白蛋白明显减少，即使球蛋白增加且保持血浆总蛋白含量基本不变，血浆胶体渗透压也可明显降低。血浆渗透压在一定范围内保持相对恒定，对于调节血液和组织间水的交换，保持血细胞及体液的正常含量和血细胞的正常形态都是非常重要的。

（四）血液的酸碱度

正常人血浆pH为7.35～7.45。血浆pH主要决定于血液中缓冲酸碱的物质，从而保持血液酸碱度的相对稳定。血浆中的主要缓冲对有：$NaHCO_3/H_2CO_3$；蛋白质钠盐 / 蛋白质；Na_2HPO_4/ NaH_2PO_4，其中以 $NaHCO_3/H_2CO_3$ 最为重要。机体通过呼吸排出 CO_2，以调节血浆中 H_2CO_3 浓度，肾脏生成尿调节血浆中 $NaHCO_3$ 的浓度，从而使两者保持适当的比值，使血浆pH在正常范围内波动。

三、生理性止血的基本过程

正常情况下，小血管受损后引起的出血，在几分钟内就会自行停止，这种现象称为生理性止血。生理性止血是机体重要的保护机制之一。当血管受损时，一方面要迅速形成止血栓以避免血液的流失；另一方面要使止血反应限制在损伤局部，保持全身血管内血液的流动状态。

出血时间指用小针刺破耳垂或指尖，使血液自然流出，然后测定出血延续的时间，这段时间称为出血时间，正常出血时间为1～3min。出血时间的长短可反映生理止血功能的状态。生理性止血功能降低时，可有出血倾向；而生理性止血功能过度激活，则可能导致血栓形成。生理性止血的过程主要包括血管收缩、血小板血栓形成和血液凝固三个过程。

（一）血管收缩

血管收缩是人体对出血最早的生理性反应。当血管受损时，局部血管发生收缩，导致管腔变窄、破损伤口缩小或闭合。血管收缩通过神经反射及多种介质调控完成，如5-羟色胺、血栓烷 A_2 等缩血管物质。

（二）血小板血栓形成

血管受损时，血小板通过黏附、聚集及释放反应参与止血过程：

1. 血小板膜糖蛋白作为受体，通过血管性血友病因子的桥梁作用，使血小板黏附于受损内皮下的胶原纤维，形成血小板血栓，机械性修复受损血管。

2. 血小板膜多种糖蛋白复合物，通过纤维蛋白原、C_a^{2+} 的作用互相连接而致血小板聚集。

3. 聚集后的血小板活化，分泌或释放一系列活性物质，如血栓烷 A_2、5-羟色胺等，进一步促使血管收缩、血小板发生不可逆聚集，使血流中的血小板不断地聚集黏附于内皮下的胶原与血小板上，形成血小板止血栓，从而将伤口堵塞，达到初步止血，也称一期止血。

（三）血液凝固

上述血管内皮损伤，启动外源及内源性凝血途径，在磷脂、血栓烷 A_2 等的参与下，经过一系列酶促反应使血浆中可溶性的纤维蛋白原转变成不溶性的纤维蛋白，并交织成网，把血细胞及血液的其他成分网罗其中，从而形成纤维蛋白血栓，以加固止血栓，血栓填塞于血管损伤部位，使出血停止，也称二期止血。最后，局部纤维组织增生，达到永久性止血。

在生理性止血过程中，血管收缩、血小板止血栓形成及血液凝固三个过程是相继发生并相互重叠，密切相关的。只有在血管收缩使血流减慢时，血小板黏附才容易实现；血小板激活后释放的5-羟色胺和血栓烷 A_2 又可促进血管收缩；活化的血小板可促进血液凝固而具有凝血功能；血液凝固的反应也可促进血小板的活化。此外，血凝块中血小板的收缩，可引起血块回缩，挤出其中的血清，而使血凝块变得更为坚实、牢固地封住血管的破口。血小板在生理性止血的三个环节中均起重要作用，所以在止血过程中血小板至关重要。当血小板减少或功能降低时，出血时间就会延长。凝血因子参与完成的凝血过程对止血也十分重要，当凝血功能出现障碍时，将会导致出血时间延长。正常止血机制及相关因素的作用（图2-15）。

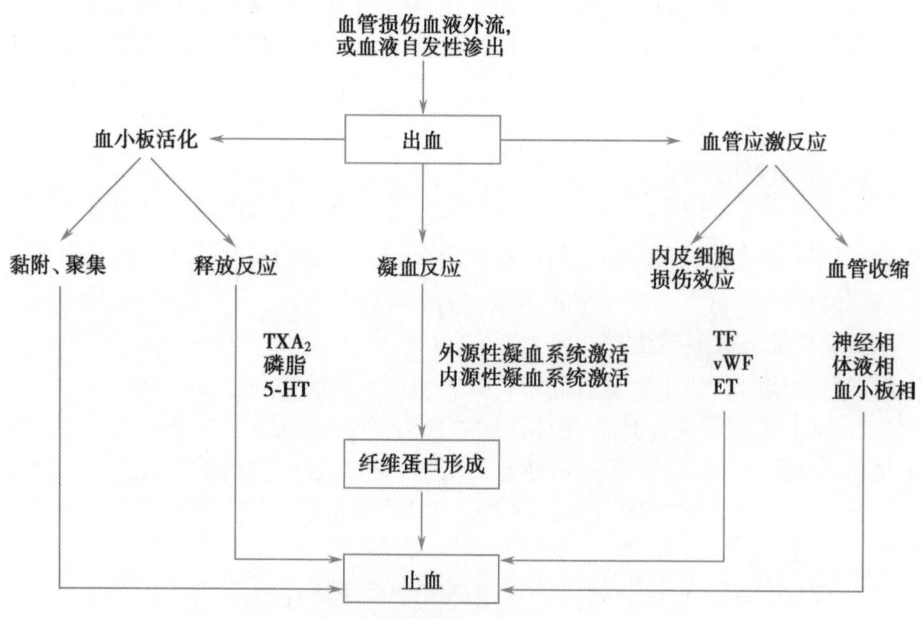

2-15 止血机制及相关因素的作用

TXA_2：血栓素 A_2；5-HT：5-羟色胺；TF：组织因子；vWF：血管性血友病因子；ET：内皮素。

四、凝血机制

血液从液体的状态转变成不流动的凝胶状态的过程，称为血液凝固，简称凝血。它是人体生理止血过程的一个重要方面。当血液流出血管外，本来透明液体的血浆，逐渐出现许多有黏性的丝状纤维蛋白，即血浆中的可溶性纤维蛋白原转变成了不溶性的纤维蛋白；当形成的纤维蛋白交织成网时，可把血细胞及血液中的其他成分网罗在内，从而形成血凝块，即血液凝固。血液凝固是无活性的凝血因子（酶原）被有序地、逐级放大、激活，转变为有蛋白降解活性的凝血因子，即所谓的“瀑布学说”等一系列复杂的酶促反应过程。血液凝固需要多种凝血因子的参与，凝血因子按一定顺序相继激活而生成凝血酶，最终使纤维蛋白原变为纤维蛋白。

（一）凝血因子

血浆与组织中直接参与血液凝固的物质，统称为凝血因子。目前已知直接参与人体凝血过程的凝血因子有 14 个，凝血因子的名称、命名、合成部位、主要作用及特性见表 2-4。

表 2-4　凝血因子的名称、命名、合成部位、主要作用及特性

凝血因子	同义名	合成部位	与维生素 K 的关系	血清中	凝血过程中的作用
Ⅰ	纤维蛋白原	肝、巨核细胞	—	无	变为纤维蛋白
Ⅱ	凝血酶原	肝	+	无	变为有活性的凝血酶
Ⅲ	组织因子，组织凝血活酶	组织、内皮细胞、单核细胞	—	—	启动外源性凝血
Ⅳ	钙离子	—	—	—	参与凝血的多步过程
Ⅴ	易变因子（前加速素）	肝	—	无	调节蛋白
Ⅶ	稳定因子（前转变素）	肝	+	有	参与外源性凝血
Ⅷ	抗血友病球蛋白（AHG）	肝、脾、巨核细胞	—	无	调节蛋白
Ⅸ	血浆凝血活酶成分（PTC），christmas 因子	肝	+	有	变为有活性的Ⅸa

续表

凝血因子	同义名	合成部位	与维生素K的关系	血清中	凝血过程中的作用
X	Stuart-Prowe因子	肝	+	有	变为有活性的Xa
XI	血浆凝血活酶前质(PTA)	肝	—	有	变为有活性的XIa
XII	接触因子,Hageman因子	肝	—	有	启动内源性凝血
XIII	纤维蛋白稳定因子	肝、巨核细胞	—	无	不溶性纤维蛋白形成
PK	激肽释放酶原(前激肽释放酶)	肝	—	有	参与内源性凝血
HMWK	高分子量激肽原	肝	—	有	参与内源性凝血

备注：前激肽释放酶原（prekallikrein，PK）；高分子量激肽原（high molecular weight kininogen，HMWK）；抗血友病球蛋白（antihemophilic globulin，AHG）；血浆凝血活酶成分（plasma thromboplastin component，PTC）；血浆凝血活酶前质（plasma thromboplastin precursor，PTA）。

（二）凝血过程

经典凝血学说认为，凝血过程根据其启动环节不同分为外源性（以血液与TF接触为起点，也称TF途径）和内源性（以FXII激活为起点）两种途径，在活化的因子X（FXa）之后直至纤维蛋白形成是共同通路。凝血过程可分为凝血酶原酶复合物的形成、凝血酶形成和纤维蛋白形成三个基本步骤见图2-16。

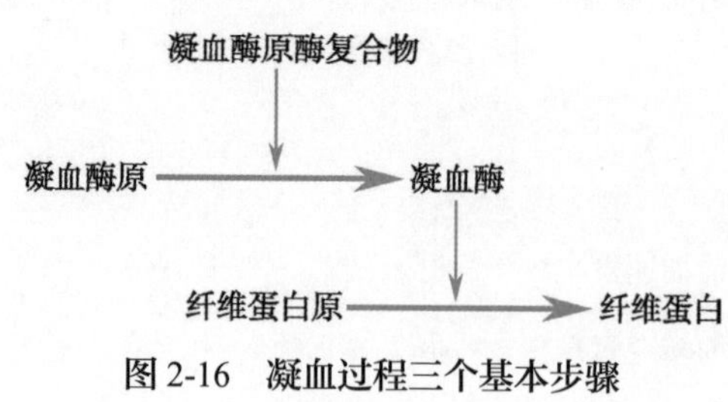

图2-16 凝血过程三个基本步骤

1. **凝血酶原酶复合物形成** 凝血酶原酶复合物形成有两条途径：内源性凝血和外源性凝血途径。

（1）内源性凝血途径：指参与凝血的因子全部来自血液，由FXII因子被激活而启动的凝血过程。当血管损伤时，内皮细胞完整性破坏，内皮下胶原暴露，FⅫ与带负电荷的胶原接触而激活，转变为活化的因子Ⅻ（FⅫa）；FⅫa激活因子Ⅺ（FⅪ）；在 Ca^{2+} 存在的条件下，活化的因子Ⅺ（FⅪa）激活FⅨ。活化的因子Ⅸ（FⅨa）、因子Ⅷ：C（FⅧ：C）及磷脂在 Ca^{2+} 的参与下形成复合物，即内源性途径因子Ⅹ酶复合物，可进一步激活FⅩ、生成FⅩa。

（2）外源性凝血途径：由来自血液之外的组织因子（因子Ⅲ）与血液接触而启动的凝血过程，又称组织因子途径。组织因子是一种跨膜糖蛋白，广泛存在于大多数非血管细胞表面及血管外膜层。在生理情况下，直接与循环血液接触的血细胞和内皮不表达组织因子，但约有 0.5%FⅦ处于活化状态（FⅦa）。当血管损伤时，内皮细胞表达组织因子（TF）并释入血流。TF 与凝血因子Ⅶ（FⅦ）或活化的因子Ⅶ（FⅦa）在钙离子（C_a^{2+}）存在的条件下，形成 TF/FⅦ或 TF/FⅦa 复合物，这两种复合物均可激活因子Ⅹ（FⅩ），后者的激活作用远远大于前者，并还有激活因子Ⅸ（FⅨ）的作用。

上述两种途径激活 FⅩ后，凝血过程即进入共同途径。在 Ca^{2+}的作用下，FⅩa、因子Ⅴ（FⅤ）与磷脂形成复合物，即凝血酶原酶复合物，也称凝血活酶，激活凝血酶原。通过外源性途径最终生成凝血酶原激活物，所需的反应步骤较内源性途径少，通过外源性途径凝血发生较快，需要的时间较短；而内源性途径凝血发生较慢，需要的时间较长。然而，在实际凝血过程中内源性凝血途径和外源性凝血途径往往同时参与凝血，两者相互联系，相互促进，共同完成凝血过程。

2. **凝血酶形成** 血浆中无活性的凝血酶原在凝血活酶的激活作用下，转变为蛋白分解活性极强的凝血酶。凝血酶形成是凝血连锁反应中的关键，主要分解纤维蛋白，并能激活多种凝血因子，使凝血过程不断加速。

3. **纤维蛋白形成** 在凝血酶作用下，纤维蛋白原依次裂解，释出肽 A、肽 B，形成纤维蛋白单体，单体自动聚合，形成不稳定性纤维蛋白，再经活化的因子ⅩⅢ（FⅩⅢa）的作用，形成稳定性交联纤维蛋白。现代凝血学说认为，凝血过程分为两个阶段。首先是启动阶段，这是通过外源性凝血途径（TF 途径）实现的，由此生成少量凝血酶。然后是放大阶段，即少量凝血酶发挥正反馈：激活血小板，磷脂酰丝氨酸由膜内移向膜外发挥磷脂作用；激活 FⅤ、激活 FⅧ；在磷脂与凝血酶原存在条件下激活 FⅪ（FⅪ作为TF途径与内在途径连接点），从而生成足量凝血酶，以完成正常的凝血过程（图 2-17）。

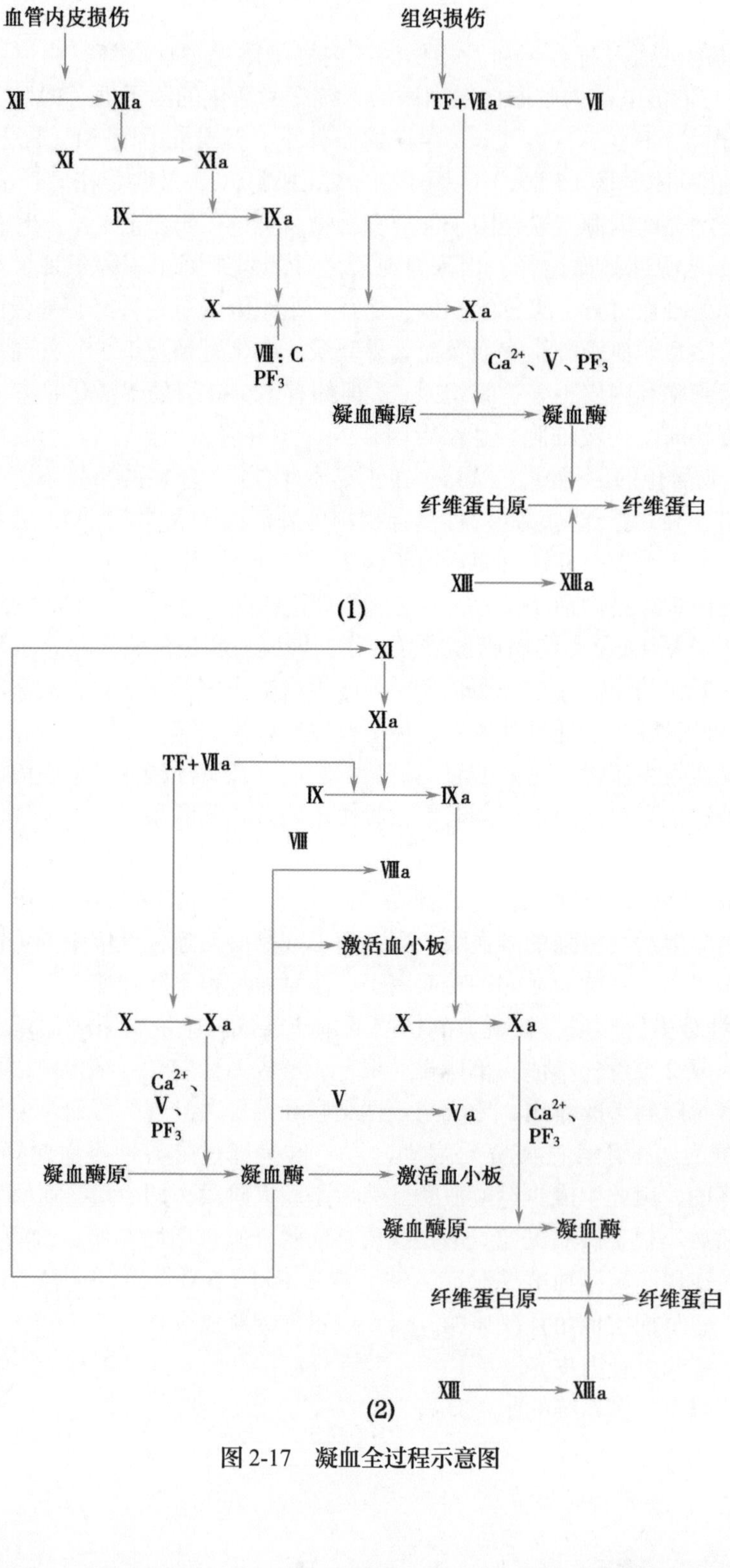

血管内皮损伤
组织损伤
Ⅻ → Ⅻa
TF+Ⅶa ← Ⅶ
Ⅺ → Ⅺa
Ⅸ → Ⅸa
X → Xa
Ⅷ : C
PF_3
Ca^{2+}、V、PF_3
凝血酶原 → 凝血酶
纤维蛋白原 → 纤维蛋白
XⅢ → XⅢa

(1)

Ⅺ
Ⅺa
TF+Ⅶa
Ⅸ → Ⅸa
Ⅷ
Ⅷa
激活血小板
X → Xa
X → Xa
Ca^{2+}、
V、
PF_3
V → Va
Ca^{2+}、
PF_3
凝血酶原 → 凝血酶 → 激活血小板
凝血酶原 → 凝血酶
纤维蛋白原 → 纤维蛋白
XⅢ → XⅢa

(2)

图 2-17 凝血全过程示意图

五、抗凝与纤维蛋白溶解

除凝血系统外，人体还存在完善的抗凝及纤溶系统。体内凝血与抗凝、纤维蛋白形成与纤维蛋白溶解维持着动态平衡，以保持血流的通畅。

（一）抗凝系统

生理状态下发生轻微的血管损伤，人体内会有少量的凝血因子被激活，但循环血液并不凝固，即便是组织损伤后发生生理性止血时，止血栓也只局限于损伤局部，而不会导致全身血液凝固，是因为人体内生理性凝血过程是多因素保持一种平衡状态的结果。体内的生理性抗凝物质主要有抗凝血酶、蛋白 C 系统、组织因子途径抑制物、肝素等，分别抑制激活的维生素 K 依赖性凝血因子（FⅦa 除外）、激活的辅因子 FⅤa 和 FⅧa，以及外源性凝血途径。

1. **抗凝血酶** 是人体内最重要的抗凝物质，约占血浆生理性抗凝活性 75%。抗凝血酶生成于肝脏及血管内皮细胞，主要功能是灭活 FⅩa 及凝血酶，对其他丝氨酸蛋白酶如 FⅨa、FⅪa、FⅫa 等亦有一定灭活作用，其抗凝活性与肝素密切相关。

2. **蛋白 C 系统** 蛋白 C 系统由蛋白 C、蛋白 S、血栓调节蛋白等组成。蛋白 C、蛋白 S 为维生素 K 依赖性因子，在肝内合成。血栓调节蛋白则主要存在于血管内皮细胞表面，是内皮细胞表面的凝血酶受体。凝血酶与血栓调节蛋白以 1 ∶1 形成复合物，裂解蛋白 C，形成活化的蛋白 C，活化的蛋白 C 以蛋白 S 为辅助因子，通过灭活 FⅤ及 FⅧ而发挥抗凝作用。

3. **组织因子途径抑制物** 为一种对热稳定的糖蛋白，内皮细胞可能是其主要生成部位。组织因子途径抑制物的抗凝机制为：

（1）直接对抗 FⅩa.

（2）在 Ca^{2+} 存在的条件下，有抗 TF/F Ⅶa 复合物的作用。

4. **肝素** 为硫酸黏多糖类物质，主要由肺或肠黏膜肥大细胞合成，通过增强抗凝血酶的活性而间接发挥抗凝作用。肝素与抗凝血酶结合，导致抗凝血酶构型变化，活性中心暴露，变构的抗凝血酶与因子Ⅹa 或凝血酶以 1 ∶1 结合成复合物，导致上述两种丝氨酸蛋白酶灭活。近年研究发现，低分子量肝素的抗 FⅩa 作用明显强于肝素钠。此外，肝素还有促进内皮细胞释放组织型纤溶酶原激活物、增强纤溶活性等作用。

5. **血管内皮细胞的抗凝作用** 血管内皮细胞在防止血液凝固中起了重要作用。正常的血管内皮光滑完整，可防止凝血因子、血小板与内皮下的成分接触，从而避免凝血系统的激活和血小板的活化。血管内皮还具有抗血小板和抗凝血的功能：

（1）血管内皮细胞合成、释放前列腺素和氧化亚氮，抑制血小板的聚集。

（2）血管内皮细胞膜有胞膜 ADP 酶，分解 ADP，抑制血小板的激活。

（3）血管内皮细胞表面存在硫酸乙酰肝素蛋白多糖，血液中的抗凝血酶与之结合后，可灭活 FⅡa、FⅩa 等多种活化的凝血因子。

（4）血管内皮细胞合成和分泌组织因子途径抑制物、抗凝血酶等抗凝物质。

（5）血管内皮细胞合成并在膜上表达凝血酶调节蛋白，通过蛋白质 C 系统的参与对 FⅤa、FⅧa 的灭活。通过上述过程，内皮细胞可灭活来自凝血部位扩散而来的活化凝血因子，阻止血栓延伸到完整内皮细胞部位。

（二）纤维蛋白溶解

正常情况下，在机体组织损伤后，通过凝血过程所形成的血凝块，当它完成生理止血作用后，将逐步溶解，以利于组织的再生与修复并保持血管内血液的畅通。这一过程依赖于血凝块内的纤维蛋白被溶解，血凝块被液化而完成。纤维蛋白被溶解、液化的过程称为纤维蛋白被溶解（简称纤溶）。若纤溶系统亢进，可因止血栓的提前溶解而有重新出血的倾向；如纤溶系统活力低下，则不利于血管的再通，并可加重血栓栓塞。

1. **组成** 纤溶系统主要由纤溶酶原及其激活剂、纤溶酶激活剂抑制物等组成。

（1）纤溶酶原：一种单链糖蛋白，主要在脾、嗜酸性粒细胞及肾脏等部位生成，血管内皮细胞也有纤溶酶原表达。正常情况下血浆中含有不具活性的纤溶酶原，在激活物的作用下可转变为纤溶酶。

（2）组织型纤溶酶原激活物：人体内主要的纤溶酶原激活剂，主要在内皮细胞合成。

（3）尿激酶型纤溶酶原激活物：最先由尿中分离而得名，亦称尿激酶。主要存在形式为前尿激酶和双链尿激酶型纤溶酶原激活物。

（4）纤溶酶相关抑制物：主要包括 α_2- 纤溶酶抑制剂、α_1- 抗胰蛋白酶及 α_2- 抗纤溶酶等数种，有抑制纤溶酶等作用。

2. **纤溶系统激活** 纤溶可分为纤溶酶原的激活与纤维蛋白（或纤维蛋白原）的降解两个基本过程。纤溶酶原激活是纤维蛋白溶解的关键步骤。正常情况下，纤溶酶原是纤溶酶的无活性前体，只有在被纤溶酶原激活物等激活后转化为纤溶酶才具有降解纤维蛋白的作用。生理情况下，纤溶酶主要生成于纤维蛋白沉积的部位，并可将纤维蛋白和纤维蛋白原分解为许多可溶性小肽。血液凝固过程中纤维蛋白的形成是触发纤溶的启动因素，通过纤溶酶选择性地产生并作用于纤维蛋白形成部位，即血凝块形成的部位，可以溶解纤维蛋白，以清除血凝块，恢复正常的血管结构和血流。体内有多种物质可抑制纤溶系统的活性，主要有纤溶酶原激活物抑制物 -1 和 α_2- 抗纤溶酶，两者分别在纤溶酶原的激活水平和纤溶酶水平抑制纤溶系统的活性，防止血凝块过早溶解和避免出现全身性纤溶。

（1）纤溶酶原的激活：通过两条途径激活。

1）内源性途径：当 F Ⅻ被激活时，前激肽释放酶经 FⅫa 作用转化为激肽释放酶，后者使纤溶酶原转变为纤溶酶，致纤溶过程启动。

2）外源性途径：血管内皮及组织受损伤时，t-PA 或 u-PA 释放入血流，裂解纤溶酶原，使之转变为纤溶酶，导致纤溶系统激活。

（2）纤维蛋白（原）降解：作为一种丝氨酸蛋白酶，纤溶酶作用于纤维蛋白（原），使之降解为小分子多肽及一系列碎片，称之为纤维蛋白（原）降解产物。

（张佳思）

第六节　危重症患者血容量的评估

危重症患者多伴有器官功能障碍和全身循环状态不稳定，容量管理是危重症患者治疗的重要内容。容量管理的目的：维持有效的血容量，改善组织灌注和保证组织、器官必需的氧供和氧耗，维持机体水、电解质和酸碱平衡，维持体液的正常渗透压，供应脑组织需要的能量。容量管理是针对血管内容量的医源性干预，危重症患者容量管理策略是达到供需平衡。因此，精细化的液体管理非常必要，即对静脉输入液体的总量（量）、种类（质）及速度进行管理，危重患者液体管理一定要根据患者病情的变化，容量状态评估，动态监测容量反应性，随时调整补液方案，找到最佳方案。

一、正常机体容量维持的相关知识

（一）体液及组织液的结构与分布

参考第二章第七节中相关内容。

（二）正常机体容量维持

1. **心脏的泵血功能**　心脏的收缩力，每搏输出量、心率。
2. **血容量**　整个循环系统的血量。
3. **血管床容量**　容纳血液的血管容量，与外周血管的舒缩有关。

二、危重患者容量特点

（一）病理状态下体液变化特点

1. **容量异常** 体液的失衡都会导致血液流动性变差，内环境紊乱，组织灌注不足，脏器功能障碍。

2. **分布异常** 细胞、组织内出现水肿或脱水、低血容量或容量负荷过重、第三腔隙积液（第三腔隙即关节腔、胸膜腔、腹膜腔），病理状态下机体出现炎症反应时组织液漏出形成浆膜腔积液，积聚在第三腔隙，该液体不参加体液代谢和交换，等同于体液丢失等。

3. **性质异常** 代谢性酸中毒、电解质紊乱、血液稀释或浓缩等。

4. **毛细血管渗漏** 炎症反应导致血管内大分子物质漏出到组织，胶体渗透压下降，组织水肿形成。

（二）休克的病理生理

1. **微循环的变化** 休克早期有效循环血容量显著减少，组织灌注不足和细胞缺氧；同时动脉血压下降，机体通过主动脉弓和颈动脉窦压力感受器引起血管舒缩中枢加压反射，大量儿茶酚胺释放以及肾素 - 血管紧张素分泌使心跳加快、心排血量增加；通过选择性收缩外周（皮肤、骨骼肌）和内脏（如肝脾、胃肠）的小血管使循环血量重新分布，保证心、脑等重要器官的有效灌注。

2. **代谢变化** 在微循环失常、灌注不足和细胞缺氧情况下，体内出现无氧代谢下的糖酵解过程以提供维持生命活动所必需的能量。随着无氧代谢的加重，乳酸盐不断增加；休克加重时，除因微循环障碍不能及时清除酸性产物外，还因肝对乳酸进行代谢的能力下降，导致乳酸盐不断堆积和明显酸中毒。

3. **内脏器官的继发性损害** 如肺间质水肿，急性肾衰竭等。

（三）危重症患者的容量耐受性差

危重症通常指患者的多脏器功能衰竭，衰竭的脏器越多，说明病情越危重（两个或两个以上称“多脏器功能衰竭”）。因器官功能障碍，丧失或部分丧失对容量的主动调节能力，而且容量耐受区间变窄，能耐受的容量波动可能不超过数百毫升，容易出现容量不足或容量超负荷的情况，增加了危重患者的病死率。容量超负荷在危重患者中很常见，是导致患者不良临床预后的重要因素。因此，评估患者容量反应性对于避免容量超负荷至关重要。

三、危重患者容量管理策略

容量评估和容量反应性评估对患者预后至关重要，如何在复苏不足与过度复苏之间寻找平衡，在氧输送与氧消耗之间寻求平衡。急危重症容量管理策略应包括对患者容量状态的密切观察，动态评估容量反应性，综合患者容量状态及容量反应性以调整液体复苏方案。针对急危重症病程的不同阶段，采取目标指导的容量管理策略，可以实现急危重症患者的精准容量管理，最终赢得好的临床治疗结局。

（一）容量状态评估

容量状态指患者的心脏前负荷。通过对容量状态的评估，判断机体是容量正常、容量不足，还是容量过负荷，从而指导治疗改善预后，容量状况的评估主要通过血流动力学监测获得，正确评估危重患者的容量状态是实施容量管理的基础。

1. **根据病史体格检查评估容量状态**　容量状态最基本的指标包括神志、血压、心率、皮肤及黏膜色泽、毛细血管充盈时间、尿量等，基本的生命体征可直接反映容量状态，而且由于未能普遍开展有创性血流动力学检查或使用特殊监测如超声设备等原因，临床上常常结合生命体征和尿量，来指导容量治疗，调整静脉输液的量和速度。

2. **根据检查和化验辅助判断容量状态**　X 线摄片可发现肺水肿、胸腔积液等容量超负荷征象，超声心动图能评估心脏结构和功能。在血容量降低引起肾灌注减少，肾小球对水、钠重吸收增加，化验显示尿钠排泄分数降低，血浆尿素氮 / 肌酐水平升高。

3. **根据 CVP 监测动态评估**　中心静脉压（CVP）是接近右心房处上、下腔静脉的压力，可反映右心房压力及右心功能。正常值 4 ~ 12cmH_2O。小于 2.5 提示心腔充盈欠佳或容量不足，大于 12 提示容量过多或右心功能不全。

4. **根据肺动脉楔压（PAWP）动态评估**　通过放置 Swan-Ganz 肺动脉漂浮导管，可以准确测定患者肺动脉楔压、肺动脉压、右心房压力等多个经典的生理参数，为评估机体的容量状态提供重要依据，肺动脉楔压能反映左心室前负荷水平，正常范围为 8 ~ 15mmHg。

5. **根据 PICCO 监测动态评估**　脉搏指示连续心排量监测（PICCO）技术，是利用经肺热稀释技术和脉搏轮廓分析技术监测血流动力学和容量管理，放置中心静脉导管和股动脉导管即可进行监测，目前 PICCO 在容量监测方面具有较大的优势，是目前最为精准的容量管理措施之一。通过 PICCO 技术监测：其中心脏舒张末总容积量（GEDV）是目前最能精确反映心脏前负荷的指标，它优于一般使用的 CVP 和 PAWP，可以不受呼吸和心功能的影响，胸腔内总血容量（ITBV）可以精确反映患者的血容量情况，指导临床静脉输液治疗，血管外肺水（EVLW）是目前监测肺水肿最具特异性的量化指标。每搏量变异（SVV）适用于机械通气且无心律失常患者，在评估液体负荷上有很好的灵敏度和特异性，优于 CVP 和 PAWP。一般认为 SVV ＜ 10% 提示容量足够，而 SVV ＞ 12. 5% 提示容量不足。

6. **根据超声技术评估容量状态** 目前心脏超声是快速评估休克患者循环状态的最佳方法，可阐述休克的原因，心脏超声在评估容量反应性及输入液体对心脏的影响方面也有非常高的价值。

（二）容量反应性评估

1. 容量反应性评估是衡量液体治疗的有效性，是液体治疗的基础，容量反应性是指随着心脏前负荷增加，心排血量相应增加，目前尚未形成统一标准，有人将其定义为在容量负荷试验后心排血量（CO）或每搏输出量（SV）的增加，容量反应性评估其意义在于：

（1）容量输注时心血管系统反应的定量评价。

（2）及时纠正液体容量不足。

（3）尽量减少液体超负荷的风险及其潜在的不良影响。

2. 容量负荷试验可通过被动抬腿试验（PLR）或快速补液试验完成，通过观察患者对快速扩容的反应，判断机体循环状态，以指导液体治疗，被动抬腿试验（PLR）或补液试验结合微创或无创心排监测可以动态、实时监测每搏输出量（SV）或心排血量（CO）的变化，每搏量（SV）或 CO 较前增加 ≥ 10% ~ 15% 为具有容量反应性，可给予液体治疗。

（1）被动抬腿试验（PLR）是通过抬高患者双下肢促进静脉回流，增加 250 ~ 450ml 的回心血量，通过监测的心搏输出量或其替代指标（脉压、主动脉血流速度）的变化大小来预测机体的容量反应性，PLR 对于预测容量反应性具有非常高的诊断价值。

（2）补液试验是一种将 0.9% 氯化钠注射液 250ml，5 ~ 10min 内快速静脉注入后观察血压及 CVP 变化来评估容量水平的方法。

3. **血乳酸水平** 血乳酸水平升高提示可能存在组织持续低灌注，乳酸清除率在评估液体治疗效果及预后方面具有参考价值，氧输送随补液增加，乳酸含量会随之降低。

4. **根据 SvO_2 和 $ScvO_2$ 监测** SvO_2（混合血静脉血氧饱和度）和 $ScvO_2$（中心静脉血氧饱和度）可反映组织氧合，当其随着补液而降低时，提示组织氧合改善。SvO_2 的参考值为 68% ~ 77%，平均 75%。

5. **床旁超声检查** 超声心动图对于容量状态和液体反应具有较好的评估效果，但评估每搏输出量很大程度上依赖于操作者的能力。

（三）危重症患者液体管理

1. **液体管理** 对液体治疗的有效性和安全性进行全面评估，根据患者状态随时进行调整，在循环状态、脏器功能、治疗需求之间寻求平衡，借助多种容量监测工具连续监测，正确判断患者的容量状态和容量反应性，并迅速作出相应调整，避免容量不足或容量过负荷。选择合适的液体类型，根据个体化的原则作出最佳决策，使患者受益最大化，达到精细化容量管理要求。

2. **临床抢救** 根据患者的临床表现、简单的容量反应性来做出初步判断，尽快调整治疗。即便有先进的容量监测设备，但各种监测指标都存在一定的局限性，不可单独依赖某一项指标指导容量管理，应当结合其他指标及患者的临床特点、病理生理做出综合评估后制订液体治疗方案。

3. **液体的种类选择** 晶体液和胶体液是最常用的两种复苏液体。晶体液与胶体液的药理学特性和临床应用各不相同，晶体液的作用是扩充功能性细胞外液，补充电解质，增加肾小球滤过率，晶体液的优点是费用低廉，使用方便，较少出现免疫变态反应，缺点是容易引起肺水肿和全身组织水肿，同时还引起疼痛和复视等不良反应；胶体液的作用是扩容效果好，增加血容量、增加心排血量、增加氧转运量、组织水肿少，胶体液的优点是可以快速恢复心排血量和氧供，改善微循环灌注；缺点是费用昂贵，易导致凝血功能障碍和变态反应发生及肾功能损害等。

4. **特殊患者液体管理**

（1）创伤性休克（traumatic shock）：是临床上常见的急危重症，早期恰当的液体复苏可以改善预后。传统观念认为，失血性休克患者应给予积极的液体复苏方案，快速补充血容量，维持血压稳定，这被称为充分液体复苏或积极液体复苏，近年来，限制性液体复苏方案逐渐开始在临床应用，认为在活动性出血控制前积极地进行液体复苏会增加出血量，使并发症和病死率增加，在有活动性出血存在的情况下：

1）提升血压使保护性血管痉挛解除，扩张血管，加重出血。

2）大量补液可因稀释凝血因子而使出血加重。

从而提出“限制性液体复苏”的概念，限制性液体复苏亦称低血压性液体复苏或延迟复苏，是指机体处于有活动性出血的创伤失血休克时，通过控制液体输注的速度，使机体血压维持一较低水平的范围内（收缩压 < 90mmHg），直至彻底止血，可选择晶体和胶体溶液，晶体可选林格液，0.9% 氯化钠注射液可能会导致高氯血症和代谢性酸中毒。大量的晶体液输注使血浆蛋白浓度下降和胶体渗透压下降，发生组织和肺水肿。因此，单独输注晶体液是不够的，而胶体液的优点是较小的容量既可快速恢复 CO 和氧供，改善微循环灌注。因此，在创伤性休克抢救的早期，晶体液对于补充丢失的细胞外液是非常适当而有效的，但在后续液体复苏中，应该使用胶体液，以减轻重要脏器的水肿，如

心脏、肺和脑等。

（2）脓毒血症（sepsis）：是临床上常见的急危重症，是由感染引起的全身炎症反应综合征，严重脓毒血症定义为感染导致的组织低灌注或器官功能障碍，脓毒血症患者并发休克病死率高达50%。液体复苏是脓毒血症休克患者治疗的重要部分，早期液体复苏以及液体管理是其非常重要的一种诊治策略，可明显改善预后，常以CVP、肺动脉楔压、被动抬腿试验（PLR）等评估患者容量水平指导液体治疗，通过PICCO技术监测的指标对脓毒血症液体管理更为合适，常用胶体进行液体复苏，减少过多液体输注。液体复苏的最佳时间在治疗6h内：CVP 8～12cmH_2O，平均动脉压（MAP）≥ 65mmHg，尿量≥ 0.5ml/kg · h，中心静脉血氧饱和度（$ScvO_2$）≥ 70%或混合静脉血氧饱和度（SvO_2）≥ 65%。

（3）急性呼吸窘迫综合征（ARDS）：是临床常见的危重症之一，高通透性肺水肿是重要病理生理特征，过多静脉输液会加重肺水肿，从而影响气体交换而加重病情，故临床采用限制性液体复苏措施管理。早期充分液体复苏的同时结合晚期保守液体复苏，可降低急性肺损伤休克患者的病死率。维持满足机体需要足够的心排血量的同时获得最低肺毛细血管压的液体量。临床常以CVP控制在8～10cmH_2O，MAP ≥ 65mmHg为目标，补液种类以胶体为主。早期积极予以限制性液体管理能改善患者预后。

（4）心力衰竭（heart failure）：静脉输液过多是心力衰竭加重因素之一，心衰患者采取限制性液体策略，每天的液体入量一般控制在1 500ml以内。保持每天出入量负平衡约500ml。被动抬腿试验（PLR）判断心力衰竭患者初始容量状态，根据患者每小时尿量情况对补液进行调整和评估。

（5）婴幼儿液体管理：需根据具体情况（年龄、体重、疾病）制订补液方案，补液目的维持血Na^+135～145mmol/L，维持尿量≥ 1ml/（kg · h），维持体重在生理性下降范围之内（5%～10%），坚持定量原则、定性原则、定速原则。强调每次静脉输液前后均需评估患儿是否有灌注不足或液体过剩体征，再决定是否需要继续补液。

5. 液体管理实施过程中注意事项

（1）系统评估：评估血管内容量状态，心脏功能状态，微循环状态；评估氧合状态、肺功能状态；评估有无重要脏器功能障碍；评估原发病、基础病及病情变化。

（2）监测指标评估：神志、体温、血压、脉搏、呼吸，尿量、末梢循环状态，CVP、PAWP、PICCO、CO，血乳酸，心脏超声检查等。

（3）制订静脉输液方案：依据对容量状态评估和容量反应性评估的结果

确定治疗目标，有针对性地确定液体量、种类、速度，制订和调整静脉输液方案。

（4）全程监测：应持续不断地对病情变化和监测指标进行评估，根据评估结果指导治疗，对治疗效果再进行评估，再调整治疗方案，随时调整补液方案，制订个体化的补液方案。

（陈碧秀）

第七节 水、电解质和酸碱平衡与失调

人体内环境是维系细胞和各器官生理功能的基本保证，体液和电解质在维持机体自身平衡中扮演着重要的角色。体内水和电解质的动态平衡若因疾病、手术或创伤等因素而遭到破坏，将导致机体水和电解质平衡失调。

一、体液及组织液的结构与分布

（一）体液的组成

体液是由水、电解质、低分子有机化合物及蛋白质等组成，广泛分布于组织细胞内外。人体内体液总量因性别、年龄和胖瘦而异，但与人体重量之间的关系相对恒定。成年男性体液量约占体重 60%；女性因脂肪组织较多，体液约占体重 50%，男女各有 5% 的正常变异；婴幼儿可高达 70% ~ 80%，14 岁以后少年的体液量占体重的比例已近似于成人，不同年龄体液组成与分布见表 2-5。婴幼儿年龄越小，体液总量所占的比例越大，间质液所占的比例越多，所以急性脱水的婴幼儿由于细胞外液首先丢失，在短时间内就会出现脱水的症状。此外，因体液总量随脂肪的增加而减少，故消瘦者体液占体重的比例比肥胖者高，对缺水耐受性更大。

表 2-5 不同年龄体液组成与分布

单位：%

体液		成年男性	成年女性	2 ~ 14 岁	1 岁	足月新生儿
细胞内液		40	35	40	40	35
细胞外液	组织间液	15	15	20	25	37
	血浆	5	5	5	5	6
总量		60	55	65	70	78

（二）体液的分布

1. **细胞内液与细胞外液** 细胞内液是指存在于细胞内的体液。细胞内液大部分位于骨骼肌内，男性约占体重40%，女性约占体重35%。细胞内液中的主要阳离子为K^+和Mg^{2+}，主要阴离子为HPO_4^{2-}和蛋白质。细胞外液是指存在于细胞外的体液。是人体细胞生活的内环境，包括血浆、组织液和淋巴液等。男性、女性的细胞外液均约占体重20%，其中血浆量约占体重5%，组织间液量约占体重15%。细胞外液中的主要阳离子为Na^+，主要阴离子为Cl^-、HCO_3^-和蛋白质。

内环境的相对稳定，是细胞进行正常生命活动的必要条件。一旦内环境的相对稳定遭到破坏，机体将出现病态。细胞内液和细胞外液的渗透压相等，一般为280～310mmol/L。出生数日内的新生儿受进奶量、环境温度、缺氧等多种因素的影响，体内血中钾、氯、磷及乳酸偏高，钠、钙、碳酸氢盐含量偏低。其他年龄，如婴幼儿细胞内外液的主要电解质成分与成人相似。

2. **体液分布** 除以细胞内液和细胞外液区分外，还可以用3个间隙分别表示。第一间隙容纳细胞内液，是细胞进行物质代谢的场所；第二间隙容纳细胞外液的主体部分，即组织间液和血浆，该部分属于功能性细胞外液，具有快速平衡水、电解质的作用；第三间隙指存在于体内密闭腔隙的一小部分组织间液，如脑脊液、关节液、消化液、眼液、各种体腔液等，虽有其各自的功能，但仅有缓慢地交换和取得平衡的能力，在维持体液平衡方面的作用甚少，故称为无功能性细胞外液。无功能性细胞外液占体重1%～2%，占组织间液10%。

（三）组织液的生成与回流

组织液存在于组织、细胞的间隙中，绝大部分呈胶冻状，不能自由流动，因此，不会因重力作用而流至身体的低垂部分。组织液是组织细胞直接所处的环境，是组织细胞和血液之间物质交换所必需的中介。

1. **组织液的生成与回流机制** 组织液是血浆滤过毛细血管壁而生成的，组织液中的水和代谢产物也可透过毛细血管壁进入毛细血管。组织液生成还是回流入血，取决于滤过的力量和重吸收的力量之差即有效滤过压，有效滤过压=（毛细血管血压+组织液胶体渗透压）－（血浆胶体渗透压+组织液静水压）。若有效滤过压为正值，即表明有液体从毛细血管滤出，即有组织液生成；若有效滤过压为负值，则表明有液体被重吸收回毛细血管，即有组织液回流。当毛细血管壁两侧的静水压不等时，水分子即可透过管壁从压力高一侧向压力低一侧移动。

图2-18所设的各种压力数值为例，毛细血管动脉端的有效滤过压=（32+8）－（25+2）=13mmHg，静脉端的有效滤过压=（14+8）－（25+2）=

-5mmHg。计算结果显示“一正一负”，说明在毛细血管动脉端液体滤出生成组织液，在毛细血管静脉端组织液被重吸收。计算结果还显示“一大一小”，说明在毛细血管动脉端有效滤过压大，组织液生成的多；在毛细血管静脉端有效滤过压小，组织液回流的少。总的来说，流经毛细血管的血浆有 0.5%～2% 在动脉端滤出到组织间隙，约有 90% 的滤出液在静脉端被重吸收，其余约 10% 进入毛细淋巴管形成淋巴液。

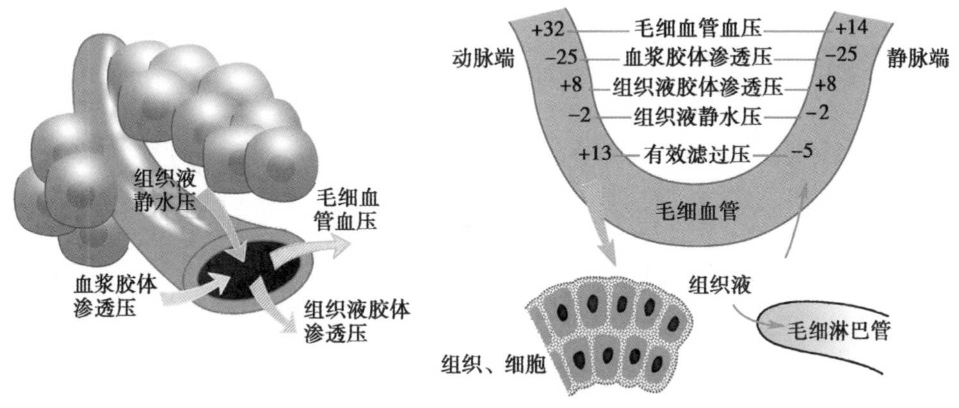

图 2-18　组织液生成与回流示意图

（+）使液体滤出毛细血管的力量；（-）使液体吸收回毛细血管的力量。

2. **影响组织液生成与回流的因素**　正常情况下，组织液的生成与回流保持着动态平衡，保证了血浆与组织液含量的相对稳定。一旦由于某种原因使动态平衡失调，就会发生组织液生成过多或重吸收减少，使过多的液体滞留在组织间隙，形成水肿。反之，则可造成脱水。

二、水、电解质及酸碱平衡与失调

（一）水的平衡与失调

水是人体的重要组成部分，是生命不可缺少的重要物质。机体在生命过程中发生的各种功能活动（如物质代谢、调节体温、润滑作用、氧气交换，营养物质的消化、吸收和转运，各种代谢产物的排泄等）都依赖水来进行。

1. **正常机体水的来源**

（1）饮用水。

（2）食物中的水。

（3）糖、脂肪和蛋白质在体内氧化产生的内生水。

2. **体内水的排出途径**

（1）尿，尿排出量变动最大。

（2）粪便。

（3）皮肤蒸发。

（4）呼吸道蒸发。

3. **水的平衡** 正常成人每日水的摄入和排出处于动态平衡之中（表2-6）。

表2-6 正常成人24h出入液量表

水的摄入途径	摄入量/ml	水的排出途径		排出量/ml
饮水	1 500	尿		1 500
食物水	700	粪便		200
代谢水	300	非显性失水	皮肤蒸发	500
			呼吸蒸发	300
合计	2 500	合计		2 500

水平衡的调节受年龄的影响，老年人因肾血流减少，肾功能下降，使肾小球的滤过和浓缩功能下降，因此，老年人对有毒药物更敏感，易引起中毒；另外，老年人口渴的自我调节机制减弱，在脱水状态下，口渴感觉可不明显。婴幼儿生长发育快、活动量大、机体新陈代谢旺盛、抗利尿激素分泌不足，肾脏浓缩尿液功能不足；并且婴幼儿体表面积相对较大、呼吸频率快，胃肠道丢失的液量也较成人多，使不显性失水较成人多，所以与成人相比，婴幼儿水的需要量大，交换率快，排出相同溶质所需水分较多，婴幼儿的体液储存较少；有大量的代谢废物需要清除，因此排尿较多。

4. **水的失调**

（1）脱水：脱水是指体液（特别是细胞外液）容量减少，脱水可导致有效循环血量不足。

1）病因：根据水和钠丢失的比例，可将脱水症的原因分为两类：水摄入量不足和水丢失过多。多种原因可导致水摄入量不足或不能经口摄取。如手术后或老年极度衰弱者，口腔、咽喉或食管疾病而影响经口摄取者，婴幼儿的呕吐、腹泻等，这些原因引起的脱水常以水缺乏为主。

2）临床表现：根据脱水时血清钠浓度的高低，将脱水分成三种类型：等渗性脱水、低渗性脱水和高渗性脱水，三种脱水类型比较见表2-7。婴幼儿脱水程度根据病史和前囟、眼窝、皮肤弹性、循环情况以及尿量等临床表现综合估计。

3）治疗：脱水的治疗原则是适当补液并积极治疗原发病。补液的途径、补液量、制剂的选择和补液速度，取决于脱水的程度、脱水的类型、有无合并症和患者的基础情况。婴幼儿给予补液量为计算结果的2/3量，学龄前及学龄儿童给予3/4量。注意患者的血压、脉搏、尿量的变化，注意心功能不全的症状和体征，注意区别血容量不足的少尿和急性肾功能不全的少尿，必要时监测中心静脉压。

表2-7　三种脱水类型比较

表现分类	等渗性缺水	高渗性缺水	低渗性缺水
失水与失钠	失水 = 失钠	失水 > 失钠	失水 < 失钠
细胞外液渗透压	不变	高	低
主要症状	无力、恶心、口渴	口渴	不渴、乏力、恶心
尿量	少	少	多→少
尿比重	高	高	低
尿 Na^+、Cl^-	正常	高	低
血清 Na^+	正常	高	低
补液种类	等渗液(平衡盐溶液、氯化钠溶液)	低渗液(5%葡萄糖溶液)	高渗液(5%葡萄糖氯化钠溶液)
典型病症	肠瘘	慢性肠梗阻	食管癌梗阻
婴幼儿主要病因	呕吐腹泻	腹泻时含钠量过多	营养不良伴慢性腹泻

（2）水中毒：是指机体摄水量超过排水量，水潴留体内，致血浆渗透压下降和循环血量增多，又称稀释性低钠血症，较少见。

1）病因：①肾功能不全，排尿能力下降；②各种原因引起ADH分泌过多；③机体摄水过多或静脉补液过多。

2）临床表现：按起病的急、缓分为两类。①急性水中毒：因脑细胞肿胀和脑组织水肿可致颅内压增高，引起神经、精神症状，如：头痛、躁动、谵妄、惊厥，甚至昏迷，严重者发生脑疝；②慢性水中毒：多被原发病的症状所掩盖，可出现软弱无力、恶心、呕吐、嗜睡、体重增加、皮肤苍白等症状，一般无凹陷性水肿。

3）治疗：立即停止水分摄入。轻者在机体排出多余的水分后，水中毒即可解除。严重者需用利尿剂以促进水排出。

（二）电解质的平衡与失调

1. **电解质的平衡** 电解质维持机体正常内环境的平衡和稳定，同时参与物质代谢，维持神经肌肉和心肌的正常兴奋和活动功能。

（1）钠的平衡：钠是细胞外液最重要的阳离子，主要来自食盐，通过小肠吸收，主要经尿液排出，一部分可经汗液排出。钠的主要生理功能是维持细胞外液的渗透压及神经肌肉的兴奋性。正常人对钠的日需要量为6～10g，相当于0.9%的氯化钠溶液500～1 000ml。肾对钠的调节能力强，多吃多排，少吃少排，不吃不排，即若体内钠不足，尿钠量将明显减少。

（2）钾的平衡：体内钾总含量的98%存在于细胞内，是细胞内最主要的电解质。仅2%存在于细胞外，但却十分重要。钾主要来自含钾的食物，经消化道吸收，80%经肾排出。钾的主要生理功能是维持细胞的正常代谢、维持细胞内液的渗透压和酸碱平衡、增加神经肌肉应激性、抑制心肌收缩能力。正常人对钾的日需要量为3～4g。肾对钾的调节能力较差，随尿排出的钾随着摄入的钾增多或减少；不摄入钾，随尿也会排出钾。故禁食期间不补钾或补钾不足易发生低钾血症。

2. **电解质的失调**

（1）钠的代谢失调：正常血清钠浓度为135～145mmol/L。血清钠浓度低于135mmol/L即可称为低钠血症，血清钠浓度超过145mmol/L即可称为高钠血症。低钠血症与高钠血症的比较见表2-8。

表2-8 低钠血症与高钠血症的比较

项目	低钠血症	高钠血症
血清钠	＜135mmol/L	＞145mmol/L
病因	1. 应用强利尿药、糖尿病等引起的渗透性利尿等 2. 经胃肠道丢失如呕吐、腹泻、胃肠减压、消化道造口等 3. 经皮肤丢失：大量出汗 4. 大面积烧伤等水潴留	1. 水摄入不足：如食管癌致吞咽困难，脑外伤、脑血管意外等导致渴感中枢迟钝 2. 经胃肠道失水 3. 尿崩症 4. 潴留性高钠血症
临床表现	1. 周围循环衰竭可表现为脉搏细弱、心率快、皮肤苍白、皮肤弹性减低、眼压低、尿少、直立性低血压、常无口渴感	主要神经系统症状 1. 早期主要症状为口渴、尿量减少、软弱无力、恶心呕吐和体温升高及失水

续表

项目	低钠血症	高钠血症
临床表现	2. 急性水中毒综合征,可表现为疲乏、倦怠、反应迟钝 3. 慢性失钠失水综合征时主要表现为体重减轻、血压偏低、疲乏无力	2. 晚期则出现脑细胞失水的临床表现,如烦躁、易激惹或精神淡漠、嗜睡、抽搐或癫痫样发作和昏迷;肌张力增高和反射亢进等
处理原则	主要是纠正低钠血症和原发疾病,补钠和限制水入量	急性应及时补水,慢性主要针对原发病

钠的代谢失调治疗原则：治疗原发疾病，对症处理。低钠血症在治疗原发疾病时注意补钠和限制水入量。

（2）钾代谢失调：正常血钾浓度为 3.5 ~ 5.5mmol/L。血钾浓度低于 3.5mmol/L 表示有低钾血症，血钾浓度超过 5.5mmol/L 即为高钾血症。低钾血症与高钾血症的比较见表 2-9。

表 2-9　低钾血症与高钾血症的比较

项目	低钾血症	高钾血症
血清钾	< 3.5mmol/L	> 5.5mmol /L
病因	1. 长期禁食 2. 排钾利尿剂的应用 3. 向细胞内转移:代谢性碱中毒 4. 原发性失钾性肾病(先天性肾上腺皮质增多症,醛固酮增多症等)	1. 输入过多库存血 2. 抑制排钾的利尿剂、肾排钾功能减退 3. K^+ 由细胞内移出:大面积烧伤、严重挤压伤
临床表现	最早出现肌无力,后延及四肢肌—躯干肌—呼吸肌,腱反射下降	四肢软、神志改变、心动过缓、心律不齐
心电图	T 波降低、变平、倒置,ST 段降低,QT 间期延长,出现 U 波	早期 T 波高尖,QT 间期延长,后出现 QRS 波群增宽,PR 间期延长
合并症	碱中毒、反常性酸性尿	酸中毒、反常性碱性尿
处理原则	补钾	禁钾、抗钾、转钾、排钾

高钾血症治疗：高钾血症有导致患者发生心搏骤停的危险，应积极治疗。立即停用一切含钾的药物或液体，可采取：①禁钾，减少钾的摄入，立即停止输注或口服含钾的药物，避免进食含钾量高的食物；②抗钾，钙与钾有对抗作用，可将 10% 葡萄糖酸钙溶液 20ml 加入等量 25% 葡萄糖溶液静脉推注，缓

解 K^+ 对心肌的毒性作用，以对抗心律失常；③转钾，促使 K^+ 转入细胞内，如先静脉推注 5% 碳酸氢钠溶液 60 ~ 100ml，再继续静脉滴注 100 ~ 200ml；④排钾：促使 K^+ 排泄，如阳离子交换树脂口服可从消化道带走钾离子排出，为防止便秘、粪块堵塞，可口服山梨醇或甘露醇以导泻或保留灌肠、透析疗法等。

（3）钙、镁及磷代谢失调

1）钙的异常：正常血钙浓度为 2.25 ~ 2.75mmoL/L，机体内钙的绝大部分（99%）贮存于骨骼中，细胞外液钙仅占总钙量的 0.1%。其中的 45% 为离子化钙，它有维持神经肌肉稳定性的作用。①低钙血症：可发生在急性重症胰腺炎、肾衰竭、消化道瘘和甲状旁腺功能受损的患者，临床表现有口周和指（趾）尖麻木及针刺感、手足抽搐、腱反射亢进以及面神经叩击征（Chvostek 征）阳性。血钙浓度低于 2mmol/L 有诊断价值，治疗上应治疗原发疾病；②高钙血症：多见于甲状旁腺功能亢进症，其次是骨转移性癌，特别是在接受雌激素治疗的乳腺癌骨转移。早期症状无特异性，血钙浓度进一步增高时可出现严重头痛、背和四肢疼痛等。

2）镁的异常：正常血镁浓度为 0.70 ~ 1.10mmol/L，机体约半数的镁存在于骨骼内，其余几乎都在细胞内，细胞外液中仅有 1%。镁对神经活动的控制、神经肌肉兴奋性的传递、肌肉收缩等方面均具有重要作用。①镁缺乏：饥饿、吸收障碍综合征、长时期的胃肠道消化液丧失（如肠瘘）等是导致镁缺乏的主要原因。临床表现有肌震颤、手足搐搦及 Chvostek 征阳性等；②镁过多：主要发生在肾功能不全、烧伤早期等可引起血清镁增高。主要表现为中枢和周围神经传导障碍，患者感疲乏、肌软弱无力、腱反射消失、血压下降等。严重者可发生呼吸肌麻痹、昏迷，甚至心搏骤停。

3）磷的异常：正常血清无机磷浓度为 0.96 ~ 1.62mmol/L，机体约 85% 的磷存在于骨骼中，细胞外液中含磷仅 2g，磷是核酸及磷脂的基本成分、高能磷酸键的成分之一，磷还参与蛋白质的磷酸化、参与细胞膜的组成，以及参与酸碱平衡等。①低磷血症：常见病因有甲状旁腺功能亢进症、严重烧伤或感染，大量葡萄糖及胰岛素输入使磷进入细胞内，以及长期肠外营养未补充磷制剂者，此时血清无机磷浓度 < 0.96mmol/L。低磷血症可有神经肌肉症状，如头晕、厌食、肌无力等。重症者可有抽搐、精神错乱、昏迷，甚至可因呼吸肌无力而危及生命；②高磷血症：临床上很少见，可发生在急性肾衰竭、甲状旁腺功能低下等，此时血清无机磷浓度 > 1.62mmol/L；由于高磷血症常继发性低钙血症，患者出现的是低钙的一系列临床表现。

（三）酸碱平衡与失调

1. **酸碱平衡** 人体在代谢过程中不断产生酸性和碱性物质，使体液中 H^+ 浓度发生改变。正常人血液的酸碱度（pH）维持在 7.35 ~ 7.45。pH 低于 7.35 为酸中毒，高于 7.45 为碱中毒；pH 在 6.8 以下或 7.8 以上人体不能生存。机体主要通过血液缓冲系统、肺和肾三个途径来维持体液的酸碱平衡。

（1）缓冲系统：血浆中主要的缓冲对为 HCO_3^-/H_2CO_3、$HPO_4^{2-}/H_2PO_4^-$ 和 Pr^-/HPr，其中以 HCO_3^-/H_2CO_3 最为重要，浓度比值决定血浆 pH，当 HCO_3^-/H_2CO_3 浓度比值保持在 20 ：1 时，血浆 pH 维持在 7.40。

（2）肺：通过调节二氧化碳（CO_2）排出量调节酸碱平衡，在缺氧状态下，延髓中枢化学感受器受抑制，位于颈动脉体和主动脉体的周围化学感受器兴奋，促进肺排出 CO_2, 从而降低动脉血二氧化碳分压（$PaCO_2$），并调节血浆的 H_2CO_3 浓度。

（3）肾：通过改变排出固定酸及保留碱性物质的量来维持血浆的 HCO_3^- 浓度，使血浆 pH 不变。肾调节酸碱平衡的机制可概括为：①通过 Na^+-H^+ 交换而排 H^+；②通过 HCO_3 重吸收而增加碱储备；③通过产生 NH_3 并与 H^+ 结合成 NH_4^+ 后排出而排 H^+；④通过尿的酸化过程而排 H^+。

2. **酸碱平衡的失调** 原发性的酸碱平衡失调可分为代谢性酸中毒、代谢性碱中毒、呼吸性酸中毒和呼吸性碱中毒 4 种。

（1）代谢性酸中毒：是临床上最常见类型的酸碱平衡失调，也是婴幼儿最常见的酸碱平衡紊乱。由于酸性物质的积聚或产生过多或 HCO_3^- 丢失过多，即可引起代谢性酸中毒。

1）病因：①代谢产生的酸性物质过多，任何原因引起的缺氧或组织低灌注使细胞内无氧酵解增加而引起乳酸增加，产生乳酸性酸中毒；② H^+ 排出减少，肾小管功能障碍或应用肾毒性药物（如碳酸酐酶抑制剂）等致内生性 H^+ 不能排出体外或 HCO_3^- 重吸收减少，引起酸中毒；③碱性物质丢失过多，肠瘘等致大量碱性消化液丧失，造成 HCO_3^- 排出过多。

2）临床表现：轻度代谢性酸中毒可无明显症状。重症患者可有疲乏、眩晕、嗜睡，可有感觉迟钝或烦躁。最明显地表现是呼吸变得深快。呼吸频率有时可高达每分钟 40 ~ 50 次。呼出气体带有烂苹果味。患者面颊潮红，心率加快，血压常偏低。代谢性酸中毒可降低心肌收缩力和周围血管对儿茶酚胺的敏感性，患者容易发生心律不齐、急性肾功能不全和休克，一旦产生则很难纠正。新生儿及婴幼儿则表现为面色苍白、拒食、精神萎靡等，但呼吸改变并不明显。

3）治疗原则：严密观察病情变化，逐步纠正酸中毒。消除病因，再辅以补充液体、纠正缺水，较轻的代谢性酸中毒（血浆 HCO_3^- 为 16～18mmol/L）常可自行纠正，不必应用碱性药物。

（2）代谢性碱中毒：体内 H^+ 丢失或 HCO_3^- 增多可引起代谢性碱中毒。

1）病因：①胃液丧失过多，如严重呕吐、长期胃肠减压、腹泻等，可丧失大量的 H^+、Cl^- 及 Na^+ 导致碱中毒；②碱性物质摄入过多，长期服用碱性药物或大量输注库存血，抗凝剂血制品后可转化成 HCO_3^-，致碱中毒；③缺钾，钾缺乏时，K^+ 从细胞内移至细胞外，在血容量不足的情况下，机体为了保存 Na^+，经远曲小管排出的 H^+ 及 K^+ 则增加，HCO_3^- 的回吸收也增加，更加重了细胞外液的碱中毒及低钾血症，出现反常性酸性尿；④利尿剂的应用，排钾保钠性利尿剂，如噻嗪类利尿剂、呋塞米注射液等，可抑制肾小管对 Na^+ 与水的重吸收，保钠排钾作用增强，导致低血钾，低血钾可使 H^+ 转移入细胞内，增加肾脏排泌 H^+ 及重吸收 HCO_3^-，导致代谢性碱中毒。

2）临床表现：代谢性碱中毒一般无明显症状，有时会出现呼吸浅慢，或精神神经方面的异常，如嗜睡、精神错乱或谵妄等。

3）治疗：首先应积极治疗原发疾病。对丧失胃液所致的代谢性碱中毒，可静脉输注等渗盐水或葡萄糖盐水，既恢复了细胞外液量，又补充 Cl^-。必要时补充盐酸精氨酸，既可补充 Cl^-，又可中和过多的 HCO_3^-。另外，碱中毒时几乎都同时存在低钾血症，故须同时补给氯化钾，应在患者尿量超过 40ml/h 才可开始补 K^+。

（3）呼吸性酸中毒：系指肺泡通气及换气功能减弱，不能充分排出体内生成的 CO_2，以致血液 $PaCO_2$ 增高，引起高碳酸血症。

1）病因：凡能引起肺泡通气不足的疾病均可致呼吸性酸中毒。①呼吸中枢抑制：全身麻醉过深、镇静剂过量、颅内压增高、高位脊髓损伤等；②胸部活动受限：严重胸壁损伤、胸腔积液、严重气胸等；③呼吸道阻塞或肺部疾病：支气管异物、喉痉挛、慢性阻塞性肺部疾病、肺炎、肺水肿等；④呼吸机管理不当。

2）临床表现：患者会有胸闷、呼吸困难、躁动不安等症状，头痛、发绀，随酸中毒加重，可出现血压下降、谵妄、昏迷等。脑缺氧可致脑水肿、脑疝，甚至呼吸骤停。

3）治疗：尽快治疗原发病因，改善患者的通气功能。气管插管或气管切开术并使用呼吸机，调整呼吸机的潮气量及呼吸频率，保证足够的有效通气量。将吸入氧浓度调节在 6～8L/min，可供给足够 O_2。

（4）呼吸性碱中毒：是由于肺泡通气过度，体内生成的 CO_2 排出过多，以致血 $PaCO_2$ 降低，最终引起低碳酸血症，血 pH 上升的临床综合征。

1）病因：癔症、忧虑、中枢神经系统疾病、低氧血症、肝功能衰竭，以及呼吸机辅助通气过度等，婴幼儿常见病因为剧烈啼哭、高热及肺炎所致的通气过度等。

2）临床表现：呼吸急促，呼吸性碱中毒之后，患者可有眩晕，手、足和口周麻木及针刺感，肌震颤及手足搐搦，心率加快。危重患者发生急性呼吸性碱中毒或将发生急性呼吸窘迫综合征。

3）治疗：治疗原发疾病，用纸袋罩住口鼻，增加呼吸道无效腔，可减少 CO_2 的呼出，以提高血 $PaCO_2$。危重患者或中枢神经系统病变所致的呼吸急促，可用药物阻断其自主呼吸，由呼吸机进行适当的辅助呼吸。

（姜桂春）

第三章

药理学

第一节 药物性质

药物的理化性质包括物理性质和化学性质，物理性质包括药物分子大小、溶解度、解离度、pH、挥发性、熔点及密度等，化学性质包括氧化、还原、分解化学反应特征等。其中，药物的pH、渗透压、药物间的配伍作用对血管和局部组织的影响较大，如果使用不当，会给患者带来较大伤害。由于新生儿静脉表浅、细小、管壁薄，血管内皮细胞发育不成熟，弹性纤维结构不完善，血管通透性高，对局部刺激的防御能力差，更容易发生局部渗出性损伤。

一、药物 pH

pH是表示溶液酸碱强弱程度的数值，即溶液中氢离子浓度的负对数。在生理情况下，正常人体血液pH为7.35～7.45。

溶液和药物的pH过高或过低都会刺激静脉。输注药物pH应保持在6～8，尽量减少对静脉内膜的破坏。pH > 9或 < 5时，可能导致酸碱平衡失调，影响上皮细胞吸收水分，增加血管通透性，出现局部红肿、血液循环障碍、组织缺血缺氧坏死，干扰静脉内膜的正常代谢及功能，并诱发血小板聚集和继发血栓性静脉炎的链式反应，增加静脉炎发生率。改变药物pH而不影响药物效果是困难的。血液能将药物的pH缓冲至正常范围，输注速度越小，缓冲作用越好。

二、药物渗透压

在两个相邻体液腔隙中，若两个腔隙静水压相等，而体液中溶质浓度不同，则溶质浓度低的腔隙中的水会向溶质浓度高的腔隙中转移，溶质浓度高的腔隙的静水压增高，这种水的转移称为渗透，增高的静水压叫渗透压。溶液渗透压与该溶液的溶质浓度成正比，而与溶质种类无关，溶质颗粒既可以是分子，也可以是离子；既可以是阳离子，也可以是阴离子。

人体在生理状态下，血浆渗透压为280～310mmol/L，药物渗透压高于或低于血浆渗透压的溶液分别称为高渗或低渗溶液。渗透压与血浆渗透压相等，即称为等渗溶液。把红细胞放在比红细胞内溶质浓度低的溶质溶液中，水从细胞外向细胞内转移，造成红细胞膨胀，甚至破裂，使红细胞膨胀的溶液称为低渗溶液。把红细胞放在比红细胞内溶质浓度高的溶质溶液中，水从细胞内向细胞外转移，造成红细胞皱缩，这样的溶液称为高渗溶液。

静脉输注液体其渗透压应与人体的相等或偏高。根据药物化学成分利用稀释剂，药物的渗透压浓度是可以改变的，可将最终渗透压浓度稀释为等渗溶液。如果不能改变最终渗透压浓度，应缓慢用药，以增加血液的稀释。据相关研究证实，静脉输注时间越长，外周静脉内皮细胞可耐受的渗透压越低；若降低溶液的渗透压即使增加输液量也不会引起静脉炎。在静脉注射高渗溶液时，注意控制适宜的速度和用量，若输注速度太快，用量太大，易造成局部高渗状态而引起红细胞皱缩。新生儿外周静脉输入溶液渗透压应与血浆渗透压相似，低渗或高渗溶液的渗出可导致注射部位的组织损伤甚至坏死。静脉输液治疗中如果用药渗透压浓度在900mmol/L或以上（2016-INS指南），应采用中心静脉导管。临床常用药物pH及渗透压见表3-1。

表3-1 临床常用药物pH及渗透压

渗透压单位：mmol/L

药物名称	稀释药物	酸碱度(pH)	渗透压	危险度
5% 葡萄糖注射液		3.2 ～ 6.5	250	低度危险
葡萄糖氯化钠注射液		3.5 ～ 5.5		低度危险
10% 葡萄糖注射液		3.2 ～ 6.5	500	中度危险
50% 葡萄糖注射液		3.2 ～ 6.5	2 526	高度危险
0.9% 氯化钠注射液		4.5 ～ 7.0	260 ～ 320	低度危险
3% 氯化钠注射液			1 030	高度危险
10% 氯化钾注射液		5.0	2 666	高度危险
5% 碳酸氢钠注射液		7.5 ～ 8.5	1 190	高度危险
葡萄糖酸钙注射液		4.0 ～ 7.5		中度危险
氯化钙注射液		4.5 ～ 6.5		中度危险
复方氯化钠注射液		4.5 ～ 7.5		中度危险
复方乳酸钠葡萄糖注射液		3.6 ～ 6.5		中度危险

续表

药物名称	稀释药物	酸碱度(pH)	渗透压	危险度
乳酸钠林格注射液		6.0 ~ 7.5	240 ~ 270	中度危险
乳酸钠注射液		6.0 ~ 7.5	1.86% 时为等渗	中度危险
氨基酸注射液			500	处方组成不同，pH 和渗透压不同
20% 脂肪乳注射液		8.0	350	低度危险
静脉营养液		5.3 ~ 6.3	1 100 ~ 1 400	高度危险
20% 甘露醇注射液		5.0 ~ 7.0	1 098	高度危险
灭菌注射用水		5.0 ~ 7.0		低度危险
右旋糖酐注射液	NS@50mg/ml	5.2 ~ 6.5	2 000	高度危险
5-FU(氟尿嘧啶)		9.2	650	高度危险
顺铂注射液		3.5 ~ 6	300	中度危险
长春新碱		3.5 ~ 5.5	610	高度危险
环磷酰胺注射液			352	低度危险
多柔比星(阿霉素)注射液		4.0 ~ 5.5	280	中度危险
表柔比星(表阿霉素)		2.4 ~ 3.6		高度危险
柔红霉素	NS100ml	4.5 ~ 6.5	300	低度危险
紫杉醇注射液		4.4 ~ 6.5		中度危险
丝裂霉素		6.0 ~ 8.0		低度危险
阿昔洛韦注射液	NS@5mg/ml	10.5 ~ 11.6	316	高度危险
更昔洛韦注射液	NS 100ml	11	320	高度危险
头孢呋辛钠注射液	D5W50ml	5.2 ~ 5.8	270 ~ 330	低度危险
头孢唑肟	D5W50ml	6.7 ~ 8.0	270 ~ 330	低度危险
头孢他啶注射液	SWI10ml	5.5 ~ 8	240	低度危险
氨苄西林钠注射液	NS 100ml	10.0	328 ~ 372	中度危险
环丙沙星注射液	D5W@100ml	10.0	285	中度危险
加替沙星氯化钠注射液	D5W@10mg/ml	3.5 ~ 5.5		中度危险
左旋氧氟沙星氯化钠注射液	D5W50 ~ 100ml	3.8 ~ 5.8	250	中度危险
甲氧西林	SW 100ml	7.6(6 ~ 8.5)	510	中度危险

续表

药物名称	稀释药物	酸碱度(pH)	渗透压	危险度
青霉素 G	D5W50ml	6.8 ~ 7.2	276	低度危险
苯唑西林	SWI 10ml	6 ~ 8.5	398	低度危险
万古霉素		2.5 ~ 4.5		中度危险
甲硝唑注射液		4.5 ~ 7.0		低度危险
去甲肾上腺素		2.5 ~ 4.5		中度危险
盐酸多巴酚丁胺注射液	NS@4mg/ml	2.5	280	中度危险
多巴胺注射液	D5W	2.5 ~ 4.5	277	中度危险
多西环素		1.8		高度危险
呋塞米注射液		8.5 ~ 9.5		中度危险
胺碘酮注射液		2.5 ~ 4.0	700 ~ 800	高度危险
碘海醇注射液		6.5 ~ 7.8	700 ~ 800	高度危险
吗啡	NS 10mg/ml	2.0 ~ 6.0	295	中度危险
异烟肼注射液	NS 3.3mg/ml	3.5 ~ 5.5		中度危险
氨茶碱注射液	NS@5mg/ml	4.7 ~ 7.3	349	低度危险
多西环素		1.8		高度危险
异丙嗪注射液		4.0		中度危险
硝酸甘油注射液		3.0 ~ 6.5		中度危险
七叶皂苷钠注射液		4.6		中度危险

备注：

1. D5W 表示“用 5%GS 稀释”；D10W 表示“用 10%GS 稀释”；SW 表示“用盐水、糖水稀释”；@ 表示“使用”；SWI 表示用“糖水、盐水、注射用水稀释”。

2. 以上 pH 均为药物或溶媒在未混合前的自身 pH。

三、药物配伍禁忌

临床用药过程中，将两种或两种以上药物混合在一起称为配伍。配伍禁忌，指两种以上药物混合使用或药物制成制剂时，出现使药物中和、水解、破坏失效等理化反应，这时可能发生混浊、沉淀、产生气体及变色等外观异常的现象，也可能发生肉眼观察不到的理化改变。有些药品配伍使药物的治疗作用减弱，导致治疗失败；有些药品配伍使副作用或毒性增强，引起严重不良反应；还有些药品配伍使治疗作用过度增强，超出了机体所能耐受的能力，也可引起不良反应，乃至危害患者等。这些配伍均属配伍禁忌。许多药物没有在新生儿中进行测试，缺乏药物相容性数据，问题更加复杂。在新生儿重症监护期间，每天接受多种静脉药物注射，其中多数药物无新生儿使用说明，使新生儿存在更大的药物不良反应风险。鉴于新生儿静脉注射管路内径更小，药物配伍中发生的沉淀极易导致管路堵塞，在静脉用药过程中，应避免发生物理和化学性配伍禁忌。

（一）配伍禁忌的种类

1. **物理性配伍禁忌** 即某些药物配合在一起会发生物理变化，即改变了原先药物的溶解度、外观形状等物理性状，影响药物使用。物理性配伍禁忌常见的外观有4种，即分离、沉淀、潮解、液化。

2. **化学性配伍禁忌** 即某些药物配合在一起会发生化学反应，不但改变了药物的性状，更重要的是使药物减效、失效或毒性增强，甚至引起燃烧或爆炸等。化学性配伍禁忌常见的外观现象有变色、产气、沉淀、水解、燃烧或爆炸等。

3. **药理性配伍禁忌** 即2种或2种以上药物互相配伍后，由于药理作用相反，使药效降低、甚至抵消的现象。属于本类配伍禁忌的药物很多，如中枢神经兴奋药与中枢神经抑制药、氧化剂与还原剂、泻药与止泻药、胆碱药与抗胆碱药等。另外，必须了解本类药物在发挥其防治作用时是配伍禁忌，而当某一药物中毒时应用药理作用相反的药物进行解救，即不属于配伍禁忌。

（二）产生配伍禁忌的一般规律

药物相互配伍应用，因受许多因素的影响，会产生物理或化学的配伍禁忌，情况复杂多样，但基本规律如下：

1. 静脉注射的非解离性药物如葡萄糖等，这些药物很少产生配伍禁忌，但应注意其溶液的pH。

2. 无机离子中的钙和镁常常会形成难溶性沉淀。阴离子不能与生物碱配伍。

3. 阴离子型的有机化合物，如青霉素类的盐类，与pH较低的溶液或具有较大缓冲容量的弱酸性溶液配合时会产生沉淀。

4. 阳离子型的有机化合物，如生物碱类，与高pH的溶液或具有大缓冲容量的弱碱性溶液配合时会产生沉淀。

5. 阴离子型有机化合物与阳离子型有机化合物的溶液配合时，也可能出现沉淀。

6. 两种高分子化合物可能形成不溶性化合物，高分子化合物有抗生素类、水解蛋白、胰岛素、肝素等，如两种电荷相反的高分子化合物相遇时会产生沉淀。

7. 使用某些抗生素时要注意溶液的pH，如青霉素类、红霉素等，溶液pH应与这些抗生素的pH相近，差距越大，分解失效越快。

8. 不要忽视换药时输液器中的配伍禁忌，临床中序贯配伍时须在两组药物溶液转接过程中，用一定量的0.9%氯化钠注射液或其他溶液（如5%GS）隔离，将原药物冲洗干净后才进行更换。

（三）静脉输液治疗中常见的不宜配伍使用的药品

1. 常用抗菌药物临床配制及静脉输注注意事项（见附表1及第三章第四节中相关内容）。

2. **抗真菌药** 与具有潜在肾毒性的药物，如氨基糖苷类、万古霉素、多黏菌素等合用时，可加重其肾毒性。

3. **营养液**

（1）氨基酸的变化：氨基酸有氨基（—NH_2）和羧基（—COOH），是两性物质，与酸结合时即呈现酸性，而与碱结合后即呈碱性，所以Cl^-与Na^+的存在能影响营养液的pH，不可忽视。

（2）Ca^{2+}和磷酸配伍时会生成白色的磷酸钙。

（3）氯化钙与硫酸锰配伍，若加热可产生沉淀。

（4）维生素的稳定性：维生素大多数是不稳定的，维生素B在氨基酸溶液中能分解维生素K_1，维生素C遇空气分解，维生素K遇光极易分解。维生素类对光都不稳定，所以，输液过程中应用避光袋遮挡输液容器。

4. **其他** 与氨茶碱不可混在一起静脉输注的有去甲肾上腺素、维生素C、促皮质素、四环素族盐酸盐、异内嗪等。与血液、血浆不可混合在一起静脉输注的药物有增压素、水解蛋白（曾输过血浆的注射器具也不可用）、氟氯西林等。与维生素C不可混在一起静脉输注的药物有三氯叔丁醇、含铜铁离子的溶液、维生素K_3、氨基青霉素、谷氨酸钠等碱性药物。只可单独使用，不可加入其他药物静脉输注的有乐凡命注射液、维生素B_4、组织型纤维蛋白溶酶原激活剂、二氮嗪、派达益儿等。与脂肪乳剂不可混合在一起静脉输注的药物有：电解质溶液（以防乳剂破坏而使凝聚脂肪进入血液）、氟氯西林等。与去甲肾上腺素不宜混在一起静脉输注的药物有：磺胺嘧啶钠、氨茶碱、谷氨酸钠、乳酸钠等偏碱性药。硝普钠静脉输注时，除用5%葡萄糖溶液稀释外，不可加用其他药物。低分子右旋糖酐不宜与双嘧达莫、维生素B_{12}混合在一起静脉输注。

（四）避免配伍禁忌发生的方法

1. **加强教育** 了解常用注射剂的配伍禁忌。对发生配伍禁忌较多的药物，如需要前后相接输液时，应将输液器内的前种药物残液用0.9%氯化钠注射液，或其他可与其相配伍的注射液冲洗干净后再静脉滴注。如不清楚两种药物混合是否有配伍禁忌而必须混合时，可在用药前用注射器抽取少量等量的两种药物混合，观察10～20min，如有配伍禁忌再用液体将两者隔开。

2. **在用药中** 除药理作用互相对抗的药物，如中枢兴奋药与抑制药、升压药与降压药、止血药与抗凝血药等，还需注意遇到的一些药理性配伍禁忌，如吗啡与阿托品联合使用时会消除吗啡对呼吸中枢的抑制作用，使药效降低。理化性配伍禁忌须注意酸碱性药物的配伍问题，应使用不同输液器，避免直接配伍使用，如丹参酮与不少氟喹诺酮类的药物存在配伍禁忌，可产生沉淀等。

3. **在新药使用前** 应认真阅读使用说明书全面了解新药的特性，避免盲目配伍。在不了解其他药物对某药的影响时，可将该药单独使用。两种浓度不同的药物配伍时，应先加浓度高的药物至输液瓶中，后加浓度低的药物，以减少发生反应的速度。两种药物混合时，一次只加一种药物到输液瓶，待混合均匀后液体外观无异常变化再加另一种药物。

4. **慎重使用中药注射剂** 中药注射剂由于其成分复杂性，提取工艺的局限性，很难保证与其他药物配伍时不发生反应。应尽量避免使用中药注射剂，严格掌握配伍禁忌，单独配制并避免与其他药物同管路连续输注，以保障用药安全。

5. **抗生素应用** 与其他药物配伍后发生配伍变化较多，原则上抗菌药物应单独应用。

6. **TPN加药混合顺序**

（1）电解质溶液（10%NaCl、10%KCl、钙制剂、磷制剂）、水溶性维生素、微量元素制剂等分别加入葡萄糖溶液或氨基酸溶液。

（2）将脂溶性维生素注入脂肪乳剂，水溶性维生素也可用脂溶性维生素溶解后加入脂肪乳剂。

（3）充分混合葡萄糖溶液与氨基酸溶液后，肉眼观察液体有无沉淀，再与配制好的脂肪乳剂混合。

（4）轻轻摇匀混合物，排气后封闭备用。

（5）注意钙和磷不能加入同一配制液体内，需分别充分稀释后再混合；电解质不能直接加入脂肪乳剂中；避免在全营养混合液中加入其他药物（除非已经做过配伍验证），以免影响全营养混合液的稳定性及加入药物的药效。

7. **加强巡视，及时处理** 护士应合理安排输液顺序，尽量避免有配伍禁忌的药物序贯使用。若两者确定需要序贯使用时，可采取在2种药物之间输入0.9%氯化钠注射液或葡萄糖注射液冲管，再进行序贯静脉输注治疗。静脉输液过程中安排人员加强巡视，要密切观察液体有无混浊、变色等现象，以便及时发现药物间的配伍变化。若静脉输液过程中出现明显的配伍变化，应立即夹管，及时更换输液器及液体，并再次检查输液瓶及输液管内有无异常，避免药物输入患者体内而出现不良反应。同时不要过度惊慌，做好患者和家属的思想解释工作，密切观察患者，一旦患者出现不良反应，立即采取有效措施对症处理；液体及输液器应封存待检验。

8. **做好知识更新和药品说明书的修改** 权威部门或者专家可组织相关人员进行药物配伍禁忌的相关研究工作，及时对有关的药物配伍资料进行总结和标准实验验证，再进行权威发布；同时在说明书上及时补充药物配伍相关内容，从而更好地指导临床工作。

9. 科室对本专业常用药物要专门列出配伍禁忌表，以便查阅。

10. **加强信息化建设** 随着信息化建设的不断完善，有条件的医疗机构可以利用网络优势，将药物配伍禁忌资料编入计算机程序，方便医护人员进行查询或者进行配伍警示，最大限度确保患者的用药安全。

（五）新生儿用药管理

1. 新生儿用药特点

（1）肝肾功能及某些酶系发育不完善，对药物的代谢及解毒功能较差：新生儿的器官和组织发育尚未成熟，新陈代谢旺盛，血液循环需要时间短，肝药酶系统解毒能力较差，肾脏组织结构、功能未发育完全，因此也容易发生全身用药不良反应。新生儿用药应选用毒性小的药物，避免选择有肝肾毒性的药物。

（2）对药物反应和药物的毒副作用与其他年龄段不同：新生儿药动学特点与成人和较大儿童不同，治疗安全窗窄，因此用药应结合个体谨慎用药。新生儿静脉用药时还应该注意药物剂型的赋形剂，成人安全的赋形剂，但对新生儿却可能是危险的。如聚山梨醇酯 80 被证明可以导致早产儿死亡；含有防腐剂苯甲醇配方药物会导致新生儿中枢神经中毒、呼吸困难和致命的代谢性酸中毒。

（3）血脑屏障不完善：药物容易通过血脑屏障到达神经中枢。

（4）母乳喂养婴儿可受母亲用药的影响：乳母用药可以转移到母乳中而对新生儿产生影响。从血浆中排泄到母乳中的药物量取决于药物的特性，如血浆蛋白结合性、亲脂程度和分子量等。母乳中药物浓度取决于摄入剂量、时间、母乳排出量等。

（5）新生儿血浆中蛋白浓度较低，没有足够的血浆蛋白与药物结合，游离药物浓度较高，可能导致中毒。同时，药物可与血清胆红素竞争白蛋白结合部位，将胆红素置换为游离胆红素，新生儿血脑屏障不完善，大量胆红素可造成核黄疸。

2. 用药剂量计算

（1）按体重计算：按体重计算总量在临床上应用广泛。患儿体重应按实际测得值为准。

每日（次）剂量＝患儿体重（kg）× 每日（次）每千克体重需要量。

（2）按体表面积计：由于许多生理过程（如心搏出量、基础代谢）与体表面积关系密切，按体表面积计算药物剂量方法如下。

每日（次）剂量＝患儿体表面积（m^2）× 每日（次）每平方米体表面积需要量。

新生儿体表面积（m^2）＝体重（kg）×0.035+0.1。

（王　蕾）

第二节 静脉营养治疗

20 世纪 60 年代美国的 Dudrick 及 Wilmore 等外科医师首先经中心静脉置管将静脉营养支持应用于临床，国内各大、中型医院也于 70 年代相继开展了这项技术及有关研究。70 年代初期称为“静脉高营养”，70 年代后期改称为“全肠外营养”，90 年代又更客观地称之为“静脉营养”或“肠外营养”。目前，这种静脉营养治疗手段已广泛地应用于临床科室。

静脉营养，又称肠外营养（parenteral nutrition，PN），是指通过静脉输入营养制剂给予机体所需要的营养物质，适用于机体无法经胃肠道摄取营养或摄取的营养不能满足自身需要的情况。静脉输注的营养制剂包括氨基酸、脂肪乳、葡萄糖、各种维生素、电解质和微量元素等。根据患者对静脉营养的需求程度，分为全肠外营养（total parenteral nutrition，TPN）和部分胃肠外营养（partial parenteral nutrition，PPN）两类。

一、种类及特点

（一）静脉营养液的种类

静脉营养液分为一般营养和“全合一”营养两类。一般营养是单独输入的营养制剂，如葡萄糖溶液、脂肪乳制剂、氨基酸制剂等，一瓶输完再输入另外一瓶。“全合一”（all in one）营养液，是指将葡萄糖溶液、氨基酸溶液、脂肪乳剂、维生素、电解质和微量元素等所有所需制剂混合在一个包装内，同时输入，包括工业生产的“三腔袋”和医院配剂室调配的“三升袋”，能满足患者的全部营养需求。

静脉营养持续时间小于7d（如外科手术、急性创伤和急性肠道衰竭）的称为“短期静脉营养”，较长持续时间（大于7d，如慢性肠衰竭的患者）称为“长期静脉营养”，病情稳定已出院且在社区中需要“长期”PN的患者可使用“家庭静脉营养”（HPN）。

（二）静脉营养液的特点

1. 微粒最大直径不超过10μm。
2. 无引起过敏反应的异型蛋白质。
3. 具有良好的相容性和稳定性。
4. 使用方便、配制灵活、营养完全能够满足患者机体需要。

二、静脉营养液的配伍及稳定性

（一）控制静脉营养液pH

1. 一般要求pH为5.5左右，低温保存。温度或pH升高时，葡萄糖与氨基酸混合会发生褐色改变。

2. 当静脉营养液的pH下降时，脂肪颗粒磷脂分子的亲水段发生电离改变、负电位下降，以致脂粒之间排斥力减弱。当pH降至5.0以下时，脂肪乳剂即丧失其稳定性。葡萄糖液为酸性液体，其pH为3.5～5.5，故不能直接与脂肪乳剂混合，否则会因pH的急速下降而破坏脂肪乳剂的稳定性。

3. 脂肪乳剂pH还受储存时间影响，其pH随着时间的推移而降低，pH＜5.0时脂肪乳剂的稳定性被破坏。

（二）控制阳离子浓度

1. 阳离子浓度可改变排斥力，影响电位。阳离子浓度越高，溶液越不稳定。

2. 静脉营养液中单价阳离子（Na^+、K^+）和二价阳离子（Mg^{2+}、Ga^{2+}）浓度应分别小于130～150mmol/L和5～8mmol/L。

3. 阳离子可中和脂肪颗粒上磷脂的负电荷，使脂肪颗粒相互靠近，发生聚集和融合，导致水油分层。

（三）控制钙磷混合沉淀反应

1. 高浓度的钙和磷、氯化钙、磷盐、脂肪乳剂与低浓度氨基酸和葡萄糖混合液pH增高，环境温度升高，渗透压增加以及输注速度过慢等都会引起沉淀反应；经同一输液管路添加碳酸氢盐、右旋糖酐铁及钙磷未严格按照输注时每6～8h冲管一次，均会导致钙磷沉积。即刻发生的沉淀容易被发现，但在混合初期有可能肉眼不可见，随时间推移逐渐出现沉淀。

2. **脂肪乳剂加入后** 由于液体颜色为乳白色，有钙磷沉淀也不会被发现。被脂肪乳剂掩盖的钙磷沉淀颗粒，可能引起导管管路堵塞，或随液体进入血管内，使患者发生间质性肺炎、肺肉芽肿、呼吸窘迫综合征等严重不良反应，甚至导致死亡。

3. **控制钙、磷浓度** 当“钙磷乘积[钙离子浓度（mmol/L）× 磷离子浓度（mmol/L）] > 72”时将破坏无机钙和磷的稳定性。所以，当钙磷需要较多时，应使用有机磷制剂。

（四）避免光照

因静脉营养液中维生素A和维生素 B_2 遇紫外线会降解，输注时需避光。维生素C遇空气发生氧化降解为草酸，后者可与钙发生反应生成不稳定的草酸钙。

三、静脉营养液处方的计算方法

使用完全静脉营养的患者，需要计算各营养成分的配制剂量，以达到患者生理和疾病状态的需求。营养成分处方一般采用公式进行计算。

第一步：根据患者的体重和分解代谢情况计算所需氨基酸的需要量，按每日每千克体重需要氮元素0.1～0.2g计算，高分解代谢情况下可以适当增加。再将需氮量换算为氨基酸需要量，每6.25g氨基酸可提供大约1g氮。

以体重60kg的重症患者为例：60kg × 0.2g/（kg·d）× 6.25=75g/d（氨基酸）。

不同的氨基酸制剂浓度不同，需要根据产品情况来计算所需要的氨基酸溶液总量。

第二步：计算所需能量，可以用体重法和热氮比法两种方式。体重法为成人所需热量为20～30kcal/（kg·d），乘以体重即可得到每日所需热量。热氮比法一般采用热氮比150～200∶1计算，即每提供1g氮，即需要匹配150～200kcal热量。

体重法：30kcal/（kg·d）× 60kg=1 800kcal/ d

热氮比法：12g（氮量）× 150（热氮比）=1 800kcal/ d

第三步：分配能量到制剂。根据双能源系统原则，热量是由脂肪、碳水化合物共同提供，一般情况下，糖脂比为50∶50，呼吸疾病等特殊情况糖脂比可调为40∶60。紧接第二步中的举例，分配到脂肪和糖类各提供900kcal能量。每1g脂肪乳可提供9kcal能量，每1g葡萄糖可提供4kcal能量，据此换算为所需脂肪乳和葡萄糖的质量。

折算脂肪乳：900kcal ÷ 9kcal/g=100g

折算葡萄糖：900kcal ÷ 4kcal/g=225g

最后再将这些所需的脂肪乳和葡萄糖分配到所用的制剂中去，常常需要根据液体总量来选择液体浓度，对于严格限制液体的患者，多选用高浓度的葡萄糖。

第四步：根据患者的个体情况和疾病状态对热量进行调节。

体温：每升高 1℃，总热量需增加 10%。

性别：女性患者，总热量需减少 10%。

年龄：大于 70 岁患者，总热量需减少 10%。

严重应激状态：如严重创伤、严重感染、大手术后早期，总热量需求减少 20% ~ 30%。

第五步：根据患者情况，添加水溶性维生素 / 脂溶性维生素 / 微量元素。

第六步：根据患者情况，添加钠 / 钾 / 钙 / 镁及胰岛素。

四、适用范围与慎用或禁用范围

（一）适用范围

1. 消化系统疾病

（1）胃肠道功能障碍的患者，如肠梗阻、急性消化道出血、严重的胃肠道炎症等。

（2）无法通过胃肠道摄食者，如食管瘘、肠瘘、胃肠道畸形、严重营养不良伴胃肠道功能障碍等；或者经胃肠摄食有危险，如气管食管瘘、喉关闭不全；中、重症急性胰腺炎。

（3）由于手术或解剖问题导致禁食的重症患者。

（4）存在尚未控制的腹部情况，如急性腹腔感染、腹腔大出血等。

（5）其他：长期顽固性的恶心呕吐、硬皮病、系统性红斑狼疮、放射性肠炎、食管贲门失弛缓症。

2. 大面积烧伤。

3. 严重感染与败血症。

4. **术前准备** 营养不良，需进行胸、腹部大手术的患者。

5. 妊娠剧烈呕吐与神经性厌食。

6. 高分解代谢状态。

7. **其他** 神志不清、神经精神性吞咽或进食障碍、肿瘤放化疗引起的严重胃肠道反应等短期内不能由肠内获得营养的患者。

肠道仅能接收部分营养物质补充的重症患者，可采用部分肠内与部分静脉营养相结合的联合营养支持方式，目的使肠功能尽早恢复。一旦患者胃肠道可以安全使用时，静脉营养支持应逐渐减少至停止，增加联合肠道喂养或开始经口摄食直至完全肠内营养。

（二）静脉营养支持禁忌证

1. 休克复苏阶段、血流动力学尚未稳定或存在严重水电解质与酸碱失衡。
2. 严重肝功能衰竭，肝性脑病。
3. 急性肾衰竭存在严重氮质血症。
4. 严重高血糖尚未控制。
5. 胃肠功能正常，适合肠内营养或5d内可恢复胃肠功能者。

五、常见并发症及处理

根据其性质和发生原因，静脉营养治疗并发症可归纳为导管相关性并发症、感染性并发症和代谢性并发症三大类，大多数并发症是可以预防和治疗的。

（一）导管相关性并发症

1. **置管操作相关并发症** 包括血气胸、皮下血肿、血管与神经损伤等。

2. 日常维护不当也可造成静脉导管脱出、断裂、导管堵塞及空气栓塞等并发症的发生。

（1）导管堵塞：是置管后最常见的并发症之一。静脉输注营养液时输液速度可能会减慢，在巡视过程中发现异常应及时调整，以免因凝血而发生导管堵管。预防堵管的方法：应在静脉输入营养液6～8h内使用0.9%氯化钠注射液10ml脉冲式冲管，输液结束后应再使用0.9%氯化钠注射液10ml脉冲式冲管和肝素盐水3～5ml正压封管。

（2）空气栓塞：可发生在静脉置管、静脉输液和拔管过程中。静脉输液过程中加强巡视，液体输完应及时补充。静脉导管维护时应防止空气经静脉导管接口部位进入血液循环。拔管引起的空气栓塞主要是由于拔管时空气经静脉形成的隧道进入静脉所致，因此，拔管速度不宜过快，拔管时嘱患者屏气，拔管后应观察患者的反应30min。

（二）感染性并发症

在静脉导管置入、营养液配制及输入过程中都可能发生污染，静脉导管相关性血流感染是静脉营养治疗常见的严重并发症。因此，每一步必须严格按照无菌技术操作规范进行。预防措施包括：静脉置管过程的严格无菌技术，在超净工作台配制营养液，配制好的营养液需在24h内输注完毕，采用全封闭式输液系统，定期消毒穿刺点皮肤并更换敷料等。

（三）代谢性并发症

这类并发症多与对患者的病情动态监测不够、治疗方案选择不当或未及时纠正有关，加强监测并及时调整治疗方案可以预防。肠外营养常见代谢性并发症见表 3-2，肠外营养过量引起的代谢性并发症见表 3-3。

表 3-2　肠外营养常见代谢性并发症

项目	并发症	预防和治疗
缺乏	电解质缺乏：K^+、Na^+、Cl^-、Mg^{2+}、Ca^{2+}	血、尿水平监测，防止缺乏
	微量元素缺乏：Fe、Zn、Cu、Se、P 等	症状监测（皮肤改变，血液系统改变），足量给予
	维生素缺乏：维生素 B_1、维生素 B_2、维生素 B_6、维生素 B_{12}、维生素 C、叶酸、维生素 A、维生素 E	症状监测，足量给予
	必需脂肪酸缺乏	使用中长链脂肪酸，或每周至少提供 20% 长链脂肪乳 500ml
急性代谢并发症	水电解质紊乱	合理调节水电解质代谢，每日称重和定期生化监测
	高血糖或低血糖	连续 TPN 输注，血糖监测，必要时给予胰岛素
	高血钙	康复治疗，避免维生素 D 中毒
	高甘油三酯	监测血脂和根据耐受性调整脂肪乳剂剂量
	肝脏脂肪变性	减少糖类摄入，避免过度营养，周期性肠外营养支持
慢性代谢性并发症	肠外营养相关肝脏疾病（PNALD）	尽早肠内营养，预防细菌过度生长，使用牛磺酸、熊去氧胆酸、胆囊收缩素及 VitE 等
	骨病	调整 VitD 剂量，康复治疗，避免铝中毒

表 3-3 肠外营养过量引起的代谢性并发症

营养素	过量效应	推荐
葡萄糖	高血糖	葡萄糖输注速度≤ 4 ~ 5mg/(kg·min) 如果血糖 > 7mmol/L 提供外源性胰岛素
脂肪	高甘油三酯 过敏反应(皮疹、寒战、发热)	脂肪乳剂用量≤ 1.5g/(kg·d),检测有无败血症或血脂异常 停止静脉输注后立即消失
氨基酸	氮质血症	用量氨基酸≤ 1.7g /(kg·d);降低静脉输注速度,检测有无脱水、肾功能损害或处于分解状态
钙	高钙血症	测定离子钙,如果升高:检测钙浓度或有无维生素 D 中毒,有无骨转移,减少 / 停止补充钙或维生素 D,增加磷的摄入
维生素 D	高钙血症(少见)	测定离子钙,如果升高:停止维生素 D 的补充,利尿,水合作用

1. **非酮性高血糖高渗性昏迷**(NKHHC) 简称糖尿病高渗性昏迷，是由于应激情况下体内胰岛素相对不足，胰岛素反调节激素增加及肝糖释放导致严重高血糖，高血糖可引起血浆高渗性脱水和进行性意识障碍的临床综合征。常见于中、老年患者，有或未知有糖尿病史者，病死率较高。紧急治疗处理原则：扩容，稳定血压，改善循环和增加尿量；应立即停止静脉输注高渗糖，同时输入等渗或低渗液体，补给胰岛素和氯化钾。预防：TPN 营养液的配制，每日葡萄糖的供给应控制在 100 ~ 300g，浓度不可 > 50%，滴注速度不可过快，控制在每分钟不超过 5mg/kg。

2. **低血糖反应** 由于持续快速输入高浓度葡萄糖，刺激胰岛细胞增加胰岛素分泌，使血中有较高的胰岛素水平快速输完后则可能发生低血糖反应，甚至低血糖性昏迷，严重者危及生命。建议严格控制高浓度葡萄糖溶液的速度和总量，或者在高糖液体输入完毕后，以 5% 葡萄糖溶液维持数小时过渡，则可以避免诱发低血糖。低血糖反应也常见于糖尿病患者 TPN 制剂中加入了较多的胰岛素，在糖尿病患者的 TPN 制剂中，胰岛素总量一般不应超过 50IU。

3. **高脂血症** 由于脂肪代谢或运转异常，使血浆中一种或多种脂质高于正常称为高脂血症。引发高脂血症主要是由于给予的脂肪量超过机体清除脂质的能力所致，其主要临床表现为高脂血症。高脂血症一般很容易通过减少或暂停脂肪乳剂输入而纠正。为了避免静脉营养支持引发高脂血症，静脉营养支持期间应注意监测血脂水平，住院患者最好每周测定血清甘油三酯浓度 1 ~ 2 次，根据耐受性调节脂肪乳剂量。

4. **氨基酸代谢异常** 氨基酸分解代谢阻滞或氨基酸吸收转运系统缺陷，造成血氨升高。在静脉输注氨基酸后，若不能及时供应足够的热量则氨基酸作为能源而分解产生氮质血症。为了保证静脉输注的氨基酸得到充分地利用，必须同时静脉输注糖类及乳化脂肪以满足热能地需要，热能与氮的比值应为（150～200）：1才能使氨基酸最大限度地被利用，避免氨基酸作为能源分解。

5. **电解质紊乱** 在实施静脉营养支持过程中，应适当补充钾、磷、镁，否则可导致此类元素的不足。但是如果机体丢失电解质的原因未消除或补充电解质不足、过量都可造成电解质紊乱。为防止电解质紊乱，应每周测定电解质2～3次，包括血清钾、钠、氯、钙等，尿素氮、血红蛋白，其他电解质可每周测定1次。

6. **肝胆相关性疾病** 长期肠外营养（PN）后往往伴随感染、胆汁淤积、肝功能异常、肝脏脂肪浸润、肝脏纤维化甚至肝硬化，是肠外营养常见的并发症，在儿童和新生儿较为多见，特别是长期接受静脉营养支持治疗的患儿。禁食时间长、氨基酸与脂肪乳提供热量比率高、胎龄低、新生儿感染等是发生肠外营养肝胆相关性疾病的重要原因，在这些情况下应尽量早期给予肠内营养。

7. **胆石症和胆囊炎** 长期TPN时胆汁淤积可发展为胆囊结石和胆囊炎。给予胆囊收缩素（CCK），或少量饮食、肠内营养来刺激胆囊收缩，进而防治该并发症。

8. **骨病** 肠外营养相关骨病伴骨钙丢失（也表现在骨组织学中）、血清碱性磷酸酶增加、高钙血症、骨痛和骨折等。目前还不明确如何预防这种并发症，但增加磷和镁的摄入、交替摄取维生素D和足量的钙以及运动可能有效。

六、静脉营养的静脉输注方式

（一）单瓶/多瓶静脉输注系统

在静脉营养治疗早期，主要使用多瓶输液系统来进行静脉输注营养液，通常用0.5～1L的输液瓶并联或串联静脉输注氨基酸、葡萄糖和脂肪乳剂。电解质和维生素分别添加在各个输液瓶中，分别输注。需要不定时更换输液瓶（袋）并调节输注速度。目前对于部分静脉营养治疗的患者，仍有使用单瓶静脉输注的情况。单瓶/多瓶静脉输液的优点是比较灵活，适用于静脉营养治疗需求量小、病情变化大的患者（如ICU患者），但单瓶静脉输入营养物质利用效率较低、静脉输注时患者的不良反应较重、增加护理工作量。

（二）“全合一”静脉输注

就是将工业生产的“多腔袋”制剂或医院配剂室调配的“三升袋”，将所有营养物质同时通过一根输液管路经中心或外周静脉将所有营养物质同时输入患者体内，利用效率最高，输液反应最轻。

“全合一”（AIO）的优点：

1. 节省费用。
2. 营养物质更好地利用和吸收。
3. 减少静脉输注管道、注射器和接头的消耗。
4. 易于管理，护理工作量小。
5. 减少代谢性并发症，进而减少监测费用。

（罗　斌）

第三节　抗肿瘤药物输注

抗肿瘤药物治疗是恶性肿瘤综合治疗的重要手段之一，主要是利用抗肿瘤药物对患者进行全身治疗，以达到抑制或消灭肿瘤细胞的目的。抗肿瘤药物多为细胞毒性药物，在杀伤肿瘤细胞的同时，对正常组织也有不同程度的损害。护理人员正确执行抗肿瘤药物用药操作规程，在提高药物疗效的同时，也能有效预防或减轻药物不良反应，保护自身安全。

一、抗肿瘤药物的分类及用药途径

（一）抗肿瘤药物的分类

1. 根据抗肿瘤药物对局部组织的刺激性分为　腐蚀性药物、刺激性药物和非腐蚀性药物。

（1）腐蚀性药物：指一类外渗后能引起皮肤黏膜起疱、溃疡或坏死的化学药物。如烷化剂类的氮芥、苯达莫司汀等；抗生素类的多柔比星、表柔比星、丝裂霉素等；植物碱类的长春瑞滨、长春地辛、长春新碱等。经外周静脉输注腐蚀性药物易引起严重的静脉炎及穿刺局部皮肤组织出现红、肿、灼热、疼痛甚至溃烂坏死。

（2）刺激性药物：指一类外渗后能引起静脉或局部组织灼伤或炎性反应的化学药物。当外周静脉输注此类药物时，因药物刺激作用，注射部位或沿着输液的血管出现疼痛。如烷化剂类的美法仑、达卡巴嗪等；抗生素类的多柔比星脂质体、米托蒽醌等；抗代谢类的氟尿嘧啶、氟达拉滨、吉西他滨、阿糖胞苷等；植物类的依托泊苷、伊立替康等。

（3）非腐蚀性药物：指一类经外周静脉输注渗出后无明显腐蚀或刺激作用的药物，如顺铂、甲氨蝶呤、环磷酰胺等。

2. 根据药物化学结构、性质、来源及作用机制分为 烷化剂、抗代谢药物、抗生素类、植物类、激素类。

（1）烷化剂：按其结构特征分为氮芥类及其衍生物、亚硝脲类、乙烯亚胺类、甲烷磺酸酯类、环氧化物类，如氮芥、环磷酰胺、异环磷酰胺、尼莫司汀、塞替派、美法仑等。

（2）抗代谢药物：为细胞生理代谢的结构类似物，干扰细胞正常代谢过程，抑制细胞增殖，分为叶酸拮抗剂类、嘧啶拮抗剂类及嘌呤拮抗剂等。如氟尿嘧啶、甲氨蝶呤、阿糖胞苷、吉西他滨、氟达拉滨等。

（3）抗生素类：主要来源于放线菌属，通过影响 DNA、RNA 及蛋白质生物合成，使细胞发生变异，影响细胞分裂，导致细胞死亡，如阿霉素、平阳霉素、米托蒽醌、博来霉素、丝裂霉素等。

（4）植物类：来源于植物，具有抗肿瘤作用的药物，如长春碱类、紫杉醇类等。

（5）激素类：有性激素、黄体激素及肾上腺皮质激素。

（6）其他：主要有酶制剂、金属化合物等。

3. 根据药物的作用机制分类

（1）干扰核酸合成的药物：主要阻止 DNA 合成，抑制细胞分裂增殖，属于抗代谢药物，为细胞周期特异药。如甲氨蝶呤、培美曲塞二钠、氟尿嘧啶、吉西他滨等。

（2）直接破坏 DNA 结构及功能的药物：与 DNA 形成交叉联结，使细胞组成发生变异，影响细胞分裂，导致细胞死亡，主要有烷化剂以及某些抗生素和金属化合物，为细胞周期非特异性药物，如氮芥、环磷酰胺、噻替哌、达卡巴嗪、博来霉素、顺铂、卡铂等。

（3）抑制拓扑异构酶阻止 DNA 复制的药物：完整的细胞周期包括 DNA 合成前期（G_1 期）、DNA 合成期（S 期）、DNA 合成后期（G_2 期）、有丝分裂期（M 期）和处于静止状态的静止期（G_0 期）。每一次有丝分裂结束到下一次有丝分裂结束构成一个完整的细胞周期。抑制拓扑异构酶阻止 DNA 复制的药物为细胞周期特异性药物，主要作用于 S 期，亦能作用于 G 期，通过抑制拓扑异构酶而发挥细胞毒作用，使 DNA 不能复制，造成不可逆的 DNA 链破坏，从而导致肿瘤细胞死亡。主要包括：

1）拓扑异构酶Ⅰ抑制剂：如伊立替康、托泊替康、羟喜树碱等。

2）拓扑异构酶Ⅱ抑制剂：如依托泊苷、替尼泊苷等。

（4）插入 DNA 模板影响转录过程的药物：能嵌入 DNA 双螺旋中，破坏 DNA 模板功能，抑制 RNA 活性，从而干扰转录过程，阻止 RNA 和蛋白质合成。本类药物主要是一些抗肿瘤抗生素类药物，如放线菌素D、表柔比星、多柔比星、米托蒽醌等。

（5）阻止微管蛋白装配影响有丝分裂的药物：一是阻止微管蛋白聚合的药物，主要有长春碱类；二是阻止微管解聚的药物，主要是紫杉醇类。能够阻止纺锤丝形成，影响肿瘤细胞分裂过程的微管系统功能，阻止细胞分裂，从而导致肿瘤细胞死亡。细胞周期特异性药物，主要作用于M期，如长春新碱、长春瑞滨、秋水仙碱、紫杉醇等。

（6）直接干扰蛋白质合成的药物：通过作用于蛋白质合成过程的不同环节，如影响氨基酸的供应或影响核糖体功能，而干扰蛋白质的合成。主要有门冬酰胺酶、三尖杉碱。

（7）改变机体激素平衡而抑制肿瘤生长的药物：主要有糖皮质激素和性激素类药物。

（8）分子靶向药物：以一些在肿瘤细胞膜上或细胞内特异性表达或高表达的分子为作用靶点，通过阻断肿瘤细胞或相关细胞的信号转导，来控制细胞基因表达的改变，而阻断其生长、转移或诱导其凋亡。如利妥昔单抗、曲妥珠单抗、西妥昔单抗、贝伐珠单抗等。

（9）其他：生物反应调节剂如干扰素、白细胞介素-2等；核素治疗药物；肿瘤治疗辅助用药等。

4. **根据抗肿瘤药物对各时相肿瘤细胞敏感性的差异分为** 细胞周期非特异性药物、细胞周期特异性药物。

（1）细胞周期非特异性药物：可杀伤细胞增殖周期中的各相细胞，包括G_0期细胞，细胞对药物的敏感性与细胞的增殖状态无关。烷化剂和抗生素类药物大多属于此类，其作用特点：剂量依赖性，疗效与剂量成正比，应大剂量间歇性用药。

（2）细胞周期特异性药物：细胞对药物的敏感性与其增殖状态有关，主要作用于细胞周期某一时相，作用特点：时间依赖性，疗效与剂量成正比，但达到一定剂量后再增加剂量不能相应提高疗效，反而毒性增大，应小剂量持续用药，如主要作用于DNA合成期（S期）的特异性药物如甲氨蝶呤、氟尿嘧啶等。

（二）抗肿瘤药物的用药途径

抗肿瘤药物的用药途径包括静脉滴注、静脉推注、肌内注射、口服、腔内注射、鞘膜内注射、动脉推注等，静脉滴注为最常用的用药方法。

二、抗肿瘤药物配制

（一）抗肿瘤药物配制前评估

1. **环境** 配制抗肿瘤药物的区域应为相对独立的空间，宜在Ⅱ级或Ⅲ级垂直层流生物安全柜内配制或由静脉药物配制中心集中配制。

2. **用物** 配制抗肿瘤药物的环境中，可配备溢出包，内含防水隔离衣、一次性口罩、乳胶手套、面罩、护目镜、鞋套、吸水垫及垃圾袋等。配制抗肿瘤药物的操作台面应垫一次性防渗透吸水垫，污染或操作结束时应及时更换。

3. **方法** 由受过专门培训的药学技术人员或经过专科培训的注册护士，严格按照操作程序进行集中配制。根据抗肿瘤药物的药理特性、使用方法及不良反应，正确选择输液器和输液袋，如输注紫杉醇时应采用非聚氯乙烯材料的输液器，不能够使用 PVC（聚氯乙烯）输液器输注，药物说明书所规定的需避光输注的药物，应使用避光输液器和避光袋。

（二）抗肿瘤药物配制流程

1. **配制前** 启动紫外线灯进行生物安全柜内操作区空气消毒 40min，保持洁净的备药环境，用 75% 酒精对操作台面进行擦拭，操作台面垫一次性防渗透的防护垫。

2. 两人核对医嘱，药物及溶媒，操作者戴双层手套。

3. **割锯安瓿** 割锯安瓿前应轻弹其颈部，使安瓿颈部附着的药物降至瓶底，消毒，掰开安瓿时用纱布包裹颈部，避免药物、玻璃片等飞溅，远离操作者的方向掰开安瓿，防止划破手套。

4. **粉剂药物溶解时** 溶媒沿瓶壁缓慢注入瓶底，待粉末浸透后再摇动，瓶装药物稀释后立即抽出瓶内气体，可采取双针头抽取药物的方法，以防瓶内压力过高，药物从针眼处溢出及针栓脱落等，宜使用密闭式药物配制和转运系统配制化疗药物。

5. **醒目标识** 药物配制后贴上“高警示药品”或“细胞毒性药物”等醒目标识，用于静脉推注的药物备好后，在标识上注明床号、姓名、住院号（或 ID 号）、药物名称、剂量后放于无菌治疗盘内（无菌治疗巾不透水）。

6. **配制时** 防止抗肿瘤药物外溢，配药过程中所有抗肿瘤药物污染物品应丢弃在标有“细胞毒性药物垃圾”容器中密闭处理，以防蒸发，污染环境，并全部丢入黄色医疗垃圾桶送焚烧处理。

7. **操作后** 台面用 75% 酒精擦拭，脱手套，洗手，有条件者洗澡。

三、抗肿瘤药物静脉输注及注意事项

（一）抗肿瘤药物静脉输注前评估

1. 患者评估

（1）一般情况：评估患者病史、病情、意识状态、心理状况、合作程度、自理能力、家庭情况、经济状况。

（2）了解患者血常规、心电图等检验检查结果；有无抗肿瘤治疗禁忌证及血管通路情况等。

（3）评估患者或家属对抗肿瘤药物治疗前、中、后的注意事项及抗肿瘤药物不良反应的掌握程度。婴幼儿、儿童患者，需评估家长对抗肿瘤药物知识的掌握程度。

（4）告知患者及家属抗肿瘤药物治疗的目的、注意事项等，婴幼儿、儿童患者，以家长教育为主，患儿教育为辅的方法，并签署抗肿瘤药物治疗知情同意书。

2. 护士评估

（1）护士着装整洁，防护装置齐全，配制抗肿瘤药物时操作者应戴双层手套（内层为PVC手套，外层为乳胶手套）、一次性口罩；宜穿防渗透的一次性隔离衣；可佩戴护目镜；用药时，操作者宜戴双层手套和一次性口罩。

（2）抗肿瘤药物应由经过专门培训的注册护士用药。

3. 静脉输液工具评估 根据患者的年龄、病情、血管条件、静脉输液治疗方案、药物性质等，选择合适的静脉输注途径和静脉输液治疗工具。

（二）抗肿瘤药物静脉输注流程

1. 操作者做好防护措施 两名操作者使用两种以上方式对患者进行身份识别，核对输液卡及药物，严格核对药物名称、剂量、用药途径、速度及时间，询问药物有无过敏史。

2. 腐蚀性抗肿瘤药物应选择中心静脉通路 如经外周静脉置入中心静脉的导管（PICC）、中心静脉导管（CVC）、输液港（PORT），不应使用一次性静脉输液钢针，不宜使用外周静脉留置针输注。如采用外周静脉留置针输注抗肿瘤药，需选择粗、直、弹性好的前臂静脉，避开手指、关节部位；避免24h内在前一次穿刺处的远心端部位进行穿刺；静脉输注化疗药物前应看到静脉回血后方可用药，静脉输注腐蚀性药物时，输注期间评估并确认静脉回血，总输注时间宜控制在60min内；当天输液结束后拔除外周静脉留置针。

3. 儿童、婴幼儿宜选择外周置入中心静脉导管、植入式静脉输液港等静脉输液工具。

4. 用非抗肿瘤药物建立静脉通路，正确连接输液装置并检查连接是否紧密。

5. 输注抗肿瘤药物前再次确认患者的穿刺部位血管及局部皮肤组织有无异常，观察回血情况，确保导管在血管内，输液通畅方可用药。通过 PORT 用药时，应确保无损伤针固定在港体内。

6. 根据药物性质及患者病情调节滴速，有可能引起过敏反应的药物，先小剂量缓慢滴入，床旁守护 5 ~ 10min，如无不适，则全剂量加入滴注。

7. **注意事项** 注意患者的主诉，尤其对儿童、婴幼儿患者，注意患儿及家长的主诉，观察患者饮水情况，穿刺部位有无红、肿、热、痛等药物外渗及静脉炎的表现，液体滴速及输液管路是否通畅，了解患者大小便、口腔黏膜、消化道反应等情况。

8. **静脉输注抗肿瘤药物后** 用 0.9% 氯化钠注射液或 5% 葡萄糖注射液冲洗静脉通道。抗肿瘤药物治疗输注结束后再次查看穿刺部位血管、局部皮肤及静脉导管情况。

9. **静脉输液治疗结束** 输液器针头应置入保护针帽中并与输液器保持其完整性，放入专用污物袋中，以免拔下针头药物外溢造成污染。有条件者可将带针头的输液器放入防穿透、防渗漏的废弃物收集容器中统一处理，用药过程中一切废弃物统一放于有特殊警示标识的污物袋内集中封闭处理。

10. **操作完毕** 脱去手套后用肥皂及流动水彻底洗手。

（三）抗肿瘤药物静脉输注注意事项

1. 静脉输注前注意事项

（1）条件许可所有静脉输注的抗肿瘤药物应由静脉药物配制中心统一配制。由药剂师审核医嘱后方可配制，保证抗肿瘤药物使用的规范性和合理性。

（2）充分了解抗肿瘤药物的应用机制、常规剂量、用药途径及毒副作用，熟练掌握用药方法、用药顺序、用药注意事项以及出现各种情况的处理方法。在使用新药物之前，应仔细阅读药物说明书，以指导准确用药，提高临床用药安全。

（3）婴幼儿、儿童等脏器尚未发育完善，在药理、毒理及药动学方面与成人有差异，更易出现药物的毒副作用，用药剂量应按照药物说明书，根据体表面积调整用药剂量。同时积极采取预防毒副反应措施，化疗前筛选和识别化疗危险因素，如有心脏病史、放疗史和蒽环类药物使用史的患儿慎用蒽环类等心肌毒性的药物，减少心血管并发症的发生。

（4）抗肿瘤药物现配现用，尽量不和其他药物配伍。

（5）应建立与本机构相适应的抗肿瘤药物临床应用指导原则和制度。

（6）有抗肿瘤药物的监测制度和不良反应处置预案。

（7）应对抗肿瘤药物的使用实施分级管理。

（8）应开展医师和药师抗肿瘤药物临床应用和规范化管理培训。

2. 静脉输注过程中注意事项

（1）掌握抗肿瘤药物的正确溶酶及存储条件，保证药物有效性，注意药物相互作用和时序依赖性可提高疗效，降低毒性。

（2）使用一次性注射器抽药，抽出的药物不超过注射器的3/4。废弃物容器2/3满时不再使用，关闭后送焚烧处理。

（3）配制婴幼儿、儿童及小剂量的化疗药物时，选择与药物剂量相匹配的注射器抽取药物，确保剂量精准。

（4）静脉推注抗肿瘤药物时，稀释浓度要适当，按医嘱推注时间要求用药，外周静脉推注抗肿瘤药物时，边推边抽回血，多种抗肿瘤药物输注时，合理安排输注顺序，每种药物间输注5%葡萄糖或0.9%氯化钠注射液，防止药物配伍禁忌。

（5）中心静脉置管用药时，应确保导管尖端位于上腔静脉下1/3，用药时注意患者主诉，询问患者是否有痛感、灼热感或其他不适感，如观察同侧胸部出现静脉怒张、颈部锁骨上区及上肢肿胀等，应考虑静脉血栓形成；若导管从静脉中脱出，立即停止输液，及时处理。

（6）需要限速的药物用药时，宜使用输液泵，尽量使用TPE（聚烯烃热塑弹性体）材质的精密过滤型输液器，可有效过滤微粒，减少局部刺激，防止局部疼痛和静脉炎等，但紫杉醇酯质体、阿霉素脂质体除外，主要是由于脂质体易发生聚集，堵塞精密输液器的滤膜孔，导致输液不畅，药物有效成分不能完全进入患者血液。另外，紫杉醇类药物易使普通输液器中的增塑剂溶解到药物中，造成药物混浊而导致患者发生较严重的不良反应，因此，静脉输注紫杉醇类药物时禁止使用PVC（聚氯乙烯）材质的输液器，宜选用TPE材质的输液器。

（7）外周静脉留置针输注抗肿瘤药物时，外周静脉留置针应输注完后立即拔除，以减少静脉炎发生，拔针后禁止热敷穿刺部位。

（8）更换抗肿瘤药物的液体时，应将输液瓶拿在手中，使输液瓶正位倾斜45°左右，液面距离瓶口有一定空间，然后迅速插入输液管插针，最后再将输液瓶挂到输液架上。因药物重力作用，当输液管插针插入时，可能有药物溢出。

（9）如患者主诉输液部位出现异常不适，应立即停止输液，予以处理。

（10）联合用药时注意正确的用药顺序

1）氟尿嘧啶与甲氨蝶呤联合使用时，应先输注甲氨蝶呤 4 ~ 6h 后再输氟尿嘧啶，否则会减效；氟尿嘧啶与四氢叶酸联合使用，应先输入四氢叶酸，再输氟尿嘧啶，可增加其疗效，减轻副作用。

2）长春新碱与环磷酰胺或甲氨蝶呤等联合使时，应先输入长春新碱 6 ~ 8h，再输注环磷酰胺或甲氨蝶呤，可增加疗效。若同时输入或先输注环磷酰胺或甲氨蝶呤，再输注长春新碱，则疗效降低。

3）甲氨蝶呤与阿糖胞苷联合使用时，应先输注阿糖胞苷，数小时后再输甲氨蝶呤，疗效增加。反之，疗效显著降低。

4）紫杉醇与顺铂联合使用，应先静脉输注紫杉醇，如先输入顺铂则骨髓抑制等副作用增加。

5）环磷酰胺或异环磷酰胺与顺铂联合使用，若先输入顺铂，可加重环磷酰胺或异环磷酰胺的骨髓抑制、神经毒性和肾毒性，故两者合用时应先静脉输注环磷酰胺或异环磷酰胺，再输注顺铂。

（11）抗肿瘤药物对静脉滴注速度的要求

1）静脉滴注速度宜慢的药物：如氟尿嘧啶按体表面积单次 300 ~ 500mg/m^2 加入 5% 葡萄糖溶液或 0.9% 氯化钠注射液 500ml 中，静滴时间不少于 6 ~ 8h，奥沙利铂按体表面积 130mg/m^2 加入 5% 葡萄糖溶液 250 ~ 500ml 中，静滴 2 ~ 6h，静脉滴注速度过快可引起恶心、呕吐、血压下降等不良反应。

2）腐蚀性药物：如长春新碱、长春瑞滨，临床上多采用快速静脉滴注用药，按体表面积单次 25 ~ 30mg/m^2 溶入 0.9% 氯化钠注射液 125ml，静滴 15 ~ 20min，以减轻药物对血管壁的刺激。

3）其他需要严格控制滴数的药物如吉西他滨，按体表面积单次 1 000 ~ 1 250mg/m^2 加入 0.9% 氯化钠注射液 100ml 中（浓度要求：< 40mg/ml），静脉滴注 30min，滴注药物时间的延长和用药频率的增加可增大药物的毒性。

4）婴幼儿根据患儿的年龄、病情和药物调节输液速度。一般抗肿瘤药物（静脉滴注速度无特殊要求）：①早产儿 4 ~ 6 滴 /min；②新生儿 10 ~ 15 滴 /min；③婴幼儿 20 ~ 30 滴 /min；④年长儿 30 ~ 40 滴 /min；⑤静脉滴注速度有特殊要求的药物，严格按照药物说明书或医嘱调节速度。宜使用输液泵控制滴速，如有异常即减速或停止静脉输液并报告医师。

（12）严格遵循抗肿瘤静脉用药操作规程，预防毒副反应，做好观察、记录及交接班。

3. 输注后注意事项 注意观察抗肿瘤药物的不良反应，如顺铂所致的消化道反应及肾脏毒性反应、大剂量甲氨蝶呤对口腔消化道黏膜的损伤，环磷酰胺所致的出血性膀胱炎等，一旦发生应报告医生及时处置。

四、抗肿瘤静脉药物治疗安全防护

（一）抗肿瘤静脉药物治疗安全防护措施

1. 抗肿瘤药物治疗危害人体的侵入途径包括直接接触、呼吸道吸入、消化道吸入。

2. 配制抗肿瘤药物的区域应为相对独立的空间，宜在Ⅱ级或Ⅲ级垂直层流生物安全柜内配制，不可在工作区进食或饮水。

3. 使用抗肿瘤药物的环境中可配备溢出包，内含防水隔离衣、一次性口罩、乳胶手套、面罩、护目镜、鞋套、吸水垫及垃圾袋等。

4. **配药时** 操作者应戴双层手套（内层为PVC手套，外层为乳胶手套）、呼吸保护器具（口罩）；宜穿防水、无絮状物材料制成、前面完全封闭的隔离衣；可佩戴护目镜；配药操作台面应垫防渗透吸水垫，污染或操作结束时应及时更换。宜使用密闭式药物配制和转运系统配制化疗药物，减少配制过程中化疗药物漏出到环境中。

5. **用药时** 操作者宜戴双层手套和呼吸保护器具（口罩）；抗肿瘤药物静脉用药时宜采用全密闭式输注系统。

6. 操作过程中如皮肤不慎接触抗肿瘤药物，立即用肥皂水及流动水彻底清洗；如药物溅到眼内应用大量清水或0.9%氯化钠注射液持续冲洗5min。

7. **操作完毕** 脱去手套后用肥皂及流动水彻底洗手，有条件者可行淋浴。

（二）抗肿瘤药物静脉治疗废弃物的处理

1. **防护装备、输液用后物品及需洗涤的被服** 防护装备、抗肿瘤药物静脉治疗用药装置完整放入有毒性药物标识的容器中。需洗涤的被服等用物装入标记好的塑料袋内，先单独预洗后再次清洗（应戴手套）。

2. **焚烧处理** 所有废弃物经1 000℃高温焚烧处理，抗肿瘤废弃物容器装满2/3时不再使用，密闭后送焚烧处理。

3. **排泄物** 在处理患者行抗肿瘤药物治疗后的尿液、粪便、呕吐物或分泌物时，须戴手套。水池、马桶用后反复冲洗。

（三）抗肿瘤药物外溢的处理

药物外溢指在药物配制及使用过程中，药物意外溢出暴露于环境中，如皮肤表面、台面、地面等。

1. 药物外溢后，应立即标明污染范围，避免其他人员接触。

2. 操作者应穿戴个人防护用品，如戴一次性口罩、帽子、手套等，做好个人防护后方可处理污染区。

3. 如水剂药物外溅，应用吸水纱布垫吸附药物，若为粉剂则用湿纱布轻轻擦抹，以防药物粉尘飞扬，污染空气，并将污染纱布置于专用袋中封闭焚烧处理。

4. 如药物不慎溅在皮肤或眼睛内，应立即用清水反复冲洗持续 5min。

5. 用清洁剂或清水擦洗污染表面 3 次，再用 75% 酒精擦拭，废弃物放入有毒性药物标识的容器中。

6. 记录药物外溢发生时间、药物名称、溢出量、处理过程以及受污染的人员。

（李金花）

第四节 抗菌药物输注

抗菌药物（antibacterial agents）是指对细菌、真菌、结核分枝杆菌、非结核分枝杆菌、支原体、衣原体、螺旋体、立克次体及部分原虫有抑制或杀灭作用的一类药物（含合成）。抗菌药物的应用让许多致死性疾病得以控制，也使微生物产生了通过突变选择、代谢改变等方式对抗药物的耐药作用，使细菌对抗菌药物的敏感性降低甚至消失，导致抗菌治疗失败。因此，合理静脉输注抗菌药物是保证药物发挥疗效、降低毒副反应、保障用药安全的关键。

一、种类及特点

（一）青霉素类

1. 天然窄谱青霉素类，如青霉素 G。
2. 耐青霉素酶窄谱青霉素类，如苯唑西林。
3. 广谱青霉素类，如氨苄西林、阿莫西林等。
4. 抗假单胞菌青霉素类，如哌拉西林、美洛西林等。

（二）头孢菌素类

根据抗菌谱、抗菌活性、对 β 内酰胺酶的稳定性以及肾毒性的不同，将头孢菌素分为四代。

第一代头孢菌素：主要作用于需氧革兰氏阳性球菌。如头孢唑林。

第二代头孢菌素：对革兰氏阳性球菌的活性与第一代头孢菌素相仿或略差，对部分革兰氏阴性杆菌活性较强。如头孢呋辛、头孢替安等。

第三代头孢菌素：对肠杆菌科细菌有良好抗菌作用。如头孢噻肟、头孢他啶、头孢哌酮等。

第四代头孢菌素：常用者为头孢吡肟，对产气头孢菌素酶的阴沟肠杆菌、产气肠杆菌、枸橼酸杆菌和沙雷菌属的作用优于头孢他啶等第三代头孢菌素。

（三）其他β内酰胺类

1. 头孢霉素类，如头孢西丁。

2. 碳青霉烯类，具有抗菌谱广、抗菌活性强和对β内酰胺酶高度稳定特点，如亚胺培南。

3. 单酰胺菌素类，代表药物氨曲南，仅对需氧革兰氏阴性菌具有良好抗菌活性，不良反应少，与其他β内酰胺类药物交叉过敏少。

4. 氧头孢烯类，如拉氧头孢和氟氧头孢等。

5. 青霉素类或头孢菌素类与β内酰胺酶抑制剂组成的复方制剂，如阿莫西林克拉维酸钾、头孢哌酮舒巴坦钠等。

6. **氨基糖苷类** 常用药物有链霉素、庆大霉素、阿米卡星等，其共同特点包括：

（1）抗菌谱广。

（2）主要作用机制为抑制细菌蛋白质的合成。

（3）细菌对不同品种间有部分或完全交叉耐药。

（4）具有不同程度的肾毒性和耳毒性。

7. **四环素类** 目前仅适用于少数敏感细菌及衣原体属、立克次体等不典型病原体所致感染。主要包括四环素、金霉素、土霉素及半合成四环素，如多西环素和米诺环素。

8. **大环内酯类** 临床常用红霉素、螺旋霉素等；新品种有阿奇霉素、克拉霉素、罗红霉素等，其对流感嗜血杆菌、肺炎支原体、肺炎衣原体等的抗微生物活性增强、口服生物利用度提高、用药剂量减少、胃肠道及肝脏不良反应也明显减轻，临床适应证有所扩大。

9. **酰胺醇类** 酰胺醇类抗生素包括氯霉素及甲砜霉素，但氯霉素可引起严重骨髓抑制、再生障碍性贫血及灰婴综合征等严重不良反应，使其在应用上受到很大限制，仅在某些中枢神经系统感染、伤寒、副伤寒、立克次体及厌氧菌和需氧菌混合感染时作为可选药物。

10. **林可霉素类** 本类药包括林可霉素及克林霉素，对需氧革兰氏阳性菌及厌氧菌具有良好抗菌作用，克林霉素的体外抗菌活性优于林可霉素。

11. **喹诺酮类** 吡哌酸、诺氟沙星、加替沙星等，目前临床主要应用抗菌活性强的第三、第四代喹诺酮类药物，具有广谱抗菌活性，对革兰氏阳性菌、革兰氏阴性菌、厌氧菌均有抗菌活性；18岁以下患者避免使用，有癫痫或其他中枢神经系统基础疾病患者慎用。

12. **糖肽类** 万古霉素、去甲万古霉素和替考拉宁分子中均含有糖及肽链结构。其特点为抗菌谱窄，抗菌作用强，属于杀菌药，主要适用于对其敏感的多重耐药的革兰氏阳性球菌所致的重症感染。

13. **硝基呋喃类药** 硝基呋喃类药属广谱抗菌药物，细菌对之不易产生耐药性。包括呋喃妥因、呋喃西林等。

14. **硝基咪唑类** 本类药有甲硝唑、替硝唑与奥硝唑，为治疗厌氧菌感染、肠道和肠外阿米巴病、阴道滴虫病地首选药物。

15. **磺胺类药及甲氧苄啶** 常用的磺胺类药有磺胺甲噁唑和磺胺嘧啶。常制成复方制剂应用，如磺胺甲噁唑片。

二、抗菌药物的静脉输注原则

在自然界人与微生物之间，各种微生物之间，存在着相互拮抗又相互依存的关系，维持着相对的平衡，只有合理应用抗菌药物对引起感染的病原菌进行干预，才能真正控制感染，维护生命健康。

（一）抗菌药物治疗性应用的基本原则

1. 诊断为细菌性感染者方有指征应用抗菌药物。

2. 尽早查明感染病原体，根据病原体种类及药物敏感试验结果选用抗菌药物。

3. 抗菌药物的治疗成功经验。

4. 按照药物的抗菌作用及其体内过程特点选择用药。

5. 综合患者病情、病原菌种类及抗菌药物特点制订抗菌治疗方案。

（二）治疗方案制订原则

1. **品种选择** 根据病原菌种类及药敏结果选用抗菌药物。

2. **用药剂量** 按各种抗菌药物的治疗剂量范围用药。

3. **用药途径** 轻症感染应选用口服吸收完全的抗菌药物。重症感染、全身性感染患者初始治疗应予静脉用药。局部应用应尽量避免使用抗菌药物。

4. **用药次数** 为保证药物在体内能最大地发挥药效，杀灭感染灶病原菌，应根据药代动力学和药效学相结合的原则用药。

5. **疗程** 抗菌药物疗程的长短一般取决于病原菌、治疗反应、伴发疾病及合并症。抗菌药物疗程因感染不同而异，一般宜用至体温正常、症状消退后72～96h，但特殊情况应妥善处理。

6. **抗菌药物的联合应用** 单一药物可有效治疗的感染，不需联合用药；联合应用抗菌药物必须有明确指征。

（三）抗菌药物分级原则

根据安全性、疗效、细菌耐药性、价格等因素，将抗菌药物分为三级。

1. **非限制使用级** 经长期临床应用证明安全、有效，对病原菌耐药性影响较小，价格相对较低的抗菌药物。应是已列入基本药物目录，《国家处方集》和《国家基本医疗保险、工伤保险和生育保险药品目录》收录的抗菌药物品种。

2. **限制使用级** 经长期临床应用证明安全、有效，对病原菌耐药性影响较大，或者价格相对较高的抗菌药物。

3. **特殊使用级** 具有明显或者严重不良反应，但治疗效果显著，需严密监控谨慎使用；抗菌作用较强、抗菌谱广，经常或过度使用会使病原菌过快产生耐药性；疗效、安全性方面的临床资料较少，不优于现用药物；新上市的抗菌药物，在适应证、疗效或安全性方面尚需进一步考证的。

三、静脉输注注意事项

静脉输注抗菌药物是临床药物治疗的重要用药途径，因其起效快、生物利用度高、便于血药浓度控制等优点备受临床重视。然而抗菌药物发挥作用受许多因素的影响，如用药剂量、浓度、溶剂、用药方法、药物配伍、联合用药抗菌、滴注速度及储存条件等，并且抗菌药物注射剂直接输注进入血液循环，不直接经过机体的防御器官（肝脏）解毒代谢，显效快，因此，合理正确静脉输注抗菌药物十分关键。

（一）静脉输注前注意事项

1. **用药前评估** 患者的基本信息，疾病，了解静脉输液治疗的目的，评估患者用药史、有无药物过敏史，识别高危患者。

2. **用药方式** 评估药物的性质，治疗的时间，患者的血管及静脉输液工具的合理选择。

3. 正确配制抗菌药物皮试液，向患者交代注意事项。

4. 正确进行皮肤过敏试验及评估试验结果，正确辨别结果，避免假阳性。

5. 用药前仔细检查药物质量。

6. 严格按照溶剂的要求来配制抗菌药物。

7. 掌握抗菌药物的配伍禁忌知识。

8. 重视妊娠及哺乳期妇女、老人、儿童、肝肾功能不全等特殊患者的用药禁忌。

（二）静脉输注中注意事项

1. 重视药物间相互作用，合理安排静脉输注次序。

2. 正确选择抗菌药物配制后的储存条件。

3. 严格执行用药频次，保证安全有效的血药浓度。

4. **选择合理滴注速度** 根据患者病情、液体性质等决定。

5. **临床常用抗生素应用注意**

（1）饮酒可致戒酒硫样反应的抗菌药物（如甲硝唑、替硝唑、某些头孢菌素类药物等），为避免发生“双硫仑样反应”，在应用该类抗菌药物期间及停药5d内应禁酒。同时避免联合应用含有75%酒精注射剂的药物，如氢化可的松、地西泮等。

（2）高胆红素血症新生儿及儿童不能应用的抗菌药物（如氯霉素、磺胺、呋喃妥因等），新生儿体内酶系统不成熟，代谢酶分泌及活性不足，某些抗菌药物可将胆红素从血清白蛋白中置换出来，患高胆红素血症的新生儿尤其是早产儿可能发展成黄疸或致死，应慎用或避免使用。

（3）长期大量应用广谱抗生素易发生严重球/杆菌比例失调，甚至发生二重感染。

（4）青霉素类药物静滴用药时，由于剂量过大或滴速过快，可对大脑皮质产生直接刺激作用，出现“青霉素脑病”，表现为肌痉挛、惊厥、癫痫、昏迷等严重反应。

（5）头孢菌素类：头孢菌素最适宜酸碱度为4～6，过低时可使药物出现结晶，过高又可使药物的分解速度加快，均不利于发挥最大的药效；快速静滴万古霉素时，后颈部、上肢及全身出现的皮肤潮红、红斑、荨麻疹、心动过速和低血压等特征性症状，称为“红人综合征”或“红颈综合征”。

（6）氨基糖苷类与头孢菌素类联用时，可导致患者的肾损害；与强利尿药物合用，可引起听力损害和耳毒性，两药合用，毒性更大。

（7）四环素类与强利尿剂，如呋塞米注射液等合用可加重肾损害。

（8）大环内酯类与红霉素、青霉素、四环素等配伍后，溶液可出现沉淀及变色。

（9）多肽类抗生素与万古霉素、髓袢利尿药合用可加重耳毒性和肾毒性。

（10）喹诺酮类与碱性药物或与磺胺类药物同用，可增加对肾脏的损害。

6. **用药观察** 用药过程中观察静脉输液局部皮肤有无红、肿、疼痛、硬结等静脉炎及外渗发生；用药物时应密切观察患者用药反应，如有不适，根据患者情况减慢输注或暂停输注，并告知医生。

（三）静脉输注后注意事项

观察患者使用抗菌药物后的效果，有助于决定是否需要继续、停止或调整治疗方案。

（何晓娟）

第五节 常用特殊药物输注

常用于心血管系统、神经系统、呼吸系统及消化系统等疾病治疗的静脉输液药物，由于其药物的药理作用、适应证、禁忌证、副作用等不同，如临床上护士用药过程中掌握不当，将会给患者带来不利的影响。所以，临床护士在使用静脉输液药物时要注意不同类型药物间的协同作用和拮抗作用，掌握药物的禁忌证及适应证，针对药物各自的特点，严格配制药物并做到现用现配，同时注意药物的速度。在用药过程中密切观察药物不良反应，发现异常应及时给予处理，根据药物的不同理化性质及对血管刺激性使用不同的输液工具，有的药物外渗后会引起局部组织坏死，宜通过中心静脉导管用药。此外，对于婴幼儿、孕妇等特殊人群的静脉治疗需特别注意。

一、心血管系统用药物

（一）去乙酰毛花苷注射液

1. **药物特性** 主要适用于急性心功能不全或慢性心功能不全急性加重患者。静脉注射可迅速分布到各组织，10～30min 起效，经肾脏排泄。常见中毒症状包括恶心、呕吐和食欲减退（刺激延髓中枢）及软弱无力（电解质平衡失调）。严重者可发生心律失常，儿童心律失常比成人多见，其中室颤可导致患者死亡；还有可能出现视力模糊、色彩视力受损、头痛、精神抑郁或错乱，需遮光、密闭保存。

2. **静脉用药注意事项**

（1）用药前应告知患者常见中毒症状的表现，出现症状时应及时通知医护人员。

（2）用 5% 葡萄糖注射液稀释后缓慢注射，时间不少于 5min。用药期间监测心电图、血压、心律、心功能、电解质、肾功能、药物血药浓度等。

（二）盐酸艾司洛尔注射液

1. **药物特性** 用于心房颤动、心房扑动时控制心室率；围术期高血压；窦性心动过速。可发生一过性低血压反应。主要是通过持续静脉输注维持稳定的血药浓度。

2. **静脉用药注意事项**

（1）不良反应主要是低血压，输液时患者宜卧床并加床栏，以避免跌倒发生外伤。

（2）严格控制输注速度，宜采用定量输液泵用药，用药期间需监测血压、心率、心功能变化。

（3）高浓度用药（ > 10mg/ml）会造成血栓性静脉炎，如果发生外渗可造成严重的局部反应，甚至坏死。用药时选直径大的静脉，用药过程中应注意听取患者主诉，同时密切观察注射部位有无异常。

（三）盐酸胺碘酮注射液

1. **药物特性** 用于治疗严重的心律失常，静脉滴注时可能出现食欲减退、恶心、腹胀、便秘、角膜色素沉着等，局部可能引起炎症反应，直接经外周静脉途径用药会引起浅表静脉炎。

2. **静脉用药注意事项**

（1）静脉用药浓度超过 2mg/ml 时应采用中心静脉导管用药，避免使用外周静脉穿刺输注导致静脉炎发生。

（2）静脉用药时应持续心电监测，用输液泵控制速度，避免因用药过快造成血压下降及循环衰竭。

（3）仅可使用等渗葡萄糖溶液配制，使用时不可加入其他任何药物。

（4）聚氯乙烯（PVC）容器及输液装置可吸附盐酸胺碘酮，故应使用聚乙烯材料（PE）输液器材。

（四）重酒石酸间羟胺注射液

1. **药物特性** 能收缩血管，持续升高收缩压和舒张压，用于出血、药物过敏、手术并发症等发生的低血压及心源性休克。过量、升压过快可致抽搐、急性肺水肿、心律失常、心搏骤停；药物外渗时，可导致局部血管严重收缩，引起组织坏死糜烂或红肿硬结形成脓肿。

2. **静脉用药注意事项**

（1）用药过程中应持续心电监测，出现心律失常、急性肺水肿、严重高血压等不良反应遵医嘱及时处理。

（2）静脉注射的部位宜选用较粗大的静脉，避免使用四肢小静脉，尤其是周围血管病、糖尿病或高凝状态的患者。一旦发生药物外渗，可用甲磺酸酚妥拉明（5～10）mg+0.9%NS 5ml 做局部封闭。

（3）静脉滴注时应使用输液泵控制速度，加强巡视观察，根据血压、心率等情况调整剂量。

（五）盐酸多巴胺注射液

1. **药物特性** 适用于心肌梗死、创伤、内毒素败血症、心脏手术、肾功能衰竭、充血性心力衰竭等引起的休克综合征；可增加心排血量，也用于洋地黄和利尿剂无效的心功能不全。常见的不良反应有胸痛、呼吸困难、心悸、心律失常、全身软弱无力感、心跳缓慢等。长期应用于外周静脉输液的患者，外周血管长时期收缩，可出现手足疼痛或发凉；也可能导致局部组织坏死或坏疽。

2. **静脉用药注意事项**

（1）在静脉滴注时须严密监测血压、心排血量、心电图及尿量，出现心动过缓、心动过速、高血压、低血压、恶心、呕吐、头痛和呼吸困难等不良反应，遵医嘱及时处理。

（2）静脉滴注宜选直径大的静脉，以防药物外渗，组织坏死；如发生药物外渗，可用甲磺酸酚妥拉明（5 ~ 10）mg+0.9%NS 5ml 做局部封闭。

（3）肢端循环不良的患者用药过程中更易发生坏死及坏疽的可能性，须严密监测。

（六）注射用硝普钠

1. **药物特性** 为血管扩张药物，水溶液放置不稳定，光照下加速分解，药物有局部刺激性。适用于高血压危象、高血压脑病、急性心力衰竭、恶性高血压、嗜铬细胞瘤手术前后阵发性高血压等地紧急降压，也可用于外科麻醉期间进行控制性降压。

2. **静脉用药注意事项**

（1）静脉滴注溶液应现配现用，输注过程注意避光。

（2）静脉慢速输注，宜使用微量输液泵，精确控制用药速度，减少不良反应发生。

（3）易出现低血压，用药过程中，应严密监测血压，患者卧床宜加床栏，避免外伤。

（4）外周血管用药时容易引起静脉炎，宜使用中心静脉导管用药。

二、呼吸系统用药物

（一）尼可刹米注射液

1. **药物特性** 选择性兴奋延髓呼吸中枢，也可作用于颈动脉体和主动脉体化学感受器反射性地兴奋呼吸中枢，并提高呼吸中枢对二氧化碳的敏感性，使呼吸加深加快，对血管运动中枢有微弱兴奋作用，用于中枢性呼吸抑制及各种原因引起的呼吸抑制。剂量过大可导致惊厥。

2. **静脉用药注意事项**

（1）用药过程中观察面色、血压、呼吸、心率及胃肠道反应，告知患者出现面部刺激征、肌肉抽搐、恶心、呕吐等，及时报告医务人员。

（2）如若出现心悸、血压升高、呼吸麻痹甚至惊厥，应立即停止静脉输液并及时通知医生。

（二）盐酸洛贝林注射液

1. **药物特性** 主要用于各种原因引起的中枢性呼吸抑制。可有恶心、呕吐、呛咳、头痛、心悸等不良反应。

2. **静脉用药注意事项** 用药过程中观察神志、血压、呼吸、心律及胃肠道反应，注意用药的间隔时间，如重复使用，应间隔 30min 用药。

（三）氨茶碱注射液

1. **药物特性** 适用于支气管哮喘、慢性喘息性支气管炎、慢性阻塞性肺疾病等缓解喘息症状；也可用于心功能不全和心源性哮喘。当血清浓度超过 20μg/ml，可出现心动过速、心律失常，血清浓度超过 40μg/ml，可发生发热、失水、惊厥等症状，严重的甚至引起呼吸、心搏骤停致死。新生儿、老年、高血压及消化道溃疡病史患者慎用。

2. **静脉用药注意事项**

（1）用药期间应定期监测血清茶碱浓度，以保证最大的疗效而不发生血药浓度过高的危险。

（2）监测呼吸、血压、心率、脉搏等，如有异常及时汇报。

（3）注意注射部位皮肤有无红、肿、痛等情况。

三、神经系统用药物

（一）尼莫地平注射液

1. **药物特性** 通过对与钙通道有关的神经元受体和脑血管受体的作用，稳定神经元的功能，改善脑血流，增加脑的缺血耐受力。适用于缺血性脑血管疾病，脑供血不足、蛛网膜下腔出血后的脑血管痉挛和急性脑血管病恢复期的血液循环改善。

2. **静脉用药注意事项**

（1）聚氯乙烯（PVC）容器及输液装置可吸附尼莫地平，故应使用聚乙烯材料（PE）输液器材。

（2）外周静脉用药时易出现静脉炎，药物外渗后可造成皮下组织坏死，宜使用中心静脉导管用药。

（3）尼莫地平输液的活性成分有光敏感性，静脉输液过程宜避光。

（二）地西泮注射液

1. **药物特性** 可引起中枢神经系统不同部位的抑制，随着用量的加大，可产生自轻度的镇静到催眠甚至昏迷。适用于抗焦虑、镇静催眠、麻醉前用药及抗癫痫、抗惊厥等。用药过程中可出现恶心、便秘、呃逆、头昏、乏力等不适。

2. 静脉用药注意事项

（1）用药后应卧床观察3h以上，防止跌倒。

（2）药物注入动脉可引起动脉痉挛，引起坏疽，静脉注射前确保静脉穿刺成功。

（3）静脉注射时不应过快，防止因外渗引起的静脉炎及皮下组织坏死。

（三）右旋糖酐40葡萄糖注射液

1. 药物特性 为血容量扩充剂，静脉注射后能提高血浆胶体渗透压，吸收血管外水分而增加血容量，升高和维持血压。能使已聚集的红细胞和血小板解聚，降低血液黏滞性，从而改善微循环和组织灌注，用于失血、创伤、烧伤等各种原因引起的休克和中毒性休克，预防手术后静脉血栓形成。

2. 静脉用药注意事项

（1）输注过程中观察患者有无心慌、气短、胸闷、面色苍白、皮肤瘙痒、荨麻疹、皮下出血点等临床表现，严密监测血压、脉搏、呼吸、血氧、凝血功能、肾功能变化。

（2）药物外渗后会引起组织水肿、局部疼痛，应严密观察静脉穿刺点处皮肤有无红肿、渗液、疼痛、发热，及时给予对症处理。

（3）静脉血栓的患者静脉输注时应从患肢输注为宜。

（四）β-七叶皂苷钠

1. 药物特性 具有抗炎，抗渗出，提高静脉张力，保护血管壁，改善微循环，促进脑功能恢复，促进血肿溶化和吸收等广泛的药理作用，用于脑水肿，创伤，静脉回流障碍性疾病。

2. 静脉用药注意事项

（1）外周静脉输注易引起静脉炎、注射部位局部疼痛。注射时宜选择较粗静脉或中心静脉，严密观察静脉穿刺点处有无红肿、渗液、疼痛、发热，及时给予对症处理。

（2）静脉滴注时速度宜慢，避免速度过快而引起静脉炎。

（五）20%甘露醇注射液

1. 药物特性 组织脱水药。通过提高血浆胶体渗透压，使组织内水分进入血管内，从而减轻组织水肿，降低眼内压、颅内压和脑脊液容量及压力。还具有利尿作用，用于治疗各种原因引起的脑水肿，降低颅内压，防止脑疝等。此药渗透性高，药物外渗后易引起血栓性静脉炎及局部组织坏死。

2. 静脉用药注意事项

（1）甘露醇遇冷易结晶，故应用前应仔细检查，如有结晶，可置热水中或用力振荡待结晶完全溶解后再使用。

（2）用于降低颅内压治疗时，需快速输注，按体重 0.25～2g/kg，配制为 15%～25% 浓度于 30min 内静脉滴注。

（3）使用时要严密观察静脉穿刺点处有无红肿、渗液，疼痛、发热，及时给予对症处理。

四、消化系统用药物

（一）盐酸甲氧氯普胺注射液

1. **药物特性** 通过阻滞多巴胺受体作用于延髓催吐化学感应区，具有强大的中枢性镇吐作用。主要用于中枢神经系统疾病、化疗、放疗等引起的呕吐；功能性消化不良所致的腹胀、食欲缺乏、恶心、呕吐等。有潜在致畸作用，孕妇不宜应用。

2. **静脉用药注意事项**

（1）注意观察有无肌震颤、发音困难、共济失调等锥体外系反应。

（2）因本药可降低西咪替丁的口服生物利用度，若两药必须合用，间隔时间至少 1h。

（3）用药后可能引起直立性低血压，告诫患者起床时应动作缓慢。

（二）注射用生长抑素

1. **药物特性** 适用于严重急性食管静脉曲张出血；严重急性胃或十二指肠溃疡出血；应激性溃疡、糜烂性胃炎所致的上消化道出血等。禁用于妊娠、哺乳期妇女以及对本品过敏者。

2. **静脉用药注意事项**

（1）用药开始时可引起暂时性血糖下降，对于胰岛素依赖性糖尿病患者应每 3～4h 监测一次血糖。

（2）按照治疗需要的药物浓度使用输液泵持续用药。

（3）应单独用药，不宜与其他药物配伍用药。

五、血液系统用药

（一）血浆代用品

1. **药物特性** 血浆代用品是一种分子量接近血浆白蛋白的胶体溶液，输入血管后依赖其胶体渗透压而起到代替和扩张血容量的作用，在治疗失血性休克时可节约部分全血，能暂时维持血压或增加血容量，可用于因出血、烫伤、外伤所引起的休克或失血症，但不能代替全血。临床常用的血浆代用品有右旋糖酐、聚乙烯吡咯烷酮、变性明胶等。

2. **静脉用药注意事项**

使用血浆代用品偶尔可发生皮肤荨麻疹，少数可有低血压、心动过速、心动过缓、恶心、呕吐、呼吸困难、体温升高、寒战等一过性反应。严重者出现休克，一旦发生，应立即停药，轻度反应者可给皮质类固醇和抗组胺药；严重反应者，立即静脉缓注肾上腺素、大剂量皮质类固醇、给血容量代用品（如人体白蛋白、乳酸钠林格溶液）、吸氧等处理。

（二）氨基己酸注射液

1. **药物特性**　是特异性的抗纤维蛋白溶解药，抑制纤维蛋白的溶解，产生止血作用。主要用于纤溶亢进性出血，如肺、脑、子宫、膀胱等外伤或手术出血及肝硬化出血、肺出血及上消化道出血。治疗时可发生低血压反应，与剂量相关的胃肠道功能紊乱、头晕、耳鸣、头痛、鼻塞、鼻和结膜充血。

2. **静脉用药注意事项**

（1）静脉快速用药可能因血管扩张导致低血压，在用药期间向患者宣教不要自行调整输液速度。

（2）注意观察患者的不适主诉，有无皮疹、血压的变化，发生低血压时要卧床休息，防止摔伤。

（3）严格控制输液速度，必要时可使用输液泵用药。

（三）注射用尿激酶

1. **药物特性**　直接作用于内源性纤维蛋白溶解系统，从而发挥溶栓作用。主要适用于急性广泛性肺栓塞、急性冠状动脉栓塞等血栓栓塞性疾病的溶栓治疗。

2. **静脉用药注意事项**

（1）用药前应对患者进行血细胞比容、血小板计数以及凝血酶时间、凝血酶原时间、活化部分凝血活酶时间等血液测定。

（2）注意观察患者注射或穿刺局部有无血肿，应在穿刺后局部加压至少30min。

（3）用药期间应密切观察患者脉率、体温、呼吸频率和血压，有无出血倾向等。

六、中药注射制剂

（一）醒脑静注射液

1. **药物特性**　清热解毒，凉血活血，开窍醒脑。适用于脑卒中昏迷、偏瘫、外伤头痛、昏迷抽搐、脑栓塞、脑出血急性期等，用药后可出现呼吸困难、憋气、心悸、发绀、血压下降、喉头水肿等严重过敏反应。

2. 静脉用药注意事项

（1）应在有抢救条件的医疗机构使用，用药前应仔细询问患者用药史和有无过敏史，过敏体质者、肝肾功能异常的患者、老年人、哺乳期妇女、初次使用中药注射剂的患者应慎重使用。用药后出现过敏反应或其他严重不良反应须立即停药并及时救治。

（2）严禁混合配伍、超剂量、过快滴注和长期连续用药。禁忌与其他药品混合配伍使用，如使用其他药品时，应注意与本药的间隔时间、输液器的清洗以及药物相互作用等问题。

（3）用药前和配制后应认真检查，发现药物出现混浊、沉淀、变色、结晶等药物性状改变时，均不得使用。

（4）严密观察注射部位有无疼痛、红肿、麻木、皮疹、静脉炎等，及时给予对症处理。

（二）双黄连注射液

1. 药物特性 清热解毒，清宣风热。适用于病毒及细菌感染引起的上呼吸道感染、肺炎。用药后可出现呼吸困难、憋气、心悸、发绀、血压下降、喉头水肿等严重过敏反应。对有严重不良反应病史者及4周岁及以下儿童禁用。

2. 静脉用药注意事项

（1）应在有抢救条件的医疗机构使用，用药前应仔细询问患者用药史和有无过敏史。

（2）严禁混合配伍、超剂量、过快滴注和长期连续用药。单独使用，如使用其他药品时，应注意间隔时间以及药物相互作用等问题，以适量稀释液对输液管道进行冲洗以避免与其他药物在管道内混合的风险。

（3）用药前和配制后及使用过程中应认真检查，发现药物出现混浊、沉淀、变色、结晶等药物性状改变时，均不得使用。

（4）严密观察注射部位有无皮疹、瘙痒、疼痛、红肿等，及时给予对症处理。

（三）舒血宁注射液

1. 药物特性 清除体内过多自由基，扩张血管，改善微循环，具有抗脑缺血、抗心肌缺血、抗动脉粥样硬化等作用。适用于脑卒中、注意力不集中、痴呆、耳鸣、眩晕、听力减退等。

2. 静脉用药注意事项

（1）有可能发生过敏反应，在使用前要注意询问有无药物过敏史。

（2）药物对血管有刺激作用，严密观察静脉穿刺点处皮肤有无红肿、渗液、疼痛及发热的感觉，及时对症处理。

（3）输注过程中严密监测血压、脉搏、心律、心率变化，密切观察患者有无恶心、呕吐、头痛等症状，若出现不良反应，应通知医生及时处理。

七、造影剂

（一）药物特性

造影剂是介入放射学操作中最常使用的药物之一，可以被注射到动脉或静脉中，并很快分布于血管系统。主要用于血管、体腔的显示。造影剂种类多样，可分为离子型和非离子型；单体和双体；高渗、次高渗和等渗。目前用于介入放射学的造影剂多为含碘制剂。使用造影剂后可能会发生急性不良反应（注射后 1h 内出现）如：恶心、呕吐、荨麻疹、支气管痉挛、喉头水肿、低血压及迟发型不良反应；或由于注射部位出现造影剂漏出，造成皮下组织肿胀、疼痛、麻木感，甚至溃烂、坏死等。

（二）静脉用药注意事项

1. 造影剂使用前询问患者既往有无哮喘、糖尿病、肾脏疾病、高血压、痛风等病史；有无肾脏手术；有无使用碘造影剂出现不良反应史；有无使用肾毒性药物或其他影响肾小球滤过率（GFR）的药物；有无其他药物不良反应或过敏史等发生全身不良反应的高危因素。

2. 使用造影剂检查时必须常备抢救用品。

3. 静脉穿刺选择合适的血管，细致操作，使用高压注射器时，选用与注射流率匹配的穿刺针头和导管。对穿刺针头进行恰当固定。

4. **外渗的处理** 轻度外渗：加强观察，如外渗加重，应及时处理；对疼痛明显者，局部给予普通冷湿敷。中、重度外渗：抬高患肢，促进血液回流；早期使用 50% 硫酸镁溶液保湿冷敷，24h 后改硫酸镁溶液保湿热敷；可用多磺酸黏多糖（喜辽妥）乳膏等外敷；或者用地塞米松磷酸钠注射液（5 ~ 10）mg+0.9% 氯化钠注射液 20ml 局部湿敷。

（陈丽君）

第六节 静脉药品管理

静脉药品的使用是静脉输液治疗护士的主要任务，静脉药品的分类管理是临床护理工作非常重要的组成部分。

药品指用于预防、治疗、诊断人的疾病，有目的地调节人的生理功能并规定有适应证或者功能主治、用法和用量的物质，包括中药、化学药和生物药品等。常用的静脉用药包括：抗菌药、细胞毒药、中成药等的注射剂以及全静脉营养输注等。

从保证人民用药安全有效和提高药品监督管理水平出发，根据药品管理法、GMP、GSP的规定，应对药品进行分类管理。我国明确对疫苗、血液制品、麻醉药品、精神药品、医疗用毒性药品、放射性药品、药品类易制毒化学品等实行特殊管理。在静脉用药管理中，可以将静脉用药分为普通静脉药品、高警示药品、毒麻、精神药品以及急救药品进行分类管理。但目前，我国高警示药品管理的认知程度有待提高，不同医疗机构管理水平参差不齐。

一、普通静脉药物的管理

普通静脉药品：单纯用于静脉使用的常规药品。如西咪替丁注射液、地塞米松磷酸钠注射液等。

临床根据护理的实际需求，制订基数静脉药品种类、数量。要求如下：

1. **药品存放标识** 通用名、商品名、规格见图3-1。
2. 药品存放条件按照药品说明书要求，如避光、冷藏。
3. 药品使用后及时补充。
4. 药品按照有效期由远至近，有序放置，按序使用（图3-2）。
5. 有登记、每日清点（数量、效期）专人管理。

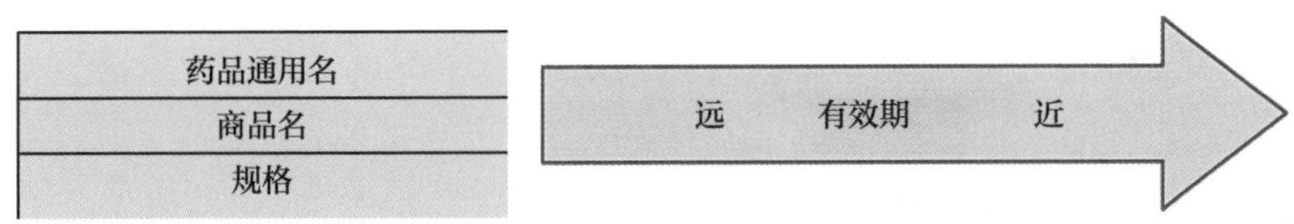

图3-1 药品存放标识　　图3-2 药品效期有序码放置

二、高警示药物的管理

（一）管理要求

1. **目的** 加强高警示药品的规范化管理，提高医疗质量，保证医疗用药安全，提高合理用药水平，预防和减少用药差错。依据《三级综合医院等级评审标准》以及相关规章制度。

2. **定义** 高警示药品（high-alert drug）即通常所说的高危药品，是指若使用不当会对患者造成严重伤害或死亡的药品。高警示药品引起的错误可能不常见，但一旦发生则后果非常严重。

3. **组织** 医院药事管理与药物治疗学委员会组织医务、药学、护理等部门以及相关专家成立专门的高警示药品管理组织，具体负责高警示药品的遴选、监督以及相关规章制度和规范的制定。相关临床科室与药学部成立相应科室的药品管理小组，具体负责本部门或者本科室的高警示药品管理。

4. **制度** 结合医院实际制定高警示药品管理制度（见附表2），规范高警示药品储存、调配、使用以及相关管理。根据实际工作情况、原则上定期维护高警示药品管理制度。

5. **药品目录** 结合中国药学会医院药学专业委员会发布的高警示药品推荐目录（2019版）（见附表3）以及中国药学会医院药学专业委员会发布的高警示药品金字塔分级管理原则，结合医院药品管理实际，制定医院高警示药品目录。

6. **药品分级** 高警示药品分A、B、C三级。

A级：是高警示药品管理的最高级别，指使用频率高，一旦用药错误，患者死亡风险最高的药品。必须重点管理和监护。管理措施如下：

（1）应有专用药柜或专区贮存，药品储存处粘贴标识，有专人管理，并定期核查。

（2）病区调剂室发放A级高警示药品须使用高警示药品专用袋，药品核发人、领用人须在专用领药单上签字。

（3）药学及护理人员调配和使用A级高警示药品时，必须注明“A级高警示”，由两人核对并签字。

（4）临床科室应在药学部门配合、支持下根据各自用药特点，制定A级高警示药品使用标准浓度和调配操作规范；应严格按照法定用药途径和标准浓度用药。超出标准用药浓度的医嘱，医生须加签字。

（5）医生、护士和药师在工作站处置A级高警示药品处方时应有明显的警示信息，应认真核对患者姓名、病历号、药品名称、药品剂量及用药途径，严格按照说明书用法、用量执行，避免用药途径和用药剂量的书写错误；字迹应清晰，电脑录入时应认真核对，如有疑问应及时向调剂室查询或咨询临床药师，必要时须提醒护士注意。

B级：指使用频率高，一旦用药错误，会给患者造成严重伤害，伤害的风险等级较A级低。

（1）药库、调剂室和病区小药柜等药品储存处有明显专用标识。

（2）药学及护理人员调配和使用B级高警示药品时，必须注明“B级高警示”，由两人核对并签字。

（3）应严格按照法定用药途径和标准用药浓度用药。超出标准用药浓度的医嘱，医生须加签字。

C 级：指使用频率高，一旦用药错误，会给患者造成伤害，伤害的风险等级较 B 级低。

（1）医生、护士和药师在工作站处置 C 级高警示药品处方时，应有明显的警示信息。医生开具 C 级高警示药品时，应认真核对患者姓名、病历号、药品名称、药品剂量及用药途径，严格按照说明书的用法、用量执行，避免用药途径和用药剂量的书写错误；字迹应清楚，电脑录入时应认真核对，如有疑问应及时向调剂室查询或咨询临床药师，必要时须提醒护士注意。

（2）护士在核发 C 级高警示药品时应进行专门的用药交代。

7. 高警示药品警示标志 根据中国药学会医院药学专业委员会发布的我国高警示药品推荐统一标识设计，制定医院高警示药品警示标志（图 3-3）。

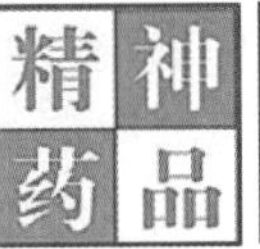

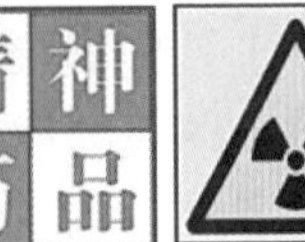

麻醉药品　精神药品　放射性药品　细胞毒药品　易制毒药品　易燃品　易制爆药品

图 3-3　高警示药品警示标志

8. 信息标识 根据上述高警示药品警示标识在医院信息系统高警示目录名称前，分别添加相应标识。

9. 配制室高警示药品的管理

（1）设置专门的存放药架或者药柜，不得与其他药品混合存放，每个存放单元外侧粘贴相应的高警示药品目录明细。

（2）在专门的存放药架或者药柜上放置“红底白字”的高警示药品提示牌，相应的药品前面张贴相应的高警示药品警示标志。

（3）严格遵守高警示药品的储存盒放置管理，药品放置按照效期实行先进先出的原则。

（4）高警示药品的配制须专人管理，打印高警示药品发放单，实行高警示药品单独配制筐发药，同时实行严格的两人复核制度，确保配制的准确性。

（5）设置高警示药品质量管理人员（药师）一名，具体负责配制室高警示药品的效期及数量管理。建立“高警示药品管理登记本”，重点药品每日清点，其余药品每月清点一次，确保账务数量相符。

（二）病区高警示药品的管理

1. 病区原则上不允许自备高警示药品（抢救药品除外），确有需要可提出申请，一式三份，报医务处、护理部、药学部备案，定量、定点存放，严格管理。

2. 病区医生在工作站录入高警示药品时电脑自动提示“高警示药品，请慎重使用”，提示临床医师尽量严格按照药品说明书使用。

3. 病区在申请录入高警示药品医嘱后，在输液瓶签打印时会自动显示“几级高警示药品，两人核对”，同时备注两人签字。

4. 病区设置高警示药品分级存放专柜，外部张贴医院高警示药品统一标识及目录，有登记、使用记录，按要求清点。

5. 高警示药品在病区使用时，严格执行用药的五个正确原则（正确的患者、正确的药品、正确的剂量、正确的用药时间、正确的用药途径），严格执行静脉输液标识两人核对签字制度，夜班单人值班时，请值班医生进行两人核对。

6. 认真观察高警示药品临床使用过程中的药物不良反应，及时准确上报。

7. 定期核对药品效期，有效期6个月以上的药品及时到调剂室调换。6个月以下的请及时申请领取。

三、毒麻、精神药品的管理

根据临床实际需要报备，建立病区药品目录、有明确标识、基数及使用登记本，使用登记要详细、及时、准确，毒麻、一类精神药品要专柜双锁两人管理；二类精神药品专人、专柜、加锁管理。制定严格的交接制度，药柜钥匙随身携带，实行交接班，确保账物相符。出现账物不符时，应及时查找原因并上报。

四、急救药品的管理

设置药品品种目录、基数，保证临床急救需要，每周清理，有记录可查。

五、注意事项

1. **应制定药品突发事件应急预案** 为加强医院特殊管理药品的监管，有效预防、控制和消除药品突发事件的危害，保障公众身体健康和生命安全，根据《中华人民共和国药品管理法》《中华人民共和国药品管理法实施条例》《麻醉药品和精神药品管理条例》《医疗用毒性药品管理办法》及《易制毒化学品管理条例》，结合医院实际情况，制订应急预案。

2. **应制定各项药品管理制度** 根据以上相应国家条例，结合医院实际情况，制定各项管理制度：如口服药品管理制度、贵重药品管理制度、医疗用毒性药品管理制度、冷藏保存药品的管理制度、高危药品管理制度、生物靶向药品管理制度、血液制品管理制度、生物制品的管理制度、放射性药品管理制度、抗肿瘤药品分级管理制度、麻醉药品和第一类精神药品管理制度、第二类精神药品管理制度（精二）、抗菌药品管理制度、药品质量管理和检查制度、药品报损和销毁制度、药品校期管理规定、药物不良反应检测及处理制度等。

易混淆药品包括：看似药品（形似药品，包装相似药品）、听似药品（音似药品、读音相似药品）、多规（多种规格或不同厂家）、多剂型药品，在标识前部分别设置听似、看似、多规格、多剂型标识，以示区分。易混淆药品警示标识见图 3-4。

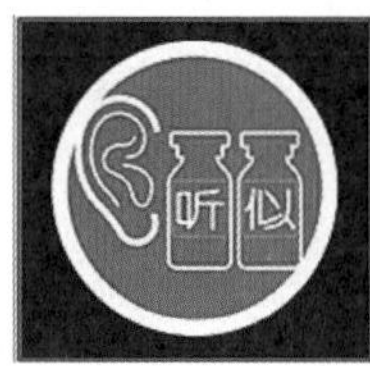

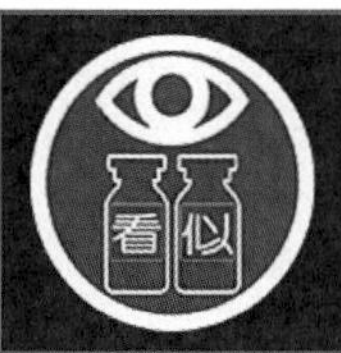

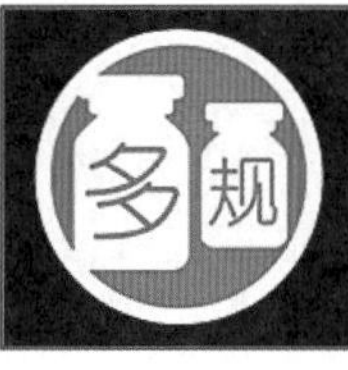

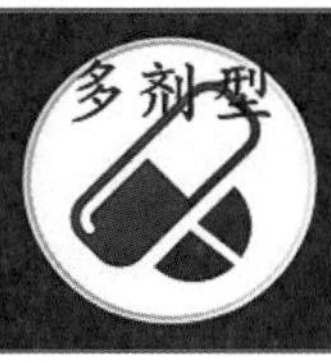

图 3-4　易混淆药品警示标识

（高　阳　贺　飞）

第七节　输注药物配制管理

静脉输液治疗是医疗保健的重要组成部分，是治疗疾病、补充营养、输注药物的重要手段。由于静脉输液是将药物、血液或血液制品直接进入人体血液循环，直达人体重要器官，所以输注药物质量和正确配制直接关系到临床疗效和患者用药安全，输注药物配制的规范管理至关重要。

一、病区静脉药物配制管理

（一）环境要求

病区内静脉药物配制室宜选择靠近病房的区域，与病房有直接的室内通道；周围的地面、路面、植物等不应对配制环境造成污染。为了保证静脉药物配制质量，特要求：

1. **静脉药物配制室要远离各种污染源**　在静脉药物配制室内应严禁存放可能导致溢漏或破碎的危险物，有防止昆虫和其他动物进入的有效设施，私人衣物和物品不得带入静脉药物配制室，食物和饮料不得带入配制室及冰箱内。

2. **物流运输和人员流动流程应便捷** 配好的液体应及时转移至指定的储存区域。

3. 对于有毒废物或被污染的设备在收集时要同一般废弃物严格地区分。

4. 对于毒性药品有防护设备及措施，以保证工作人员的安全。

5. 工作人员每天工作前和工作结束后，清洁和整理工作台及工作架，保持工作台整洁。

（二）药物配制的原则

规范化的药物配制是保证静脉用药安全性的有效措施，配制人员应严格遵守以下原则，确保药物的规范化配制。

1. 临床药师应仔细审查处方，对有疑问的处方，应进行核查确定；有配伍禁忌、超剂量等不适宜的处方，应与处方医师联系，更正后方可进行配制。

2. 静脉药物的配制应严格遵守相应的操作规程。

3. 对操作台面摆放的多份药品要有有效地阻隔措施，防止药品混淆。

4. 严格按照药品说明书进行配制，如有疑问，报告主管领导或上级技术人员协助解决。

5. **药物配制** 应防止药物喷溅、渗漏而引发交叉污染；进行多种药物混合配制过程中出现异常情况应立即停止配制，待查明原因后再配制。如不能马上查明原因，应及时建议医师修改处方，改为各药分别配制；多种药物混合的静脉药物要严格按规定的加药顺序进行配制，不得随意改变；需避光的药品必须加避光罩或使用避光输液器；发生配制错误的药物不得使用，必须纠正或重新配制。

6. 配制好的液体成品经质量检查人员检查合格并签字后可放行，如检查有异物、沉淀、变色等异常现象者不得使用；因各种原因退回，即使未使用，都应销毁，不得再使用。

7. 配制的液体在使用过程中出现热原反应，应立即停止输注，查明原因，若属于该批药品的问题，应停止该批药品使用并上报主管部门。

8. 定期抽检，进行热原检查、药物含量测定等，确保所配制药品的质量。

二、集中调配中心的管理

静脉用药调配中心（室）（pharmacy intra venous admixture service，PIVAS）是在符合 GMP（药品生产质量管理规范）标准，依据药物特性设计的操作环境下，按照静脉用药调配的要求，在药学部门统一管理下，由受过培训的药学技术人员，严格按照操作程序，进行包括肠外营养液、细胞毒性药物和抗生素等静脉用药的调配，为临床提供优质的成品药物和药学服务的功能部门。

（一）国内外静脉用药集中调配中心的发展

1. 国外 PIVAS 的发展 美国俄亥俄州立大学医院于 1963 年成立了世界上第一个 PIVAS，据 1975 年美国医院药师学会统计数字表明：美国加入静脉输液中的药物占总药物的比例为 76%，英国为 45%，澳大利亚为 63%。为了加强输注药物的质量控制，提高输注药物的安全性，迄今为止，在美国 93% 营利性医院、100% 非营利性医院建立有规模不等的 PIVAS，西方发达国家的教学医院 100% 建有 PIVAS。在日本的部分政府医院中，也已实现了区域性集中调配。

2. 国内 PIVAS 的发展 我国静脉输液用量大，加入静脉输液中的药物约占住院用药的 90%。住院患者一般病情较重，合并静脉输注药品种类多，配伍变化复杂，不合理用药现象较普遍，因此输注药物的安全性得不到保障。

基于国外 PIVAS 发展的影响和国内静脉输液安全性要求，我国于 1999 年在上海静安区中心医院建立第一家 PIVAS。2002 年发布实施的《医疗机构药事管理暂行规定》第二十八条规定：医疗机构要根据临床需要逐步建立静脉液体配制中心（室），实行集中配制和供应。从 2003 年开始，我国三甲医院逐步建立的规模大小不等的 PIVAS。特别是近几年部分省市批准可以对静脉药物配制按药物性质进行分类收费后，部分县市二级医院也逐渐开始建设 PIVAS。

（二）建立静脉用药集中调配中心的目的及意义

1. 目的 在于加强对药品配制和使用环节的质量控制，保证药品质量体系连续性，提高患者用药安全性、有效性、经济性，从而提高医院的现代化医疗质量和管理水平。

2. 意义 保证药品配制质量，加强合理用药监控，改进医疗安全水平，减少药品浪费，降低医疗成本，加强职业防护，提高护理质量，促进临床药学发展。

（三）静脉用药集中调配中心的布局要求

为了保障静脉药物配制质量，PIVAS 的总体区域设计布局要合理，确保人流物流分开，避免交叉污染，配制间根据医院实际需要设置为：静脉营养及普通药品配制间、危害药品配制间、抗生素药品配制间等。

1. PIVAS 布局基本原则

（1）合理布局、功能室的面积设置应与工作量相适应。

（2）保证洁净区、非洁净控制区的划分，不同区域之间的人流和物流出入应按照规定合理走向。

（3）不同洁净级别区域间应有防止交叉污染的相应设施，严格避免流程布局上存在的交叉污染风险。

（4）禁止在PIVAS内设置卫生间和淋浴室。

（5）洁净区应当包括普通药物、肠外营养液、抗生素类及危害药品调配间和其相对应的一更、二更、洗衣洁具间。

（6）非洁净控制区应当包括普通更衣区（间）、摆药准备区（间）、耗材存放区（间）、审方打印区（间）、外来物品清洗消毒区（间）、控制区物品消毒清洗间、成品核对区（间）、推车存放区（间）、净化空调机房、药品验收区、脱包区（间）、药品二级库等。

（7）应当根据药物性质分别建立不同的送、排（回）风系统；抗生素及危害药品配制间不得设置回风，采取全排风系统排风口应当处于采风口下风方向，其距离不得小于3m或者设置于建筑物的不同侧面，净化区域不得设地漏等。

（8）设置（有条件的）工作人员休息室、办公室、会议室、培训室等。

2. 布局与要求

（1）应遵循现有的法规及相关规定：见《静脉用药集中调配质量管理规范》。

（2）消防要求：PIVAS内非洁净控制区，应设置烟感探头及喷淋系统，洁净区内仅安装烟感探头。如果在PIVAS区域内有消防楼梯，应设置单向常闭门，一旦发生火灾可逃生。

（3）PIVAS洁净区各功能的压差要求

1）普通药物及肠外营养液洁净区空调系统压差梯度：非洁净控制区<一更<二更<普通药物及肠外营养液调配间。

2）抗生素类及危害药品洁净区空调系统压差梯度：非洁净控制区<一更<二更<抗生素间及危害药品调配间。

（4）PIVAS的洁净级别控制标准：按照《静脉用药集中调配质量管理规范》要求控制，该规范采用《GB 50457-2008医药工业洁净厂房设计规范》中的洁净级别标准——百级、万级、十万级进行分级。

（四）静脉用药集中调配中心的运行与管理

1. 工作流程 护士通过医院信息平台将医嘱传递给PIVAS，经过临床药师审方，对其中的配伍禁忌、不合理用药进行反馈，在医师修改合理后，对用药医嘱进行批次决策，打印排药单及标识，摆药，贴签后传递入配制间，第2d配制前扫描，核对有无退药，正常医嘱由工作人员严格执行“五步”核对进行配制；由药师复核、包装、装箱，工人运送到相应的病区，并扫二维码对患者进行药物查对。其调配工作流程见图 3-5。

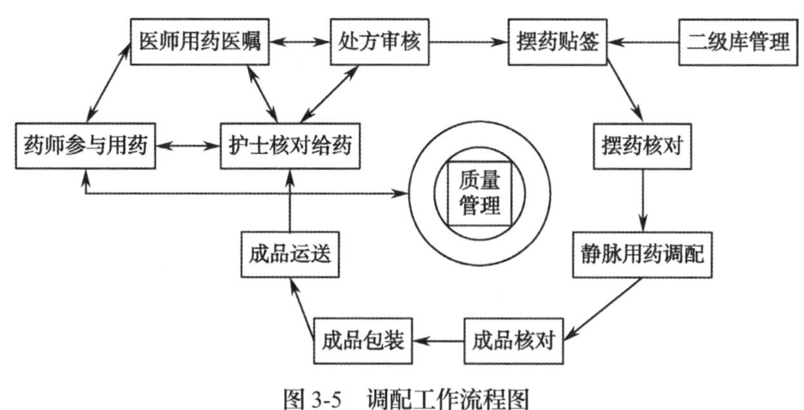

图 3-5　调配工作流程图

2. **质量管理**　PIVAS 工作任务繁重、流程环节众多，为了消除各环节质量可能存在的不合格因素，有效地提升工作质量，需要建立一套完整的质量控制制度与措施，目前主要以卫健委《静脉用药调配质量管理规范》《静脉用药调配操作规程》以及《静脉用药调配中心（室）验收标准》为依据，来保证质量控制。

（1）PIVAS 质量管理领导小组的建立和职责

1）PIVAS 应建立专门的质量管理领导小组负责全面质量管理。

2）领导小组由药学部门静脉用药调配中心主任担任组长，成员包括处方审核、摆药贴签、静脉用药调配、成品核对、成品包装、成品运送、二级库管理各岗位主管。

3）负责静脉用药调配中心质量管理的制定和措施落实。

4）领导小组负责 PIVAS 质量管理的有关技术性、规范性、制度性文件的定期审查。

5）定期检查药品有效期、高危药品（或特殊药品）的使用管理情况。

6）对合理用药情况进行监管，包括用药合理性、相容性分析讨论、医嘱用药情况分析等。

7）对 PIVAS 净化系统运行情况进行监督。对洁净台质量管理进行评估，检查设备工作状态，温度、湿度是否达标并每月定期检测洁净区空气菌落数。

8）每月召开一次例会，讨论研究 PIVAS 工作质量情况，进行工作质量评析，差错事故分析，处理存在问题，做好记录。

9）持续组织 PIVAS 质量管理教育和开展业务学习、岗前技术培训；对有关药品质量、合理用药、新药介绍、操作技能再培训等方面进行学习和讨论，并做好记录。

10）负责新进人员岗前专业培训和考核，建立质量管理考核制度，包括差错登记、清场登记、合理用药登记、用药分析、打包送药登记等记录，并定期检查考核。

（2）处方审核的质量管理

1）处方审核指药师依据《药品管理法》以及《处方管理方法》有关规定对处方内容的适宜性和正确性进行科学的审核与评价。

2）处方审核岗位应由主管药师以上药学人员担任，对处方的正确性和适宜性负责。

3）所有的处方必须经过审核，合格后方可放行摆药调配。

4）发现不适宜处方或不合理用药应及时联系病区处方医师或主班护士，药师不得擅自修改处方。

5）如患者病情需要超常规剂量用药时，应有处方医师双签字，审方药师应进行充分的风险评估，确认对患者无损害，并将其处方信息存档备案后方可放行。

6）审核合格的处方必须由处方审核岗位药师签字确认，打印出一式二份标识按患者、病区分类集中后交给摆药人员，准备摆发药品。

（3）静脉用药调配工作的质量管理：静脉用药调配指静脉用药调配工作人员根据处方审核的液体标识，严格按照无菌技术操作将药物准确无误地用相应的静脉用小针剂加入相适宜的载体溶媒中的药学技术服务过程。其质量管理为：

1）调配人员应严格执行无菌技术操作程序和有关规章制度。进入洁净调配区域应按规定洗手，着装符合洁净区要求。

2）调配加药时应注意药品的理化性状变化。

3）应将调配后的液体袋和使用后的空安瓿按规定放置，以供成品核对人员核查。

4）随时保持洁净调配区、洁净台的清洁和整齐。

5）建立差错事故登记制度，发生差错事故时必须及时逐级向上报告。

（4）成品液体发放的质量管理：成品液体发放指将调配完毕的液体经过成品核对、包装、运送与交接环节准确送达病区的药学技术过程。

1）成品液体核对、包装岗位可由经过培训的药剂士担任，运送岗位由后勤服务部门工勤人员担任，分别对成品液体的核对、包装、送达和病区交接环节的质量负责。

2）所有的成品液体必须经过核对、签名后方可包装、运送到病区，没有进行成品核对签名的液体不得包装、运送。

3）成品液体核对人员应核对液体调配和标识是否正确。

4）核对成品液体时，应按标识内容逐项对照核对，复核内容包括：科室、住院号、患者姓名、性别、用药时间、药物名称、规格、剂量、溶媒种类、颜色、体积等，防止加错药物。

5）儿科病房用药，应对其标识、用药剂量、溶媒体积进行重点核对。

6）药品包装时应按照青霉素类、抗菌药物、普通液体、危害药物分类包装，全静脉营养液（三升袋）、非调配药品分别单独包装。药品包装袋须标明临床科室名称、药品种类、数目。成品液体包装后须加锁，再分别运送至各病区。

7）按临床病区建立成品液体交接登记册，记录病区每日每批次各类成品液体及不需要调配的液体数目及合计数目。

8）复核、包装工作完成后，应做好包装间清洁、卫生和整理。

3. **感染管理**　医院是各类患者聚集的场所，其环境易受各种病原微生物地污染，为避免医院感染，其主要工作内容有：

（1）严格设置空气净化装置的工作程序，确保设备运行正常。

（2）每半年例行巡检，每月进行沉降菌的细菌培养，并将检测结果备案。

（3）药物混合调配人员严格按照更衣操作规程进行一次更衣、二次更衣，消除感染隐患。

（4）严格执行混合调配操作规程，要求仔细认真、避免调配混乱。混合调配完毕进行彻底的清场并记录，操作程序遵照《清场工作制度》处理。

（5）混合调配后的废弃物按照规范分类管理、严格交接。

（6）工作区域：地面采取湿性清扫、消毒；混合调配区域：在工作前半小时进行紫外线消毒 30min 并记录。

（7）根据不同的工作区域，使用专用的拖布、抹布，用后进行清洁消毒，晾干备用。

（8）非工作区保持地面整洁、干净、无臭。

4. **安全管理**　高度重视 PIVAS 中安全和规范操作，对药品、设施、设备以及清洁卫生、生活和医疗垃圾等进行严格管理，保证成品液体的质量和患者的用药安全。

（1）按规定穿戴与静脉用药调配相关的专用工作服装，定期清洗。

（2）严禁吸烟，不准带入食品或在室内饮食。

（3）禁止徒手分离针头、针栓及将使用后的针头重新套上针帽。

（4）毒性药物安全管理

1）毒性药物在运送时，需小心避免打破。

2）毒性药物或抗肿瘤药物溢出或有可能已暴露时，应立即关上门离开，在门上贴“不得入内”和“毒物污染”标记，避免吸入；受污染的人员应得到相应的休息和治疗。调查原因，防止再次发生，上报主管，采取相应紧急措施。

3）毒性药品存放，两人双锁管理，并有接收、储存、领用记录。

4）处理强酸或强碱时，戴无菌橡胶手套和护目镜进行操作。

（5）易燃、易爆液体的安全管理

1）在收到易燃、易爆液体后必须马上存放在符合消防要求的专库保管。

2）防止压力过大引发玻璃瓶爆裂而造成伤害。

3）必要时应佩戴护目镜、双层手套、一次性洁净隔离服、口罩，使用具有安全性能的注射器。

4）应配备品种、数量充足的消防设施，工作人员应熟练掌握消防器材的使用方法。

（6）调配过程中产生的废弃物须同一般废弃物分开处理。抗肿瘤药物污染物品应丢弃在有毒性药物标识的容器中。

（7）对水、电、气的阀门或开关，除清场时检查外，还应有专人负责检查。

（8）工作结束离开时，应检查确认门窗关严、锁好。

（五）儿童静脉用药的调配管理

儿童相比其他人群，对药物耐受性更差，注射用药的质量要求更高。在静脉药物调配时应严格按照专业知识和操作技能把关。其主要为以下几方面：

1. 审方药师必须接受过儿科专业知识培训，对儿童用药的禁忌证、调配药物的剂量、溶媒的调配量、用药时间、配伍禁忌等熟练掌握。

2. PIVAS中心要配备儿童使用相应规格的药品和调配耗材，对无儿童规格的药品要能准确计算和分配，并确保分配时不污染药品。

3. 调配中对颗粒物的要求更加严格，以免发生输液时过敏反应。

4. 儿童用药的剂量较小，如果仍然按照成人的剂量配制会使剂量过大，造成风险和浪费。因此有条件时可进行药物拼用，可以有效降低药物的浪费和成本，减少患者的经济负担。

（李　刚）

第四章

静脉输液治疗患者的相关心理

第一节 肿瘤患者静脉输液治疗的心理特点及干预

静脉输液是临床上用于纠正人体水、电解质及酸碱平衡失调，恢复内环境稳定并维持机体正常生理功能的重要治疗措施，由于它是一种外在的刺激源，常导致患者紧张、恐惧等心理，影响治疗效果。

一、心理特点

（一）紧张、恐惧

1. **原因** 患者对疾病预后丧失信心，对手术、放化疗及生物治疗等治疗手段产生的容貌损毁、化疗的副作用等表现出紧张、恐惧心理，尤其是初次接受化疗的患者表现较为强烈。

2. **临床表现** 多种因素导致患者产生精神压力，表现出坐卧不安、不思饮食、严重失眠等情绪应激反应。

（二）焦虑、烦躁

1. **原因** 由于疾病的治疗效果、化疗时间长、担心药物外渗、化疗不良反应等因素，引起患者出现焦虑、烦躁心理。

2. **临床表现**

（1）表现为心理负担过重，担心自己的疾病给家庭带来沉重负担，担心子女今后无人抚养，父母没人照顾等。

（2）患者不爱说话，眉头紧锁，心事重重，表现强烈的患者，出现拒绝化疗，家属也会伴有焦虑情绪。

（三）消极、绝望

1. **原因** 肿瘤不仅严重影响患者事业发展、家庭生活和人际交往，而且使患者切实感受到死亡威胁；长期化疗患者的静脉输液治疗作为一种应激源，致患者静脉穿刺难度增加，接受静脉输液治疗后病情无好转，化疗药物不良反应等因素。

2. **临床表现** 患者不愿积极配合，丧失与疾病作斗争的信心，产生强烈的悲观、失望情绪，抗拒化疗，容易导致穿刺失败。

（四）否认、多疑

1. **原因** 部分肿瘤患者诊断初期对疾病否认；患者在诊疗过程中完全处于疾病真实信息被屏蔽的状态及受不良因素的影响。

2. **临床表现** 对一些药物反应不接受，责怪医护人员；对周围人的言行、表情特别敏感，而且稍有不适，就认为是病情恶化；对医护人员不信任，担心医生、护士技术不好，怀疑操作出错，担心医护人员不负责任。

二、干预措施

1. **营造舒适的环境及构建良好的护患关系** 给予安静、舒适整洁的休养环境，对新入院患者做好入院宣教，介绍病友，使患者尽快熟悉新环境，消除患者紧张、陌生感。构建良好的护患关系，护士要以温和的语言、和蔼的态度接待患者，应用恰当的语言和患者进行沟通、交流，鼓励患者积极配合治疗。

2. **化疗前准备** 指导患者肌肉放松技术以及应用图像引导性想象，以便在化疗过程中能够放松，避免过于关注化疗过程中的细节，预防预期性恶心、呕吐的发生。

3. **及时巡视、关注患者** 一些药物的不良反应会给患者造成困扰，所以，在输液过程中应及时巡视，观察患者用药反应，及时处理。

4. **加强营养** 对症支持，选择肉、蛋、奶、豆制品和各种坚果等富含蛋白质的食物，消化不良者可选择容易消化的食物；如不能进食者可选择肠内营养液。患者化疗前2h内避免进食，化疗期间少食多餐，进食后1h内不宜多饮水，餐后避免立即平卧，以免食物反流引起恶心。延长用药与进食时间，可有效降低恶心、呕吐发生率。

5. **心理支持** 以共情的方式对待患者，关心和耐心倾听取得患者信任，识别患者的情绪和心理变化，给予尊重、陪伴、理解、鼓励、指导和帮助，满足患者在自尊、安全、环境等方面的心理需求，使患者的情绪稳定，重建心理平衡。

第二节 儿童各年龄阶段静脉输液治疗的心理特点及干预

儿童静脉输液治疗是一项非常具有挑战性的工作。不同年龄阶段的儿童有不同的特点，包括生理、心理、生长发育、认知、情感等方面。此外，家长对护士穿刺技术及服务态度要求很高，尤其合并其他一些疾病（如肥胖、急性腹泻、高热）或长期静脉输液及曾经输注过刺激性药物时，更增加了静脉穿刺的难度。因此，为了减轻接受静脉输液治疗患儿的恐惧、紧张、疼痛等负面情绪，帮助患儿更好地接受静脉输液治疗，从事儿科静脉输液治疗的护士，不仅要具备高超的静脉穿刺技术，而且应具备儿童生长发育及心理等诸多方面的知识。

一、心理特点

因感知觉发育、情感表达、性格形成、语言发育及情绪变化等因素，使不同年龄阶段儿童具有不同的心理行为特征。因此，在静脉输液治疗期间护士应给患儿提供帮助、尽量缩短患儿对医院环境适应时间，最大限度地减少对患儿身心的影响。

（一）婴儿期

1. **心理特点**　婴儿期是婴儿身心发育最快的时期，月龄不同婴儿对住院的反应也不同。6 个月以内的婴儿满足其生理需要一般比较安静，6 个月后婴儿开始认生，对父母或抚育者的依恋性越来越强，对住院主要反应是分离性焦虑（separation anxiety），指婴儿与其父母或最亲密的人分开所表现的行为特征，如哭闹不止，寻找父母或亲密人，避开和拒绝陌生人，亦可有退缩、抑郁表现。

2. **临床需求**　依赖父母，对陌生人或环境产生焦虑，静脉穿刺时哭闹严重，手脚及全身大幅度躁动、反抗、不合作，需要家属强行按压后才能穿刺。

（二）幼儿期

1. **心理特点**　幼儿对父母的依赖性十分强烈，认为住院是一种惩罚手段。与父母分离担心被抛弃，产生分离性焦虑；陌生的医院环境，陌生的医务人员、生活习惯的改变使幼儿缺乏安全感；住院患儿的活动时间和范围受到限制，从而产生抵触情绪及各种心理反应。

2. **临床需求**　静脉穿刺时哭声较大，肢体躁动明显，常需有家属协助才能进行静脉穿刺。

（三）学龄前期

1. **心理特点**　学龄前住院患儿与父母分离会和幼儿一样出现分离性焦虑，因智能发育较快，自己能调节和控制，表现较温和，如难以入睡、悄悄哭泣、把注意力转移到感兴趣的绘画中。此阶段患儿不理解疾病需要住院治疗，担心静脉输液治疗会影响身体。

2. **临床需求**　自我保护意识及以自我为中心的思维突显，表现为焦虑、恐惧、依赖性增强和反抗，甚至产生挣扎、逃跑等现象，静脉穿刺时哭闹严重，手脚及全身大幅度躁动、反抗、不合作，拒绝治疗，需要旁人协助按压后才能完成穿刺，甚至穿刺成功后会自行拔掉针头，这种类型往往影响穿刺的成功率，影响静脉输液治疗的顺利进行。

（四）学龄期

1. **心理特点** 住院后心理反应主要是与同学、学校分开感到孤独，担心自己会因疾病而致残或死亡，担心住院不能到校学习导致成绩下降。如患儿的家庭经济困难，会因住院费用的增加而内疚。学龄儿童自尊心强，独立性强，一般不愿意将心理反应表露出来，为掩盖心中的恐惧感常表现出若无其事的样子。

2. **临床需求** 患儿静脉穿刺时个别仍有哭闹，在亲人或医护人员安抚下还能配合，勉强接受静脉输液治疗，但静脉穿刺时因紧张，穿刺局部肌张力增加或肢体可有轻微的躁动，增加了静脉穿刺的难度。

（五）青春期

1. **心理特点** 青春期个性形成，开始关注自我，探索自我。学习对他们尤为重要，住院治疗耽误学习，因害怕成绩下降出现焦虑，自控力下降。住院后患儿活动范围受到限制，与同伴交流减少，使其依赖性加强，归属感丧失，表现为不合作、气愤、挫折感或退缩。此期患儿对身体的关注胜于对疾病的关注。

2. **临床需求** 静脉穿刺时无哭闹或稍有不愿意，但能主动配合。

二、干预措施

1. **介绍病房环境** 相对固定护士对患儿进行全面、连续性的护理，尽快熟悉患儿的生活习惯，关心、爱护、尊重患儿，主动向患儿介绍同病室的病友，帮助其减轻陌生感，鼓励家长陪伴患儿，并积极参与治疗和护理。

2. **陪伴和照顾患儿** 鼓励父母陪伴和照顾患儿，尽可能保持患儿住院前的饮食、睡眠等生活习惯。

3. **养成良好的行为习惯** 给患儿创造独立活动的机会，如幼儿期的患儿，鼓励其自己洗手、吃饭等，满足其生活自理的要求，对患儿的退行性行为正确引导，不应当面批评，并向父母适当解释。

4. **减轻分离性焦虑** 根据患儿病情选择合适的游戏，如绘画、唱歌等。

5. **多与患儿沟通** 护士应关心患儿，耐心解答患儿所提出的问题，满足其合理要求。根据患儿理解程度，向患儿讲解疾病的相关知识，解除疑虑，确认疾病和治疗不会导致身体的伤害。

6. **维护患儿自尊** 在进行治疗、操作和体格检查时，注意患儿隐私的保护，采用必要的保护措施，如治疗或休息时病床之间用隔帘隔开，维护患儿自尊。

第三节 老年患者静脉输液治疗的心理特点及干预

由于老年患者静脉弹性差、脆性大、静脉易滑动、难固定、皮肤的防御能力下降、损伤后愈合能力低下，进行静脉穿刺时易出现穿刺失败，不仅给患者带来痛苦，也给护理人员穿刺带来困难，甚至会延误老年患者的治疗和抢救。因此，护理人员对老年患者行静脉穿刺时应进行正确评估及护理。

一、心理特点

60 岁以上的老年患者，因经济状况、人际关系及社会地位的改变，会产生一种失落感，身心不能适应复杂的自然、社会不良因素的刺激，面对疾病会有不同反应，使其在接受静脉输液治疗时常会有如下心理特点和表现：

（一）恐惧

1. **原因** 由于患者社会角色和家庭角色的改变，一旦生病，对死亡的恐惧心理越发强烈。

2. **临床表现** 主要表现为想方设法从别人的表情、言谈中了解自己的病情；全神贯注在自己身体上。当心理的需求不能得到满足时，便对疾病康复失去信心，表现出对静脉输液治疗不配合。老年患者在发生疾病时往往认为自己接近死亡，不能治愈，缺乏面对疾病、战胜疾病的信心。

（二）自我为中心

1. **原因** 容易产生固执、死板、牢骚、重复、性急等心理反应，特别是习惯以自我为中心。

2. **临床表现** 如需求未能满足，会因为一些小事而与医护人员发生冲突，这些情绪表现会影响患者静脉输液治疗的顺利进行。

（三）孤独、依赖性增强

1. **原因** 老年患者生理功能逐渐退化，依赖心理增强，情感变得幼稚、脆弱。

2. **临床表现** 为不顺心的小事生气、哭泣，期盼亲人的陪伴。静脉输液时自理能力明显减退，自我强化患者角色，总希望有人时刻守护在身边，一切生活照料都需要他人帮助。

（四）焦虑、烦躁

1. **原因** 患者容易焦虑、烦躁，心烦意乱，遇事易激惹。

2. **临床表现** 在焦虑、烦躁的影响下，睡眠质量差，进一步影响身体功能的健康。

（五）多疑

1. **原因** 老年患者对外界环境的应对能力和适应能力逐步下降，防卫心理则不断加强，产生多疑的心理。

2. **临床表现** 怀疑用药是否漏用或错用、药物剂量是否准确、药物质量是否得到保证。表现为对所用药物反复检查核对，反复询问，担心用药效果及不良反应，对别人的言语反复思考理解，如解释不耐心或用词不当均会导致纠纷，影响静脉输液治疗。

（六）悲观、失望

1. **原因** 老年患者随着身体功能的退化、疾病的影响，容易表现出悲观、失望的情绪。

2. **临床表现** 比如对生活失去信心，情绪低落，郁郁寡欢等；表现为治疗期间依从性及配合度不高，从而影响治疗效果。

二、干预措施

1. **营造安静舒适的环境，做好病房管理** 床单位整洁、温湿度适宜，做好安全管理，预防跌倒坠床的发生，良好的住院环境，可缓解患者紧张不安情绪。

2. **情感支持、取得信任与配合** 通过交流沟通及言语安抚，减轻心理压力，增加老年患者对护理工作者的信任度，使其心情放松，血管紧张度降低，易于静脉穿刺成功。

3. **加强与老年患者沟通和人文关怀** 耐心倾听患者陈述，从患者的内心深处和老年人的生理特征入手，运用亲切关怀、同情而又通俗易懂的言语来说明精神与疾病的关系，实事求是地向患者解释病情，使恐惧的心理逐渐弱化，良好的护患关系可以促进患者的就医体验，增加患者的舒适感，减轻患者的焦虑感。

4. **指导患者保持良好的活动和睡眠** 协助患者制订作息时间表，建立规律的活动与睡眠习惯。鼓励患者白天参加一些力所能及的劳动和体育锻炼，分散注意力。

5. **提高老年患者自我效能** 鼓励患者表达自己的焦虑和不愉快的感受，护理人员应主动关心患者，鼓励患者表达自己的感受，认真倾听患者诉说的内容并给予恰当的安慰。

6. **家庭照护** 家人的照顾是对老年患者最好的支持，对家人进行必要的护理培训，教会其正确的调节身心的方法，并在必要时提供帮助。

（刘晓伟）

第二篇

静脉输液治疗技术篇

第五章 静脉穿刺技术

第一节 一次性静脉输液钢针穿刺技术

一次性静脉输液钢针（disposable intravenous fluids with steel needle）于1957年发明以来，由于操作简单、使用方便，曾经在临床广泛应用。通过临床应用发现一次性静脉输液钢针（图5-1），会增加液体渗透到皮下组织的概率，增加化学性静脉炎的发生，尤其在下肢静脉穿刺一次性静脉输液钢针时，患者的活动受限，下肢血栓的发生率增加。所以，临床上选择静脉输液工具时一定要谨慎评估患者的治疗方案、时间、药物性质及潜在的并发症。

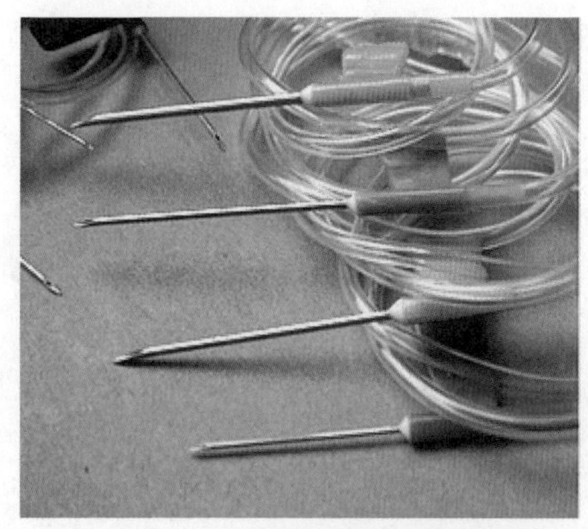

图5-1 一次性静脉输液钢针

一、适用范围及慎用或禁用范围

（一）适用范围

1. 单次或短期（静脉输液治疗小于4h，3d以内）静脉推注或输注非刺激性、非发疱剂、pH在6～8的等渗液体。

2. 单次采集血标本。

（二）慎用或禁用范围

1. 具有腐蚀性、刺激性的药物。
2. 长期静脉输液治疗。
3. 下肢或关节部位的静脉。
4. 肠外营养液。
5. pH ＜ 5 或＞ 9 的液体或药物。
6. 渗透压＞ 600mmol/L 的药物。
7. 瘫痪侧、血栓侧及手术侧肢体。
8. 皮肤完整性受损的部位。

二、穿刺部位及血管的选择

（一）穿刺部位

评估患者的治疗方案、年龄、疾病诊断、血管条件、输液工具使用史等。

穿刺要求：

1. 从远心端静脉开始有计划地使用、更换穿刺部位。
2. 避开炎症、硬结及水肿部位。
3. 避开神经、局部组织损伤部位。
4. 避开关节和活动受限部位。
5. 成人应避免下肢静脉穿刺。

（二）血管选择

1. 上肢静脉

（1）手背静脉：为穿刺首选静脉。有研究表明，穿刺手腕部的桡静脉时发生桡神经损伤概率高，美国现已立法禁止在手腕部桡静脉穿刺。

（2）头静脉：静脉血流量较大，输液速度快，穿刺后易于固定。

（3）贵要静脉：可用作静脉输液的储备静脉。

（4）前臂正中静脉：血管较粗直，便于固定。

选择上肢静脉时，应充分考虑各部位静脉血管的血流量是否满足治疗的需要。上肢静脉血流量参考值见表 5-1。

表 5-1　上肢静脉血流量参考值

静脉部位	血流量
手背至肘部静脉	＜ 95ml/min

续表

静脉部位	血流量
肘部至腋下静脉	100 ~ 300ml/min
锁骨下静脉	1 ~ 1. 5L/min
上腔静脉	2 ~ 2.5L/min

2. **头皮静脉** 头皮静脉无静脉瓣，相互交通呈网状分布，表浅易见，固定不易滑动，故多用于婴幼儿静脉穿刺。常用的静脉有：颞浅静脉、耳后静脉、枕静脉和额静脉。因一次性静脉输液钢针锐利，发生外渗的危险性太大，不建议在此处穿刺。

三、穿刺工具型号的选择

一次性静脉输液钢针选择原则：在满足静脉输液治疗需要的前提下，选择最小型号的一次性静脉输液钢针。根据年龄及血管条件选择不同规格的一次性静脉输液钢针（见表1-1），一次性静脉输液钢针的临床使用型号见表5-2。

表5-2 一次性静脉输液钢针的临床使用型号

患者	一次性静脉输液钢针的型号 /mm
新生儿	0.45
婴幼儿	0.45 ~ 0.5
成人	0.65 ~ 0.7
老年人	0.55 ~ 0.7
静脉采血的患者	0.7 ~ 1. 2

四、穿刺操作流程

（一）目的

1. 建立静脉通道，保证患者短期的静脉输液治疗。
2. 单次采血标本。
3. 推注无刺激性药物。

（二）评估

1. **治疗方案** 输液时间、药物性质、输液工具使用史等。

2. 评估患者

（1）基本信息：姓名、住院号、性别、年龄、病情、用药史、有无消毒液、药物过敏史及意识等。

（2）穿刺部位：从远心端静脉开始，应避开炎症、硬结、水肿、组织损伤、神经、关节和活动受限部位，避免在下肢进行静脉穿刺（婴幼儿例外）。

（3）穿刺血管：选择粗、直、弹性好、肉眼可见的静脉。

（4）患者心理：评估心理状态和合作程度；解释静脉输液治疗的目的及输液时的注意事项，消除患者的紧张情绪。

3. 穿刺工具 在满足患者静脉输液治疗需要的前提下选择型号最小的一次性静脉输液钢针。

（三）实施

1. 准备

（1）护士准备：着装整洁，修剪指甲，规范洗手，戴口罩、帽子。

（2）用物准备

1）基本用物：病历牌、静脉输液医嘱执行单、输液架、止血带、胶布、治疗盘、治疗巾、弯盘、速干手消毒液、纱布、砂轮、治疗车、医疗垃圾袋、生活垃圾袋、锐器盒等。必要时准备瓶套、小夹板、小垫枕和绷带。

2）消毒液：有效碘浓度≥ 0.5% 碘伏消毒棉签。

3）穿刺用物：输液器 1 套。

4）药物准备：①根据医嘱准备药物；②核对医嘱和输液标识是否一致，有无配伍禁忌；③核对药名、浓度、剂量、用药时间、用药方法和药物有效期；④检查药物质量：有无混浊、沉淀或絮状物，药瓶有无裂痕等。

5）输液用物准备（治疗室准备）：拉启药袋瓶塞并消毒，自然待干，将输液器滴数调节器关闭，塑钢针针头插入瓶塞至根部，关闭流量调节器备用。

（3）患者准备：嘱患者排便，摆好体位，注意保暖，询问患者非惯用侧手臂，穿刺侧手臂外展，根据情况剃除局部毛发。

（4）环境准备：空气洁净、环境整洁、光线及温度适宜。

2. 一次性静脉输液钢针穿刺操作流程及评分标准见表 5-3。

表 5-3 一次性静脉输液钢针穿刺操作流程及评分标准

项目总分	项目内容	操作流程	标准分	扣分标准	实得分
穿刺准备 20分	护士准备	1. 着装整洁,符合要求	1	一项不符扣0.5分	
		2. 洗手,戴口罩、帽子	3	一项不符扣1.0分	
		3. 核对、评估及告知 (1)核对:两人采用两种以上方式进行核对患者的基本信息,查对医嘱 (2)评估:患者病情、意识、配合程度、心理状态;询问有无消毒液及药物过敏史;治疗疗程、药物性质;穿刺部位及皮肤;血管粗细、弹性及充盈度 (3)告知:穿刺输液的目的、配合方法及注意事项	5	一项不符扣1.0分	
		4. 洗手	1	一项不符扣1.0分	
	用物准备	1. 查看操作用物、药物的有效期及质量	4	一项不符扣1.0分	
		2. 在治疗室核对医嘱,配制药物,并粘贴标识	4	一项不符扣2.0分	
	患者准备	嘱患者排便	1	一项不符扣1.0分	
	环境准备	空气洁净,环境整洁,光线及温度适宜	1	一项不符扣0.5分	
穿刺流程 65分	穿刺前 15分	1. 携用物至床旁,核对患者基本信息、医嘱及药物,备胶布	2	一项不符扣0.5分	
		2. 洗手	1	一项不符扣1.0分	
		3. 连接输液器,一次性排气成功	2	一项不符扣1.0分	
		4. 协助患者取舒适卧位,穿刺侧手臂外展	1	一项不符扣0.5分	
		5. 铺治疗巾,选择穿刺静脉	2	一项不符扣1.0分	

续表

项目总分	项目内容	操作流程	标准分	扣分标准	实得分
穿刺流程65分	穿刺前15分	6. 洗手	1	一项不符扣1.0分	
		7. 消毒皮肤　以穿刺点为中心，顺时针方向擦拭消毒，范围直径≥ 5cm，自然待干	2	一项不符扣1.0分	
		8. 在穿刺点上方10cm处扎止血带，时间＜ 2min，选择血管后松开止血带	2	一项不符扣1.0分	
		9. 再次以穿刺点为中心，逆时针方向擦拭消毒皮肤，范围直径≥ 5cm，自然待干	2	一项不符扣2.0分	
	穿刺中40分	1. 再次核对	5	一项不符扣5.0分	
		2. 去除针帽，再次排气，关闭滴数调节器	5	一项不符扣1.5分	
		3. 进针　嘱患者握拳，扎止血带，时间＜ 2min，左手绷紧皮肤，右手持一次性静脉输液钢针，针头与皮肤成5°～ 15°，直刺血管，见回血后再平行进针0.1 ～ 0.2cm	7	一项不符扣1.5分	
		4. 松开止血带，嘱患者松拳	3	一项不符扣1.5分	
		5. 打开滴数调节器	3	一项不符扣3.0分	
		6. 妥善固定针头	3	一项不符扣3.0分	
		7. 调节滴速，三次查对：患者基本信息、医嘱及药名、浓度、剂量、用药时间和方法	7	一项不符扣2.5分	
		8. 告知注意事项	5	一项不符扣5.0分	
		9. 将呼叫器置于患者触手可及处	2	一项不符扣2.0分	

续表

项目总分	项目内容	操作流程	标准分	扣分标准	实得分
穿刺流程65分	穿刺后10分	1. 协助患者取舒适卧位，整理床单元	2	一项不符扣1.0分	
		2. 医疗废物分类处置	3	一项不符扣3.0分	
		3. 洗手	1	一项不符扣1.0分	
		4. 记录	1	一项不符扣1.0分	
		5. 健康教育	3	一项不符扣1.0分	
终末质量评定5分		1. 有效查对、遵循无菌技术操作原则及标准预防原则	2	一项不符扣0.5分	
		2. 关爱患者，有效沟通	1	一项不符扣0.5分	
		3. 操作规范，方法正确	1	一项不符扣0.5分	
		4. 用物齐备，处置规范	1	一项不符扣0.5分	
提问(选题)5分		1. 一次性静脉输液钢针穿刺的目的 2. 一次性静脉输液钢针穿刺后的注意事项 3. 一次性静脉输液钢针穿刺后的并发症及预防措施 4. 一次性静脉输液钢针穿刺部位选择原则 5. 新生儿一次性静脉输液钢针穿刺与成人区别	5	掌握5.0分，部分掌握3.0分，未掌握0分	
操作时间5分		10min	5	超时酌情扣分	
总　分					

3. **穿刺注意**

（1）排气：将茂菲滴管及输液器远端倒立，液体流至茂菲滴管的1/3～1/2

时，直立茂菲滴管，缓慢降低远端输液管排尽空气；确定输液管道内无气泡，注意不可向地面排液。

（2）固定：用胶带高举平台法固定输液软管，避免过紧或过松，防止血液回流引起导管阻塞。

（四）评价

1. 严格执行三查七对制度及无菌技术操作原则。

2. 操作过程熟练、有效，程序正确，动作轻稳。

（五）健康教育及注意事项

1. 健康教育

（1）穿刺前

1）与患者、家属沟通，讲解静脉输液的目的、输入药物的名称、作用及不良反应、输液量、输液速度及所需的时间等。

2）讲解保护血管的重要性。

3）讲解药物外渗、静脉炎的症状及可能造成的严重后果和处理方法，提高患者的自我保护能力，使之积极配合治疗。

（2）穿刺中：告诉患者穿刺时的配合事项。

（3）穿刺后

1）输液过程不要自行调节输液滴速。

2）静脉输液时肢体尽量固定，需进食、饮水、排便等应先调整好输液部位再改变体位。

3）嘱患者静脉输液治疗过程中不要随意离开病房，一旦出现意外，如穿刺部位出现肿胀、疼痛，应及时呼叫医护人员进行处理。

2. 注意事项

（1）严格执行查对制度，防止差错事故发生。

（2）严格执行手卫生、无菌技术操作规程。

（3）注意保护和合理使用静脉。

（4）根据患者年龄、病情、药物性质调节滴速。

（5）防止空气进入血管形成空气栓塞，及时更换输液瓶，输液完毕及时拔针。

（6）加强巡视，发生静脉输液反应时及时处理；同时观察局部有无液体渗出或静脉炎的发生。

（7）应确定针头已进入血管内才可输入。

（8）对于小孩及昏迷等不合作的患者，局部肢体需用夹板等辅助装置固定，至少 1 小时内查看 1 次。

五、拔针

（一）拔针指征

1. 静脉输液治疗或采血标本操作完毕。

2. 穿刺部位出现红、肿等液体渗漏现象。

（二）拔针方法

1. 核对执行单、患者基本信息，确认液体已输完毕。

2. 护士洗手，戴口罩、帽子。

3. **准备用物** 治疗牌、治疗盘、有效碘浓度≥0.5%碘伏、棉签。

4. 除去固定胶带，关闭调节器，宜用有效碘浓度≥0.5%碘伏消毒后，再用干棉签放于穿刺点上方，在没有压力的情况下拔出针头，避免损伤血管内膜及划伤皮肤。

5. 沿血管方向纵行按压穿刺点3～5min至无出血，抬高输液侧肢体，有利于静脉回流，降低血管内压力，减少皮下淤血。

6. 再次核对，整理床单元，清理用物，洗手。

（三）注意事项

1. 向患者讲解拔针的配合方法。

2. 注意拔针应缓慢，不能按压针头、快速及用力拔出。

3. 拔针后不应按揉穿刺点，以防皮下淤血，凝血功能差者需要延长按压时间。

4. 拔针后穿刺点保持清洁干燥，以防穿刺点感染。

（彭小芸）

第二节 外周静脉留置针穿刺技术

20世纪60年代由生物原材料制成的外周静脉套管（peripheral venous catheter，PVC，外周静脉留置针），又称外周静脉短导管，1964年美国BD公司发明了第一支外周静脉留置针并应用于临床，20世纪80年代，我国开始使用外周静脉留置针。

外周静脉留置针分型参见第一章第二节中相关内容，近年来，随着职业防护意识的不断加强，安全型外周静脉留置针在临床上得到了广泛应用（图5-2）。

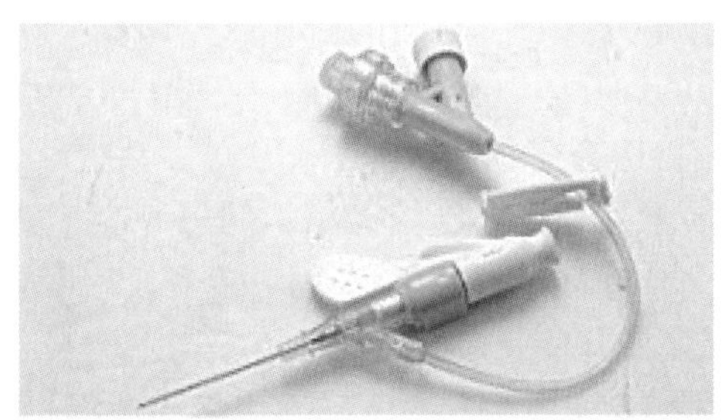

图 5-2　安全型外周静脉留置针

一、适用范围及慎用或禁用范围

外周静脉留置针可用于静脉输液、输血、动脉压监测等。

（一）适用范围

1. 非腐蚀性、非发疱性和非高渗性药物的输液治疗，且输液治疗时间较短（少于 1 周）的患者。
2. 老年人、婴幼儿、躁动不安的患者。
3. 输注全血或血液制品的患者。
4. 每天需要多次推注无刺激性药物的患者。

（二）慎用或禁用范围

1. 输入 pH ＜ 5 或 pH ＞ 9 的液体或药物。
2. 渗透压＞ 600mmol/L 的液体。
3. 肠外营养液（TPN）。
4. 腐蚀性药物。

二、穿刺部位及血管的选择

（一）穿刺部位

1. 首选上肢前臂静脉，如再次穿刺，穿刺点应位于前次穿刺部位的近心端。
2. 避开静脉瓣、关节部位以及有瘢痕、炎症、硬结等部位的静脉。
3. 成人不宜选择下肢静脉，因其可导致组织损伤、血栓性静脉炎和溃疡。
4. **婴幼儿患者**

（1）手背、前臂以及腋窝以下的上臂静脉。

（2）新生儿可考虑头皮静脉穿刺。

（3）避免婴幼儿吮吸的拇指 / 手指。

（4）婴幼儿进行先天性心脏缺陷的治疗后，锁骨下动脉的血流可能会减少，应避免使用右臂的静脉。

（5）婴幼儿不宜首选头皮静脉。

5. 接受乳房根治术和腋下淋巴结清扫术的患者应选健侧肢体进行穿刺，有血栓史和血管手术史的静脉不应进行穿刺。接受放疗后的患侧或发生脑血管意外后受影响的患肢避免穿刺。

6. 与患者讨论选择非惯用手臂部位。

（二）血管选择

1. **选择原则** 首选弹性好且粗、直、血流丰富的前臂静脉。

2. **不宜选择的血管** 弹性差，有静脉瓣、静脉炎、静脉曲张的血管。成人应尽量避免在下肢静脉穿刺。避免手腕内侧面的桡静脉穿刺，因其会增加穿刺的疼痛感，且可能对桡神经造成伤害。

三、穿刺工具型号的选择

根据患者静脉条件及输液方案，在满足静脉输液治疗需要的前提下，原则上选择型号最小的导管（管径最小、导管最短），减少机械性静脉炎的风险。使用外周静脉留置针型号选择：成人选 20～24Ga，婴幼儿、儿童和老年人选 22～26Ga（INS2016 推荐），输血选 18～20Ga，快速输血选 14～18Ga，导管材质应为不透 X 射线，重视职业防护，推荐使用安全型留置针穿刺工具，防止针刺伤。

四、置管操作流程

（一）目的

1. 建立静脉用药通道。

2. 减少反复穿刺。

3. 方便临床及时用药。

4. 方便急、危重症患者的抢救。

（二）评估

1. **治疗方案** 输液时间、药物性质、输液工具使用史等。

2. **评估患者**

（1）基本信息：姓名、性别、年龄、病情、用药史、有无消毒液、药物过敏史、药物不良反应史及意识状态等。

（2）穿刺部位：从远端静脉开始，穿刺部位应无炎症、硬结，避开局部神经、损伤的部位，受限制的部位和关节部位，成人应避免在下肢进行静脉穿刺。

（3）穿刺血管：选择粗、直、弹性好、清晰的静脉，避开关节部位的血管。

（4）穿刺工具：在满足静脉输液治疗需要的前提下尽量选择较细、较短的导管。

（5）患者心理：评估患者的心理状态和合作程度。解释静脉输液治疗的目的及输液时的注意事项，消除患者的紧张情绪。

（三）实施

1. **准备**

（1）护士准备：着装整洁，修剪指甲，规范洗手，戴口罩、帽子。

（2）用物准备

1）基本用物：病历牌、医嘱执行单、输液架、止血带、胶布、治疗盘、治疗巾、弯盘、速干手消毒液、纱布、砂轮、治疗车、医疗垃圾袋、生活垃圾袋、锐器盒等。必要时准备瓶套、小夹板、小垫枕和绷带。

2）消毒液：有效碘浓度≥ 0.5% 碘伏消毒棉签。

3）穿刺用物：输液器 1 套、外周静脉留置针 1 根、无菌敷料 1 张、无菌手套 1 副。

4）药物准备：① 0.9% 氯化钠注射液 5ml；②根据医嘱准备药物，有无配伍禁忌；③核对医嘱和输液标识是否一致；④核对药名、浓度、剂量、用药时间、用药方法和有效期；⑤检查药物质量：药物有无混浊、沉淀或絮状物、药瓶有无裂痕等。

（3）患者准备：嘱患者排便，摆好体位，注意保暖，询问患者非惯用的手臂，选择头皮静脉时根据情况剔除局部毛发。

（4）环境准备：空气洁净、环境整洁、光线及温度适宜。

2. **实施**　外周静脉留置针穿刺操作流程及评分标准见表 5-4。

表 5-4　外周静脉留置针穿刺操作流程及评分标准

项目总分	项目内容	操作流程	标准分	扣分标准	实际得分
穿刺准备 20 分	护士准备	1. 着装整洁，符合要求	1	一项不符扣 0.5 分	
		2. 洗手，戴口罩、帽子	3	一项不符扣 1.0 分	

续表

项目总分	项目内容	操作流程	标准分	扣分标准	实际得分
穿刺准备20分	护士准备	3. 核对、评估及告知 ⑴核对:两人采用两种以上方式进行核对患者的基本信息,查对医嘱;评估患者病情、意识、配合程度、心理状态;询问有无消毒液、药物过敏史;治疗疗程、药物性质 ⑵评估:穿刺部位及皮肤;血管粗细、弹性及充盈度 ⑶告知:置留置针的目的、配合方法及注意事项	5	一项不符扣1.0分	
		4. 洗手	1	一项不符扣1.0分	
	用物准备	1. 查看操作用物、药物的有效期及质量	4	一项不符扣1.0分	
		2. 在治疗室核对医嘱,配制药物,贴标识	4	一项不符扣2.0分	
	患者准备	嘱患者排便	1	一项不符扣1.0分	
	环境准备	空气洁净,环境整洁,光线和温度适宜	1	一项不符扣0.5分	
穿刺流程65分	穿刺前15分	1. 携用物至床旁,核对患者基本信息、医嘱及药物,备胶布	3	一项不符扣1.0分	
		2. 协助患者取舒适卧位,穿刺侧手臂外展	1	一项不符扣0.5分	
		3. 洗手	1	一项不符扣1.0分	
		4. 连接输液器,排尽空气	1	一项不符扣0.5分	
		5. 铺治疗巾,选择穿刺静脉	2	一项不符扣1.0分	

续表

项目总分	项目内容	操作流程	标准分	扣分标准	实际得分
穿刺流程 65 分	穿刺前 15 分	6. 消毒穿刺部位皮肤，以穿刺点为中心，顺时针擦拭消毒至少 30s，直径≥ 8cm	3	一项不符扣 1.5 分	
		7. 准备无菌敷料，注明穿刺日期、时间、操作者姓名缩写	1	一项不符扣 0.5 分	
		8. 穿刺点上方 10cm 处扎止血带，时间< 2min，选择血管后松开止血带	1	一项不符扣 0.5 分	
		9. 再次消毒穿刺部位皮肤，以穿刺点为中心，逆时针擦拭消毒至少 30s，直径≥ 8cm	2	一项不符扣 2.0 分	
	穿刺中 25 分	1. 再次核对（患者基本信息及药物）	3	一项不符扣 1.5 分	
		2. 洗手、戴手套，打开留置针，将一次性静脉输液钢针插入肝素帽内，左右转动留置针针芯、排气	4	一项不符扣 1.0 分	
		3. 嘱患者握拳，扎止血带，绷紧皮肤，以 15° ~ 30° 进针，直刺静脉，见回血后降低角度再进 2mm	6	一项不符扣 1.0 分	
		4. 先将针芯退入导管 2 ~ 3mm，再将导管全部送入血管（或一手将导管直接送入，一手持针芯固定不动）	3	一项不符扣 1.5 分	
		5. 穿刺成功，松止血带，嘱患者松拳，打开流量调速器，如输液顺畅，拔出针芯	4	一项不符扣 1.0 分	
		6. 无张力固定无菌透明敷料：导管塑形，抚压、边去除边框边按压，贴标识；以穿刺点为中心 U 形固定，输液接头高于导管尖端且与血管平行，Y 形向外，高举平台固定留置针延长管及输液器	5	一项不符扣 1.0 分	
	穿刺后 10 分	1. 根据患者年龄、病情、药物性质调节滴速，告知患者注意事项	4	一项不符扣 1.0 分	
		2. 协助患者取舒适卧位，整理床单元	2	一项不符扣 1.0 分	

续表

项目总分	项目内容	操作流程	标准分	扣分标准	实际得分
穿刺流程65分	穿刺后10分	3. 用物分类处置，脱手套，洗手，核对并记录	4	一项不符扣1.0分	
	冲管和封管15分	1. 核对　医嘱、患者基本信息	2	一项不符扣1.0分	
		2. 洗手，备封管液	2	一项不符扣1.0分	
		3. 将一次性静脉输液钢针退至肝素帽内，用0.9%氯化钠注射液5ml脉冲式冲管并正压封管，夹紧小夹子（夹子靠近针座处），拔出一次性静脉输液钢针	5	一项不符扣1.0分	
		4. 用物分类处置、洗手、记录及再次核对	3	一项不符扣1.0分	
		5. 健康教育	3	一项不符扣1.0分	
终末质量评定5分		1. 有效查对、遵循无菌技术操作原则及标准预防原则	2	一项不符扣0.5分	
		2. 关爱患者，有效沟通	1	一项不符扣0.5分	
		3. 操作规范，方法正确	1	一项不符扣0.5分	
		4. 用物齐备，处置规范	1	一项不符扣0.5分	
提问（选题）5分		1. 外周静脉留置针的留置目的 2. 外周静脉留置针留置期间的注意事项 3. 外周静脉留置针的并发症及预防措施 4. 外周静脉留置针穿刺部位选择原则 5. 新生儿外周静脉留置穿刺与成人的区别	5	掌握5.0分，部分掌握3.0分，未掌握0分	

续表

项目总分	项目内容	操作流程	标准分	扣分标准	实际得分
操作时间 5 分		14min	5	超时酌情扣分	
总　分					

视频：外周静脉留置针穿刺操作流程

3. **穿刺注意**

（1）穿刺前核查患者基本信息及医嘱。

（2）向患者或陪护解释使用外周静脉留置针的目的、注意事项及配合要求。

（3）1 名医务人员为患者穿刺尝试次数不得超过 2 次，1 名患者总计穿刺不得超过 4 次；如果已经有 4 次穿刺失败的尝试，须选择其他血管通路。

（4）拔出针芯时避免将导管拔出；针芯应放入锐器盒内，防止针刺伤。

（5）牢固固定，便于观察穿刺点有无渗血、渗液及感染，避免固定过紧或过松。

（6）注意保持导管封管时正压，以防血液回流引起导管阻塞。

（7）止血带应消毒后单人单次使用。

（8）对静脉穿刺困难的患者，使用血管可视化技术协助穿刺。

（四）评价

1. 操作过程熟练、有效，动作规范，方法正确。
2. 关爱患者，沟通有效。
3. 有效查对，遵守无菌技术操作原则。
4. 保护和合理使用静脉，固定妥善。
5. 患者及家属知晓外周静脉留置针输液的注意事项。

（五）健康教育及注意事项

1. **健康教育**

（1）穿刺前：告知患者及家属外周静脉留置针使用的必要性、优势。

（2）输液中

1）介绍输液药物的名称、作用及注意事项。

2）告知患者不要按压置管侧肢体，保持输液畅通。

3）如厕、检查、移动时置管部位低于液体部位，同时保持外周静脉留置针在血管内。

4）输液滴速：根据患者的年龄、病情及药物性质决定，不要自行随意调节输液滴速。

5）出现心慌、胸闷或寒战、发热等输液反应的症状或局部发红、发胀、疼痛、麻木等感觉异常时应及时告知护士。

（3）留置期间

1）告知患者冲封管的目的及作用（防止外周静脉留置针堵管）。导管内有少量回血属正常现象，勿自行挤压。

2）注意保持敷料干燥。如敷料潮湿、渗血和卷边要告知护士及时处理。

3）置管肢体可适当活动，避免剧烈活动、用力过度及提重物，以免回血堵管。

4）留置期间可以洗澡，洗澡时将置管肢体用塑料薄膜包裹好，手臂抬高，不要浸湿外周静脉留置针处。穿刺部位敷料如有渗湿，应立即告诉护士。

5）更衣时先脱未留置导管侧肢体，后脱留置侧肢体；穿衣时先穿留置侧肢体，后穿未留置侧肢体，以降低留置导管非计划性拔出。

2. 注意事项

（1）使用外周静脉留置针时，必须严格执行无菌技术操作规程。

（2）一根外周静脉留置针只能用于一次置管，一次穿刺不成功应更换外周静脉留置针进行第二次穿刺。

（3）输液前需评估导管的功能，先抽回血，再用0.9%氯化钠注射液3～5ml脉冲式冲洗导管。如无回血，冲洗有阻力时，应考虑导管堵塞，此时应拔出外周静脉留置针，切忌用力推注注射器，以免将凝固的血栓推进血管，造成栓塞。

（4）妥善固定外周静脉留置针的肢体，尽量减少肢体活动，成人及儿童外周静脉留置针应避免留置在下肢，以免由于重力、活动造成回血，堵塞导管或发生血栓性静脉炎。

（5）密切观察患者生命体征变化及外周静脉留置针穿刺局部情况。至少每4h评估一次；新生儿/婴幼儿每小时评估一次；危重患者/注射麻醉药或有认知缺陷的患者静脉输液应每1～2h评估一次。若有异常情况，及时拔出导管并作相应处理。如患者主诉置入部位存在异样疼痛，如电休克感、刺痛和麻木感，表明患者神经可能受到损伤，须立即拔除外周静脉留置针。

（6）不宜使用外周静脉留置针输注发疱剂，必要时输注发疱剂，应采取保护措施，且使用时间不超过 30 ~ 60min，并严密监测，每推注 2 ~ 5ml 及输注期间 10 ~ 15min 要回抽血液，确认导管在血管里，且需询问患者主诉，患者自觉穿刺区域疼痛等症状时，需引起警惕，防止发生药物外渗。一旦发生外渗，应按外渗处理规范进行处理，参见第六章第二节药物外渗处理十步法。

（7）冲管液宜使用一次性单剂量的氯化钠注射液，输液结束及间歇期正压封管。

（8）避免在置管侧肢体上端使用血压计袖带和止血带。

五、拔管

（一）拔管指征

1. 外周静脉导管出现并发症时应拔出导管。
2. 不宜仅以留置时间长短作为静脉导管拔除依据。
3. 在紧急情况下放置的血管通路应在 48h 内尽快更换。
4. 临床治疗不需要使用静脉导管或 24h 以上未再使用时，应及时拔除。

（二）拔管方法

1. 核对执行单、患者基本信息，确认液体已输完毕。
2. 护士洗手，戴口罩、帽子。
3. **准备用物** 治疗牌、治疗盘、有效碘浓度≥ 0.5% 碘伏、棉签。
4. 除去固定胶带，关闭调节器，宜用有效碘浓度≥ 0.5% 碘伏消毒后，再用干棉签放于穿刺点上方，在没有压力的情况下拔出外周静脉留置针。
5. 沿血管方向纵行按压穿刺点 3 ~ 5min 至无出血，抬高输液侧肢体，有利于静脉回流，降低血管内压力，减少皮下淤血。
6. 再次核对，整理床单元，清理用物，洗手。

（三）注意事项

1. 一手固定外周静脉留置针，另一手由外周至穿刺点去除敷料。
2. 用皮肤消毒剂以穿刺点为中心消毒周围皮肤。
3. 先拔出外周静脉留置针后再迅速按压，按压时应沿血管纵行按压。
4. 观察导管拔除 48h 内是否有红肿、压痛或肿胀的体征或症状，及时汇报。

（王　芳）

第三节 中等长度导管静脉穿刺技术

经外周静脉置入的中等长度导管（medium length catheter，MC）又叫中线导管（midline），指在无菌技术操作下经外周静脉（如贵要静脉、肘正中静脉、肱静脉、头静脉等）将导管从肘关节上、下 2 ~ 5cm 传统穿刺（盲穿）或采用血管超声引导技术从上臂置入，导管尖端位于腋静脉胸段或锁骨下静脉（图 5-3），但未到达上腔静脉。适用于短期或中期的静脉输液治疗。改良中等长度导管的长度为 20 ~ 30cm，该导管发生导管相关血流感染（CRBSI）、血栓及静脉炎的发生率较外周静脉留置针低。

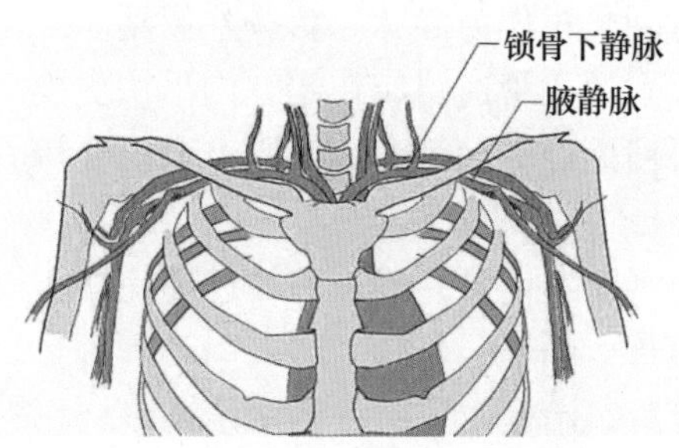

图 5-3　锁骨下静脉及腋静脉

一、适用范围及慎用或禁用范围

（一）适用范围

1. 预计静脉输液治疗时间 1 ~ 4 周的患者。
2. 持续静脉输注等渗或接近等渗的药物。
3. 短期静脉输注万古霉素的患者。
4. 需持续镇静与镇痛的患者。
5. 间歇性或短期输注高渗透压、腐蚀性药物等（因存在未被检测的外渗风险，需谨慎）。

（二）慎用或禁用范围

1. 持续输注发疱剂药物治疗。
2. 导管尖端未达到腋静脉胸段或锁骨下静脉的情况下，不适用于胃肠外营养、渗透压 > 900mmol/L 的补液治疗。
3. 有血栓、高凝状态病史，四肢的静脉血流降低（如麻痹、淋巴水肿、矫形、神经系统病症），终末期肾病需要静脉保护时。

4. 乳腺手术清扫腋窝淋巴结、淋巴水肿的患侧肢体。

5. 有疼痛、感染、血管受损（淤紫、渗出、静脉炎、硬化等）、计划手术或放疗的区域。

二、置管部位及血管的选择

（一）穿刺部位

1. **穿刺部位选择**　双上肢，婴幼儿可选择头部、下肢。

2. **避免穿刺的部位**

（1）有触痛或开放性损伤的区域。

（2）四肢发生感染的区域。

（3）受损血管。

（4）静脉瓣的位置。

（5）曾经发生过血栓的肢体。

（二）血管选择

1. **选择上臂血管**　贵要静脉、肱静脉、肘正中静脉及头静脉，首选贵要静脉。

（1）成人：首选上臂静脉。

（2）婴幼儿：除以上静脉外，还可以选择头部静脉（导管尖端在颈部或胸部以下静脉内）和腿部静脉（导管尖端位于腹股沟以上的静脉内）。

2. 应避免穿刺小血管（中等长度导管的导管外径/血管内径比值≤45%）。

三、置管工具型号的选择

导管型号选择：成人通常选择4～5Fr；幼儿及儿童一般选择3Fr或4Fr（图5-4）。

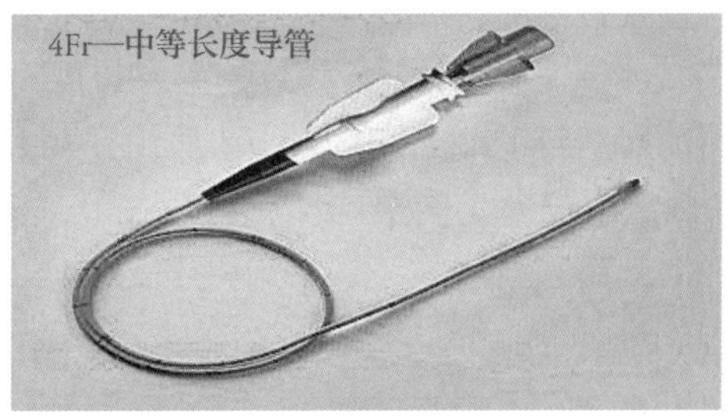

图5-4　中等长度导管

四、置管操作流程

（一）目的

1. 保护外周静脉。

2. 减少反复静脉穿刺给患者带来的痛苦。

3. 减少静脉输液治疗并发症的发生。

（二）评估

1. **治疗方案** 输液时间、药物性质。

2. **评估患者**

（1）基本信息：姓名、性别、年龄、病情、意识、用药史、有无消毒液过敏史及药物不良反应史等。

（2）穿刺部位

1）避免在以下部位穿刺：有触痛或开放性损伤的区域、穿刺侧有发生感染的区域、受损血管、静脉瓣的位置。

2）使用血管超声仪观察预穿刺部位的周围静脉、动脉和神经。当轻微下压血管超声探头时，健康的静脉容易受压变瘪，动脉是搏动的。神经距离动脉、静脉较近，呈回波束状，应小心避免损伤神经。

（3）穿刺血管

1）选择上臂血管，首选贵要静脉。

2）使用血管超声仪观察血管纵切面视图和横切面视图。观察血管直径、深度、走向，有无动脉及神经伴行，确定导针架的型号。

3）应避免穿刺小血管。

（4）患者心理：评估心理状态和合作程度。解释穿刺目的及注意事项，消除紧张情绪。

3. **穿刺工具** 在满足静脉输液治疗需要的前提下选择型号小的导管。

（三）实施

中等长度导管的置管方法有传统穿刺（盲穿）、塞丁格技术穿刺、血管超声引导下改良塞丁格技术穿刺。利用体表测量置入长度有以下3种方法见图5-5：①从预穿刺点沿静脉走向至腋窝水平。②从预穿刺点沿静脉走向至同侧锁骨中线。③从预穿刺点沿静脉走向至同侧胸锁骨关节减2cm。

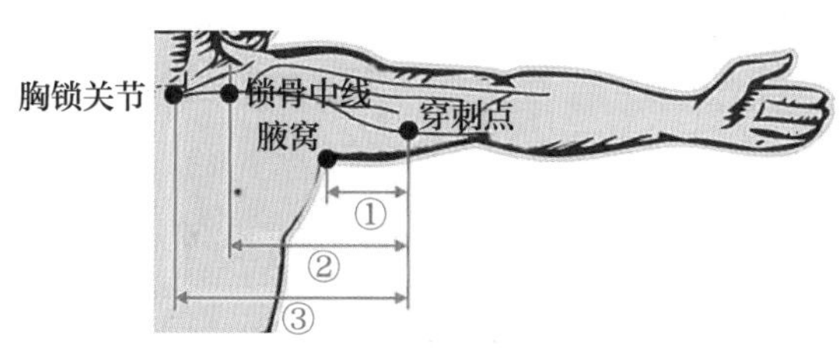

图 5-5　体表测量置入长度 3 种方法

中等长度导管尖端可位于锁骨下静脉，靠近锁骨中线位置。有研究表明，导管尖端位于锁骨下静脉时，穿刺点渗血、渗液、机械性静脉炎、血栓发生率明显降低。

1. **准备**

（1）护士准备：着装整洁，修剪指甲，规范洗手，戴口罩、帽子。

（2）用物准备

1）基本用物：病历牌、止血带、测量尺、速干手消毒液、砂轮、治疗车、医疗垃圾袋、生活垃圾袋、锐器盒等。

2）消毒液：75% 酒精脱脂消毒，选择以下任意一种皮肤消毒液：① 2% 葡萄糖酸氯己定（CHG）乙醇溶液（年龄 < 2 个月应慎用）；②有效碘浓度 ≥ 0.5% 碘伏；③ 2% 碘酊 +75% 酒精。

3）穿刺用物：中等长度导管、穿刺包、1ml 注射器 1 副、20ml 注射器 2 副、> 10cm × 10cm 透明敷料 / 水胶体敷料、输液接头、无菌无粉手套 2 副、无菌手术衣 1 件。

4）辅助穿刺用物：血管超声仪开机处于功能状态、无菌超声探头保护套、耦合剂。

5）药物准备：① 2% 盐酸利多卡因注射液 1 支、0.9% 氯化钠注射液 250ml、肝素钠注射液 12 500U/ 支；核对药物有效期；②检查药物质量：药物有无混浊、沉淀或絮状物，药瓶有无裂痕等。

（3）患者准备：签署中等长度导管置管知情同意书（见附表 4）。嘱患者更衣，排便，清洗置管部位，摆好体位，以患者舒适为宜，注意保暖。

（4）环境准备：空气洁净、环境整洁、光线及温度适宜。

2. 中等长度导管穿刺置管操作流程（盲穿、血管超声引导下穿刺）及评分标准见表 5-5。

表 5-5 中等长度导管穿刺置管操作流程及评分标准

项目总分	项目内容	操作流程	标准分	扣分标准	实得分
置管准备 20分	护士准备	1. 着装整洁,符合要求	1	一项不符扣0.5分	
		2. 洗手,戴口罩、帽子	3	一项不符扣1.0分	
		3. 核对、评估及告知 (1)核对:采用两种以上方式进行核对基本信息、查对医嘱,查看病史及相关化验报告,核对知情同意书 (2)评估:患者病情、意识、配合程度、心理状态,询问有无消毒液过敏史;治疗疗程、药物性质;穿刺部位及皮肤;血管粗细、弹性及充盈度 (3)告知:置中等长度导管的目的、置管过程、配合方法及注意事项	4	一项不符扣0.5分	
		(4)洗手	1	一项不符扣1.0分	
	用物准备	查看操作用物、药物的有效期及质量并粘贴标识	4	一项不符扣1.5分	
	患者准备	1. 更换清洁衣裤	1	一项不符扣1.0分	
		2. 嘱患者排便、洗手	2	一项不符扣1.0分	
		3. 患者体位 平卧,术肢外展与躯体成90°	3	一项不符扣1.5分	
	环境准备	空气洁净,环境整洁,光线及温度适宜	1	一项不符扣0.5分	
置管流程 65分	置管前 15分	1. 洗手	1	一项不符扣1.0分	
		2. 打开穿刺包,铺防水垫巾	1	一项不符扣0.5分	

续表

项目总分	项目内容	操作流程	标准分	扣分标准	实得分
置管流程65分	置管前15分	3. 评估及选择血管 ⑴血管超声评估血管 1)手臂自然状态下血管超声评估血管情况(血管走向、结构等) 2)扎止血带血管超声评估血管:在预穿刺部位10cm以上扎止血带评估血管,选择穿刺点,做好标记;松止血带 ⑵盲穿评估:扎止血带评估血管,选择穿刺点,做好标记;松止血带	3	一项不符扣1.0分	
		4. 洗手	1	一项不符扣1.0分	
		5. 测量 ⑴精准测量置入长度:体表测量置入长度见上面3种测量方法任选一种方法测量 ⑵臂围:自肘横纹上方10cm处测量上臂臂围	2	一项不符扣1.0分	
		6. 洗手、戴无菌手套	1	一项不符扣0.5分	
		7. 消毒 ⑴范围:直径≥20cm ⑵消毒方法 1)脱脂:以穿刺点为中心,75%酒精棉球擦拭消毒皮肤3次(顺—逆—顺),每次至少30s;自然待干 2)消毒:以穿刺点为中心,消毒液擦拭消毒皮肤3次(顺—逆—顺)每次至少30s;自然待干	4	一项不符扣1.0分	
		8. 取无菌治疗巾垫在置管侧肢体下,放置无菌止血带	1	一项不符扣0.5分	
		9. 脱手套	1	一项不符扣1.0分	
	置管中40分	**中长导管穿刺置入前(8分)**			
		1. 洗手	1	一项不符扣1.0分	

续表

项目总分	项目内容	操作流程	标准分	扣分标准	实得分
置管流程 65分	置管中 40分	2. 穿无菌手术衣，戴无粉、无菌手套	1	一项不符扣0.5分	
		3. 铺无菌大单及洞巾，覆盖术肢，暴露穿刺点	1	一项不符扣0.5分	
		4. 准备用物 (1)普通用物：输液接头、敷料、20ml注射器2副、1ml注射器1副投入无菌区内，助手协助操作者抽0.9%氯化钠注射液备用，抽吸2%盐酸利多卡因注射液1ml(两人核对) (2)置管用物：用0.9%氯化钠注射液预冲导管，检查其完整性并浸润导管，头端开口式中等长度导管撤导丝至预剪切刻度后1cm裁剪导管，夹闭延长管；预冲输液接头，头端闭合式、三向瓣膜中等长度导管用0.9%氯化钠注射液预冲后备用 1)穿刺用物：穿刺针、穿刺鞘、扩皮刀、切割器或剪刀等，按照操作顺序摆放用物 2)辅助穿刺用物：无菌腔镜套(盲穿省略)	3	一项不符扣0.5分	
		5. 血管超声探头上保护套，助手在超声探头上涂抹适量耦合剂，并协助罩上无菌保护套(盲穿省略)	1	一项不符扣0.5分	
		6. 在穿刺点上10cm扎止血带	1	一项不符扣1.0分	
		一、盲穿穿刺方法(23分)			
		1.2%盐酸利多卡因注射液行局部麻醉	1	一项不符扣1.0分	
		2. 穿刺　穿刺鞘下垫无菌纱布，针尖斜面向上，绷紧皮肤，与皮肤成15°～30°直刺血管，见回血后降低穿刺角度5°～10°，再进针2mm，针尖完全进入静脉，固定针芯，将穿刺导管鞘轻柔全部送入静脉	5	一项不符扣1.0分	

续表

项目总分	项目内容	操作流程	标准分	扣分标准	实得分
置管流程 65分	置管中 40分	3. 松开止血带	1	一项不符扣1.0分	
		4. 按压血管方法　左手拇指固定导管鞘，其余四指紧压穿刺鞘上端静脉，右手撤出针芯，将针芯妥善放置	3	一项不符扣1.0分	
		5. 将导管轻柔、匀速送入血管	3	一项不符扣1.5分	
		6 抽回血，见回血后立即用0.9%氯化钠注射液脉冲式冲管，夹闭延长管	3	一项不符扣1.0分	
		7. 将可撕裂鞘退出或撕裂	1	一项不符扣1.0分	
		8. 缓慢退出导丝，头端开口式中等长度导管外露0；头端闭合式、三向瓣膜中等长度导管预计长度+6cm裁剪，导管外露4cm，连接延长管	3	一项不符扣0.5分	
		9. 输液接头与导管相连接，脉冲式冲管，正压封管	3	一项不符扣1.0分	
		二、血管超声引导下穿刺方法：参见第五章第四节血管超声引导下穿刺PICC（23分）			
		导管固定及标识（9分）			
		1. 导管固定装置 (1)撤去洞巾 (2)清洁穿刺点周围皮肤 (3)调整导管位置："L"形、"U"形、"C"形或沿血管方向妥善固定 (4)安装固定装置	3	一项不符扣1.0分	
		2. 粘贴透明敷料 (1)单手持膜，以穿刺点为中心，高举平台法无张力放置无菌透明敷料后导管塑形，再用指腹从中间向四周抚平敷料，边撕边压去除纸质边框，固定装置完全覆盖在透明敷料内	2	一项不符扣1.0分	

续表

项目总分	项目内容	操作流程	标准分	扣分标准	实得分
置管流程65分	置管中40分	(2)胶带固定导管延长管:1条无菌胶带蝶形交叉固定敷料下缘导管出口部位,再1条无菌胶带横向固定于蝶形交叉上方加强固定			
		3. 标识　助手在标识上注明中等长度导管名称、穿刺日期、操作者姓名缩写,固定于导管出口处	2	一项不符扣0.5分	
		4. 用胶带高举平台法固定导管接头	2	一项不符扣2.0分	
	置管后10分	1. 协助患者穿衣并取舒适卧位、整理床单元	1	一项不符扣0.5分	
		2. 医疗废物分类处置	1	一项不符扣1.0分	
		3. 脱手术衣、手套、洗手、取口罩,记录	2	一项不符扣0.5分	
		4. 再次核对	3	一项不符扣3.0分	
		5. 健康教育	3	一项不符扣1.0分	
终末质量评定5分		1. 有效查对、遵循无菌技术操作原则及标准预防原则	2	一项不符扣0.5分	
		2. 关爱患者,有效沟通	1	一项不符扣0.5分	
		3. 操作规范,方法正确	1	一项不符扣0.5分	
		4. 用物齐备,处置规范	1	一项不符扣0.5分	
提问(选题)5分		1. 中等长度导管留置的目的 2. 中等长度导管留置的注意事项 3. 中等长度导管的常见并发症及预防措施 4. 中等长度导管穿刺部位选择原则 5. 新生儿中等长度导管穿刺与成人的区别	5	掌握5.0分,部分掌握3.0分,未掌握0分	

续表

项目总分	项目内容	操作流程	标准分	扣分标准	实得分
操作时间 5 分		30min	5	超时酌情扣分	
总　分					

3. **置管注意**

（1）测量臂围

1）成人测量方法：置管侧手臂尺骨鹰嘴上 15cm 或肘横纹上 10cm 处测量臂围。

2）婴幼儿根据实际情况测量。

（2）遵循最大无菌屏障原则。

（3）一次性穿刺成功，推送穿刺鞘时动作轻柔，避免损伤血管。

（4）确保中等长度导管尖端位置正确

1）成人和年龄较大的儿童：在腋静脉胸段或可达锁骨下静脉。

2）婴幼儿头部静脉置入：导管尖端位于颈内静脉、锁骨下静脉。

3）婴幼儿的下肢静脉置入（学步前）：导管尖端位于股静脉及髂内静脉以上。

（5）操作记录单上注明：操作经过、导管类型、规格、置入部位、置入血管、臂围、导管置入长度、外露刻度、敷料更换日期等。

（6）维护手册上记录：导管类型、规格、穿刺侧臂围、置入长度、外露长度、置入日期、联系电话等。

（7）规范并妥善固定导管，减少松动、移位风险，避免导管脱落。

（8）对静脉穿刺困难的患者，建议使用血管可视化技术置入导管。

（9）置管后：48h 内应更换敷料，如有潮湿、脱落、污染，应及时更换。

（10）透明敷料不耐受的患者，应更换敷料种类，如穿刺部位出汗、出血、渗液，可用纱布敷料或水胶体敷料覆盖穿刺部位。

（11）更换敷料后应注明导管、日期及操作者姓名缩写。

（四）评价

1. 置管中严格遵守无菌技术操作原则。

2. 患者及家属知晓置管相关知识，包括置管优势、管理方法和潜在并发症。

3. 顺利完成静脉输液治疗。

4. 无静脉输液治疗并发症发生。

（五）健康教育及注意事项

1. 健康教育

（1）穿刺前：向患者或家属说明置管目的、重要性、操作过程、可能发生的情况，置管费用，指导术中配合要点。

（2）穿刺中

1）再次向患者讲解导管置入过程及配合方法，消除患者紧张心理，积极配合。

2）送管时嘱患者深呼吸，全身放松。

（3）穿刺后：参见第五章第四节 PICC 置管后健康教育标准。

2. 注意事项

（1）妥善固定导管，防止滑脱。

（2）每天评估观察有无并发症

1）任何程度的疼痛、触痛或没有触诊的疼痛。

2）皮肤颜色变化（红斑或发白）。

3）皮肤温度变化（热或冷）。

4）肢体肿胀。

5）穿刺部位渗液、渗血或脓性分泌物。

6）其他类型的功能障碍（如：冲管时遇到阻力）。

（3）若出现外渗，在拔除导管前取下所有用药装置，从导管连接处抽取残留的药物，尽量去除皮下组织中的腐蚀性药物。

（4）中等长度导管置管操作记录：参见第五章第四节 PICC 穿刺置管技术操作记录。

（5）中等长度导管维护操作流程：参见第五章第四节 PICC 维护操作流程。

五、拔管

（一）拔管指征

1. 中等长度导管推荐留置时间 1～4 周，或遵照产品使用说明书；不宜仅以留置时间长短作为静脉导管拔除依据。

2. 应每日评估中等长度导管，不需要治疗时应尽早拔除。

3. 如果在中等长度导管置入时或留置期间疑有神经损伤（如感觉异常、麻木或麻刺感）或置入时误穿动脉，应立即拔除。

4. 如果在非最佳无菌条件（例如在紧急情况下）置管，应 24～48h 内拔除。如果需要继续输液治疗，可联系专业团队进行置管。

（二）拔管资质

应由经过培训的具有执业资质的医护人员进行导管拔除。

（三）拔管方法

导管拔出参见第五章第四节 PICC 拔管方法。

（四）拔管注意事项

参见第五章第四节 PICC 拔管后注意事项。

（唐晨曦　宋　燕　易诗琼）

第四节　经外周静脉置入中心静脉导管穿刺技术

PICC 是经外周静脉置入中心静脉导管（peripherally inserted central catheter，PICC），即通过外周静脉穿刺置入中心静脉的导管，导管尖端位于上腔静脉或下腔静脉（图 5-6）。

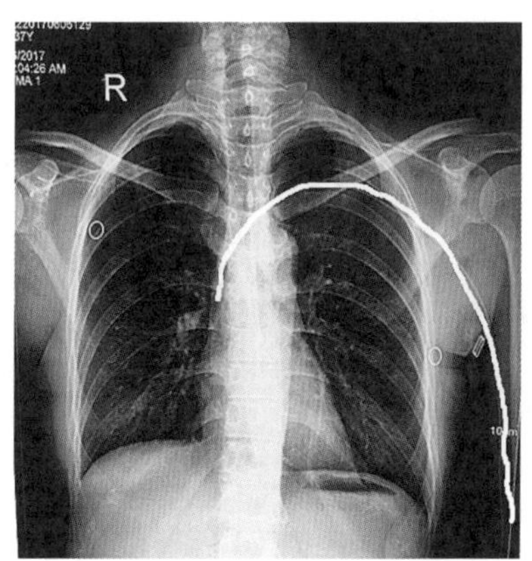

图 5-6　PICC 导管位置

一、概述

（一）盲穿技术

20 世纪 70 年代，美国和德国在导管材料上进行改良，开发出小口径的硅胶导管，生物相容性强。1975 年，经外周穿刺置入中心静脉导管（PICC）问世，该导管使用硅胶材质，利用 14Ga 穿刺针在肘部静脉盲穿置入中心静脉导管（PICC），应用于临床各种需求的静脉输液治疗。1978 年，肿瘤医生

Dr.Leroy Groshong 发明三向瓣膜式装置，从而减少了导管堵塞，使导管功效和患者舒适度得到极大提升。20 世纪 80 年代末，PICC 被欧美国家广泛用于各种疾病的患者，成为静脉安全输液的伟大变革。2000 年年初 PICC 导管引进中国，2004 年第一代耐高压注射型 PICC 导管 Power PICC 在美国上市。

（二）超声引导的塞丁格技术

塞丁格技术是一种经皮血管穿刺的方法，1953 年瑞典放射科医师 Dr Sven-Ivar Seldinger 发明，他在静脉穿刺技术的启发下，首创经皮血管穿刺，应用带针芯的穿刺针经皮肤、皮下组织穿透血管前、后壁，退出针芯至有血液从穿刺针尾端滴出时，引入导丝，退针，再沿导丝插入导管，将导管插入靶血管，以此命名为塞丁格（Seldinger）穿刺技术（图 5-7）。1974 年，Driscoll 对 Seldinger 穿刺法进行改良，称为改良塞丁格技术（modified Seldinger technique，MST）。操作步骤：穿刺针尖斜面向上，以 20°～30° 直刺血管，动作轻柔，缓慢进针，只穿透血管前壁，不穿透血管后壁，当血液从针尾涌出时，即停止进针，插入导丝、扩张器。1997 年美国 ICU 护士 Claudette Boudreux 倡导微型置管器技术（图 5-8），将原单一功能的扩张器改为穿刺鞘（扩皮器及导管鞘）组件，较传统置管组件中的穿刺针型号更小，导管更细，该技术的优势为：不穿透血管后壁，出血少、损伤小、穿刺成功率高，并发症概率低。

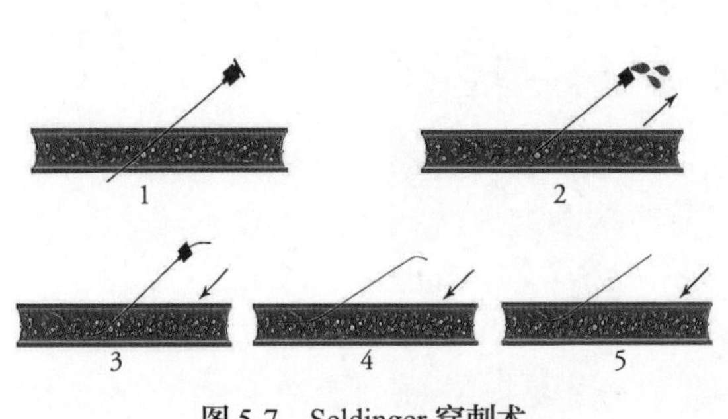

图 5-7 Seldinger 穿刺术

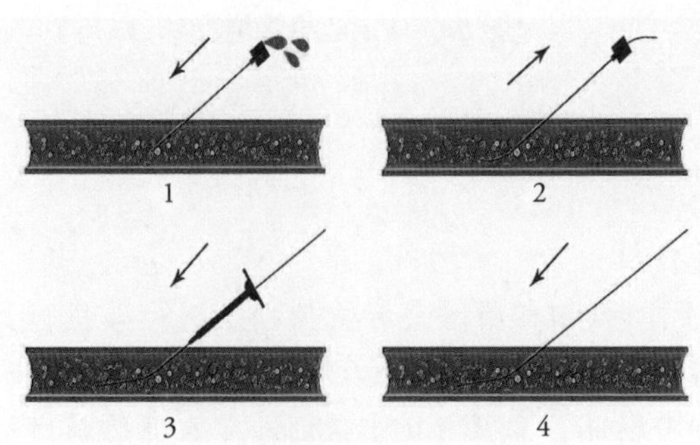

图 5-8 改良 Seldinger 穿刺术

改良塞丁格技术（MST）的优势：

1. 非超声引导 MST 技术优势

（1）操作方法简便易行。

（2）21Ga 针穿刺、损伤小。

（3）减轻患者痛苦、穿刺成功率高。

2. 血管超声引导下 MST 的优势

（1）定位准确。

（2）穿刺中结合心腔内电定位技术，可及时查看 PICC 导管尖端是否位于上腔静脉下 1/3（CAJ 位置），便于及时纠正导管异位。

（3）置管成功率高。

（4）减少血管及组织的损伤，减轻患者疼痛。

（5）有效降低机械性静脉炎、感染、血栓等并发症的发生，降低治疗成本。

（三）心腔内电图 PICC 导管尖端定位技术

心腔内电图 PICC 导管尖端定位法是指在 PICC 置管过程中，通过导丝、盐水柱作为腔内电极，来代替体表心电图的右锁骨下电极，进入上腔静脉获取心房 P 波，根据 P 波形态的变化探测 PICC 尖端的位置，具有定位准确率高、安全性高、节约时间、节省费用、减少 X 线片的辐射（如出现导管异位，可及时在手术台上调整）等优势。详细的资料请参见第一章第五节中可视化技术应用发展。

（四）经皮隧道式 PICC 置入技术

1. 概述　PICC 穿刺部位分为 3 个区域，即靠近肘部的红色区域（Dawson 红区）、上臂中 1/3 的绿色区域（Dawson 绿区）和靠近腋窝的黄色区域（Dawson 黄区），通常，理想 PICC 导管最佳出口位置为 Dawson 绿区近心端部分。传统常规 PICC 置管术也有其不足之处，部分特殊患者例如婴幼儿患者或反复置管而无法再次穿刺、需长期肠外营养，由于其静脉直径小，很难在 Dawson 绿区近心端找到理想的外周静脉进行穿刺；还有一部分长期进行静脉输液治疗的患者或患有局部静脉炎、局部血栓、血管损伤及瘢痕形成，由于外周静脉变异大，患者血管基础条件差的客观情况，不能通过常规 Dawson 绿区进行 PICC 穿刺，不得已而选择高位的 Dawson 黄区或低位的 Dawson 红区行 PICC 穿刺，故对于这些并不适合在 Dawson 绿区穿刺且静脉治疗困难的特殊患者，临床推荐采用隧道式 PICC。上臂皮下隧道式 PICC 可以解决临床 PICC 穿刺点或者导管出口在 Dawson 黄区的关键技术问题，即当 Dawson 绿区的静脉过小（自然状态下 < 2.5mm）、静脉血栓、侧支循环建立异常等情况时，可以在 Dawson 黄区选择条件较好的静脉进行穿刺，建立皮下隧道，最终将

PICC 导管出口选择在 Dawson 绿区合适的位置。

建立皮下隧道：当皮下隧道 < 5cm 时（如将导管出口位置从 Dawson 黄区移动至 Dawson 绿区所需的隧道），操作者用穿刺针先以 5°～10° 刺入皮下潜行 2～4cm，近静脉穿刺点处，在血管超声引导下依据血管深度抬高进针角度，准确刺入血管（随着隧道长度的增加，进针角度需要适当的减小），直接从出口位置进入穿刺位置，不损伤穿刺位置表面皮肤，行“一针式皮下隧道”；当隧道 > 4cm 时，适用于“二针式皮下隧道法”即先在静脉穿刺点穿刺成功送入导丝后，选择距静脉穿刺点远心端 > 4cm 处作为皮肤穿刺点，用引导针（12～15cm）自皮肤穿刺点皮下潜行至静脉穿刺点穿出皮肤，将导丝通过引导针向远心端方向牵出，然后用塞丁格技术置入 PICC 导管，本章节重点讲“二针式皮下隧道法”PICC 置入方法（图 5-9）。

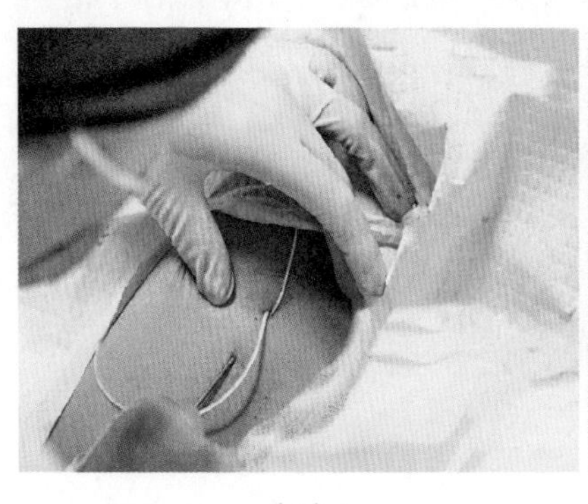

（1）

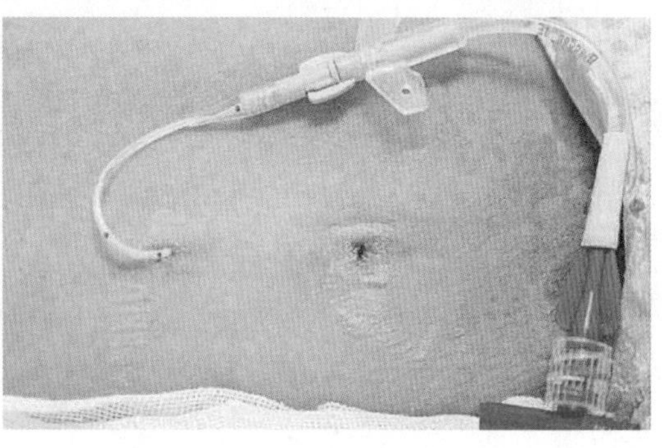

（2）

图 5-9　皮下隧道置入 PICC

（1）两针式皮下隧道 PICC 建立隧道；（2）成功置入后的两针式皮下隧道 PICC 导管皮肤出口和血管出口。

与传统 PICC 相比，隧道式 PICC 增加了隧道创建过程。临床上创建隧道式 PICC 隧道的方法分为顺行隧道和逆行隧道 2 种。顺行隧道是导管首先通过皮肤出口位置与血管穿刺点间的皮下组织，然后通过导管鞘进入静脉到达预定位置，适用于头端开口式 PICC 导管；逆行隧道是导管首先通过导管鞘进入静脉并到达预定位置，然后自血管穿刺点至皮肤出口位置逆行创建隧道，导管自血管穿刺点经皮下隧道逆行至皮肤出口位置，适用于头端闭合式、三向瓣膜 PICC 导管。

2. 优势

（1）为不适合常规穿刺 PICC 的疑难置管患者提供一条安全、有效的静脉通路。

（2）可降低导管相关性感染、导管相关性血栓、穿刺点出血、导管滑出等并发症发生。

（3）增加患者舒适度，方便维护，延长导管使用寿命。

二、适用范围及慎用或禁用范围

（一）适用范围

1. 静脉输液治疗 > 7d、反复输血或血液制品的患者。
2. 输注腐蚀性药物，如肠外营养（TPN）、化疗药物等。
3. 外周静脉通路建立困难。
4. 早产儿、低体重新生儿。
5. 家庭、社区长期需要静脉输液治疗的患者。

（二）慎用或禁用范围

1. 慎用范围

（1）置管部位拟行放疗。

（2）肺癌侧肢体。

（3）穿刺部位皮肤损伤。

（4）接受乳房根治术或腋下淋巴结清扫术侧肢体、锁骨下淋巴结肿大或有肿块。

（5）安装起搏器侧。

（6）瘫痪侧肢体，如果患者全身瘫痪，有静脉输液治疗需求，尽量选择右侧肢体。

（7）穿刺的血管硬化、血栓栓塞史、血管手术史的静脉。

（8）癌症患者和危重症患者，因 PICC 导管有发生静脉血栓和中心静脉导管相关血流感染的风险，应当谨慎使用。

（9）慢性肾脏病患者，因可能会导致中心静脉狭窄或栓塞，以及相应的静脉损耗无法进行以后的瘘管建立。

（10）拐杖侧肢体。

（11）严重的出凝血功能异常。

2. 禁用范围

（1）上腔静脉压迫 / 上腔静脉阻塞综合征（上肢禁忌，可在下肢穿刺）。

（2）确诊或疑似导管相关性血流感染（CRBSI）、菌血症或脓毒血症。

（3）感染性心内膜炎。

（4）确诊或疑似患者对器材的材质过敏。

（5）穿刺部位感染。

三、穿刺部位及血管的选择

（一）穿刺部位

选择穿刺部位应具备以下几个特点：

1. PICC 置入后的相关并发症少。
2. 无菌保持能力强。
3. 患者的舒适度好。
4. 导管使用寿命长。

基于以上特点，成人盲穿部位：以上肢肘关节上下 2 ~ 5cm 为最佳，血管超声引导下穿刺部位：从手臂肘关节内侧上踝为起始点测量到腋窝线，为患者上臂长度。将上臂长度三等份划分为红区（下份）、绿区（中份）、黄区（上份）三个区域。绿区为定位理想穿刺区域。右上肢优于左上肢，肘关节上优于肘关节下，或选择非惯用手臂。婴幼儿：PICC 置入部位除上肢肘部和颈部外还可以选择腋部、下肢及头部。

（二）血管选择

选择原则：血管管腔较大、静脉瓣较少、血流速度较快的血管。

1. **贵要静脉** 为 PICC 穿刺置管的首选静脉，90% 的 PICC 放置于此。该静脉直、粗，静脉瓣较少。当手臂与躯干垂直时，为最直接的途径，经腋静脉、锁骨下静脉、无名静脉达上腔静脉。

2. **肘正中静脉** 该血管粗、直，但个体差异较大，静脉瓣较多，血管分支多，易汇入小血管及腋下静脉。最理想的汇合为：肘正中静脉汇入贵要静脉，形成最直接的途径，经腋静脉、锁骨下静脉、无名静脉达上腔静脉。

3. **头静脉** 前粗后细，且高低起伏，在锁骨下方汇入锁骨下静脉，经无名静脉达上腔静脉。该静脉因在肩部有生理性夹角，位于拇指侧，对于拄拐者是最好的选择。

4. **肱静脉** 肱静脉有两条，分为内侧支和外侧支，沿肱动脉的内、外侧上行，在肩胛下肌下缘与外侧支汇合并移行为腋静脉。在肱二头肌内侧缘中点，贵要静脉汇入到内侧支。该静脉位置较深，固定，粗、直，肉眼看不见，为血管彩超引导下穿刺置管常用的血管，适用于老年、活动能力差的患者，可有效地减少血栓发生。

5. **其他静脉** 新生儿患者应尽量选择贵要静脉穿刺，其次为肘正中静脉、头静脉，特殊情况可选头部的颞浅静脉、耳后静脉、颈外静脉、腋静脉、下肢大隐静脉、腘静脉等。

四、穿刺工具型号的选择

根据患者的用药方案，血管情况选择导管。原则：在满足患者治疗需要的前提下，尽量选择型号小、管腔少的导管。导管外径 / 血管内径比值≤ 45%，因直径较粗的 PICC 导管易引起血管周围血流动力学改变而增加置入后并发症发生。PICC 导管的规格及型号见表 1-4。

五、置管操作流程

（一）目的

1. 建立静脉通道，保证长期静脉输液治疗。
2. 保护外周静脉，避免腐蚀性药物损伤静脉。
3. 减少反复静脉穿刺。
4. 减轻患者痛苦。
5. 减少护士工作量。
6. 便于临床用药。

（二）评估

1. **治疗方案**　输液时间、目的、输液疗程及药物性质。

2. **评估患者**

（1）基本信息：姓名、性别、年龄、病情、用药史、有无消毒液过敏史、手术史、血栓史、血管手术史、是否安置起搏器、血管超声结果，尤其是腋下、锁骨下淋巴结有无肿大，双上肢有无肿胀，体温、血常规、出凝血时间，血小板计数低及凝血功能异常，穿刺导致出血风险增加，应慎重选择置管时机，减少患者术后出血风险。无须紧急置入导管的患者，可先纠正凝血功能。使血小板计数至少达到（30～50）$\times 10^9$/L，APTT 或 PT 小于正常上限的 1.5 倍后再行导管置入操作，D - 二聚体是血栓被降解的产物，而不是导管血栓形成的原因，单纯 D- 二聚体升高不意味着患者置管后有较大的血栓形成风险，不构成置管禁忌。

（2）穿刺部位：右上肢优于左上肢，询问患者非惯用手臂（推荐穿刺）；评估皮肤状况。

（3）穿刺血管：应选择粗、直及弹性好的血管，避开静脉瓣。

（4）患者心理：评估心理状态和合作程度。解释穿刺目的及穿刺时的注意事项，消除紧张情绪。

3. **穿刺工具**　在满足患者静脉输液治疗需要的前提下选择型号小的导管。

（三）实施

1. 准备

（1）护士准备：着装整洁，修剪指甲，规范洗手，戴口罩、帽子。

（2）用物准备

1）基本用物：病历牌、止血带、测量尺、速干手消毒液、砂轮、治疗车、医疗垃圾袋、生活垃圾袋、锐器盒等。

2）消毒液：75% 酒精脱脂，皮肤消毒液选择以下任意一种：① 2% 葡萄糖酸氯己定（CHG）乙醇溶液（年龄 < 2 个月应慎用）；②有效碘浓度 ≥ 0.5% 碘伏；③ 2% 碘酊 +75% 酒精。

3）穿刺用物：PICC 导管、PICC 穿刺包、1ml/10ml/20ml 注射器各 1 副、> 10cm × 10cm 透明敷料 / 水胶体敷料、输液接头、无菌无粉手套 2 副、无菌手术衣 1 件；经皮隧道式 PICC 置入准备：增加皮下隧道针。

4）辅助穿刺用物：血管超声仪开机处于功能状态、无菌超声探头保护套、耦合剂、心电图机或心电监护仪开机调到体外模式，转换器与取下的右锁骨中点下缘电极相连，查看体外心电图并采集留样，无菌鳄鱼夹导联线、心内转换器。

5）药物准备：① 2% 盐酸利多卡因注射液 1 支、0.9% 氯化钠注射液 250ml、肝素钠注射液 12 500U/ 支；②核对药物有效期；③检查药物质量：药物有无混浊、沉淀或絮状物，药瓶有无裂痕等。

（3）患者准备：签署中心静脉置管知情同意书（见附表 5）；嘱患者更衣，排便，清洗置管部位，摆好体位，以患者舒适为宜，注意保暖。

（4）环境准备：空气洁净、环境整洁、光线及温度适宜。

2. PICC 穿刺置管操作流程 含 PICC 盲穿技术、血管超声引导的塞丁格技术、心腔内电图 PICC 导管尖端定位技术和经皮隧道式 PICC 穿刺置管操作流程及评分标准见表 5-6。

表 5-6 PICC 穿刺置管操作流程及评分标准

项目总分	项目内容	操作流程	标准分	扣分标准	实得分
置管准备 20 分	护士准备	1. 着装整洁，符合要求	1	一项不符扣 0.5 分	
		2. 洗手，戴口罩、帽子	2	一项不符扣 1.0 分	

续表

项目总分	项目内容	操作流程	标准分	扣分标准	实得分
置管准备 20 分	护士准备	3. 核对、评估及告知 (1)核对：采用两种以上方式核对患者的基本信息、查对医嘱，查看病史及相关化验报告，询问有无消毒液过敏史，核对知情同意书 (2)评估：患者病情、意识、配合程度、心理状态；治疗疗程、药物性质；穿刺部位及皮肤；血管粗细、弹性及充盈度 (3)告知：置管目的、过程、配合方法及注意事项	5	一项不符扣 0.5 分	
		4. 洗手	1	一项不符扣 1.0 分	
	用物准备	查看操作用物、药物的有效期及质量并粘贴标识	4	一项不符扣 1.5 分	
	患者准备	1. 更换清洁衣裤	1	一项不符扣 1.0 分	
		2. 嘱患者排便、洗手	2	一项不符扣 1.0 分	
		3. 体位　平卧或根据病情抬高床头 20°～30°，术肢外展 90° 暴露穿刺区域，注意保暖	3	一项不符扣 1.5 分	
	环境准备	空气洁净，环境整洁，光线及温度适宜	1	一项不符扣 0.5 分	
置管流程 65 分	置管前 15 分	1. 洗手	1	一项不符扣 1.0 分	
		2. 打开穿刺包，铺防水垫巾	1	一项不符扣 0.5 分	
		3. 评估血管 (1)血管超声评估血管 1)手臂自然状态下血管超声评估血管：涂抹超声耦合剂，用血管超声系统查看双侧上臂，查看血管情况(走向、结构等)			

续表

项目总分	项目内容	操作流程	标准分	扣分标准	实得分
置管流程65分	置管前15分	2)扎止血带血管超声评估血管:在预穿刺部位10cm以上扎止血带评估血管,选择穿刺点,做好标记;松止血带 (2)盲穿评估:扎止血带评估血管,选择穿刺点,做好标记;松止血带	2	一项不符扣0.5分	
		4. 贴电极片	1	一项不符扣1.0分	
		5. 测量 (1)精准测量置入长度:从预穿刺点沿静脉走向至右胸锁关节,再向下至第3胸肋间 (2)臂围:自肘横纹上方10cm处测量上臂臂围	3	一项不符扣1.0分	
		6. 洗手、戴无菌手套	1	一项不符扣0.5分	
		7. 消毒(4分)			
		(1)范围:直径≥20cm	2	一项不符扣1.0分	
		(2)消毒方法 1)脱脂:助手协助抬高患者置管侧手臂,以穿刺点为中心,75%酒精棉球擦拭消毒皮肤3次(顺—逆—顺),每次至少30s;自然待干 2)消毒:以穿刺点为中心,消毒液擦拭消毒皮肤3次(顺—逆—顺),每次至少30s;自然待干	2	一项不符扣1.0分	
		8. 取无菌治疗巾垫在术肢下,放置无菌止血带	1	一项不符扣0.5分	
		9. 脱手套	1	一项不符扣1.0分	

续表

项目总分	项目内容	操作流程	标准分	扣分标准	实得分
置管流程 65分	置管中 40分	PICC 穿刺置入前准备(7 分)			
		1. 洗手	1	一项不符扣 1.0 分	
		2. 穿无菌手术衣,戴无粉、无菌手套	1	一项不符扣 0.5 分	
		3. 铺无菌大单及洞巾,覆盖术肢,建立最大无菌屏障,暴露穿刺点	1	一项不符扣 0.5 分	
		4. 准备用物 (1)普通用物:输液接头、1ml/10ml/20ml 注射器各 1 副及敷料投入无菌区内,助手协助操作者抽 0.9% 氯化钠注射液备用并浸湿棉球,抽吸 2% 盐酸利多卡因注射液 1ml(两人核对) (2)置管用物:用 0.9% 氯化钠注射液预冲 PICC 导管,检查其完整性并浸润导管、预冲输液接头 1)导管准备:头端开口式 PICC 导管,撤出导管内导丝比预计长度短 0.5 ~ 1cm 处,在预计长度的刻度处,切割导管,夹闭延长管;头端闭合式、三向瓣膜 PICC 导管,用 0.9% 氯化钠注射液预冲后备用 2)穿刺用物:穿刺针、穿刺鞘、扩皮刀、切割器或剪刀等,按照操作顺序摆放用物 3)辅助穿刺用物:无菌腔镜套,无菌鳄鱼夹导联线(盲穿省略)	2	一项不符扣 0.5 分	
		5. 血管超声探头上保护套　助手在超声探头上涂抹适量耦合剂,并协助罩上无菌保护套(盲穿省略)	1	一项不符扣 1.0 分	
		6. 在穿刺点上 10cm 扎止血带	1	一项不符扣 1.0 分	

续表

项目总分	项目内容	操作流程	标准分	扣分标准	实得分
置管流程65分	置管中40分	三种穿刺置管方法			
		(一)PICC盲穿置管操作流程(20分)			
		1. 2%盐酸利多卡因注射液行局部麻醉	1	一项不符扣1.0分	
		2. 穿刺　穿刺鞘下垫无菌纱布,针尖斜面向上,绷紧皮肤,与皮肤成20°～30°直刺血管,见回血后降低穿刺角度5°～10°,再进针2mm,针尖端完全进入静脉,固定针芯,将穿刺导管鞘轻柔全部送入静脉	6	一项不符扣1.0分	
		3. 松开止血带	1	一项不符扣1.0分	
		4. 按压血管方法　左手拇指固定穿刺鞘,其余四指紧压穿刺鞘上端静脉,右手撤出针芯,将针芯妥善放置	3	一项不符扣1.0分	
		5. 送管　轻柔、匀速送导管,导管送至10～15cm时,嘱患者将头颈部转向穿刺侧,下颌贴近肩部;直至送到预测导管长度,嘱患者将头颈部位置还原	4	一项不符扣1.0分	
		6. 抽回血,见回血后立即用0.9%氯化钠注射液脉冲式冲管,夹闭延长管	3	一项不符扣1.0分	
		7. 确认置入长度,撤导管内导丝,将导管与导丝的金属柄分离,一手固定导管,一手缓慢平行撤出导丝,移去导丝时要缓慢匀速	1	一项不符扣0.5分	
		8. 退出可撕裂鞘或将其撕裂	1	一项不符扣1.0分	

续表

项目总分	项目内容	操作流程	标准分	扣分标准	实得分
置管流程65分	置管中40分	**(二)血管超声引导下塞丁格技术及心腔内电图(IC-ECG)PICC导管尖端定位穿刺置管操作流程(20分)**			
		1. 穿刺　在预穿刺点皮肤上涂抹一层无菌耦合剂或使用0.9%氯化钠注射液湿润皮肤(选择以下任意一种穿刺方法) (1)徒手穿刺:穿刺针下垫无菌纱布,左手固定血管超声探头,右手持穿刺针;针尖斜面向上,与皮肤成50°~70°直刺血管;边看血管超声屏幕,边缓慢穿刺,观察针鞘中的回血,见回血畅时停止进针 (2)使用导针架:选择与血管深度符合的导针架紧密安装到探头上,将穿刺针放入导针架,针尖斜面朝向探头,确保穿刺针针尖在导针架内。穿刺针下垫无菌纱布,将探头垂直于预穿刺血管上,使血管超声屏幕的圆点标记在预穿刺血管中心。边看血管超声仪屏幕,边缓慢穿刺,针尖在血管中心,观察针鞘中的回血,见回血后,将穿刺针与导针架缓慢分离	5	一项不符扣1.0分	
		2. 送导丝　松开血管超声探头,左手通过穿刺针递送导丝进入静脉内,送至10~15cm,松开止血带,再缓慢送入导丝;使用血管超声探头查看血管,确认导丝在血管内	4	一项不符扣0.5分	
		3. 2%盐酸利多卡因注射液在穿刺点旁行局部麻醉	1	一项不符扣1.0分	
		4. 破皮(选择以下任意一种破皮方法) (1)微创破皮:扩皮刀与皮肤垂直,从穿刺点沿导丝向外上扩皮,刀尖纵向1~1.5mm,深度1~1.5mm破皮,将穿刺鞘(扩张器及导管鞘)沿导丝缓慢送入血管,外露导丝	3	一项不符扣0.5分	

续表

项目总分	项目内容	操作流程	标准分	扣分标准	实得分
置管流程65分	置管中40分	(2)无创破皮：使用扩张器通过导引钢丝进入血管后退出，使穿刺点周围的皮肤形成暂时性扩张，用湿棉球擦除导丝及扩张器外部的血迹，0.9%氯化钠注射液冲洗扩张器，将穿刺鞘(扩张器及导管鞘)沿导丝缓慢送入血管，导丝需外露			
		5. 在穿刺鞘下方垫无菌纱布；按压穿刺点及导管鞘前方，将导丝及扩张器一同撤出	2	一项不符扣1.0分	
		6. 送管　固定好导管鞘，将导管沿导管鞘缓慢、匀速送入，导管送至10～15cm时，嘱患者将头转向穿刺侧，下颌贴近肩部；以防止导管异位，导管达到预定长度后嘱患者头部恢复原位	3	一项不符扣1.0分	
		7. 抽回血，0.9%氯化钠注射液脉冲式冲管	2	一项不符扣1.0分	
		(三)隧道式置入PICC操作流程(20分)			
		1. 穿刺　行隧道PICC高位穿刺(穿刺方法同血管超声引导下塞丁格技术及心腔内电图PICC导管尖端定位穿刺PICC操作流程)	5	一项不符扣1.5分	
		2. 送导丝　见回血后降低穿刺角度，松开血管超声探头，左手通过穿刺针递送导丝进入静脉内，送至10～15cm，松开止血带，再缓慢送入导丝；使用血管超声探头查看血管，确认导丝在血管内，无菌纱布压迫穿刺点，沿导丝撤出穿刺针(避免带出导丝)用湿棉球清除导引导丝上的血迹，导丝需外露	3	一项不符扣0.5分	
		3. 穿刺点用2%盐酸利多卡因注射液局麻	2	一项不符扣2.0分	

续表

项目总分	项目内容	操作流程	标准分	扣分标准	实得分
置管流程65分	置管中40分	4. 建立皮下水隧道 2%盐酸利多卡因注射液 10ml 皮下麻醉(从既定的导管出口处直至穿刺点)	2	一项不符扣1.0分	
		5. 破皮　既定的导管出口处用刀尖沿皮纹方向向外上方做一约宽 5mm，深度约 2mm 的切口，仅需穿破真皮层，不宜进入皮下组织层，以免损伤血管和神经；穿刺点处沿皮纹方向向外上方用刀尖做一宽 5mm，深度约 2mm 切口	3	一项不符扣1.0分	
		6. 建立皮下隧道通路 (1)头端开口式 PICC 导管：将导管头端安置在隧道针上，从穿刺点至既定导管出口方向，经皮下水隧道将导管拖至穿刺点位置；按照常规置管流程送鞘，递送导管 (2)头端闭合式、三向瓣膜 PICC 导管：按照常规置管流程送鞘，递送导管，远离穿刺点撕裂导管鞘，将隧道针从既定导管出口穿至穿刺点，再将导管末端安置在隧道针上，经皮下水隧道将导管拖至既定导管出口处	5	一项不符扣0.5分	
		PICC 穿刺置入后(7分)			
		1. 退出导管鞘　送管至预定长度后，远离穿刺点撕裂导管鞘	1	一项不符扣0.5分	
		2. 助手用血管超声检查置管侧及对侧颈内、颈外静脉及锁骨下静脉，初步判断导管是否异位(盲穿省略)	1	一项不符扣0.5分	
		3. 心腔内电定位(IC-ECG)助手连接无菌鳄鱼夹导联线(一端连接转换器，另一端与 PICC 导丝相连)，观察 P 波形态变化，P 波振幅正向最高时，导管尖端位于 CAJ	1	一项不符扣0.5分	
		4. 撤出导管内导丝　将导丝平行、缓慢、匀速撤出导管	1	一项不符扣0.5分	

续表

项目总分	项目内容	操作流程	标准分	扣分标准	实得分
置管流程 65分	置管中 40分	5. PICC导管连接(以下任意一种导管连接方法) (1)头端开口式PICC导管:导管外露0 (2)头端闭合式、三向瓣膜PICC导管:预计长度+6cm无菌剪刀垂直剪断导管,导管外露4cm,连接延长管;安装减压套筒及延长管:将导管与金属柄连接,推进到底,导管不能起褶,翼形部分的倒钩和减压套筒上的沟槽对齐,锁定	1	一项不符扣0.5分	
		6. 抽回血和冲封管　抽回血(在延长管内见到回血即可),用0.9%氯化钠注射液10ml脉冲冲管,导管末端连接输液接头,正压封管	2	一项不符扣0.5分	
		7. 导管固定(6分)			
		(1)安装导管固定器 1)清洁穿刺点周围皮肤 2)摆放导管:"L"形、"U"形、"C"形或沿血管方向妥善固定 3)安装黏胶性固定装置:涂抹皮肤保护膜,将导管移入固定装置固定导管翼 4)撤去洞巾	2	一项不符扣0.5分	
		(2)粘贴透明敷料:在穿刺点放置2cm×2cm小纱布(隧道PICC在导管出口处同样使用小纱布止血),单手持膜,以穿刺点为中心,无张力粘贴10cm×10cm以上无菌透明敷料,导管塑形,黏胶性固定装置完全覆盖在透明敷料内,再用指腹从中间向四周抚平敷料,边撕边压去除纸质边框,无菌胶带蝶形交叉固定导管及透明敷料,再以胶带横向固定敷料下缘	2	一项不符扣0.5分	
		(3)粘贴标识:标识上注明PICC导管、穿刺日期及操作者姓名缩写,固定于敷料下缘	1	一项不符扣0.5分	

续表

项目总分	项目内容	操作流程	标准分	扣分标准	实得分
置管流程 65 分	置管中 40 分	(4) 用胶带高举平台法固定导管接头	1	一项不符扣 1.0 分	
	置管后 10 分	1. 协助患者穿衣服、取舒适卧位及整理床单元	1	一项不符扣 0.5 分	
		2. 整理用物，分类处置用物	1	一项不符扣 0.5 分	
		3. 脱手术衣及手套、洗手、取口罩	2	一项不符扣 0.5 分	
		4. 再次核对，填写并记录	3	一项不符扣 1.0 分	
		5. 健康教育（包括做 X 线片的体位，如双手下垂等）	3	一项不符扣 1.0 分	
终末质量评定 5 分		1. 有效查对、遵循无菌技术操作原则及标准预防原则	2	一项不符扣 0.5 分	
		2. 关爱患者，有效沟通	1	一项不符扣 0.5 分	
		3. 操作规范，方法正确	1	一项不符扣 0.5 分	
		4. 用物齐备，处置规范	1	一项不符扣 0.5 分	
提问（选题）5 分		1. PICC 导管留置的目的 2. PICC 导管留置的注意事项 3. PICC 导管的常见并发症？如何预防及处理（至少 3 个以上） 4. PICC 导管穿刺部位选择原则 5. 新生儿 PICC 导管穿刺与成人的区别	5	掌握 5.0 分，部分掌握 3.0 分，未掌握 0 分	
操作时间 5 分		30min	5	超时酌情扣分	
总　分					

视频：经外周静脉置入中心静脉导管（PICC）置入流程及经皮隧道式 PICC 置入流程（头端闭合式）

视频：经外周静脉置入中心静脉导管（PICC）置入流程（头端开口式）

3. 置管注意

（1）精准测量

1）置入 PICC 长度：上肢穿刺测量，患者平卧或半卧位，穿刺侧上臂外展与躯干成 90°，从预穿刺点沿静脉走向测量至右胸锁关节（不论左侧还是右侧上肢置入），再向下至第 3 胸肋间或从预穿刺点沿静脉走向测量至右胸锁关节，婴幼儿根据实际身高和肩宽情况 +1cm/+2cm/+3cm；成人 +5cm；下肢穿刺测量：经外周静脉（主要是大隐静脉）穿刺，即从预穿刺点经腹股沟到脐部，再到达剑突下，为 PICC 置入的长度，X 线片显影在下腔静脉与心房入口（L_2 ~ T_{11}）水平，大隐静脉穿刺测量方法见图 5-10。新生儿穿刺部位和血管，推荐优先选择经下肢大隐静脉置管。

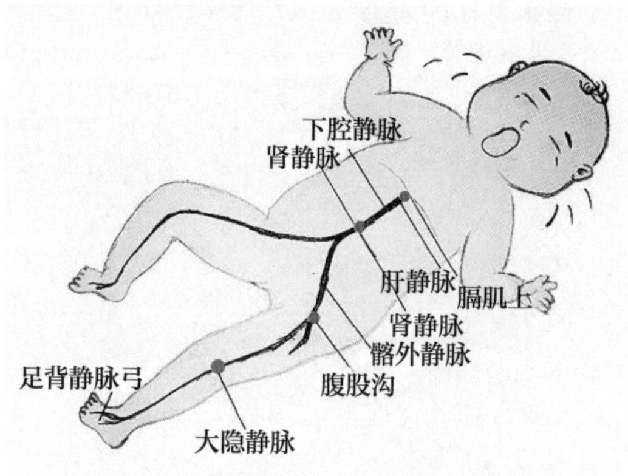

图 5-10 婴幼儿大隐静脉穿刺测量方法

2）测量手臂臂围（以下任意一种方法）：①肘横纹上 10cm 测量臂围；②屈肘，尺骨鹰嘴上方 15cm 处测量；③根据患者的年龄或实际情况而定测量臂围的方法。

3）腿围测量：预穿刺点到腹股沟中点测量。

（2）导管尖端位置：PICC 导管尖端位于上腔静脉下 1/3 或上腔静脉与右心房上壁交界处（Cavo atrial junction，CAJ 位置），CAJ 标志着上腔静脉的终点，气管隆嵴或右心缘作为 CAJ 定位时的参考比较可靠（详见第一章第六节）。如果通过下肢股静脉、大隐静脉穿刺，导管尖端应在下腔静脉膈肌位置，即下腔静脉与右心房入口（L_2 ~ T_{11}）水平。新生儿和 1 周岁以下的婴儿应避免导管尖端进入心脏内，因为这样会导致血管损伤和心房填塞。

（3）血管超声及心腔内电图引导穿刺 PICC 时注意：

1）保持探头与保护套之间无气泡。

2）穿刺角度：如果血管表浅，穿刺角度缩小，如果血管较深，穿刺角度增大。

3）导丝避免过深，不超过腋静脉或 20cm。

4）血管超声探头检查 PICC 导管是否进入颈内静脉的方法：①左侧手臂穿刺，将血管超声探头置于患者的颈部环状软骨与胸锁关节窝连线中点，再向左侧旁开 2 ~ 3cm 区域探测 PICC 是否进入颈内静脉，看颈内静脉是否有 PICC 导管影像，推注 0.9% 氯化钠注射液看是否有水花；②右侧手臂穿刺，则在患者的颈部环状软骨与胸锁关节窝连线中点向右侧旁开 2 ~ 3cm 区域探测 PICC 导管是否进入颈内静脉。

5）心腔内电图 PICC 导管尖端定位时注意：如果使用心电监护仪监测，导联连接方法可选择三导联法和五导联法，如果选择心电图机监测，则选择肢体导联。两种方法均选择Ⅱ导联记录体表心电图，因此时心电图 P 波清晰，便于观察。心电导联连接成功后，置入 PICC 到预测量长度，用心电转换器，无菌鳄鱼夹导联线，一端通过转换器与取下的右锁骨中点下缘电极相连，另一端与 PICC 导丝或刺入 PICC 肝素帽的针头相连，实现静脉内心电图与体表心电图之间的转换。

（4）经皮隧道式 PICC 置入技术操作

1）评估血管，因患者血管条件，不能进行常规置管，需要特别高部位穿刺置管，能常规置入 PICC 或“一针式皮下隧道”的患者建议不采用隧道式 PICC。

2）与家属、医生共同决策和风险告知，置管同意书尽可能写明隧道式 PICC 可能出现的渗血、皮下血肿、皮下淤青等风险。

3）皮肤出口和静脉穿刺点出口的破皮方法需要用刀尖沿皮纹方向向外上，以免损伤真皮层和皮下组织层之间的神经或血管。

4）用 2% 盐酸利多卡因注射液和隧道针做的皮下水隧道应进入真皮层，由于真皮层及皮下组织内有丰富的血管和神经，而皮肤微循环有两个平行的血管丛：浅层位于皮肤表面下 1 ~ 1.5mm，深层位于真皮与皮下组织的交界处，故我们建立的隧道进入浅层即可，保证尽可能少的血管和神经损伤。

5）注意置管过程中头端开口式 PICC 导管和头端闭合式、三向瓣膜 PICC 导管顺行和逆行隧道的建立方法。

6）置管完成后皮肤出口和静脉穿刺点出口均需用小纱布和敷料进行止血固定。

（5）剪切导管时切割器应与导管垂直、不可误将导丝剪切。

（6）如患者安置起搏器，需要确定最适宜的导管和穿刺部位，起搏器通常置于左胸部或左腹部。应在对侧肢体放置中心静脉导管，如果在同侧置管，PICC 导管是最安全的选择。

（7）上腔静脉阻塞综合征患者，只能够在下肢较粗大的静脉（如大隐静脉）进行穿刺，维护时注意每周至少冲封管 2 次，避免导管堵塞。

（8）中心静脉导管置入操作记录见附表 6。

（9）记录：①病历记录穿刺侧上臂臂围或下肢腿围、PICC 置入血管、置入长度、外露刻度、敷料更换的日期等；② PICC 维护手册记录导管类型、规格及型号、穿刺侧上臂臂围或下肢腿围、置入血管、置入长度、外露长度、联系电话等。

（四）评价

1. 操作有序，动作轻柔、熟练。
2. 护士大方，举止端庄，态度和蔼，语言流畅。
3. 患者安全，护患沟通有效。
4. 患者知晓置管后的日常维护及注意事项。
5. 遵守查对制度、无菌技术操作原则及标准预防原则。
6. 导管尖端是否在上腔静脉的下 1 / 3 或 CAJ 位置、下腔静脉膈肌位置。

（五）健康教育及注意事项

1. 健康教育

（1）置管前

1）利用书面、专栏图片等资料，详细介绍 PICC 特点、优点及可能发生的并发症。

2）向患者和家属讲解置管经费等问题。

3）告知操作过程及术中配合要点。

4）更换清洁、袖口宽松的衣服。

5）清洁双上肢，患者血管条件差时可用温水湿热敷手臂，使其血管充盈。

6）嘱患者排便。

（2）置管中

1）心理护理：指导患者放松，如深呼吸、听音乐等。

2）告诉患者如置管过程中出现心慌、胸闷、呼吸困难、肢体麻木等不适应立即告诉操作者，不可随意活动身体和肢体，不可触摸无菌区域及无菌物品。

（3）置管后

1）置管后 48h 内更换敷料，观察局部出血情况，有渗血及时更换。

2）置管24h内置管侧肢体做轻微运动。

3）出院后，患者及家属需了解中心静脉导管带管出院健康教育（见附表7）。

2. **注意事项**

（1）X线片确定PICC尖端位置正确后方可治疗。

（2）置管侧手臂不可测量血压，严禁使用高压注射器经PICC注射造影剂（耐高压导管除外），防止导管破裂。

（3）不能在穿刺点上方扎止血带进行静脉采血。

（4）不能提超过5kg的重物。

（5）晚上睡觉不要长时间侧卧于置管侧。

六、PICC维护操作流程

（一）目的

1. 保持导管通畅。
2. 保持皮肤的完整性。
3. 保持导管牢固固定。
4. 预防穿刺点及导管相关性感染。
5. PICC使用周期延长。
6. 患者舒适。

（二）评估

在使用/维护导管之前，进行认真、全面的护理评估，包括患者全身及穿刺局部状况、导管功能、治疗方案等，以保证患者导管留置期间的治疗需求及安全。静脉导管维护评估清单及静脉导管维护健康教育清单见附表8、附表9。

1. **治疗方案**　是否实施输液、输血治疗；输入药物的种类、性质、用药量、用药频率、输入方式等，输血的种类、量、频率等。

2. **评估患者**

（1）基本信息：姓名、性别、年龄、疾病种类、意识、出凝血功能、自我护理能力及有无消毒液过敏史等。

（2）穿刺部位

1）穿刺点：有无渗血、分泌物等。

2）皮肤：有无湿疹、皮肤水疱等。

3）敷料：有无卷边、松脱等。

4）导管：留置时间、维护间隔，是否在位、滑脱，导管内有无回血，有无堵管。

5）手臂：有无肿胀，如有肿胀，需要测量臂围。

（3）患者心理：评估心理状态和合作程度。解释维护目的及注意事项，消除患者紧张情绪。

3. **维护工具** 宜选择符合标准的 PICC 维护专用包，透明敷料 > 10cm × 10cm，透气性能好，如果需要输液，宜使用无针输液接头。

（三）实施

1. 准备

（1）护士准备：着装整洁，修剪指甲，规范洗手，戴口罩、帽子。

（2）用物准备

1）基本用物：测量尺、砂轮、胶布、锐器盒、小剪刀、10ml 注射器 2 副、速干手消毒液、医用垃圾袋、生活垃圾袋。

2）消毒液：75% 酒精脱脂消毒，皮肤消毒液选择以下任意一种：① 2% 葡萄糖酸氯己定（CHG）乙醇溶液（年龄 < 2 个月应慎用）；②有效碘浓度 ≥ 0.5% 碘伏；③ 2% 碘酊和 75% 酒精。

3）PICC 维护专用包：包括无菌治疗巾、2% 葡萄糖酸氯己定（CHG）乙醇溶液 / 有效碘浓度≥ 0.5% 碘伏棉棒、无菌无粉手套 2 副、75% 酒精棉片、75% 酒精棉棒、丝绸胶布、纱布 1 ~ 2 张，还要准备固定器、输液接头、透明敷料 / 水胶体敷料 > 10cm × 10cm。

4）药物准备：①肝素盐水 3 ~ 5ml、0.9% 氯化钠注射液 10ml；②核对药物有效期；③检查药物质量：药物有无混浊、沉淀或絮状物，药瓶有无裂痕等。

（3）患者准备：嘱患者排便，摆好体位，以患者舒适为宜，注意保暖。

（4）环境准备：空气洁净、环境整洁、光线及温度适宜。

2. PICC 维护操作流程及评分标准见表 5-7。

表 5-7 PICC 维护操作流程及评分标准

项目总分	项目内容	操作流程	标准分	扣分标准	实得分
维护准备 20 分	护士准备	1. 着装整洁，符合要求	1	一项不符扣 0.5 分	
		2. 洗手，戴口罩、帽子	3	一项不符扣 1.0 分	

续表

项目总分	项目内容	操作流程	标准分	扣分标准	实得分
维护准备20分	护士准备	3. 核对、评估及告知 (1)核对：两人采用两种以上方式进行核对患者的基本信息，查对医嘱及PICC维护手册，询问患者有无消毒液过敏史 (2)评估：导管是否在位、滑脱、导管内有无血液；置管手臂有无肿胀；穿刺点有无渗血、渗液、脓性分泌物；皮肤有无湿疹、水疱；敷料有无卷边、松脱、完整性受损等 (3)告知：维护的目的、配合方法及注意事项	5	一项不符扣1.0分	
		4. 洗手	1	一项不符扣1.0分	
	用物准备	查看操作用物、药物的有效期及质量	4	一项不符扣1.5分	
	患者准备	协助患者取舒适卧位，置管侧手臂外展90°	3	一项不符扣1.5分	
	环境准备	空气洁净，环境整洁，光线及温度适宜	3	一项不符扣0.5分	
维护流程65分	维护前5分	1. 洗手	1	一项不符扣1.0分	
		2. 打开换药包，取出垫巾，在置管侧肢体下铺垫巾	2	一项不符扣0.5分	
		3. 用皮尺测量上臂臂围	1	一项不符扣1.0分	
		4. 去除固定输液接头的胶带	1	一项不符扣1.0分	
	维护中50分	**1. 更换输液接头及冲封管(17分)**			
		(1)洗手、戴手套	1	一项不符扣0.5分	
		(2)撕开75%酒精棉片外包装呈“口”状备用	1	一项不符扣1.0分	

续表

项目总分	项目内容	操作流程	标准分	扣分标准	实得分
维护流程 65分	维护中 50分	⑶准备冲封管液 1)取出预充式导管冲洗器，释放阻力，或用10ml注射器抽吸0.9%氯化钠注射液排气，备用 2)准备肝素盐水(0～10U/ml)3～5ml，连接输液接头，排气备用	2	一项不符扣0.5分	
		⑷一手持导管接头上方，另一手移除旧输液接头	1	一项不符扣0.5分	
		⑸消毒导管口：手持75%酒精棉片外包装，擦拭消毒导管外围及横截面，至少15s，自然待干	2	一项不符扣0.5分	
		⑹脉冲式冲管：预充式导管冲洗器或0.9%氯化钠注射液10ml的注射器与导管相连，缓慢抽回血(回血不可抽至输液接头或注射器)，见回血后行脉冲式冲管，夹闭封管夹	6	一项不符扣2.0分	
		⑺正压封管：打开封管夹，将安装有新输液接头的肝素盐水注射器与导管相连接，正压封管，夹闭封管夹；双腔PICC导管，需单手双管同时冲封管(图5-11)	4	一项不符扣2.0分	
		2. 去除原有敷料(7分)			
		⑴去除透明敷料外胶带：用拇指轻压导管翼，沿四周0°平拉透明敷料，自下而上180°去除原有透明敷料(不污染穿刺点，不牵拉导管)	3	一项不符扣1.0分	
		⑵评估穿刺点有无红肿、渗血、渗液，导管外露长度有无变化	1	一项不符扣0.5分	
		⑶先将导管从固定器里取出，再移除黏胶性固定装置(不污染穿刺点，不牵拉导管)	1	一项不符扣0.5分	
		⑷脱手套	1	一项不符扣1.0分	

续表

项目总分	项目内容	操作流程	标准分	扣分标准	实得分
维护流程 65 分	维护中 50 分	(5)洗手、戴无菌手套	1	一项不符扣 0.5 分	
		3. 消毒(10 分)			
		(1)准备消毒液:撕开护理套件内 75% 酒精棉棒、2% 葡萄糖酸氯己定乙醇溶液或有效碘浓度≥ 0.5% 碘伏棉棒的包装袋	1	一项不符扣 0.5 分	
		(2)范围:直径≥ 15cm(或大于敷料面积)	1	一项不符扣 0.5 分	
		(3)75% 酒精脱脂:一手用无菌纱布包裹输液接头,提起导管,手指夹持 3 根 75% 酒精棉棒,另一手避开穿刺点直径 1cm 处,擦拭消毒皮肤 3 次(顺—逆—顺),每次至少 30s,在残胶处停留、浸润、清除残胶	4	一项不符扣 1.0 分	
		(4)用消毒棉棒以穿刺点为中心,放平导管,使其贴合皮肤,在穿刺点停留 2s,擦拭消毒皮肤和导管 3 次(顺—逆—顺),每次至少 30s,自然待干;消毒范围略小于 75% 酒精消毒面积并大于透明敷料面积	4	一项不符扣 1.0 分	
		4. 导管固定(16 分)			
		(1)安装黏胶性固定器 1)摆放导管:“L”形、“U”形、“C”形或沿血管方向摆放 2)涂抹皮肤保护膜,将导管移入固定装置固定导管翼	5	一项不符扣 1.5 分	
		(2)粘贴透明敷料:单手持膜,自穿刺点为中心,高举平台法无张力放置无菌透明敷料,导管塑形,黏胶性固定装置完全覆盖在透明敷料内,再用指腹从中间向四周抚压敷料,边撕边压,去除纸质边框,第一条无菌胶带蝶形交叉固定导管及透明敷料,第二条胶带横向固定敷料下缘	6	一项不符扣 1.0 分	

续表

项目总分	项目内容	操作流程	标准分	扣分标准	实得分
维护流程65分	维护中50分	(3)贴标识(标注PICC名称、维护日期及操作者姓名缩写),加强固定	3	一项不符扣1.0分	
		(4)用胶带高举平台法固定外露导管	2	一项不符扣2.0分	
	维护后10分	1. 撤垫巾,协助患者取舒适卧位	3	一项不符扣1.5分	
		2. 整理用物　分类处置用物	1	一项不符扣0.5分	
		3. 脱手套、洗手,脱口罩及记录,再次核对	3	一项不符扣1.0分	
		4. 健康教育	3	一项不符扣1.0分	
终末质量评定5分		1. 有效查对、遵循无菌技术操作原则及标准预防原则	2	一项不符扣0.5分	
		2. 关爱患者,有效沟通	1	一项不符扣0.5分	
		3. 操作规范,方法正确	1	一项不符扣0.5分	
		4. 用物齐备,处置规范	1	一项不符扣0.5分	
提问(选题)5分		1. PICC导管维护的目的 2. PICC导管维护时的注意事项 3. 安置PICC后患者运动时的注意事项 4. 新生儿PICC导管维护与成人的区别	5	掌握5.0分,部分掌握3.0分,未掌握0分	
操作时间5分		15min	5	超时酌情扣分	
总　分					

视频：经外周静脉置入中心静脉导管（PICC）标准维护流程

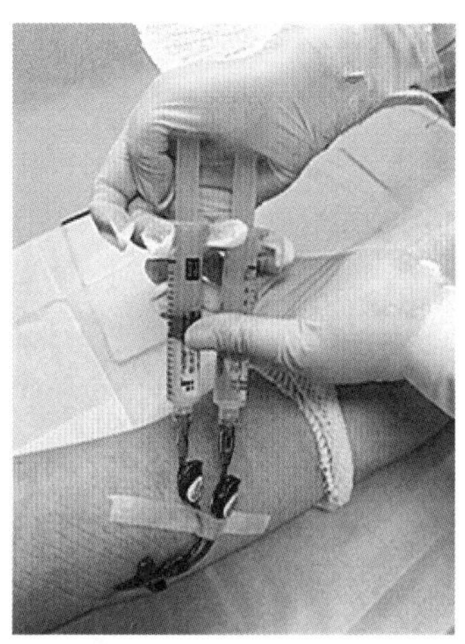

图 5-11　双腔 PICC 冲管方法

3. **维护注意**

（1）勿用 75% 酒精棉棒直接消毒穿刺点。

（2）输液接头：用 75% 酒精棉片擦拭消毒导管外围及横截面，至少 15s，消毒液自然待干，避免皮肤过敏或湿疹发生。

（3）敷料更换：操作者的非惯用手托住导管翼，惯用手去除敷料时对着穿刺点方向以 0° 或 180° 的手法，尽可能不要污染皮肤及导管，切忌将导管带出体外。

（4）冲封管

1）冲管：冲管液量应以冲净导管及附加装置腔内药物为目的，原则上应为导管及附加装置内腔容积总和的 2 倍以上。

方法：用 0.9% 氯化钠注射液将导管内残留的药物冲入血管，避免刺激局部血管，减少药物之间的配伍禁忌；脉冲式冲管：即“推—停—推”方法冲洗导管，建议以一次 1ml 的速度（10ml/8s）进行推注，应用于输液之前、两种药物输液之间。

2）封管：使用 0.9% 氯化钠注射液 / 稀释肝素盐水正压封管，保持畅通的静脉输液通路，用于导管维护和输液后。封管液量应为导管及附加装置管腔容积的 1.2 倍。

封管液：①成人及幼儿，可用肝素盐水 0 ~ 10U/ml（0U/ml：即 0.9% 氯化钠注射液）；②新生儿，PICC 导管可使用 0.9% 氯化钠注射液 5 ~ 10ml。

抗菌性封管液：①当出现导管相关性血流感染时，可使用抗生素封管液封管，不宜常规预防性使用；②联合使用抗生素可延长导管留置时间；③对长期使用中心静脉通路、多次导管相关性血流感染（CRBSI）病史、化疗致中性粒细胞减少的革兰氏阳性菌感染等、CRBSI高危患者及采取预防措施后CRBSI发生率仍较高的患者，可预防性使用抗生素封管；④输液或导管维护前应将所有抗生素封管液抽出，不可冲入血管内。

正压封管方法：①肝素帽，即将一次性静脉输液钢针退至肝素帽内，用大鱼际肌进行推注，剩余0.5～1ml时正压边推边拔针，拔针速度大于推注速度；②无针输液接头，即用大鱼际肌直接推到注射器的底部。

3）冲封管间隔时间：治疗间歇期至少1周冲封管1次。

4）勿暴力推注：PICC禁止使用小于10ml的注射器（耐高压的导管例外）。

5）冲封管操作步骤（SASH）见表5-8。

表5-8 冲封管操作步骤（SASH）

项目	MC、CVC、PICC
冲管液及用量	S ≥ 10ml（注射器10ml），>（导管容积+附加装置容积）×2
封管液选择	S、H
肝素盐水浓度	H：0～10U/ml
封管液用量	>（导管容积+附加装置容积）×1.2
封管步骤	SASH

注：SASH——S：0.9%氯化钠注射液；A：用药；S：0.9%氯化钠注射液；H：肝素盐水。

封管液参照中华人民共和国卫生行业标准《病区医院感染管理规范》2016规定：抽出的药物和配制好的静脉注射无菌液体，放置时间不应超过2h；启封抽吸的各种溶媒不应超过24h。提倡使用小包装（如：肝素钠封管注射液独立安瓿及0.9%氯化纳注射液10ml）。

（5）导管固定

1）固定：应不影响观察穿刺点和输液速度，不造成血液循环障碍、压力性损伤及神经压伤的基础上操作，并应遵循产品使用说明。

2）敷料或固定装置应与皮肤紧密贴合，无菌透明敷料应至少7d更换1次，如患者对敷料过敏、出汗较多、穿刺点出血或渗液时可用纱布覆盖，待出汗、出血或渗液问题解决后再使用其他类型敷料；无菌纱布敷料应至少每48h更换1次；如纱布敷料和透明敷料一起使用时，应视同于纱布敷料，48h更换1次；必要时可选择水胶体等治疗性敷料；若穿刺部位发生渗液、渗血时应及时更换敷料；穿刺部位敷料松动、污染等完整性受损时应立即更换。

3）PICC 可使用具有黏胶剂的固定装置固定。

（6）输液附加装置

1）宜使用无针输液接头；宜选择结构简单、外观透明的无针输液接头连接导管；CRBSI 高危患者可使用新型抗菌涂层接头。

2）加压输注液体时（3 ~ 5ml/s），应评估输液接头能承受的压力范围（参照产品说明书）。

3）应根据输液接头功能类型决定冲管、夹闭以及断开注射器的顺序（参照产品说明书）。

4）需要快速输液时，不宜使用无针输液接头，因其可以降低输注速度（包括晶体液及红细胞悬液等）。

5）更换无针输液接头的频率不应过于频繁，无针输液接头更换频率的间隔时间一般为 5 ~ 7d 更换（具体产品应参照产品说明书），更换频率快并无更多优势，且会导致中心静脉相关血流感染的风险增加；输液接头应至少 7d 更换；输注血液、TPN 时，肝素帽每 24h 更换；以下情况应立即更换输液接头：完整性受损或取下肝素帽后，输液接头内有血液残留或有残留物；在血管通路装置血液培养取样之前；明确被污染时。

6）使用含有 75% 酒精或异丙醇的消毒帽可以降低导管相关性血流感染（CRBSI）的风险，消毒帽应一次性使用。

7）输液附加装置宜选用螺旋接口，常规排气后与输液装置紧密连接。

8）辅助外固定装置一人一用一更换。

（四）评价

1. 操作有序，动作轻柔、熟练。

2. 护士举止端庄，态度和蔼、语言流畅。

3. 患者安全，护患沟通有效。

4. 患者知晓日常维护及注意事项。

5. 遵守查对制度、无菌技术操作原则及标准预防原则。

（五）健康教育及注意事项

1. 健康教育

（1）手臂活动

1）目的：是促进置管侧肢体血液循环，减少穿刺点渗血、肢体肿胀、肩颈酸痛、血栓性静脉炎等相关并发症，增加带管期间的舒适性。如患者血液处于高凝状态，PICC 置管后，未活动置管侧肢体，加之导管在血管内的占位效应，会减慢患者的血液流速，发生静脉血栓的风险比正常人高 7 倍。

2）方法：置管 24h 后，做握拳运动，嘱患者使用握力器、弹力球做握拳运动，200 ~ 300 次 / d 或早、中、晚握拳运动各 100 次，长期坚持，促进血液循环；不能做甩手臂、手臂高举、肘部高于心脏平面等运动，不能游泳、打球、托举哑铃等持重锻炼。

（2）置管侧手臂提重物不超过 5kg。

2. 注意事项

（1）PICC 置管后的患者，每周至少维护一次。

（2）如发现以下情况及时到医院就诊：

1）穿刺点有渗血、渗液，周围皮肤发红、肿胀、疼痛，脓性分泌物等异常情况。

2）不明原因发热，体温大于 38.5℃。

3）置管侧肢体肿胀，臂围较置管前增加 2cm 以上。

4）每天观察导管情况，如发现导管破损，立即停止手臂运动，在导管上加压固定，防止导管断裂，移位进入体内。

（3）洗澡：戴 PICC 专用洗澡袖套，淋浴后检查敷料是否潮湿或松动。

（4）穿脱衣服：先穿置管侧手臂，再穿健侧手臂，脱衣服：先脱健侧手臂，再脱置管侧手臂；衣服袖口不宜过紧。

（5）不可抓捏置管侧手臂，以免导管移位。

（6）足量饮水：在病情允许的情况下，每天饮水 2 000ml 以上，减少血栓发生。

（7）避免感冒、咳嗽，保持大便通畅，避免胸、腹腔压力增高，导致 PICC 堵塞。

七、拔管

PICC 留置时间遵循静脉输液行业标准：PICC 留置时间不宜超过 1 年或遵照产品使用说明书；不宜仅以留置时间长短作为静脉导管拔除依据。

（一）拔管指征

1. 导管出现并发症时

（1）可疑 PICC 感染：双向血培养阳性，确诊导管感染所致的败血症，需迅速拔管。

（2）静脉炎：经初步处理后症状无改善，并加重，可见脓性分泌物，或出现导管相关性感染体征时，需考虑拔管。

（3）如果导管出现断裂、漏液不能修复。

（4）导管堵塞：通过溶栓等处理，不能再通。

（5）中心静脉导管出现不能解决的并发症。

2. **治疗完毕** 原则上不再保留导管。

（二）拔管人员的资质

应由接受专业培训的具有执业资格的医护人员进行拔除。

（三）拔管方法

1. **准备**

（1）护士准备：着装整洁，修剪指甲，规范洗手，戴口罩、帽子。

（2）用物准备

1）基本用物：速干手消毒液、医用垃圾袋、生活垃圾袋。

2）消毒液：75% 酒精脱脂，皮肤消毒液选择以下任意一种：① 2% 葡萄糖酸氯己定（CHG）乙醇溶液（年龄 < 2 个月应慎用）；②有效碘浓度 ≥ 0.5% 碘伏；③ 2% 碘酊和 75% 酒精。

3）PICC 维护专用包：含无菌治疗巾、2% 葡萄糖酸氯己定乙醇溶液 / 有效碘浓度 ≥ 0.5% 碘伏棉棒、无菌无粉手套 2 副、75% 酒精棉片、75% 酒精棉棒、纱布 1 ~ 2 张、丝绸胶布及透明敷料。

（3）患者准备：签署中心静脉导管拔管 / 手术拔港知情同意书（见附表 10）；嘱患者排便，摆好体位。

1）应将导管出口部位（如颈部、手臂）置于低于患者心脏水平。

2）宜将患者置于头低仰卧位或仰卧位。

3）患者屏住呼吸：在拔除导管的最后部分时进行 Valsalva 操作（深吸气后屏气，再用力做呼气动作），或在患者呼气末屏气状态下拔除。

（4）环境准备：空气洁净、环境整洁、光线及温度适宜。

2. **实施**

（1）护士准备

1）洗手，戴口罩、帽子。

2）核对医嘱、患者床号、姓名及住院号（或 ID 号）、查看 PICC 维护手册，询问留置期间是否发生血栓、感染等并发症。

（2）用物准备：查看操作用物的有效期及质量。

（3）评估

1）询问：有无消毒液过敏史。

2）导管：是否在位、滑脱、导管内有无回血。

3）手臂：置管手臂有无肿胀。

4）穿刺点：有无渗血、渗液、分泌物及脓性分泌物等。

5）皮肤：有无湿疹、水疱等。

6）敷料：有无卷边、松脱、完整性受损等。

（4）体位准备：同上患者准备。

（5）洗手，打开换药包，铺上垫巾，戴手套、揭开固定肝素帽的胶带及敷料、脱手套。

（6）洗手、戴手套。

（7）消毒：75% 酒精脱脂 3 次（顺—逆—顺），每次至少 30s，范围：以穿刺点为中心，直径≥ 15cm；2% 葡萄糖酸氯己定（CHG）乙醇溶液 / 有效碘浓度≥ 0.5% 碘伏擦拭消毒皮肤 3 次（顺—逆—顺），每次至少 30s，范围：直径≥ 15cm。

（8）缓慢拔出导管（拔管时如遇阻力，嘱患者放松、深呼吸）。

（9）导管全部拔出后再用棉签或纱布加压止血；穿刺点按压 5 ~ 10min，至不出血为止。

（10）应用无菌敷料密闭穿刺点至少 24h，24h 后评估穿刺点愈合情况。

（11）观察 PICC 是否完整，查看置管记录，观察导管外有无附壁血栓。

（12）拔管后患者休息 30min，观察有无呼吸困难、穿刺点有无渗血。

（13）嘱患者 24h 后去除无菌敷料。

（14）记录于患者病历或手册。

（四）注意事项

1. 拔管前应了解置管期间的情况，如果有血栓史，建议做血管彩超后再根据情况决定是否立即拔管。

2. **拔管时务必轻柔、缓慢，没有外在压力情况下拔管。**

（吴玉芬　夏　琪）

第五节　中心静脉导管置入穿刺技术

中心静脉导管（central venous catheter，CVC）是经皮肤直接自颈内静脉、锁骨下静脉和股静脉进行穿刺置管，其导管尖端位于上、下腔静脉。中心静脉导管广泛用于患者的静脉输液、输血、药物治疗、肠外营养和心血管疾病的介入诊治，是监测血流动力学、大手术和救治危重患者不可缺少的手段。中心静脉置管术在卫健委手术分级分类目录（2011 年版）中列为一类手术，穿刺资质确定：需由有独立执业的医务人员经过专业培训来执行。

一、适用范围及慎用或禁用范围

（一）适用范围

1. 严重创伤、休克及急性循环衰竭等危重患者。
2. 需监测中心静脉压的患者。
3. 需中长期静脉输液、用药和静脉抗生素治疗的患者。
4. 全胃肠外营养治疗的患者。
5. 外周静脉穿刺困难的患者。
6. 需经静脉输入高渗溶液或强酸强碱类药物的患者。
7. 需要大量、快速输血、输液的患者。
8. 评估手术中可能出现血流动力学变化的大手术患者。
9. 输注化疗药物的肿瘤患者。
10. 静脉造影或经静脉的介入治疗。
11. 进行血液透析、血液滤过和血浆置换的患者。
12. 需持续 X 线片检查时，可考虑使用耐高压注射的中心静脉导管。

（二）慎用或禁用范围

1. 严重凝血功能障碍的患者。
2. 有中心静脉置管困难史的患者。
3. 穿刺部位皮肤感染。
4. 穿刺血管有血栓形成史，局部有放疗史的患者。
5. 穿刺侧有明显气肿者，或已有气胸但未做闭式引流者的患者。
6. 安装心脏起搏器同侧。
7. 免疫力低下。
8. 上腔静脉阻塞综合征禁止用颈内静脉和锁骨下静脉穿刺。

二、穿刺部位及血管的选择

导管尖端理想的位置应位于上腔静脉与右心房上壁交界处（CAJ），穿刺部位及血管的选择非常重要。

（一）穿刺部位

颈部、锁骨下及腹股沟。

（二）血管选择

1. **颈内静脉** 颈内静脉的解剖位置相对固定，体表解剖标志较为明显，穿刺成功率高达 90% ~ 99%。经右颈内静脉进入上腔静脉的行程短而直，并发症发生率低。但离颈总动脉近，操作不当易误穿动脉，且敷料不易固定，穿刺点易被污染。有严重充血性心力衰竭、呼吸困难、颈部有较大肿瘤的患者不宜选用经皮颈内静脉置管术。婴幼儿首选颈内静脉，不推荐急诊时选用。

2. **锁骨下静脉** 穿刺置管操作风险大，位置靠近肺尖及锁骨下动脉，穿刺不当易造成血胸、气胸。但置管后位置易于固定、对患者活动限制少，增加患者的舒适性，降低血栓和感染发生的风险。适用于急诊创伤容量复苏和长期经静脉内治疗或透析的患者，不推荐用于胸部放疗的患者。

3. **股静脉** 血管较粗，易于定位和穿刺，适用于在急诊情况下快速静脉输液抢救。但由于穿刺部位靠近会阴部，穿刺点易被污染，且敷料不易固定，对于成人，应避免选用股静脉。

颈内静脉、锁骨下静脉、股静脉置管优缺点比较见表5-9。

表5-9 颈内静脉、锁骨下静脉、股静脉置管优缺点比较

穿刺部位	优点	缺点
颈内静脉	·直、短、粗，穿刺容易 ·CPR过程不影响胸部按压 ·血管超声引导置管操作方便 ·按压法止血方便 ·导管异位风险小	·敷料不易固定 ·穿刺点易被污染（如气管切开） ·血容量不足，易于塌陷 ·影响头部运动
锁骨下静脉	·大血管，流速高 ·敷料易固定 ·对患者限制少 ·感染可能性小	·穿刺置管要求高 ·止血困难 ·导管异位风险大
股静脉	·血管较粗，易于定位和穿刺 ·无心肺影响 ·急救时有优势	·限制患者运动，易发生血栓和感染 ·敷料不易固定

三、穿刺工具型号的选择

（一）按功能分类

中心静脉导管按功能分为普通中心静脉导管、抗感染和抑菌中心静脉导管、耐高压中心静脉导管、血液透析中心静脉导管、心电导联中心静脉导管、漂浮导管。其中前四种较为常见（图5-12、图5-13）。

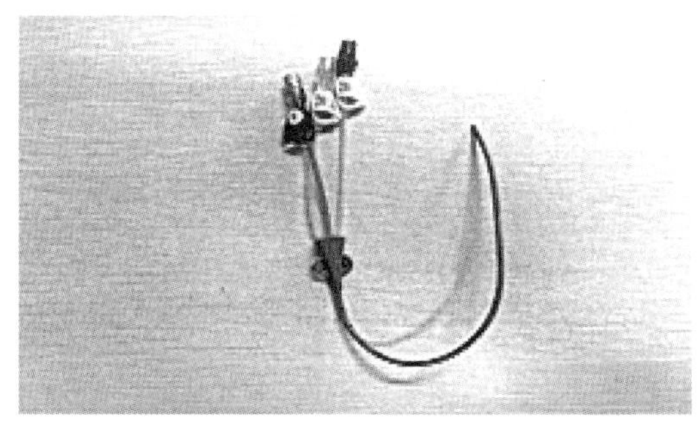

图 5-12　耐高压中心静脉导管

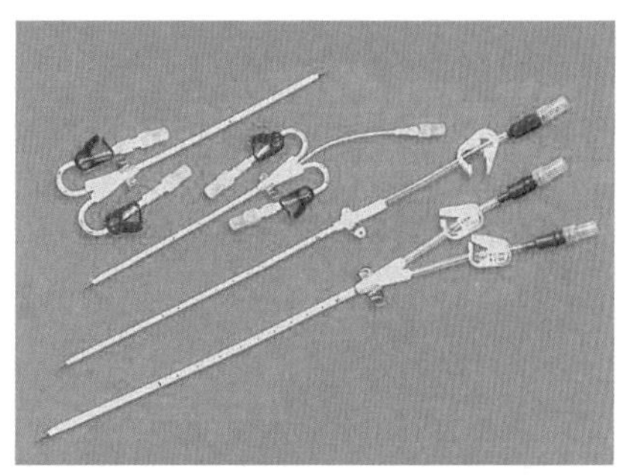

图 5-13　血液透析中心静脉导管

（二）按管腔分类

中心静脉导管按导管管腔数量分为单腔（14Ga、16Ga、18Ga、20Ga、24Ga）、双腔（4Fr、5Fr、7Fr、8Fr）、三腔（5.5Fr、7Fr）、四腔（8.5Fr）（图 5-14）。

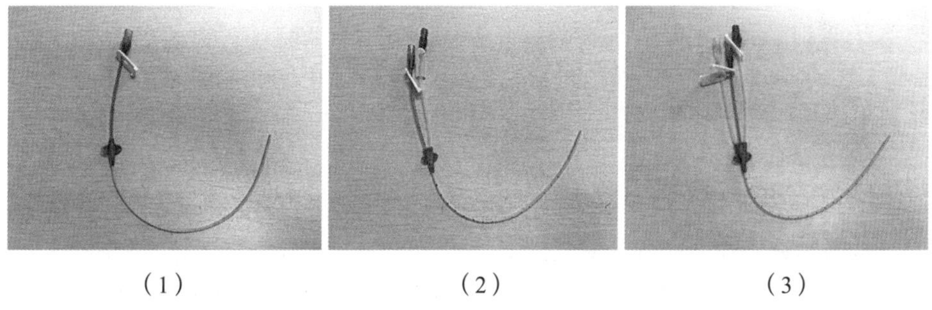

（1）　　（2）　　（3）

图 5-14　中心静脉导管

（1）单腔中心静脉导管；（2）双腔中心静脉导管；（3）三腔中心静脉导管。

一般以 Fr 描述多腔导管的管径，Fr 越大直径越大，成人常用 7Fr、8.5Fr，小儿体重小于 30kg 常用 4Fr，30 ~ 50kg 选用 5Fr。而 Gauge 指导管的内径或外径，数值范围从 13 到 28，数值越小代表直径越大，Gauge 描述单腔导管的管径，成人常用 14Ga、16Ga，婴儿常用 20Ga，小儿常用 18Ga。

按照用途不同 CVC 导管可分为普通型、耐高压型、血液透析中心静脉导管和抗感染抑菌型等。按照管腔多少不同，CVC 可分为单腔、双腔、多腔型。单腔型 CVC 导管开口为末端开口，双腔和多腔导管开口为末端和侧方开口。导管多采用硅胶、聚氨酯等复合材料制成。具有抗菌和抗凝作用的 CVC 导管采用特殊涂层工艺，如抗生素涂层、化合物涂层和亲水性涂层等。抗生素涂层可直接发挥抗菌的效果，化合物涂层如甲基丙烯酸盐聚合物与导管材质通过共价键连接，形成表面高密度正电荷改变化学结构，阻止生物膜形成。亲水性的导管涂层，可减少血小板凝聚，预防血栓形成。

四、置管操作流程

（一）目的

1. 为需中长期静脉输液治疗，外周静脉穿刺困难或输入高渗溶液或强酸、强碱类药物治疗的患者建立静脉通路，减轻患者痛苦。

2. 为危重症患者建立持续性的静脉输液治疗通路。

3. 监测中心静脉压。

4. 用于大量快速输血、输液的患者。

5. 纠正水、电解质和酸碱失衡，补充循环血量，供给营养物质，用于药物治疗。

（二）评估

1. **治疗方案** 评估输液时间、药物性质。

2. **评估患者**

（1）基本信息：姓名、性别、年龄、病情、用药史、有无消毒液过敏史、不良反应史、意识及配合程度、血常规、出凝血功能结果等。

（2）穿刺部位：预穿刺部位及皮肤状况。

（3）穿刺血管：锁骨下静脉、颈内静脉，右侧优于左侧，上腔静脉阻塞综合征的患者选择股静脉穿刺。

（4）患者心理：评估患者心理状态和合作程度，解释穿刺目的及穿刺时注意事项，消除患者的紧张情绪。

3. **穿刺工具** 包括导管材质、型号等，在满足治疗前提下选择型号小的导管。

（三）实施

1. **准备**

（1）医生准备：着装整洁，修剪指甲，规范洗手，戴口罩、帽子。

（2）用物准备

1）基本用物：病历牌、止血带、测量尺、速干手消毒液、砂轮、治疗车、医疗垃圾袋、生活垃圾袋、锐器盒等。

2）消毒液：75% 酒精脱脂，皮肤消毒液选择以下任意一种：① 2% 的葡萄糖酸氯己定（CHG）乙醇溶液（年龄 < 2 个月应慎用）；②有效碘浓度 ≥ 0.5% 碘伏；③ 2% 碘酊和 75% 酒精。

3）穿刺用物：CVC 导管及穿刺套件、CVC 穿刺包、1ml/5ml 注射器各 1 副、20ml 注射器 2 副、> 10cm × 10cm 透明敷料 / 水胶体敷料、手术衣、无菌无粉手套 2 副、导管固定装置、输液接头。

4）辅助穿刺用物：血管超声仪开机处于功能状态、无菌超声探头保护套、耦合剂。血管超声探头选择见表 5-10。

5）药物准备：① 2% 盐酸利多卡因注射液 1 支、0.9% 氯化钠注射液 250ml、肝素钠注射液 12 500U/ 支；②核对药物有效期；③检查药物质量：药物有无混浊、沉淀或絮状，药瓶有无裂痕物等。

（3）患者准备：签署中心静脉置管知情同意书（见附表 5）。嘱患者更衣，排便，清洗置管部位，摆好体位（锁骨下静脉与颈内静脉穿刺体位是去枕平卧，头偏向对侧；股静脉穿刺体位是仰卧，下肢伸直，略外展），以患者舒适为宜，注意保暖。

（4）环境准备：空气洁净、环境整洁、光线及温度适宜。

表 5-10　血管超声探头选择

患者	颈内静脉	锁骨下静脉	股静脉
婴幼儿	高频线阵	高频线阵	高频线阵
儿童	高频线阵	中高频线阵	中高频线阵
普通成人	中高频线阵	中高频线阵 / 微凸阵	中高频线阵 / 微凸阵
肥胖成人	中高频线阵	中低频微凸阵	中低频微凸阵

探头频率：低频≤ 3.5MHz；中低频 3.5 ~ 5MHz；中高频 7.5 ~ 10MHz；高频≥ 10MHz。

2. CVC 穿刺置管操作流程（盲穿 / 血管超声引导下穿刺）见表 5-11。

表 5-11　CVC 穿刺置管操作流程

项目		操作流程	要点与说明
置管准备	医生准备	1. 着装整洁，符合要求	
		2. 洗手、戴无菌帽子、口罩	
		3. 核对、评估及告知 (1) 核对：两人核对患者医嘱、床号、姓名及住院号（或 ID 号），查看病史及相关化验报告	

续表

项目		操作流程	要点与说明
置管准备	医生准备	(2)评估：患者年龄、病情、外伤史、体型以及相关化验报告，选择合适的静脉输液途径和静脉输液治疗工具，询问有无消毒液过敏史；治疗时间，药物性质；穿刺部位有无肿大淋巴结；颈内静脉或股静脉穿刺须评估血管充盈度 (3)告知：置 CVC 的目的、配合方法及注意事项	
		4. 洗手	
	用物准备	查看操作用物、药物的有效期及质量并粘贴标识	
	患者准备	1. 嘱患者排便	
		2. 更换清洁衣裤	
		3. 协助患者摆体位，暴露穿刺区域	
	环境准备	空气洁净，环境整洁，光线及温度适宜	
置管流程	置管前	1. 两人核对患者的基本信息及医嘱	
		2. 精准测量　测量置入长度	
		3. 洗手	
		4. 打开穿刺包	
		5. 垫防水无菌护垫	
		6. 戴无菌手套	
		7. 消毒	
		(1)范围：直径≥ 20cm	
		(2)消毒方法 1)脱脂：以穿刺点为中心，75% 酒精棉球擦拭消毒皮肤 3 次(顺—逆—顺)，每次至少 30s；自然待干 2)消毒：以穿刺点为中心，消毒液擦拭消毒皮肤 3 次(顺—逆—顺)，每次至少 30s；自然待干	
		8. 脱手套	
	置管中	1. 洗手	
		2. 打开 CVC 穿刺包，穿无菌手术衣	
		3. 戴无菌无粉手套	
		4. 铺无菌巾及洞巾，助手按无菌技术操作原则投递注射器于无菌区内，注射器抽吸 2% 盐酸利多卡因注射液 5ml 及 0.9% 氯化钠注射液 20ml	建立最大无菌屏障

续表

项目		操作流程	要点与说明
置管流程	置管中	5. 打开 CVC 穿刺套件，用 0.9% 氯化钠注射液预冲 CVC 导管、输液接头，检查导管完整性并浸润导管，按使用顺序合理摆放物品	
		以下两种穿刺置入 CVC 方法	
		一、盲穿穿刺置入 CVC	
		(一)穿刺	
		1. 经皮锁骨上、下静脉置管	
		(1)锁骨下径路：以锁骨连线中内 1/3 交界处，锁骨下 2 ~ 3.0cm 作为进针点，先用 2% 盐酸利多卡因注射液做穿刺点局部麻醉；右手持连接注射器的穿刺针，保持针尖指向胸锁关节的后上缘进针；穿刺针与皮肤表面成 25° ~ 30°，进针 3 ~ 5cm，即达锁骨下静脉，可抽到回血，但依患者的体型穿刺角度有所改变	注：若进针 5cm 仍不见回血，应缓慢退针，边退边抽回血，将针尖退至皮下后改变进针方向
		(2)锁骨上径路：胸锁乳突肌锁骨头外侧缘，锁骨上约 1.0cm 处使用 2% 盐酸利多卡因注射液局部麻醉后进针，穿刺针与锁骨或矢状切面成 45°，在冠状面穿刺，穿刺针成水平或略前偏 15°，朝向胸锁关节进针 1.5 ~ 2.0cm，即可进入锁骨下静脉，直到有暗红色回血为止	穿刺针与原来的方向变为水平，使穿刺针与静脉的走向一致
		2. 经皮颈内静脉置管　根据穿刺点的不同分前、中、后三种路径，以前路最为常用	
		(1)前路法：操作者在胸锁乳突肌前缘向内推开颈总动脉，胸锁乳突肌前缘中点，触及颈总动脉，旁开 0.5 ~ 1.0cm，使用 2% 盐酸利多卡因注射液局部麻醉后进针，穿刺针与皮肤冠状面成 30° ~ 45°，针尖指向同侧乳头，胸锁乳突肌中段后面进入颈内静脉	
		(2)中路法：胸锁乳突肌三角(以胸锁乳突肌的锁骨头、胸骨头和锁骨形成三角区)的顶端作为穿刺点，距锁骨上缘 3 ~ 5cm，使用 2% 盐酸利多卡因注射液局部麻醉，左拇指按压此切迹，在其上方 3 ~ 5cm 进针，穿刺针与皮肤成 30° ~ 45°，针尖略偏外	
		(3)后路法：在胸锁乳突肌外侧缘中、下 1/3 交点作为进针点(锁骨上缘 3 ~ 5cm)，使用 2% 盐酸利多卡因注射液局部麻醉后进针，穿刺针呈水平位，在胸锁乳突肌的深部，指向胸骨柄上窝	

续表

项目		操作流程	要点与说明
置管流程	置管中	3. 经皮股静脉置管	
		在髂前上棘与耻骨结节连线的中、内 1/3 段交界点下方 2cm 处，股动脉搏动最强处内侧 0.5 ~ 1cm 为穿刺点，使用 2% 盐酸利多卡因注射液局部麻醉，针尖斜面朝向脐侧，针与皮肤成 30°，沿着股动脉走行进针，一般进针 3cm 可抽到回血	
		(二)送管	
		1. 试穿成功后，换用穿刺针，穿刺针方向与试探方向相同，抽到回血后，前后稍微调整进针深度，抽回血，保证穿刺针的整个斜面在静脉腔内	尽量做到一次穿刺成功，避免损伤血管，尤其是锁骨下动脉
		2. 左手固定针头及注射器，右手将导丝推进器连接，将导丝缓缓送进血管内至合适深度，将导丝推进器与针头一并退出，保留导丝退出穿刺针	导丝进入过程中如遇阻力切勿强行推进，转动方向后再进
		3. 使用扩皮器分开皮下组织后置入穿刺鞘，退出导丝，送入中心静脉导管（送入导管长度为 12 ~ 15cm，婴幼儿送入长度需参考患儿身高），退出导丝，用另一注射器抽吸回血并用 0.9% 氯化钠注射液脉冲式冲管	
		二、血管超声引导下穿刺置入 CVC	
		(一)穿刺	
		1. 血管超声引导下锁骨下静脉置管术	
		(1)扫描锁骨下静脉：将探头置于锁骨远端腋动脉和腋静脉最大最浅表处，探头下压或患者深吸气时腋静脉会塌陷	锁骨下静脉边界在第 1 肋的外侧缘，为腋静脉的延续，理想血管超声引导穿刺点是锁骨下区静脉最表浅处，置管向锁骨下静脉方向
		(2)引导穿刺	
		1)定位：静脉穿刺点位于锁骨中外 1/3 下方 1 ~ 2cm 处为进针点	
		2)2% 盐酸利多卡因注射液局部麻醉	
		3)探头置于锁骨下缘预穿刺部位，显示清晰锁骨下静脉，穿刺针尖斜面朝向探头中心，倾斜 50° ~ 70°，将探头朝向患者的头端倾斜使发光的针显像，呈现特征性的“双回声”征。调整穿刺针与血管在一个平面，显示穿刺针进入静脉，注射器回抽到血液	

续表

项目		操作流程	要点与说明
置管流程	置管中	**2. 血管超声引导下颈内静脉置管术**	
		(1)扫描颈内静脉:将探头置于颈部环状软骨水平,观察颈内静脉和颈总动脉,采用平面内或平面外两种穿刺技术进行穿刺	定位目标血管时应正确区分动、静脉,防止静脉被探头压闭。置入导引钢丝后,血管超声扫描追踪导丝,确保导丝在静脉内
		(2)引导穿刺	
		1)定位:右/左颈部环状软骨水平	
		2)2%盐酸利多卡因注射液局部麻醉	
		3)根据血管超声探头摆放位置和穿刺进针点不同,采用短轴/长轴平面内/外穿刺方法进行穿刺。穿刺针以50°~70° 直刺血管,边进针边回抽血,调整穿刺针与血管在一个平面,观察穿刺针进入静脉的全过程	
		3. 血管超声引导下股静脉置管术	
		(1)扫描股静脉:将探头置于腹股沟,观察股静脉和股动脉,采用平面内或平面外两种穿刺技术进行穿刺	定位目标血管时应正确区分动、静脉,探头应轻压组织,防止静脉被探头压闭,置入导引钢丝后,血管超声扫描追踪导丝,确保导丝在静脉内
		(2)引导穿刺	
		1)定位:在髂前上棘与耻骨结节连线的中、内段交界点水平	
		2)局部麻醉	
		3)采用短轴平面内/外或长轴平面内穿刺方法进行穿刺,通过调整探头或穿刺针将探头、穿刺针、股静脉三者置于同一平面内,实时引导穿刺,观察穿刺针进入静脉的全过程	
		(二)送管	
		1. 穿刺成功后,置入导丝,退出穿刺针,使用扩皮器扩皮	
		2. 置入穿刺鞘,退出导丝,将导管缓慢送入,抽回血并用0.9%氯化钠注射液脉冲式冲管	
		3. 置管深度　成人为12~15cm,颈内静脉左侧一般不宜超过15cm,右侧一般不宜超过14cm。根据患者身高适当调整置管深度。婴幼儿穿刺置管深度参照按婴幼儿导管深度位置预测公式计算	
		4. 血管超声再次扫描确认导管在腋静脉或颈内静脉内,走向正确	

续表

项目		操作流程	要点与说明
置管流程	置管中	5. 确定留置导管在静脉内，再次消毒，安装导管固定装置，用透明敷料 > 10cm×10cm 无张力粘贴，导管塑形，敷料应完全覆盖住导管固定装置	
	置管后	1. 患者　X线片检查，确定导管尖端位置	
		2. 用物　分类放置	
		3. 医生　协助患者舒适卧位，脱手术衣及手套、洗手，取口罩、健康宣教、记录（病历及手册上注明导管的种类、规格、置管长度、时间及操作者签名）	

3. 置管注意

（1）穿刺时抽回血，若不通畅，调整针尖位置直至回血特别通畅，否则会导致导丝放置困难。如果放置导丝困难，不能强行推进，直到调整到回血通畅的位置才能推进导丝。

（2）掌握多种穿刺路径，不应只强调某一路径的成功率反复进行多次穿刺。

（3）推荐使用血管超声定位婴幼儿 CVC 导管置入，按压肝区和使用头低足高位等方法能使颈内静脉增粗，联合使用效果更佳。

（4）测量置入导管的深度：右侧颈内静脉和锁骨下静脉入路，婴幼儿导管深度位置预测：身高 < 100cm 者，深度（cm）= 身高（cm）/10 − 1；身高 > 100cm 者，深度 = 身高（cm）/10 − 2；根据公式计算，97% 中心静脉导管位于上腔静脉与右心房上壁交界处。

（5）婴幼儿CVC置管在麻醉医生参与下行麻醉/镇静后行CVC穿刺置管。

（6）通常选用颈内静脉和锁骨下静脉，成人患者择期手术和急诊患者置入CVC，应首选血管超声引导下颈内静脉穿刺置管，婴幼儿急诊首选股静脉穿刺置管。

（四）评价

1. 患者和家属能配合进行 CVC 置管，学会自我护理。

2. 完成静脉输液治疗。

3. 无并发症发生。

（五）健康教育及注意事项

1. 健康教育

（1）置管前：向患者和家属解释留置 CVC 的目的、方法、置管过程中的注意事项，评估心理状态，做好心理护理，指导洗浴，做好皮肤准备，取得患者配合，提高穿刺成功率。

（2）置管中：询问患者有无不适，倾听患者主诉，如局部出现红、肿、痛或输液时疼痛、听觉异常应及时予以相应处理。

（3）置管后

1）CVC 置管后健康教育，参见第五章第四节健康教育标准。

2）保持良好的个人卫生，勤洗澡，防止细菌在导管周围皮肤繁殖引起感染。洗澡时用封闭式敷料将导管及输液接头包裹好，避免胸部以上部位洗澡、避免浸湿敷料，一旦浸湿应立即更换。

2. 注意事项

（1）警惕各种可能发生的并发症。

（2）不允许用于造影剂的高压注射，耐高压导管除外。

五、CVC 维护

（一）目的

1. 保持导管通畅。
2. 保持皮肤的完整性。
3. 保持导管牢固固定。
4. 预防穿刺点及导管相关性感染。
5. 患者舒适。

（二）评估

1. 治疗方案 输液时间、药物性质。

2. 评估患者

（1）基本信息：姓名、性别、年龄、病情、用药史、有无消毒液过敏史、意识及配合程度等。

（2）穿刺局部状况、导管功能等。

（3）患者心理：评估患者心理状态和合作程度，解释 CVC 维护的目的及维护时的注意事项，消除患者紧张情绪。

（三）实施

1. 准备

（1）护士准备：着装整洁，修剪指甲，规范洗手，戴口罩、帽子。

（2）用物准备

1）基本用物：砂轮、胶布、锐器盒、小剪刀、10ml 注射器 2 副、速干手消毒液、医用垃圾袋、生活垃圾袋。

2）消毒液：75% 酒精脱脂消毒，皮肤消毒液选择以下任意一种：① 2%

葡萄糖酸氯己定（CHG）乙醇溶液（年龄 < 2 个月应慎用）；②有效碘浓度 ≥ 0.5% 碘伏；③ 2% 碘酊和 75% 酒精。

3）静脉导管维护专用包、固定器、输液接头、透明敷料 / 水胶体敷料 > 10cm × 10cm。

4）药物准备：①肝素盐水 3 ~ 5ml、0.9% 氯化钠注射液 10ml；②核对药物有效期；③检查药物质量：药物有无混浊、沉淀或絮状物，药瓶有无裂痕等。

（3）患者准备：嘱患者排便，摆好体位，以患者舒适为宜，注意保暖。

（4）环境准备：空气洁净、环境整洁、光线及温度适宜。

2. CVC 维护操作流程及评分标准见表 5-12。

表 5-12 CVC 维护操作流程及评分标准

项目总分	项目内容	操作流程	标准分	扣分标准	实得分
维护准备 20 分	护士准备	1. 着装整洁,符合要求	1	一项不符扣 0.5 分	
		2. 洗手,戴口罩、帽子	3	一项不符扣 1.0 分	
		3 核对、评估及告知 ⑴核对:两人采用两种以上方式进行核对患者的基本信息,查对医嘱及 CVC 维护手册;询问患者消毒液有无过敏史 ⑵评估:导管是否在位、滑脱、导管内有无血液;穿刺点有无渗血、渗液及脓性分泌物;皮肤有无湿疹、水疱;敷料有无卷边、松脱、完整性受损等 ⑶告知:维护的目的、配合方法及注意事项	5	一项不符扣 1.0 分	
		4. 洗手	1	一项不符扣 1.0 分	
	用物准备	查看操作用物、药物的有效期及质量	4	一项不符扣 1.5 分	
	患者准备	协助患者取舒适卧位,头向对侧偏转约 45°	3	一项不符扣 1.5 分	
	环境准备	空气洁净,环境整洁,光线及温度适宜	3	一项不符扣 0.5 分	

续表

项目总分	项目内容	操作流程	标准分	扣分标准	实得分
维护流程65分	维护前5分	1. 洗手	1	一项不符扣1.0分	
		2. 打开换药包，取出垫巾，在置管侧肩部及颈部下铺垫巾	3	一项不符扣1.0分	
		3. 去除固定输液接头的胶带	1	一项不符扣1.0分	
	维护中50分	**1. 更换接头及冲封管（17分）**			
		⑴洗手、戴手套	1	一项不符扣0.5分	
		⑵撕开75%酒精棉片外包装呈“口”状备用	1	一项不符扣1.0分	
		⑶准备冲封管液 1)取出预充式导管冲洗器，释放阻力，或用10ml注射器抽吸0.9%氯化钠注射液排气，备用 2)准备0～10U/ml肝素盐水3～5ml，安装输液接头，排气备用	2	一项不符扣0.5分	
		⑷一手持导管接头上方，另一手移除旧输液接头	1	一项不符扣0.5分	
		⑸消毒导管口：手持75%酒精棉片外包装，擦拭消毒导管外围及横截面，至少15s，自然待干	2	一项不符扣0.5分	
		⑹脉冲冲管：预充式导管冲洗器或0.9%氯化钠注射液10ml的注射器与导管相连，缓慢抽回血（回血不可抽至接头或注射器），见回血脉冲式冲管，夹闭封管夹	6	一项不符扣2.0分	
		⑺正压封管：打开封管夹，将安装有新输液接头的肝素盐水注射器与导管相连接，正压封管，夹闭封管夹（双腔CVC导管，需双管同时冲封管）	4	一项不符扣2.0分	

续表

项目总分	项目内容	操作流程	标准分	扣分标准	实得分
维护流程 65分	维护中 50分	2. 去除原有敷料(7分)			
		(1)去除透明敷料外胶带:用拇指轻压导管翼,沿四周平拉透明敷料,自下而上180° 去除原有透明敷料(不污染穿刺点,不牵拉导管)	3	一项不符扣1.0分	
		(2)评估穿刺点有无红肿、渗血、渗液,体外导管长度有无变化	1	一项不符扣0.5分	
		(3)先将导管从固定器里取出,再移除黏胶性固定装置(不污染穿刺点,不牵拉导管)	1	一项不符扣0.5分	
		(4)脱手套	1	一项不符扣1.0分	
		(5)洗手、戴无菌手套	1	一项不符扣0.5分	
		3. 消毒(10分)			
		(1)准备消毒液:撕开护理套件内75%酒精棉棒、2%葡萄糖酸氯己定乙醇溶液或有效碘浓度≥0.5%碘伏棉棒的包装袋	1	一项不符扣0.5分	
		(2)范围:直径≥15cm(或大于敷料面积)	1	一项不符扣0.5分	
		(3)75%酒精脱脂:一手用无菌纱布包裹输液接头,提起导管,手指夹持3根75%酒精棉棒,另一手避开穿刺点直径1cm处,擦拭消毒皮肤3次(顺—逆—顺),每次至少30s,在残胶处停留、浸润、清除残胶	4	一项不符扣1.0分	
		(4)消毒:放平导管,在穿刺点停留2s,擦拭消毒皮肤和导管3次(顺—逆—顺),每次至少30s,自然待干;消毒范围略小于75%酒精消毒面积并大于透明敷料面积	4	一项不符扣1.0分	

续表

<table>
<tr><th>项目总分</th><th>项目内容</th><th>操作流程</th><th>标准分</th><th>扣分标准</th><th>实得分</th></tr>
<tr><td rowspan="9">维护流程
65 分</td><td rowspan="5">维护中
50 分</td><td colspan="4">4. 导管固定(16 分)</td></tr>
<tr><td>(1)安装黏胶性固定器
1)摆放导管:“L”形、“U”形、“C”形或沿血管方向摆放
2)涂抹皮肤保护膜,将导管移入固定装置固定导管翼</td><td>5</td><td>一项不符扣 1.5 分</td><td></td></tr>
<tr><td>(2)粘贴透明敷料:患者头向对侧偏转约 45° ,单手持膜,以穿刺点为中心,高举平台法无张力放置敷料,导管塑形,黏胶性固定装置完全覆盖在透明敷料内,再用指腹从中间向四周抚压敷料,边撕边压,去除纸质边框,无菌胶带蝶形交叉固定导管及透明敷料,再以胶带横向固定敷料下缘</td><td>6</td><td>一项不符扣 1.0 分</td><td></td></tr>
<tr><td>(3)贴标识(标注 CVC 名称、维护日期及操作者姓名缩写),加强固定</td><td>3</td><td>一项不符扣 1.0 分</td><td></td></tr>
<tr><td>(4)用胶带高举平台法固定外露导管</td><td>2</td><td>一项不符扣 2.0 分</td><td></td></tr>
<tr><td rowspan="4">维护后
10 分</td><td>1. 撤垫巾,协助患者取舒适卧位</td><td>3</td><td>一项不符扣 1.5 分</td><td></td></tr>
<tr><td>2. 整理用物　医疗废物分类处置</td><td>1</td><td>一项不符扣 0.5 分</td><td></td></tr>
<tr><td>3. 脱手套、洗手,脱口罩及记录,再次核对</td><td>3</td><td>一项不符扣 1.0 分</td><td></td></tr>
<tr><td>4. 健康教育</td><td>3</td><td>一项不符扣 1.0 分</td><td></td></tr>
<tr><td colspan="2" rowspan="4">终末质量评定
5 分</td><td>1. 有效查对、遵循无菌技术操作原则及标准预防原则</td><td>2</td><td>一项不符扣 0.5 分</td><td></td></tr>
<tr><td>2. 关爱患者,有效沟通</td><td>1</td><td>一项不符扣 0.5 分</td><td></td></tr>
<tr><td>3. 操作规范,方法正确</td><td>1</td><td>一项不符扣 0.5 分</td><td></td></tr>
<tr><td>4. 用物齐备,处置规范</td><td>1</td><td>一项不符扣 0.5 分</td><td></td></tr>
</table>

续表

项目总分	项目内容	操作流程	标准分	扣分标准	实得分
提问（选题）5分		1. CVC导管维护的目的 2. CVC导管维护时的注意事项 3. CVC留置期间患者应注意事项	5	掌握5.0分，部分掌握3.0分，未掌握0分	
操作时间5分		15min	5	超时酌情扣分	
总 分					

3. **维护注意**

（1）勿用75%酒精棉棒直接消毒穿刺点。

（2）消毒液自然待干，避免皮肤过敏或湿疹发生。

（3）敷料更换：操作者的非惯用手托住导管翼，惯用手去除敷料时对着穿刺点方向以0°或180°的手法，尽可能不要污染皮肤及导管，切忌将导管带出体外。

（4）脉冲式冲管，正压封管。

（四）评价

1. 操作有序，动作轻柔、熟练。
2. 护士举止端庄，态度和蔼、语言流畅。
3. 患者安全，护患沟通有效。
4. 患者知晓日常维护及注意事项。
5. 遵守查对制度、无菌技术操作原则及标准预防原则。

（五）健康教育及注意事项

1. **健康教育** 参见第五章第四节健康教育标准。
2. **注意事项** 监测患者生命体征，警惕各种可能发生的并发症。

六、拔管

（一）拔管指征

1. 有导管相关并发症，经对症处理无法恢复导管功能或继续使用风险大。
2. 治疗结束，不再需要导管。
3. 治疗间歇期无法保证维护质量。
4. 导管周围出血不止，压迫也不能止血。
5. 导管的使用时间超过产品说明书推荐的留置期限。

（二）拔管人员的资质

应由接受专业培训的具有执业资格的医护人员进行拔除。

（三）拔管方法

1. **两人核对** 患者医嘱、床号、姓名及住院号（或 ID 号）。

2. **用物准备** 专用换药包、拆线剪。

3. 了解导管留置期间的情况，有无发生过血栓，解释拔管的目的和注意事项，查看血管超声的检查结果，排除血栓后，签署中心静脉导管拔管 / 手术拔港知情同意书（见附表 10）后可以拔管。

4. 协助患者取平卧位或半坐卧位。

5. 洗手，戴口罩、帽子。

6. 去除敷料。

7. 洗手、戴无菌手套。

8. 按中心静脉导管维护操作流程进行皮肤局部消毒。

9. 如果有缝合线，则需要拆线。

10. 嘱患者屏气，缓缓拔出导管，导管全部拔出后再用无菌纱布按压穿刺点。观察导管是否完整，导管外或尖端有无血栓。

11. 拔出导管后局部按压 5 ~ 10min，按压的力度要适中，至不出血为止，并用无菌敷料密闭固定穿刺点 24h 后移除，以免发生静脉炎、空气栓塞等并发症，告知患者如有任何不适应及时告知医护人员；保持穿刺点局部的清洁干燥。

（四）注意事项

1. CVC 拔管后，患者需要静卧 30min，观察患者有无呼吸困难、胸闷、局部有无血肿、渗血及皮下出血等。

2. CVC 留置时间根据产品说明书或临床具体情况决定使用时限。

3. 怀疑有置管相关并发症及时给予对症处理。

（李祥奎　杨　琴）

第六节 输液港植入技术

完全植入式输液港（totally implantable venous access port，TIVAP），简称输液港（PORT），包括胸壁式输液港和手臂式输液港，主要由供穿刺隔膜的港体（即“基座、穿刺座、注射座”）和静脉导管系统组成，是一种可以完全植入体内的闭合静脉系统，可用于长期静脉输注高浓度化疗药物、完全肠外营养液、血制品以及采集血标本等。该系统应用无损伤针经皮肤刺入封闭的注射座，形成输液通路。

输液港的植入和拔除属于外科手术，需独立职业医师（LIP）或经认证的高级实践护士（APRN）来执行，输液港应在局部麻醉下或手术时术中植入。

一、适用范围及慎用或禁用范围

（一）适用范围

1. 需长期或重复静脉输注药物。
2. 需长期间歇性静脉输注化疗药物。
3. 需静脉输入腐蚀性药物或肠外营养液（TPN）。
4. 输血、采集血标本。

（二）慎用或禁用范围

1. 患者出现菌血症或脓毒血症。
2. 不可纠正的凝血功能障碍。
3. 确定或怀疑对所用的生物材料有过敏的患者。
4. 上腔静脉阻塞综合征。
5. 预穿刺植入部位有过或计划进行放射治疗史。
6. 预穿刺植入部位有血栓形成或经受过血管外科手术或介入放射手术。
7. 接受过乳房根治术或腋下淋巴结清扫术侧肢体、锁骨下淋巴结肿大或有肿块。
8. 避开瘫痪侧肢体，如果患者全身瘫痪，有静脉输液治疗需求，尽量选择右侧肢体。
9. 避开安置起搏器侧肢体。
10. 局部组织因素可妨碍系统正常功能或手术入路。
11. 患者的身体大小不足以容纳植入器械尺寸。

二、穿刺部位及血管的选择

输液港的植入主要有两种植入方式：血管切开式导管植入法与经皮穿刺导管植入法。导管尖端理想的位置应位于上腔静脉与右心房交界处（CAJ），需经 X 线检查确认。

（一）穿刺部位

输液港植入部位见图 5-15，主要在颈部、锁骨下和前臂，实际植入的位置根据患者的个体差异决定。

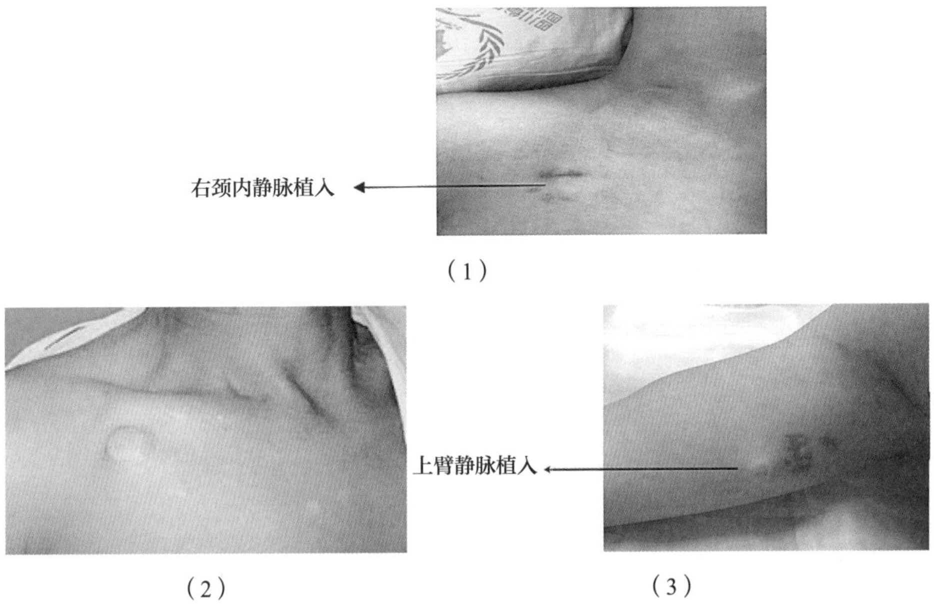

（1）

（2）　　（3）

图 5-15　输液港植入部位

（1）颈内静脉植入输液港；（2）锁骨下静脉植入输液港；（3）上臂静脉植入输液港。

（二）血管选择

输液港常植入的血管有颈内静脉、锁骨下静脉和上臂静脉（贵要静脉、肱静脉），胸壁式输液港选择锁骨下静脉、颈内静脉（因右侧颈内静脉进入上腔静脉的行程短而直，右侧胸膜顶部较左侧低，胸导管位于左侧，避免伤及胸导管，故右侧优于左侧）。婴幼儿建议选择颈内静脉。手臂静脉穿刺植入输液港，应询问患者非惯用手臂，但因血管解剖走行，右手臂优于左手臂。

血管选择原则是导管外径 / 血管内径比值≤ 45%。

三、穿刺工具型号的选择

（一）输液港分类

1. 按照导管的头端设计分为头端开口式输液港和头端闭合式、三向瓣膜输液港。三向瓣膜式头端呈圆弧状，导管在不使用时处于闭合状态。

2. 按照输液港管腔数目分为单腔和双腔。双腔输液港适用于同时输入两种及两种以上的药物和两种药物之间存在配伍禁忌时，双腔输液港的港体、注射座和导管是两套独立的系统。

3. 根据导管耐受性分为耐高压和不耐高压两种，耐高压导管用于注射造影剂等药物。

（二）输液港型号

根据港体大小分为：微小型输液港（适用于儿童）、小型输液港、标准型输液港、钛底标准型输液港。输液港类型见图 5-16。

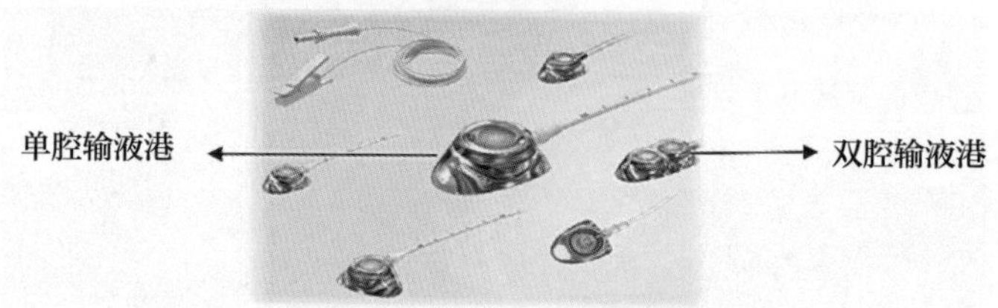

图 5-16 单腔、双腔输液港

（三）输液港附件

应根据插针用途、液体性质、患者体型及港体放置深度等选择合适型号和长度的无损伤针，在满足治疗需要的前提下，应采用最小规格的无损伤针，同时需保证针头能安全位于注射座底部。当用于抗生素、化疗药物等静脉输注时，无损伤针的型号可选择 20～22Ga，当用于血液制品输注和肠外营养液时选择 19～20Ga。选择无损伤针型号见表 5-13。无损伤针输液套件适用于连续静脉输注（图 5-17）。

表 5-13 选择无损伤针型号

型号 /Ga	针管直径 /mm	针长 /mm	适用人群
19	1.1	15/20/25	成人
20	0.9	15/20/25	成人
22	0.7	12/15/20/22	儿童

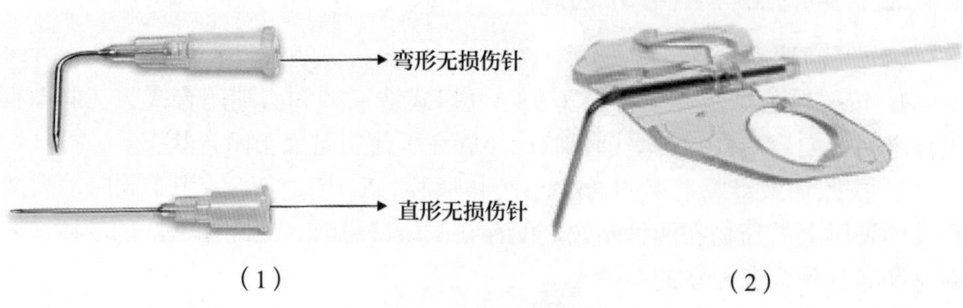

图 5-17 无损伤针输液套件

（1）植入时使用的无损伤针；（2）维护时使用的无损伤针。

四、植入操作流程

（一）目的

1. 长期或重复静脉输注药物。

2. 静脉输注化疗药物。

3. 静脉输注腐蚀性药物或肠外营养液（TPN）。

4. 输血、采集血标本。

（二）评估

1. **治疗方案** 评估输液时间、药物性质。

2. **评估患者**

（1）基本信息：姓名、性别、年龄、病情、用药史、有无消毒液过敏史、药物不良反应史、意识及配合程度，常规检查：血常规、出凝血时间、心电图等。

（2）穿刺部位：包括穿刺部位的选择、皮肤状况。

（3）穿刺血管：胸壁式输液港选择锁骨下静脉、颈内静脉（因右侧颈内静脉进入上腔静脉的行程短而直，右侧胸膜顶部较左侧低，胸导管位于左侧，避免伤及胸导管，故右侧优于左侧）。婴幼儿建议选择颈内静脉。手臂静脉穿刺植入输液港，应询问患者非惯用手臂，但因血管解剖走行，右手臂优于左手臂。

（4）患者心理：评估心理状态和合作程度。解释植入输液港的目的及穿刺植港时的注意事项，消除患者紧张情绪。

3. **穿刺工具** 在满足静脉输液治疗需要的前提下选择型号小的导管。

（三）实施

1. **准备**

（1）医生、护士准备：着装整洁，修剪指甲，规范洗手，戴口罩、帽子。

（2）用物准备

1）基本用物：病历牌、止血带、测量尺、速干洗手消毒液、砂轮、治疗车、医疗垃圾袋、生活垃圾袋、锐器盒等。

2）消毒液：75% 酒精脱脂，皮肤消毒液选择以下任意一种：① 2% 葡萄糖酸氯己定（CHG）乙醇溶液；②有效碘浓度 ≥ 0.5% 碘伏；③ 2% 碘酊和 75% 酒精。

3）穿刺用物：输液港套件（选择适宜型号的输液港，根据治疗需要及患者体形选择适宜的单腔或双腔输液港）、切开缝合手术包、无损伤针、10 ~ 20ml 注射器 1 ~ 2 副、1ml 注射器 1 副、纱布、止血敷料、> 10cm × 10cm

透明敷料 / 水胶体敷料、无针输液接头 / 肝素帽、输液港植入无菌穿刺包 1 个（内含：无菌无粉手套 2 副、一次性手术衣 2 套、吸水垫、治疗巾、大单、洞巾、止血带、纸尺）。

4）辅助穿刺用物：血管超声仪开机处于功能状态、无菌超声探头保护套、耦合剂、心电图机或心电监护仪开机调到体外模式，转换器与取下的右锁骨中点下缘电极相连，查看体外心电图并采集留样，无菌鳄鱼夹导联线、心内转换器或 C- 臂 X 线机。

5）药物准备：① 2% 盐酸利多卡因注射液 10ml 1 支、0.9% 氯化钠注射液 250ml、肝素钠注射液 5ml（100U/ml）；②核对药物有效期；③检查药物质量：药物有无混浊、沉淀或絮状物，药瓶有无裂痕等。

（3）患者准备：签署中心静脉置管知情同意书（见附表 5）。嘱患者更衣，排便，清洗置管部位，摆好体位，以患者舒适为宜，注意保暖。

（4）环境准备：空气洁净、环境整洁、光线及温度适宜。

2. 输液港手术植入操作流程

（1）手臂港手术植入操作流程见表 5-14，输液港安装位置见图 5-18。

表 5-14　手臂港手术植入操作流程

项目总分	项目内容	操作流程	要点与说明
植入准备	医生、护士准备	1. 着装整洁，符合要求	
		2. 洗手，戴口罩、帽子	
		3. 核对、评估及告知 (1) 采用两种以上方式进行核对患者的基本信息、查对医嘱，查看病史及相关化验报告，核对知情同意书 (2) 评估：患者病情、意识、配合程度、心理状态，询问有无消毒液过敏史；治疗疗程、药物性质；穿刺部位及皮肤；血管粗细、弹性及充盈度 (3) 告知：植入输液港的目的、植入过程、配合方法及注意事项	白细胞和血小板低于正常值应择期手术，至少使用两种以上的方式核对，床号不作为核对的方法；获得患者的知情同意；患者紧张时导致血管收缩；避开皮肤破损和感染的部位，以免发生导管感染；指导患者穿刺时的配合方法，避免说话、咳嗽、上肢活动，以免影响穿刺位置的确定
		4. 洗手	
	用物准备	查看操作用物及药物的有效期及质量并粘贴标识	确保用物处于完好备用状态

续表

项目总分	项目内容	操作流程	要点与说明
植入准备	患者准备	1. 更换清洁衣裤	
		2. 嘱患者排便、洗手	减少置管时排便
		3. 患者体位平卧,术肢外展与躯体成90°	
	环境准备	空气洁净,环境整洁,光线及温度适宜	
手术植入流程	植入前	1. 评估血管 血管超声评估穿刺血管:首选贵要静脉→次选肱静脉→末选头静脉 (1)手臂自然状态下血管超声评估血管情况 (2)扎止血带血管超声评估血管:在预穿刺部位10cm以上扎止血带评估血管,选择穿刺点,做好标记;松止血带	
		2. 在穿刺点下方2cm处做囊袋标记	
		3. 贴电极片	
		4. 测量 (1)导管植入长度:从预穿刺点沿静脉走向至右胸锁关节,再向下至第3胸肋间 (2)臂围:自肘横纹上方10cm处测量上臂臂围	
		5. 洗手	
		6. 打开穿刺包,戴无菌手套,在穿刺区域下铺吸水垫	
		7. 消毒	
		(1)范围:直径≥20cm	
		(2)消毒方法 1)脱脂:以穿刺点为中心,75%酒精棉球擦拭消毒皮肤3次(顺—逆—顺),每次至少30s;自然待干 2)消毒:以穿刺点为中心,消毒液擦拭消毒皮肤3次(顺—逆—顺),每次至少30s;自然待干	小于2个月的婴幼儿慎用2%葡萄糖酸氯己定乙醇溶液

续表

项目总分	项目内容	操作流程	要点与说明
手术植入流程	植入前	8. 取无菌治疗巾垫在术肢下，放置无菌止血带	
		9. 脱手套、洗手	
	植入中	1. 穿无菌手术衣，戴无粉无菌手套	
		2. 铺无菌大单及洞巾，覆盖术肢，暴露穿刺点	建立最大无菌屏障
		1. 准备用物 (1) 普通用物：无针输液接头、注射器、敷料、止血敷料、1ml/10ml/20ml 注射器放入无菌区内，助手协助操作者抽取 0.9% 氯化钠注射液 20ml，分别抽吸 2% 盐酸利多卡因注射液 1ml 及 10ml 备用 (2) 植港用物 1) 导管准备：输液港组套，用 0.9% 氯化钠注射液预冲输液港导管及港座、无损伤针、无针输液接头，检查导管完整性并浸润导管 2) 穿刺用物：穿刺针、穿刺鞘（扩张器及导管鞘）、扩皮刀、剪刀及切开缝合包等，按照操作顺序摆放用物 (3) 辅助穿刺用物：无菌腔镜套，无菌鳄鱼夹导联线	冲洗导管时必须使用至少 10ml 的注射器，防止小注射器的压强过大，损伤导管（耐高压输液港除外）
		2. 助手在血管超声探头上涂抹适量耦合剂，并协助罩上无菌保护套	
		3. 穿刺	
		(1) 扎止血带	
		(2) 穿刺血管，以 50° ~ 70° 直刺血管，见到回血后降低穿刺角度，将导丝沿穿刺针缓慢送入血管 10 ~ 15cm，松止血带，再缓慢送入导丝	推送导丝不可超过腋窝以上的位置
		(3) 将穿刺针缓慢回撤，保留导丝	
		(4) 使用 2% 利多卡因注射液在穿刺点旁局部麻醉	

续表

项目总分	项目内容	操作流程	要点与说明
手术植入流程	植入中	(5)用手术尖刀片沿导丝向外上扩皮,切开穿刺点皮肤深度约 5mm,宽度 1 ~ 2mm	在不伤及大血管基础上尽可能切深
		(6)将穿刺鞘(扩张器及导管鞘)沿导丝缓慢送入血管,并在下方垫无菌纱布	
		(7)固定导管鞘并按压穿刺点及导管鞘前方血管,将导丝及扩张器一同撤出	
		(8)固定好导管鞘,将导管沿导管鞘缓慢,匀速送入	
		(9)导管送入 10 ~ 15cm,嘱患者向穿刺侧转头,并将下颌贴近肩部,导管达到预定长度后嘱患者头部恢复原位	
		(10)撤出导管鞘,远离穿刺点撕裂导管鞘	
		6. 助手用血管超声仪检查颈内及锁骨下静脉,初步判断导管是否异位	
		7. IC-ECG 定位　助手连接无菌鳄鱼夹导联线	导联线一端连接转换器,另一端与输液港导丝相连,观察 P 波形态变化,当腔内电极到达 CAJ 时,P 波振幅正向最高
	囊袋术中	1. 选择皮肤囊袋位置	港体植入皮下 0.5 ~ 1cm,距离穿刺切口 2cm
		2. 2% 盐酸利多卡因注射液局部麻醉	局部麻醉部位为:隧道及囊袋周围
		3. 沿导管垂直方向作长约 3cm 切口,钝性分离皮下组织至筋膜,作出皮下囊袋	
		4. 用隧道针牵引导管到皮肤囊袋切口处,捋直皮下导管,避免导管打折,按压囊袋处 5 ~ 10min	避免发生导管破损导致渗漏或断裂,减少出血
		5. 将锁扣螺旋端朝向近心端,穿过隧道针	

续表

项目总分	项目内容	操作流程	要点与说明
手术植入流程	囊袋术中	6. 两人核对导管植入长度并用手术剪修剪导管	垂直于导管修剪，不能剪出斜面
		7. 导管过港体连接杆中间部位，推送锁扣，锁死	导管对接港体时不能推送至连接杆顶端，以免在推送锁扣时导管起皱受损
		8. 将港体放入囊袋	观察患者呼吸，询问患者的感觉，有无胸闷、疼痛等不适。操作完毕，仔细检查穿刺部位有无肿胀、渗血等情况
		9. 逐层缝合皮肤	
	植入后	1. 安置无损伤针抽回血，使用0.9%氯化钠注射液脉冲式冲管，用100U/ml肝素钠注射液5ml正压封管，固定无针输液接头	根据患者使用无损伤针的情况，保留或拔除无损伤针
		2. 使用止血敷料覆盖切口，使用透明敷料固定	
		3. 粘贴标识　注明导管名称、植入时间、操作者姓名缩写	
		4. 分类处理用物	
		5. 脱手术衣及手套、洗手、取口罩	
		6. 再次核对患者信息、记录	
		7. 健康宣教	

视频：手臂港手术植入操作流程

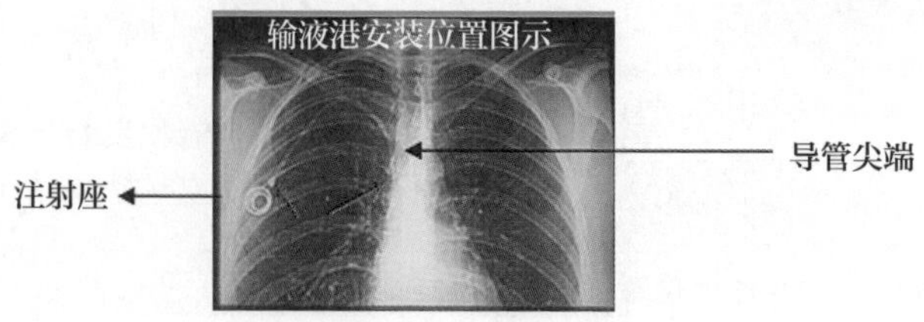

图 5-18　输液港植入后 X 线片显示

（2）胸壁港手术植入操作流程见表 5-15。

表 5-15　胸壁港手术植入操作流程

<table>
<tr><th colspan="2">项目</th><th>操作流程</th><th>要点与说明</th></tr>
<tr><td rowspan="11">植入准备</td><td rowspan="4">医生、护士准备</td><td>1. 着装整洁，符合要求</td><td></td></tr>
<tr><td>2. 洗手，戴口罩、帽子</td><td></td></tr>
<tr><td>3. 核对、评估及告知
(1) 核对：采用两种以上方式进行核对患者的基本信息、查对医嘱，查看病史及相关化验报告，核对知情同意书
(2) 评估：患者病情、意识、配合程度、心理状态，询问有无消毒液过敏史；治疗疗程、药物性质；穿刺部位及皮肤；血管粗细、弹性及充盈度
(3) 告知：植入输液港的目的、植入过程、配合方法及注意事项</td><td>白细胞和血小板低于正常值应择期手术，至少使用两种以上的方式核对，床号不作为核对的方法；获得患者的知情同意；患者紧张时导致血管收缩；避开皮肤破损和感染的部位，以免发生导管感染；指导患者穿刺时避免说话、咳嗽、上肢活动，以免影响穿刺位置的确定</td></tr>
<tr><td>4. 洗手</td><td></td></tr>
<tr><td>用物准备</td><td>查看操作用物及药物的有效期及质量并粘贴标识</td><td>确保用物处于功能位</td></tr>
<tr><td rowspan="3">患者准备</td><td>1. 更换清洁衣裤</td><td></td></tr>
<tr><td>2. 嘱患者排便</td><td>减少置管时排便</td></tr>
<tr><td>3. 患者体位　仰卧位</td><td></td></tr>
<tr><td>环境准备</td><td>空气洁净，环境整洁，光线及温度适宜</td><td></td></tr>
<tr><td rowspan="7">植入流程</td><td rowspan="7">植入前</td><td>1. 核对　医嘱及患者床号、姓名及住院号（或 ID 号）</td><td></td></tr>
<tr><td>2. 患者仰卧位，暴露输液港植入部位的皮肤</td><td></td></tr>
<tr><td>3. 洗手，戴无菌手套</td><td></td></tr>
<tr><td>4. 消毒</td><td rowspan="4"></td></tr>
<tr><td>(1) 范围：上至下颌，下至乳头上缘，两侧边腋中线</td></tr>
<tr><td>(2) 消毒方法</td></tr>
<tr><td>1) 脱脂：以穿刺点为中心，用 75% 酒精棉球擦拭消毒皮肤 3 次（顺—逆—顺），每次至少 30s；自然待干</td></tr>
</table>

续表

项目		操作流程	要点与说明
植入流程	植入前	2)消毒:以穿刺点为中心,消毒棉球擦拭消毒皮肤3次(顺—逆—顺),(范围稍小于75%酒精的消毒范围),每次至少30s;自然待干	
		5. 脱手套	
	植入中	1. 洗手,穿无菌手术衣、戴手套	冲洗导管时必须使用至少10ml的注射器,防止小注射器的压强过大,损伤导管(耐高压输液港除外)
		2. 准备用物 (1)普通用物:无针输液接头、注射器、敷料、止血敷料、10ml/20ml注射器放入无菌区内,助手协助操作者抽取0.9%氯化钠注射液20ml,分别抽吸2%盐酸利多卡因注射液1ml及10ml备用(两人核对) (2)植港用物 1)导管准备:输液港组套,用0.9%氯化钠注射液预冲输液港导管及港座、无损伤针、无针输液接头,检查导管完整性并浸润导管 2)穿刺用物:穿刺针、穿刺鞘(扩张器及导管鞘)、扩皮刀、剪刀及切开缝合包等,按照操作顺序摆放用物	
		3. 麻醉方法　成人采用2%盐酸利多卡因注射液行局部浸润麻醉	局部麻醉部位:包括穿刺点、囊袋及皮下隧道;婴幼儿可采用全麻
		4. 穿刺部位　选择颈内静脉或锁骨下静脉穿刺,穿刺见回血后送入导丝并退出穿刺针(推送导丝10～15cm,尾端留10～15cm),用手术尖刀片尽可能扩开穿刺点皮肤(刀片平行、斜面朝外,注意不能切断导丝),沿导丝植入穿刺鞘(扩张器和导管鞘),可螺旋推进,拔出扩张器和导丝,按压前方血管,拇指封堵血液,植入导管到预定长度,术中导管尖端定位可以选择X线片定位或腔内心电图协助定位,插入长度(导管进入血管内的长度):成人13～15cm,婴幼儿7～9cm,撤出导管鞘	便于导管顺利通过皮下隧道

续表

项目		操作流程	要点与说明
植入流程	植入中	5. 选择皮肤囊袋位置，局部麻醉（港体植入皮下 0.5 ~ 1cm，距离切口 0.5cm），隧道局部麻醉，用隧道针牵引导管到皮肤囊袋切口处，捋直皮下导管，避免导管打折	避免发生导管破损导致渗漏或断裂
		6. 修剪导管　垂直修剪导管（不能剪出斜面）。不可用止血钳夹闭导管套锁扣：黑色显影环对导管，导管对接港体正确连接锁扣：导管过港体连接杆中间部位，推送锁扣，锁死。	导管对接港体时不能推送至连接杆顶端，以免在推送锁扣时导管起皱受损，注意导管不能打折
		7. 将港体放入囊袋并用缝合线将港体缝合在筋膜上，预防港体翻转，注意避免缝针刺破导管	观察患者呼吸，询问患者无胸闷、疼痛等不适。操作完毕，仔细检查穿刺部位有无肿胀、渗血等情况
		8. 插入无损伤针抽回血，使用 0.9% 氯化钠注射液脉冲式冲管，用 100U/ml 肝素钠注射液 5ml 正压封管，固定无针输液接头	确认导管通畅无渗漏
		9. 逐层缝合皮肤	
		10. 缝合针处无菌敷料固定	
		11. 健康教育	
	植入后	1. 医疗废物分类处置	保存患者植港的基本信息
		2. 脱手术衣、手套、洗手，取口罩、健康宣教、记录	
		3. 将植入的输液港产品条形码贴在手术记录单上	
检查位置		X 线片检查，确定导管无打折和扭曲	确保导管尖端位置在上腔静脉下 1/3（图 5-18）

3. **植入注意**　婴幼儿血管一般较细小，应选择婴幼儿专用输液港，但血管穿刺使用的可撕裂鞘相对较粗，故应选择较为粗大的颈内静脉作为穿刺点，可在全麻下进行穿刺。另外，应避免输液港导管尖端进入心脏内，以免导致血管损伤和心房填塞。

（四）评价

1. 操作有序，动作轻柔、熟练。

2. 护士端庄，态度和蔼，语言流畅。

3. 患者安全，护患沟通有效。

4. 患者知晓植港后的日常维护及注意事项。

5. 遵守查对制度、无菌技术操作原则及标准预防原则。

6. 导管尖端在上腔静脉的下 1/3 或 CAJ 位置。

（五）健康教育及注意事项

1. 健康教育

（1）植港前

1）利用书面、专栏图片等资料，详细介绍输液港的特点、优点及可能发生的并发症。

2）向患者和家属讲解植港经费等问题。

3）告知操作过程及术中配合要点，根据病情做好患者及家属的心理护理，解除家属的顾虑。

4）更换清洁、袖口宽松的衣服。

5）清洁植港部位皮肤。

6）嘱患者排便。

（2）植港中

1）心理护理：指导患者放松，如深呼吸、听音乐等。

2）操作过程中：如患者出现心慌、胸闷、呼吸困难、肢体麻木等不适应立即告诉操作者，患者不可随意活动身体和肢体，不可触摸无菌区域及无菌物品。

（3）植港后

1）放射检查确认港体及导管的位置，有无扭转或损耗。

2）穿刺局部间断冰敷 24h：一天 3 次，每次 20min。

3）植入 24h 内穿刺侧肢体减少活动，24h 后可酌情增加活动，输液港不影响日常工作及家务劳动。

4）植入输液港后 48h 内更换敷料，观察局部出血情况，有渗血及时更换。

5）观察港体及囊袋情况，出现下列情况需立即告知护士：穿刺部位疼痛、局部敷料渗血、渗液、敷料潮湿及松脱。

6）放置输液港部位可能会出现皮下瘀斑，1 ~ 7d 会自行消失。

7）间断拆线：局部切口根据愈合情况 7 ~ 25d 内完成拆线，要保持局部皮肤清洁，输液港切口愈合前及输液治疗期间，不宜洗澡。

2. **注意事项**

（1）严格执行无菌技术操作原则。

（2）不同的港体型号、穿刺部位使用不同的隧道针，如部分患者因消瘦锁骨突出，锁骨上凹明显，呈山峰状，可以将隧道针中间折弯，前段保持直线后部弯曲。

（3）皮下隧道牵引导管时，避免导管打折，使港体与囊袋皮肤平行，不要有斜面成角。

五、输液港维护

（一）目的

1. 保持港体及导管通畅。
2. 预防伤口及导管相关性感染。
3. 输液港使用周期延长。

（二）评估

在使用/维护输液港之前，认真、全面评估，包括患者全身及穿刺伤口状况、导管功能、治疗方案等，以保证患者输液港留置期间的治疗需求及安全。

1. **治疗方案**　是否实施输液、输血治疗；输入药物的种类、性质、用药量、用药频率、输入方式等，输血的种类、量、频率等。

2. **评估患者**

（1）基本信息：姓名、性别、年龄、疾病种类、意识、出凝血功能、自我护理能力及消毒液过敏史等。

（2）穿刺部位

1）植入部位：有无渗血、分泌物等。

2）皮肤：有无湿疹、皮肤水疱等。

3）手臂：有无肿胀。

（3）患者心理：评估心理状态和合作程度。解释维护目的及维护时的注意事项，消除患者紧张情绪。

（三）实施

1. **准备**

（1）护士准备：着装整洁，修剪指甲，规范洗手，戴口罩、帽子。

（2）用物准备

1）基本用物：速干洗手消毒液、砂轮、治疗车、医疗垃圾袋、生活垃圾袋、锐器盒等。

2）消毒液：75% 酒精脱脂，皮肤消毒液选择以下任意一种：① 2% 葡萄糖酸氯己定（CHG）乙醇溶液（年龄＜2个月应慎用）；②有效碘浓度≥0.5%碘伏；③2%碘酊和75%酒精。

3）维护用物：无损伤针、专用换药包、10～20ml注射器1～2副、无菌手套2副、无针输液接头。

4）药物准备：①核对0.9%氯化钠注射液10ml、肝素盐水5ml（100U/ml）；②核对药物有效期；③检查药物质量：药物有无混浊、沉淀或絮状物，药瓶有无裂痕等。

（3）患者准备：排便，摆好体位，以患者舒适为宜，注意保暖。

（4）环境准备：空气洁净、环境整洁、光线及温度适宜。

2. 插入及拔除无损伤针操作流程及评分标准见表5-16。

表5-16 插入及拔除无损伤针操作流程及评分标准

项目总分	项目内容	操作流程	标准分	扣分标准	实得分
维护准备20分	护士准备	1. 着装整洁，符合要求	1	一项不符扣0.5分	
		2. 洗手，戴口罩、帽子	3	一项不符扣1.0分	
		3. 核对、评估及告知 (1)核对：采用两种以上方式进行核对患者的基本信息、查对医嘱、询问有无消毒液过敏史，核对护理记录单 (2)评估：患者病情、意识、配合程度、心理状态；输液港植入部位皮肤有无红、肿、热、痛等炎性反应；倾听患者主诉，输液是否通畅 (3)告知：插入无损伤针的目的、过程、配合方法及注意事项	5	一项不符扣1.0分	
		4. 洗手	1	一项不符扣1.0分	
	用物准备	查看操作用物、药物的有效期及质量，备标识	4	一项不符扣1.0分	
	患者准备	1. 嘱患者排便	1	一项不符扣1.0分	

续表

项目总分	项目内容	操作流程	标准分	扣分标准	实得分
维护准备20分	患者准备	2. 患者体位 (1)手臂港:植港侧手臂外展90°,暴露输液港植入部位皮肤 (2)胸壁港:平卧位或坐位,头偏向对侧,充分暴露输液港植入部位	3	一项不符扣1.5分	
	环境要求	空气洁净、环境整洁、光线及温度适宜	2	一项不符扣0.5分	
维护流程65分	维护前15分	1. 洗手,打开换药包:将准备的所有用物投入无菌换药盘	2	一项不符扣1.0分	
		2. 戴手套	1	一项不符扣1.0分	
		3. 在穿刺区域下铺巾	1	一项不符扣1.0分	
		4. 0.9%氯化钠注射液10ml连接无损伤针并排气,抽吸肝素盐水(100U/ml)5～10ml并连接输液接头后排气放在无菌治疗巾内	1	一项不符扣0.5分	
		5. 皮肤消毒 (1)范围:直径≥15cm	4	一项不符扣2.0分	
		(2)消毒方法 1)脱脂:以穿刺点为中心,用75%酒精棉球擦拭消毒皮肤3次(顺—逆—顺),每次至少30s;自然待干 2)消毒:以穿刺点为中心,消毒棉球擦式消毒皮肤3次(顺—逆—顺),每次至少30s;自然待干	6	一项不符扣1.0分	
	维护中27分	**1. 无损伤针穿刺输液港注射座(15分)**			
		(1)穿刺点选择:用非主力手的拇指、示指和中指呈C字形固定注射座;另一手持无损伤针,针尖斜面与输液港座出口反方向;自三指中心处垂直刺入输液港穿刺隔	6	一项不符扣1.0分	

续表

项目总分	项目内容	操作流程	标准分	扣分标准	实得分
维护流程65分	维护中27分	(2)打开小夹子,抽回血,用0.9%氯化钠注射液10ml脉冲式冲管,夹闭小夹子,移除注射器	5	一项不符扣1.5分	
		(3)将输液接头与导管接口紧密连接并打开小夹子,用肝素盐水(100U/ml)5ml正压封管,夹闭延长管	4	一项不符扣1.0分	
		2. **固定无损伤针**(5分)			
		(1)在无损伤针下方垫小纱布	1	一项不符扣1.0分	
		(2)单手持透明敷料并单手高举平台法固定无损伤针,两条胶带固定延长管部分(1条无菌胶带蝶形交叉固定敷料下缘延长管出口部位,再1条无菌胶带横向固定于蝶形交叉上方加强固定作用)	2	一项不符扣1.0分	
		(3)贴标识	1	一项不符扣0.5分	
		(4)用胶带高举平台法固定输液接头	1	一项不符扣1.0分	
		3. **静脉输液**(7分)			
		(1)输液接头:用手持75%酒精棉片外包装,擦拭消毒导管外围及横截面,至少15s,自然待干;用0.9%氯化钠注射液10ml的注射器抽回血并脉冲式冲管连接输液器	4	一项不符扣1.0分	
		(2)打开输液器开关	1	一项不符扣1.0分	
		(3)妥善固定静脉输液管,按治疗要求调节输液速度	1	一项不符扣0.5分	
		(4)正确记录输液卡	1	一项不符扣1.0分	
	拔除无损伤针23分	1. 洗手,打开换药包,在穿刺区域下铺巾	1	一项不符扣0.5分	

续表

项目总分	项目内容	操作流程	标准分	扣分标准	实得分
维护流程 65 分	拔除无损伤针 23 分	2. 备冲封管液	1	一项不符扣 1.0 分	
		3. 洗手、戴无菌手套	1	一项不符扣 1.0 分	
		4. 输液接头:用 75% 酒精棉片擦拭消毒导管外围及横截面,至少 15s,自然待干	2	一项不符扣 1.0 分	
		5. 使用 0.9% 氯化钠注射液 10ml 脉冲式冲管,肝素盐水(100U/ml)5ml 正压封管	3	一项不符扣 1.5 分	
		6. 0° 或 180° 手法去除敷料及无损伤针下的小纱布	2	一项不符扣 1.0 分	
		7. 脱手套、洗手、戴无菌手套	2	一项不符扣 0.5 分	
		8. 以拇指与示指、中指呈三角形固定注射座,嘱患者深吸气,在屏气的同时快速拔出无损伤针	3	一项不符扣 1.0 分	
		9. 用无菌纱布按压止血 3 ~ 5min	1	一项不符扣 1.0 分	
		10. 检查拔出无损伤针的完整性,观察患者的生命体征	1	一项不符扣 0.5 分	
		11. 用无菌敷料贴于穿刺处 24h	1	一项不符扣 1.0 分	
		12. 医疗废物分类处置	1	一项不符扣 1.0 分	
		13. 脱手套、洗手,记录及再次核对	2	一项不符扣 0.5 分	
		14. 健康教育	2	一项不符扣 1.0 分	
终末质量评定 5 分		1. 有效查对、遵循无菌技术操作原则及标准预防原则	2	一项不符扣 0.5 分	
		2. 关爱患者,有效沟通	1	一项不符扣 0.5 分	

续表

项目总分	项目内容	操作流程	标准分	扣分标准	实得分
终末质量评定 5 分		3. 操作规范,方法正确	1	一项不符扣 0.5 分	
		4. 用物齐备,处置规范	1	一项不符扣 0.5 分	
提问(选题)5 分		1. 输液港使用期间注意事项 2. 输液港间歇期注意事项 3. 输液港维护时间 4. 输液港维护时,肝素钠浓度 5. 输液港间歇期常见并发症有哪些?如何预防及处理	5	掌握 5.0 分,部分掌握 3.0 分,未掌握 0 分	
操作时间 5 分		10min	5	超时酌情扣分	
总　分					

视频：插入及拔除无损伤针操作流程

3. **植入注意**

（1）若皮肤有红、肿、热、痛等炎性反应，应暂停使用。

（2）患者平卧位或坐位，双手自然放置在躯体两侧，手臂港需要将置管侧手臂外展，避免输液港港体竖起影响无损伤针的插入。

（3）注意无菌技术操作，排尽连接管内空气。

（4）穿刺时动作轻柔，不要过度绷紧皮肤，直达储液槽基座底部，有触底感即停止，感觉有阻力时不可强行进针，以免针尖与注射座底部推磨受损形成倒钩，拔针时易损伤输液港的硅胶隔膜，导致液体渗漏。

（5）穿刺后抽回血确认针头在输液港内。

（6）婴幼儿根据患儿的皮脂厚度选择合适型号与规格的无损伤针。

（7）标识：注明输液港名称、维护日期、操作者姓名缩写。

（四）评价

1. 操作有序，动作轻柔、熟练。

2. 护士举止端庄，态度和蔼、语言流畅。

3. 患者安全，护患沟通有效。

4. 患者知晓日常维护及注意事项。

5. 遵守查对制度、无菌技术操作原则及标准预防原则。

（五）健康教育及注意事项

1. 健康教育

（1）留置期间保护好输液港植入部位，不要擦拭、挤压局部，以免发生港体囊袋破裂、感染。

（2）出院后应每4周内至少应维护一次，必须在有资质进行输液港维护的医院进行导管维护，避免导管堵塞。宜每3～6个月复查胸片一次。

（3）告知患者及家属应及时报告的症状

1）输液港植入后感染（图5-19），植入局部皮肤出现红、肿、热、痛则表明皮下有感染或渗漏，必须返院就诊。

2）肩部、颈部及同侧上肢水肿、疼痛，须及时到医院进行检查。

3）局部皮肤破损，港体外露及时告知医护人员。

4）出现不明原因的寒战、高热应及时到医院检查。

（4）婴幼儿家长抱小孩时避免用力撞击输液港所在部位，避免外力导致输液港破损。

（5）指导患者及家属其注意事项，提供维护手册，留下联系电话，必要时提供协助。

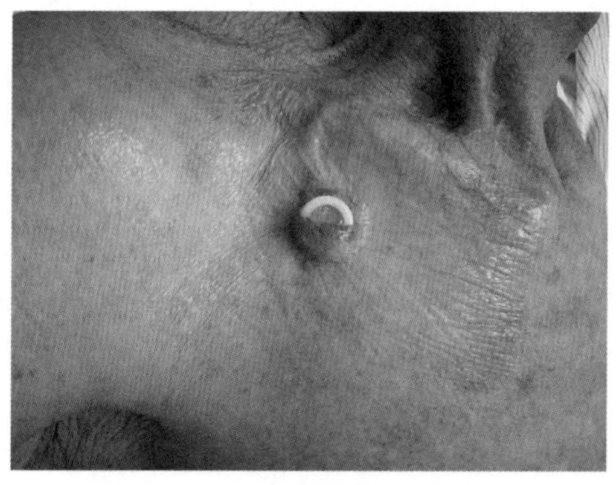

图5-19 输液港植入后感染

2. 注意事项

（1）维护时

1）输液期间每周由专人负责更换无损伤针，操作时需严格无菌技术操作。

2）无损伤针从输液港中点垂直、轻柔刺入，避免穿刺力度过大导致针尖弯曲形成倒钩，针尖斜面宜与输液港港座出口反方向，使其冲管效果最佳。

3）每次注射用药前应抽回血证实无损伤针位于输液港内方可用药，避免药物注入皮下或局部组织，造成局部组织积液、感染或坏死。

4）避免使用10ml以下注射器注药，避免高压推注造影剂（耐高压输液港除外）。

5）密切观察穿刺部位有无局部肿胀、疼痛、皮疹等症状。

6）选择型号适宜的无损伤针，使其与皮肤平齐的同时安全地留置在输液港内。

7）妥善固定无损伤针，以防脱出。

（2）输液港用药

1）用药前需抽回血，确认导管功能，应使用10ml以上注射器进行回抽及注射。

2）注射器推注化疗药物时，需边推注药物边检查回血，以防药物外渗损伤邻近组织。

3）使用两种以上不同药物时，应使用10ml以上0.9%氯化钠注射液脉冲式冲管，以防止因药物化学成分不同而产生沉淀。

4）在输注时输液泵压力不应高于25kPa，严禁高压注射造影剂，防止导管破裂（耐高压导管除外）。

5）注意观察输液速度，输液速度减慢应排除有无回血堵塞导管或输液管道受压。注意及时更换液体瓶，以免空气进入导管，引起空气栓塞。

6）注射完毕，应脉冲式冲洗导管后正压封管。

（3）输液港采血时：采血标本时，先用0.9%氯化钠注射液10ml脉冲式冲管，初始抽出至少5ml血液并丢弃，儿童减半，再更换注射器抽出所需检查的血液量；血液采集完成后再用0.9%氯化钠注射液10ml脉冲式冲管，肝素盐水（100U/ml）5ml正压封管。

（4）输液港的冲封管

1）每次静脉输注前应抽回血和用0.9%氯化钠注射液10ml脉冲式冲管，评估输液港功能。

2）输注血制品和高黏稠液体后应用0.9%氯化钠注射液10ml脉冲式冲洗输液港。

3）冲封管时将穿刺针的斜面反向于导管出口方向。

4）输液结束后，拔出无损伤针前用0.9%氯化钠注射液10ml脉冲式冲洗输液港，再用肝素盐水（100U/ml）5ml 正压封管，防止血液反流进入注射座。

（5）输液港维护时间

1）连续性输液每 8h 用 0.9% 氯化钠注射液 10ml 脉冲式冲管一次。

2）治疗间歇期，正常情况下每四周至少冲封管一次。

六、拔港

静脉输液治疗完毕，没有治疗需求或出现不能够解决的并发症，应及时拔港。

（一）输液港拔除指征

1. 导管出现夹闭综合征。
2. 注射座渗漏。
3. 出现导管相关性血流感染。
4. 导管相关性血栓合并感染。
5. 导管与港座分离或断裂。
6. 不宜仅以留置时间长短作为静脉导管拔除依据。
7. 治疗结束。

（二）拔港人员的资质

应由接受专业培训的具有执业资格的医护人员进行拔除。

（三）拔港手术操作流程

1. 准备

（1）医生准备：着装整洁，修剪指甲，规范洗手，戴口罩、帽子。

（2）用物准备

1）基本用物：病历牌、速干洗手消毒液、砂轮、治疗车、医疗垃圾袋、生活垃圾袋、锐器盒等。

2）消毒液：75% 酒精脱脂，皮肤消毒液选择以下任意一种：① 2% 葡萄糖酸氯己定（CHG）乙醇溶液（年龄 < 2 个月应慎用）；②有效碘浓度≥ 0.5% 碘伏；③ 2% 碘酊和 75% 酒精。

3）拔港用物：切开缝合包 1 个（无菌无粉手套 2 副、一次性手术衣 2 套、吸水垫、治疗巾、大单、洞巾）、10～20ml 注射器 1～2 副、纱布、> 10cm×10cm 透明敷料 / 水胶体敷料、止血敷料、切开缝合包 1 个。

4）药物准备：① 2% 盐酸利多卡因注射液 10ml 1 支、0.9% 氯化钠注射液 250ml 1 袋；②核对药物有效期；③检查药物质量：药物有无混浊、沉淀或絮状物，药瓶有无裂痕等。

（3）患者准备：签署中心静脉导管拔除 / 拔港知情同意书（见附表 10），

排便，摆好体位，以患者舒适为宜，注意保暖。

（4）环境准备：空气洁净、环境整洁、光线及温度适宜。

2. 输液港拔除手术操作流程见表5-17。

表5-17 输液港拔除手术操作流程

项目总分	项目内容	操作流程	要点与说明
拔港准备	医生准备	1. 着装整洁，符合要求	
		2. 洗手，戴口罩、帽子	
		3. 核对、评估及告知 ⑴核对：采用两种以上方式进行核对患者的基本信息、查对医嘱，查看病史及相关化验报告，询问有无消毒液过敏史；查看拔港知情同意书 ⑵评估：患者病情、意识、配合程度、心理状态，输液港植入部位皮肤有无红、肿、热、痛等炎性反应 ⑶告知：配合方法及注意事项	白细胞和血小板低于正常值应暂缓手术；血管超声排除导管外血栓；患者紧张时导致血管收缩；避开皮肤破损和感染的部位，以免发生导管感染
		4. 洗手	
	用物准备	查看操作用物、药物的有效期及质量	
	患者准备	1. 嘱患者排便	
		2. 患者体位 ⑴手臂港：平卧位，植港侧手臂外展90°，暴露输液港植入部位皮肤 ⑵胸壁港：平卧位，头偏向对侧，充分暴露输液港植入部位	
	环境要求	空气洁净、环境整洁、光线及温度适宜	
拔港流程	拔港前准备	1. 洗手，打开输液港拔除的无菌包	
		2. 戴手套，在穿刺区域下铺吸水垫	
		3. 输液港植入部位皮肤消毒	
		⑴范围：整个手臂	

续表

项目总分	项目内容	操作流程	要点与说明
拔港流程	拔港前准备	(2)消毒方法 1)脱脂:以穿刺点为中心,用75%酒精棉球擦拭消毒皮肤3次(顺—逆—顺),每次于少30s;自然待干 2)消毒:以穿刺点为中心,消毒棉球擦式消毒皮肤3次(顺—逆—顺),每次于少30s;自然待干	
		4. 取无菌治疗巾垫在术肢下	
		5. 脱手套、洗手	
		6. 穿无菌手术衣,戴无粉无菌手套	
		7. 铺无菌大单及洞巾,覆盖术肢,暴露穿刺点	建立最大无菌屏障
		8. 拔港用物　切开缝合包、敷料、10ml或20ml注射器投入无菌区内	
		9. 抽吸2%盐酸利多卡因注射液10ml,抽吸0.9%氯化钠注射液10ml浸润缝合线	
	拔港中	1. 洗手,穿无菌手术衣,戴无粉、无菌手套	
		2. 2%盐酸利多卡因注射液局部麻醉囊袋周围	成人可采用2%盐酸利多卡因注射液行局部浸润麻醉;部位包括港体周围。婴幼儿可采用全麻
		3. 沿既往手术瘢痕做手术切口,钝性分离皮下组织至港体外纤维膜	
		4. 切开纤维膜,游离港体	
		5. 将港体从囊袋内取出,缓慢拔出导管	
		6. 按压止血5 ~ 10min	注意术中应充分止血
		7. 检查拔出港体及导管的完整性,观察患者的生命体征	拔出导管过程中应注意切勿剪断导管;观察患者,若有不适应立即停止拔管

续表

项目总分	项目内容	操作流程	要点与说明
拔港流程	拔港中	8. 逐层缝合皮肤	
		9. 切口处使用止血敷料	
		10. 用无菌敷料贴于穿刺处 24h	
		11. 医疗废物分类处置	
		12. 洗手,记录,再次核对	
		13. 健康教育	
	拔港后	首次 48h 内换药,间断拆线时间:常规为 1 周后根据切口愈合情况拆线,2 周内拆完,若存在切口渗血、渗液、红肿等情况时,处理相应并发症并酌情延长拆线时间	若有渗血、渗液等特殊情况,及时就医进行处理

3. **拔港注意**

（1）输液港拔除前了解患者拔除输液港的原因：是治疗结束还是出现不可解决的并发症，为拔港手术提供依据。

（2）输液港拔除前先血管超声排除导管外血栓、X 线片确认其完整性及血常规检查，并与患者沟通告知手术的相关知识及可能出现的并发症，取得患者同意后签字。

（3）手术中严格无菌技术操作，拔除过程中遇到阻力时不要采取暴力拔管，医务人员应讨论合理的移除方法。

（4）输液港拔除后应检查导管的长度与植入时长度是否一致，避免导管部分脱落移入体内。

（何阳科　常　菁）

第七节　动脉穿刺技术

动脉穿刺技术主要用于动脉采血、动脉穿刺置管行有创动脉压监测、主动脉球囊反搏和经动脉穿刺的各种介入诊疗技术。目前穿刺不限于护士，除浅动脉和浅静脉穿刺外，大多数其他血管穿刺技术如动脉穿刺置管行有创动脉压监测、体外膜肺氧合技术（ECMO）穿刺置管等均由经过培训的医师操作。本节介绍动脉采血技术、有创动脉血压监测导管置入及维护。

一、动脉采血技术

（一）适用范围及慎用或禁用范围

1. 适用范围

（1）各种创伤、手术、疾病所致的呼吸功能障碍者需采集动脉血进行血气分析。

（2）呼吸衰竭、使用机械通气的患者需采集动脉血进行血气分析。

（3）心、肺复苏抢救后需要继续监测血气分析的患者。

2. 慎用或禁用范围 无绝对禁忌证。

（二）穿刺部位及血管的选择

选择表浅易于触及、穿刺方便、体表侧支循环丰富、远离静脉和神经的动脉。通常选用桡动脉、肱动脉、股动脉、足背动脉，婴幼儿可选择头皮动脉，出生 48h 内的新生儿可选用脐动脉；成人首选桡动脉。

（三）穿刺工具型号的选择

采血器材推荐选择采用专用的动脉采血器。

（四）穿刺操作流程

1. 目的 采动脉血进行血气分析检验。

2. 评估

（1）采血方案：采动脉血进行血气分析的目的。

（2）评估患者

1）基本信息：姓名、性别、年龄、体温、是否氧疗及给氧浓度、病情及意识等。

2）穿刺部位：穿刺部位及皮肤状况。

3）穿刺血管：动脉的搏动情况、充盈度。

4）患者心理：心理状态和合作程度。解释穿刺目的及注意事项，消除患者紧张情绪。

（3）穿刺工具：动脉采血器。

3. 实施

（1）准备

1）护士准备：着装整洁，修剪指甲，规范洗手，戴口罩、帽子。

2）用物准备：①基本用物，无菌治疗盘、有效碘浓度≥ 0.5% 碘伏、无菌手套、棉签、体温计、采血条码、速干手消毒液、砂轮、治疗车、医疗垃圾袋、生活垃圾袋、锐器盒等；②穿刺用物：动脉采血器等；③药物准备：必要时备 2% 盐酸利多卡因注射液 1 支，核对药物的有效期；检查药物质量：药物有无混浊、沉淀或絮状物，药瓶有无裂痕等。

3）患者准备：排便，皮肤清洁，测量体温，摆好体位，以患者舒适、方便采血为宜。

4）环境准备：空气洁净、环境整洁、光线及温度适宜。

（2）动脉采血主要操作流程见表 5-18。

表 5-18　动脉采血主要操作流程

项目		操作流程
采血准备	护士准备	1. 着装整洁,符合要求
		2. 洗手,戴口罩、帽子
		3. 核对、评估及告知 ⑴核对:采用两种以上方式核对患者的基本信息、查对医嘱,查看病史及相关化验报告,是否有凝血功能障碍;评估患者病情、意识、配合程度、心理状态,询问有无消毒液过敏史;是否氧疗、是否机械通气 ⑵评估:穿刺部位皮肤状况、触摸穿刺动脉搏动是否良好;体温及给氧浓度 ⑶告知:动脉采血目的、操作过程及配合要点
		4. 选手
	用物准备	查看操作用物及药物的有效期及质量;贴好标签
	患者准备	1. 平卧休息 15min、机械通气患者其通气设置至少保持 30min 不变
		2. 平卧,穿刺侧上臂或下肢外展
	环境准备	空气洁净,环境整洁,光线及温度适宜
采血流程	采血前	核对医嘱及患者基本信息、洗手、打开动脉采血器(真空采血器)、戴无菌手套、以穿刺点为中心,有效碘浓度≥ 0.5% 碘伏擦拭消毒穿刺皮肤,自然待干
	采血中	1. 取出动脉采血器(真空采血器),将采血器芯杆向前推至零刻度线,再抽回预设至所需刻度(抗凝剂均匀分布在采血器内壁)
		2. 定位　操作者位于穿刺侧,在已消毒范围内触摸预穿刺动脉搏动最明显处,固定于两指之间
		3. 穿刺方法 ⑴斜刺:逆动脉血流方向穿刺,以搏动最明显处进针。表浅动脉如桡动脉、足背动脉常采用斜刺

续表

项目		操作流程
采血流程	采血中	(2)直刺:示指、中指在动脉搏动最明显处纵向两侧固定动脉,示指、中指能摸到搏动,中间是搏动最明显处,采血器在中间垂直进针,见回血后固定针头,标本血量(1 ~ 2ml)足够后拔针。股动脉宜采用直刺血管
		4. 血标本处理 (1)见有鲜红色血液达到所需量(1 ~ 2ml)后拔针:左手取无菌干棉签按压穿刺点,右手迅速拔针;抽出血标本应立即隔绝空气
		(2)将注射器在手中转动 3 ~ 5 次,颠倒混匀 5 次、手搓 5s,以保证抗凝剂完全作用,防止凝血
		(3)按压穿刺点 5 ~ 10min(力度以摸不到动脉搏动为宜)
		(4)核对患者信息
		(5)检验单上注明采血时间、是否氧疗及给氧浓度、患者体温
		(6)核对后及时送检分析(如大于 15min 未分析,须保存在 4℃条件下冷藏)
	采血后	1. 用物分别处置
		2. 脱手套,洗手
		3. 记录

（3）采血注意

1）体位：①桡动脉采血时患者坐位或卧位，腕部伸直或外展，掌心向上，手自然放松保持过伸位；②肱动脉采血时患者取坐位或平卧位，上肢伸直略外展，掌心向上，肘关节下可垫一小枕，使患者舒适，穿刺点在肱二头肌内侧沟肱动脉搏动最明显处斜进针；③股动脉采血需保护患者隐私，取仰卧位，脱去外裤，充分暴露腹股沟，穿刺侧大腿向外展外旋，小腿屈曲 90°，呈蛙式。

2）动脉选择：位于体表暴露部位，易扪及、易定位，周围无重要组织，易于按压止血。首选桡动脉。

4. 评价

（1）患者及家属了解动脉采血目的、配合要点。

（2）操作规范，熟练、有效。

（3）无护理操作不当导致的并发症发生。

（4）遵循查对制度、符合无菌技术操作原则及标准预防原则。

5. **健康教育及注意事项**

（1）健康教育

1）向患者及家属讲解采集动脉血目的，取得患者及家属配合。

2）了解患者是否有传染性疾病，实施标准预防。

（2）注意事项

1）评估患者是否有出凝血障碍或接受抗凝、溶栓治疗，有无发生大出血或血肿危险。

2）部位选择要准确，避免伤及血管和神经。

3）采集血气标本时最好采用真空动脉采血器。

4）标本必须隔绝空气。

5）及时送检。

（五）拔针

1. **拔针指征** 动脉血标本采集完毕即可拔针。

2. **拔针方法** 快速拔除，立即使用棉签、棉球或纱布在穿刺点加压。

3. **拔针后注意事项**

（1）拔针后注意观察局部情况，防止出血或血肿形成；观察穿刺点，确认无出血方可离开。

（2）穿刺点按压5～10min，向患者及家属讲解按压的目的及意义，预防穿刺点出血形成皮下血肿。

（3）有出凝血障碍或接受抗凝、溶栓治疗的患者拔针后按压时间大于10min。

二、有创动脉血压监测导管置入及维护

有创动脉血压监测导管置入是将动脉测压导管置入动脉内，通过压力监测仪直接测量动脉内压力的方法。直接动脉压监测可持续准确地显示每一个心动周期的血压变化，直接显示收缩压、舒张压和平均动脉压，对于血管痉挛、休克、体外循环转流的患者，其测量结果更为可靠。

（一）适用范围及慎用或禁用范围

1. **适用范围**

（1）呼吸、心搏骤停后需要复苏的患者。

（2）大面积心肌梗死和严重心力衰竭、体外循环心内直视手术患者。

（3）多器官功能衰竭或严重创伤以及其他血流动力学不稳定的危重症患者。

（4）严重周围血管收缩的患者。

（5）进行重大手术或有生命危险的手术患者术中和术后监护。

（6）控制性降压和低温麻醉患者。

（7）需反复抽取动脉血标本的患者。

（8）需用血管活性药物进行血压调控的患者。

（9）选择性造影、动脉插管化疗的患者。

2. 慎用或禁用范围

（1）Allen 试验阳性者禁在同侧桡动脉穿刺。

（2）穿刺局部皮肤有感染破溃者。

（3）雷诺现象和脉管炎患者。

（4）严重凝血功能障碍的患者。

（5）手术操作涉及同一部位时。

（二）穿刺部位及血管的选择

1. 穿刺部位　上肢或下肢。

2. 血管选择　应选择具有广泛侧支循环的动脉。常用桡动脉、股动脉、腋动脉、肱动脉及足背动脉。桡动脉因穿刺容易和管理方便，为首选部位。

（三）穿刺工具型号的选择

短时间测压可采用动静脉留置针（非蝶翼型）进行穿刺，型号为 18～24Ga。根据患者年龄、体重选择合适型号的穿刺针。若置管测压时间较长者可采用专门的动脉测压导管。临床上常采用一次性使用动静脉留置针进行穿刺。

（四）置管操作流程

1. 目的

（1）持续动态监测动脉压力变化过程。

（2）根据波形变化判断心脏收缩功能。

（3）应用血管活性药物时直接反应药物疗效。

（4）避免反复穿刺，减轻患者痛苦及减少出血。

2. 评估

（1）桡动脉置管时应进行 Allen 试验，评估侧支循环情况。

（2）评估患者

1）基本信息：姓名、性别、年龄、病情、意识等。

2）穿刺部位：穿刺部位及皮肤选择。

3）穿刺血管：动脉搏动情况。

4）患者心理：心理状态和合作程度。解释穿刺目的及注意事项，消除患者的紧张情绪。

（3）穿刺工具：根据血管粗细选择穿刺针的型号及合适的动脉导管。

3. 实施

（1）准备

1）护士准备：着装整洁，修剪指甲，规范洗手，戴口罩、帽子。

2）用物准备

①基本用物：无菌治疗盘、消毒液、无菌手套、棉签、速干手消毒液、砂轮、治疗车、医疗垃圾袋、生活垃圾袋、锐器盒等。

②穿刺用物：消毒器械包、动脉穿刺包、急救设备、动脉测压装置等。

③药物准备：2% 盐酸利多卡因注射液 1 支，核对药物的有效期。

④检查药物质量：药物有无混浊、沉淀或絮状物，药瓶有无裂痕等。

3）患者准备：①皮肤清洁，根据穿刺部位，摆好体位，以患者舒适为宜。②桡动脉穿刺置管需作 Allen 试验（指艾伦试验，临床上用于检查桡动脉和尺动脉之间的吻合状态，评估手部的血液供应）。

4）环境准备：空气洁净、环境整洁、光线及温度适宜。

Allen 试验步骤（图 5-20）：①先将患者手臂抬高至心脏水平以上，操作者用双手同时按压桡动脉和尺动脉；②嘱患者做数次捏拳和松开动作，之后紧握拳头 30s 至手掌变白；③放低手臂，松开对尺动脉的按压，继续保持按压桡动脉；④观察手部皮肤转红时间（0 ~ 7s 表示血液循环良好，8 ~ 15s 属可疑，大于 15s 属供血不足。大于 15s 称为 Allen 试验阳性，不宜选用此侧桡动脉作穿刺置管）。

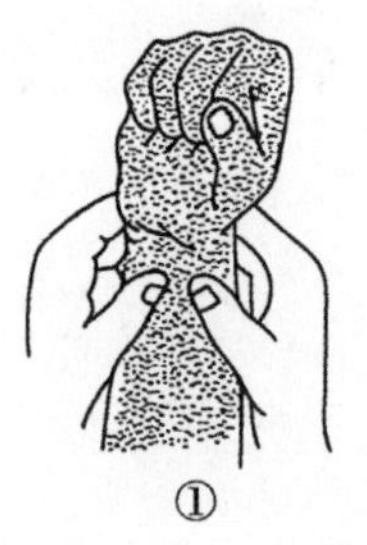
①

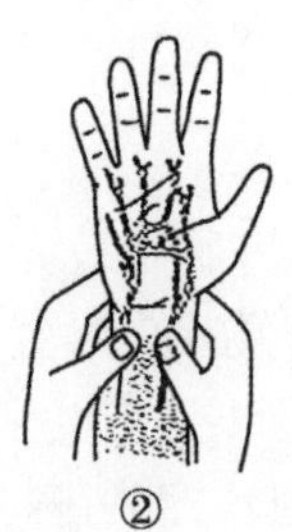
②

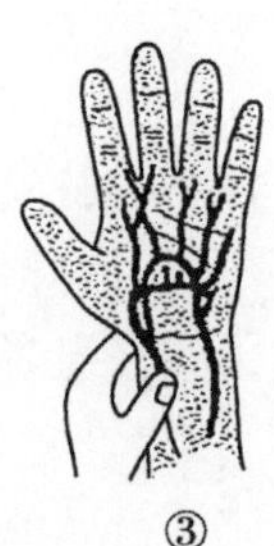
③

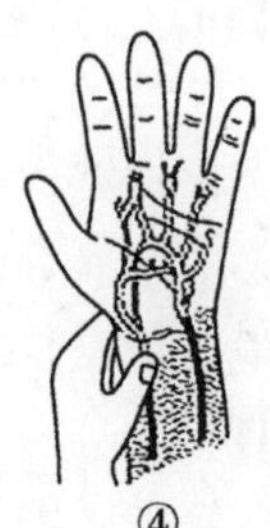
④

图 5-20 Allen 试验步骤

对于昏迷或合作欠佳的患者可采用脉搏氧饱和度法判断手掌侧支循环（图 5-21）：①把血氧饱和仪指套接于患者待测手掌拇指上，首先记录基础血氧饱和度（SPO_2）波形图；②操作者用双手于腕横纹上 2cm 按压并阻断桡动脉、尺动脉，直至 SPO_2 读数消失；③松开对尺动脉的按压，继续保持按压桡动脉，观察血氧饱和度的恢复情况。SPO_2 下降 2% 以内或基本不变，表示代偿良好，可以做桡动脉穿刺。

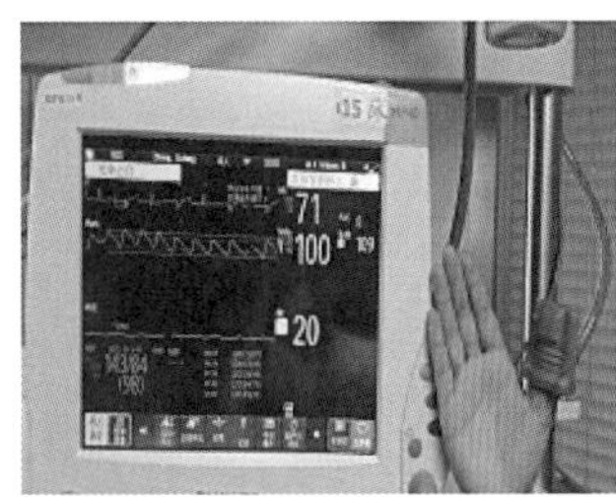

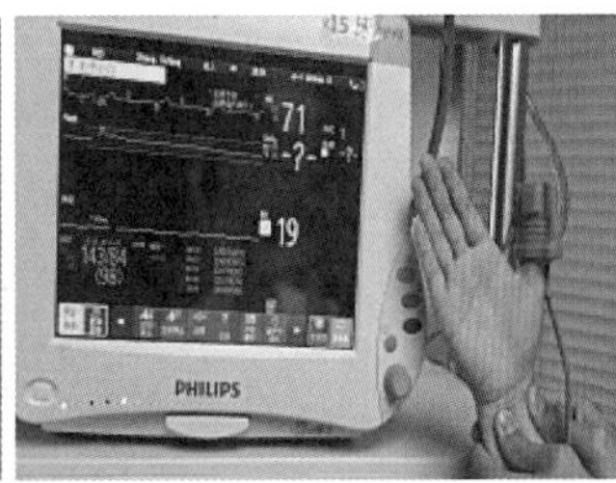

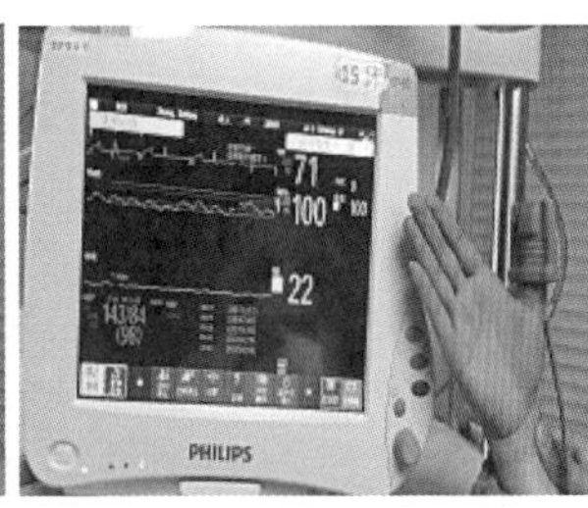

图 5-21　脉搏氧饱和度法判断手掌侧支循环

（2）有创动脉血压监测导管置入主要操作流程（以桡动脉穿刺为例）见表 5-19。

表 5-19　有创动脉血压监测导管置入主要操作流程（以桡动脉穿刺为例）

项目		操作流程
置管准备	护士准备	1. 着装整洁,符合要求
		2. 洗手,戴口罩、帽子
		3. 核对、评估及告知 (1)核对:采用两种以上方式进行核对患者的基本信息、查对医嘱,查看病史及相关化验报告,是否有凝血功能障碍 (2)评估:患者病情、意识、配合程度、心理状态,询问有无消毒液过敏史;穿刺部位侧支循环情况(Allen 试验或脉搏氧饱和度法判断);穿刺部位皮肤状况、触摸穿刺动脉搏动是否良好 (3)告知:有创动脉血压监测导管置入目的、操作过程及配合要点
		4. 洗手
	用物准备	查看操作用物及药物的有效期及质量;贴好标签
	患者准备	1. 充分暴露穿刺部位,保护患者隐私
		2. 平卧
	环境准备	空气洁净,环境整洁,光线及温度适宜
置管流程	置管前	1. 洗手
		2. 核对医嘱及患者基本信息

续表

项目		操作流程
置管流程	置管前	戴无菌手套，以穿刺点为中心，有效碘浓度≥0.5%碘伏消毒穿刺部位
		3. 2%盐酸利多卡因注射液局部麻醉
	置管中	1. 在腕横纹上方1cm处摸清桡动脉后，用肝素盐水排尽穿刺针内空气
		2. 用连接好注射器的套管针从引针孔处进针，套管针与皮肤成15°～30°向近心方向斜刺，与桡动脉走行相平行进针，当针头穿过桡动脉壁时有突破坚韧组织的落空感，并有血液呈搏动状涌出，证明穿刺成功
		3. 降低套管针，与皮肤成10°，再将其向前推进1mm，使外套管的圆锥口全部进入血管腔内，用手固定针芯，将外套管送入桡动脉内并推至所需深度，拔出针芯
		4. 连接测压装置；固定
	置管后	1. 用物分别处置
		2. 脱手套，洗手
		3. 记录

（3）置管注意

1）桡动脉穿刺之前进行Allen试验。

2）严格无菌技术操作，尽量减少损伤动脉。

3）穿刺之后用肝素盐水冲洗动脉，如果有血凝块要抽出弃去，不能够注入。

4. 评价

（1）患者及家属了解动脉置管目的、配合要点。

（2）操作规范，熟练。

（3）无护理不当导致的并发症发生。

（4）遵循查对制度、符合无菌技术操作原则及标准预防原则。

5. 健康教育及注意事项

（1）健康教育

1）穿刺前向患者及家属讲解有创动脉血压监测导管置入目的、可能的并发症及预防措施，取得患者及家属配合并签署知情同意书。

2）向患者及家属讲解避免置管肢体过度活动引起导管打折移位或脱出。

3）置管期间保持穿刺部位清洁干燥，预防感染、血栓、血肿等并发症的发生。

4）了解患者是否有传染性疾病，实施标准预防。

（2）注意事项

1）保证动脉穿刺点局部干燥。

2）动脉测压管内严禁空气，应定时检查管道内有无气泡。

3）动脉测压管的各个接头连接处要旋紧，防止脱开或渗漏。

4）保持测压管道通畅，妥善固定套管、延长管及测压侧肢体，防止导管受压或扭曲。

5）留置导管用加压袋将肝素液 2 ~ 5ml/h 持续输入动脉内或间断冲洗，肝素液浓度为 5U/ml，避免导管内血液凝固，保证管道通畅。

6）如患者出现高热、寒战，应及时寻找感染源。尽早拔除动脉导管，必要时取导管尖端培养或做血培养以协助诊断，并根据医嘱合理应用抗生素。

7）穿刺之后发现血管痉挛、血栓或者血肿等并发症要及时拔除导管，必要时取出血凝块。

8）当动脉波形出现异常、低钝、消失时，考虑动脉穿刺针有打折或血栓堵塞现象。

9）定时观察穿刺肢体血运情况，以免发生肢端坏死。

（五）拔管

1. 拔管指征

（1）患者病情平稳，不需要持续有创动脉血压监测或不需要频繁采集动脉血标本。

（2）严重导管相关性血流感染患者。

2. 拔管方法　备好无菌棉球或纱布，消毒后紧贴穿刺点，快速拔除导管，立即使用棉球或纱布在穿刺点加压，加压后用绷带做环状包扎并定时松开。

3. 拔管注意事项

（1）穿刺点按压 10min，凝血功能障碍者再延长按压 20min，必要时抬高穿刺侧肢体。向患者及家属讲解按压的目的及意义，预防穿刺部位发生出血。

（2）按压后用无菌敷料及绷带环形加压包扎穿刺部位 30min，30min 后松开敷料，观察无出血及血肿后取下敷料。

（贾　平）

第八节 血液净化通路技术

血液净化是把患者血液引出身体外，并通过净化装置除去某些致病物质，净化血液以达到治疗疾病的目的。建立和维持良好的血管通路是保证血液净化顺利进行和充分透析的关键，患者称之为“生命线”。临床上将血管通路分为临时性血管通路和永久性血管通路。临时性血管通路包括动脉直穿（因损伤血管临床上已不再使用）和中心静脉导管置入（包括股静脉、颈内静脉、锁骨下静脉）。长期血管通路的建立主要有：自体动、静脉内瘘成形术、人造血管内瘘成形术、带隧道带涤纶套双腔导管。

一、临时性血管通路的使用及维护

理想的血管通路应符合以下要求：①充足的血流速度，可满足临床治疗需求；②避免血凝、栓塞、感染等并发症发生；③置入快速、便于护理；④低再循环率、良好的血液相容性。⑤患者舒适。

（一）适用范围及慎用或禁用范围

1. 适用范围

（1）急性肾功能衰竭、腹膜透析出现紧急并发症。

（2）慢性肾功能衰竭内瘘未成熟或未建立血管通路前，出现各种危急患者生命的并发症，如急性左心衰竭、高钾血症、严重的酸中毒等。

（3）其他疾病急需行血液净化治疗的患者，如血液灌流、免疫吸附、血浆置换或连续性肾脏替代治疗（CRRT）等。

2. 慎用或禁用范围

（1）广泛腔静脉系统血栓形成或严重狭窄。

（2）穿刺局部有感染。

（3）凝血功能障碍。

（4）患者不合作。

（二）穿刺部位及血管的选择

1. 穿刺部位 颈部、胸部及腹股沟。

2. 血管选择 颈内静脉、股静脉及锁骨下静脉；优先考虑颈内静脉，当患者不能平卧时，选择股静脉。

（三）穿刺工具型号的选择

一般选择双腔，根据患者身高确定导管的型号与规格。成人右颈内静脉常规选择 12 ~ 15cm 长度的导管，左颈内静脉选择 15 ~ 19cm 长度的导管，股静脉选择长度大于19cm以上的导管。

（四）穿刺操作流程

1. **目的**　建立血透通路。

2. **评估**

（1）治疗方案：建立临时性血管通路的治疗需求。

（2）评估患者

1）基本信息：姓名、性别、年龄、病情及意识等。

2）穿刺部位：根据患者病情、卧位情况选择穿刺部位及血管。

3）穿刺血管：血管充盈，周围皮肤完好。

4）患者心理：评估患者心理状态和合作程度。

（3）穿刺工具：根据患者的身高确定导管型号。

3. **实施**

（1）准备

1）护士准备：着装整洁，修剪指甲，规范洗手，戴口罩、帽子。

2）用物准备：①基本用物，无菌治疗盘、消毒液、无菌手套、棉签、速干手消毒液、治疗巾、纱布、胶布、注射器、砂轮、治疗车、医疗垃圾袋、生活垃圾袋、锐器盒等；②穿刺用物：中心静脉导管套件等；③药物准备：2%盐酸利多卡因注射液1支，肝素钠注射液12 500U/支、0.9%氯化钠注射液，核对药物的有效期；④检查药物质量：药物有无混浊、沉淀或絮状物，药瓶有无裂痕等。

3）患者准备：排便、清洁穿刺部位、摆好体位，以患者舒适为宜。

4）环境准备：空气洁净、环境整洁、光线及温度适宜。

（2）血透导管穿刺置管流程：洗手→戴无菌手套→消毒→2%盐酸利多卡因注射液局部麻醉→穿刺→抽回血→判断是静脉血→送导丝→拔穿刺针→破皮扩张→送导管→拔导丝→0.9%氯化钠注射液10ml脉冲式冲管→肝素盐水正压封管→关闭夹子→上肝素帽→缝合固定→包扎固定→分类整理用物→脱手套→洗手→记录。

（3）穿刺注意事项：判断穿刺的血管是动脉还是静脉非常重要，不要误穿入动脉。

4. **评价**

（1）患者及家属了解置管目的及配合要点。

（2）操作规范、熟练，穿刺成功率高。

（3）没有因操作不当导致的并发症发生。

（4）遵循查对制度、符合无菌技术操作原则及标准预防原则。

5. 健康教育及注意事项

（1）健康教育

1）讲解置管目的及可能发生的并发症，取得患者配合。

2）正确穿脱衣物，防止非计划拔管。

3）了解患者是否有传染性疾病，正确实施标准预防。

（2）注意事项

1）评估血管是否有狭窄或畸形，有无发生大出血或血肿的危险。

2）操作过程中严格遵循无菌技术操作原则，防止针刺伤的发生。

（五）留置导管的使用及维护

1. 临时性血管通路留置导管前护理见表 5-20。

表 5-20　临时性血管通路留置导管前护理

置管部位	心理护理	健康教育	体位
颈内静脉	介绍导管重要性，取得术中配合	患者身体状况许可，洗头，清洁皮肤	去枕平卧，肩背部垫一薄枕，取头低位10°～15°，头后仰略偏向左侧（一般选右侧穿刺）
股静脉	取得术中配合	局部备皮，清洁皮肤	仰卧位，屈膝、大腿外旋外展45°，穿刺侧臀部垫高，充分显露股三角，特殊患者如心衰不能平卧可采用半坐位；完全坐位或前倾位则不宜行股静脉置管
锁骨下静脉	取得术中配合	洗头，清洁皮肤	平卧于15°～30°倾斜于操作台面，肩部垫高，头偏向对侧，穿刺侧上肢外展45°、后伸30°，向后牵拉锁骨

2. 留置导管的使用和维护

（1）评估导管：查看导管固定是否妥当，评估置管口及周围皮肤有无红肿、渗血、渗液、脓性分泌物及破溃等现象。

（2）洗手→取下导管处敷料→洗手→戴无菌手套→铺无菌治疗巾→有效碘浓度≥0.5%碘伏消毒穿刺口及周围皮肤→用纱布包裹肝素帽并取下→75%酒精棉片擦拭消毒导管接口和夹子至少15s→连接注射器→打开夹子→抽出导管内封管液和可能形成的血栓→导管静脉端推注首次抗凝剂的剂量→连接血透管路→固定透析导管→开启血泵进行透析治疗（透析管路与导管连接处用无菌治疗巾覆盖）。

（3）当透析机发出报警提示透析结束时，洗手→戴无菌手套→按常规回血下机→停血泵→关闭管路和导管上的夹子→分离管路和中心静脉导管→用0.9% 氯化钠注射液 10ml 分别对动、静脉端管腔进行脉冲式冲管→肝素盐水正压封管→立即夹闭导管→拧紧无菌肝素帽→妥善固定导管→脱手套→洗手→记录。

（4）肝素盐水：封管液浓度为 500 ~ 1 000U/ml；封管液量：根据导管上的容量标注来推注，特殊情况下遵医嘱，导管长度不同容量也不同。肝素帽应每次更换；留置导管的患者应每日监测体温，怀疑导管感染时应及时就诊。

（六）拔管

1. 拔管指征

（1）导管相关性感染，抗感染治疗无效。

（2）导管失去功能，不能满足透析血流量。

（3）导管周围出血、止血无效。

（4）不再需要血液净化治疗，或可使用其他血管通路。

2. 拔管方法

（1）导管拔除前对患者和导管状态进行评估。

（2）操作者戴无菌手套，铺无菌巾。

（3）导管局部严格消毒。

（4）用无菌剪刀剪开固定导管的缝合线。

（5）拔除导管。

（6）无菌纱布包扎。

（7）按压血管穿刺点 20 ~ 30min。

3. 拔管后注意事项

（1）拔管后注意观察局部情况，防止出血或血肿形成。

（2）拔管时禁止坐位，防止静脉内压力低而产生空气栓塞。

（3）拔管当天不能洗澡，以防感染。

（4）股静脉拔管后 4h 不能下床活动。

二、自体动、静脉内瘘的使用及维护

自体动、静脉内瘘成形术是通过外科手术，将患者的动、静脉在皮下吻合建立的血管通道。术后患者动脉血液流至浅表静脉，达到血液透析所需的血流量要求，便于血管穿刺，从而建立血液透析体外循环。内瘘成熟指内瘘透析时易于穿刺，穿刺时渗血风险最小，在整个透析过程中均能提供充足的血流量，能满足每周 3 次以上的血液透析治疗。判断标准：①物理检查：吻合口震颤良好，无异常增强、减弱或消失；瘘体段静脉走行平直、表浅、易穿刺，粗细均匀，有足够可供穿刺的区域，瘘体血管壁弹性良好，可触及震颤，无搏动增强、减弱或消失；②满足“6”原则特性：即测定自然血流量≥ 600ml/min，血管内径≥ 0.6cm，皮下深度 <0.6cm，血管边界清晰可见。

（一）适用范围及慎用或禁用范围

1. 适用范围 慢性肾衰竭需要长时间血液透析治疗的患者。

2. 慎用范围

（1）预期患者生存时间短于 3 个月。

（2）心血管状态不稳定，心力衰竭未控制或低血压患者。

（3）手术部位存在感染。

（4）经同侧锁骨下静脉进行心脏起搏器安装患者。

（5）未纠正的严重凝血功能障碍。

3. 禁用范围

（1）左心室射血分数 < 30%。

（2）四肢近心端大静脉或中心静脉存在严重狭窄、明显血栓或因邻近病变影响静脉回流且不能纠正。

（3）患者前臂 Allen 试验阳性，禁止行前臂动、静脉内瘘吻合术。

（二）穿刺部位及血管的选择

1. 穿刺部位 前臂腕部

2. 血管选择 桡动脉 - 头静脉内瘘最常用，动、静脉内瘘初次穿刺时，要观察内瘘血管走向，触摸感受血管管壁的厚薄、弹性、深浅及瘘管是否通畅，通畅的内瘘血管震颤及搏动明显。

（三）穿刺工具型号的选择

在动、静脉内瘘使用的最初阶段，建议使用小号 17Ga 穿刺针，以减少对内瘘的损伤，使用 5 ~ 10 次后无血肿发生，可改为 16Ga 或 15Ga 较粗的内瘘针进行穿刺。

（四）穿刺操作流程

1. 目的 建立血管通路，保证足够的血流量，使患者能顺利完成血液透析治疗。

2. 评估

（1）治疗方案：建立自体动、静脉内瘘成形术，满足治疗需求。

（2）评估患者

1）基本信息：姓名、性别、年龄、病情及意识等。

2）穿刺部位：皮肤无损伤及感染。

3）穿刺血管：内瘘的搏动及震颤情况、充盈度。

4）患者心理：评估患者心理和合作程度。

（3）穿刺工具：原则上能保证透析血流量的穿刺工具。

3. **实施**

（1）准备

1）护士准备：着装整洁，修剪指甲，规范洗手，戴口罩、帽子。

2）用物准备：①基本用物：无菌治疗盘、内瘘针、无菌无粉手套、棉签、有效碘浓度≥0.5%碘伏、治疗巾、注射器、止血带、创可贴、胶布；②药物准备：核对药物的有效期；③检查药物质量：药物有无混浊、沉淀或絮状物，药瓶有无裂痕等。

3）患者准备：排便，清洁穿刺部位，平卧，上肢外展，以患者舒适为宜。

4）环境准备：空气洁净、环境整洁、光线及温度适宜。

（2）动、静脉内瘘穿刺操作流程见表5-21。

表5-21 动、静脉内瘘穿刺操作流程

项目		操作流程
穿刺准备	护士准备	1. 着装整洁，符合要求
		1. 洗手，戴口罩、帽子
		2. 核对、评估及告知 ⑴核对：采用两种以上方式核对患者的基本信息、查对医嘱，查看病史及相关化验报告，是否有凝血功能障碍，透析机型号；评估患者病情、意识、配合程度、心理状态，询问有无消毒液过敏史；有无血液透析治疗的需求；进行穿刺部位Allen试验 ⑵评估：穿刺前评估内瘘皮肤有无皮疹、发红、淤青、感染等，手臂是否清洁，仔细摸清血管走向，感觉震颤强弱，发现震颤减弱或消失及时通知医生 ⑶告知：穿刺动、静脉内瘘目的、操作过程及配合要点
		4. 洗手
	用物准备	查看操作用物及药物的有效期及质量；贴好标签
	患者准备	1. 嘱患者排便及洗手
		2. 平卧，上肢外展，充分暴露内瘘血管
	环境准备	空气洁净，环境整洁，光线及温度适宜

续表

项目		操作流程
穿刺流程	穿刺前	1. 核对医嘱及患者床号、姓名及住院号(或 ID 号)
		2. 洗手、戴手套
		3. 消毒方法 (1)脱脂:以穿刺点为中心,75% 酒精擦拭消毒皮肤 3 次(顺—逆—顺),直径≥ 10cm (2)消毒:以穿刺点为中心,消毒棉球擦拭消毒皮肤 3 次(顺—逆—顺),直径≥ 10cm,至少 30s/ 次,自然待干
	穿刺中	1. 排尽空气
		2. 穿刺 (1)内瘘针与皮肤成 30° 进针,见回血后,再将内瘘针向前推进 2mm;静脉穿刺点距动脉穿刺点间隔在 5 ~ 8cm,遵医嘱由静脉端推注抗凝剂 (2)选择动脉穿刺点,内瘘针与皮肤成 20° ~ 30° 进针,当针头穿过血管壁时有落空感,并有血液成搏动状涌出,证明穿刺成功;动脉穿刺点距吻合口的距离至少 3cm 以上
	穿刺后	1. 固定　动、静脉内瘘针分别由两条胶带交叉固定针翼,一条胶带固定内瘘针尾,针眼用创可贴覆盖
		2. 连接　连接透析管路,设置透析参数
		3. 体位　协助患者取舒适体位
		4. 整理床单元,医疗废物分类处置
		5. 洗手,脱手套,记录,再次核对患者信息及透析机型号
		6. 行健康教育及终末处理

（3）穿刺注意

1）体位：平卧位或半卧位，内瘘侧手臂自然外展，穿刺血管充分暴露。

2）血管选择：内瘘血管走向清晰，震颤明显、搏动良好；静脉血管充盈；血管皮肤完好，周围组织无硬结，易于穿刺固定，拔针后易于按压止血。

3）动脉穿刺点距吻合口距离至少 3cm 以上，针尖呈向心方向穿刺；静脉穿刺点距动脉穿刺点间隔在 5 ~ 8cm，针尖呈向心方向穿刺。

4）首次穿刺由有经验的护士操作，可先在内瘘血管上穿刺一针做引血，血流量不超过 200ml/min。成功两三次后无血肿发生可行两针穿刺，两针穿刺点相距至少 8cm 以上，以减少再循环，提高透析质量。穿刺部位要轮换，切忌定点穿刺，每个穿刺点相距 > 0.5cm。

4. **评价** 同临时性通路的使用及维护。

5. **健康教育及注意事项**

（1）健康教育

1）讲解内瘘维护的重要性，取得患者配合。

2）指导患者及家属在透析间隙进行内瘘功能锻炼：动、静脉内瘘手术后，术侧手有规律的挤压握力球，使血管壁增厚，血流量增加及判断内瘘是否通畅。

3）加强患者自我护理：①穿着袖口宽松的衣服，内瘘侧肢体禁止受压，不能提重物，不能佩戴过紧的饰物，睡眠时避免穿刺侧卧位；②不随意自行包扎敷料或伤口，若发现有渗血、疼痛难忍时，应立即联系手术医生，及时处理；③术后当日穿刺侧肢体做适当的握拳动作及腕关节运动，防止血栓形成；④术后 7d 进行早期功能锻炼，促进动静脉内瘘早期成熟；⑤指导患者判断内瘘是否通畅，将非手术侧手触摸瘘口及内瘘近心端的血管，若扪及震颤或听到血管杂音，则提示通畅。

（2）注意事项

1）穿刺原则：先穿刺静脉再穿刺动脉。

2）操作过程中密切观察患者面色、神志、生命体征的变化，做好记录，发现问题及时处理。

3）严格无菌技术操作原则，每个穿刺部位必须消毒至少 3 次。

（五）拔针

1. **拔针指征** 透析治疗结束。

2. **拔针方法** 有效碘浓度≥ 0.5% 碘伏消毒，准备好棉球，在拔针的同时使用棉球按压穿刺点上方，指压常以示指和中指按压，一手指垂直按压于皮肤的进针点，另一手指垂直压住血管进针点。力度以既能止血，又能扪及搏动为宜，按压时间为 20 ~ 30min。

3. **拔针后注意事项**

（1）观察穿刺点及局部情况，防止出血或血肿形成。

（2）向患者及家属讲解按压目的及意义，预防并发症的发生。

（3）按压的力度以既能止血，又能扪及搏动为宜。

（4）指导患者用两点按压法止血。

（程予波　黄　楠）

第九节 脐带导管置入技术

脐带导管置入应由医生或经过该专业培训的注册护士，通过认证的独立从业者来完成，可视为一种手术程序。脐带导管置入包括脐静脉、脐动脉导管置入。该技术仅用于新生儿。新生儿脐静脉与周围静脉相比，粗而易见、容易穿刺置管。脐动脉是监测动脉血压、血气分析最方便的部位；脐静脉穿刺置管在新生儿窒息复苏的抢救过程中常作为建立静脉通道的首要方法，发挥作用快，可明显提高抢救成功率，减少并发症。

一、脐静脉导管置入及维护

新生儿及胎儿自然通畅的脐静脉是通向人体重要血液循环——门静脉系统的途径。新生儿脐静脉与周围静脉相比，粗而易见、容易穿刺置管。早在20世纪60、70年代，学者们已发现这一通路在疾病诊断、治疗、科研方面的重要价值，脐静脉插管已经成为新生儿监护室治疗的重要手段之一。随着对脐静脉及静脉导管胚胎发育的深入了解和现代医疗科技的进步，脐静脉通道已获得更为广泛地应用。新生儿脐静脉穿刺置管可用外周静脉留置针或脐静脉导管，下面分别介绍：

（一）适用范围及慎用或禁用范围

1. 适用范围

（1）使用脐静脉导管进行药物、肠外营养和血液制品输注。

（2）监测新生儿中心静脉压。

2. 慎用或禁用范围

（1）脐部有感染。

（2）合并腹膜炎。

（3）脐膨出。

（4）下肢或臀部有局部血供障碍。

（5）合并坏死性肠炎。

（二）穿刺部位及血管的选择

穿刺部位：脐部；血管选择：脐静脉。

（三）穿刺工具型号的选择

理想的导管应具备以下优点：良好的抗血栓性、组织反应性小及质地柔软、价廉。

（四）置管操作流程

1. 目的

（1）静脉营养。

（2）用药。

（3）新生儿中心静脉压监测。

（4）新生儿换血。

（5）新生儿窒息复苏或危重新生儿的抢救。

2. 评估

（1）治疗方案：静脉输液治疗的时间、药物性质。

（2）评估患儿

1）基本信息：姓名、性别、病情、出生日期（出生天数超过一周的新生儿插管困难）等。

2）穿刺部位：脐部是否感染。

3）穿刺血管：脐静脉是否开通；区分鉴别脐静脉与脐动脉。

4）心理护理：给家属解释穿刺目的及注意事项，取得配合；签署新生儿脐动脉/静脉置管知情同意书（见附表 11）。

（3）穿刺工具：在满足治疗需要的前提下选择最小的导管。

3. 实施

（1）准备

1）护士准备：着装整洁，修剪指甲，规范洗手，戴口罩、帽子。

2）用物准备：①基本用物，无菌治疗盘、有效碘浓度≥ 0.5% 碘伏、无菌手术衣 1 件、无菌无粉手套 2 副、棉签、胶布、速干手消毒液、砂轮、治疗车、医疗垃圾袋、生活垃圾袋、锐器盒等；②穿刺用物：脐血管导管（体重 < 3.5kg 者使用 5Fr 脐血管导管，体重 > 3.5kg 者使用 8Fr 脐血管导管，新生儿体重极低可考虑 3.5Fr）或外周静脉留置针、外科静脉切开包 1 个、10ml 注射器 1 副、输液泵、无菌巾 1 包、三通阀、扎脐绳、虹膜钳、镊子（眼科镊、弯头镊）、纱布、透明敷贴及相关物品等；③药物准备：0.9% 氯化钠注射液 250ml（预热），核对药物的有效期；④检查药物质量，有无混浊、沉淀或絮状物，药瓶有无裂痕等。

3）患儿准备：仰卧，放于辐射保暖台上。

4）环境准备：空气洁净、环境整洁、光线及温度适宜。

（2）测量脐静脉导管置入长度的方法（任选以下一项）

1）根据新生儿体重计算脐静脉导管置入长度公式：置入长度（cm）=1/2 × [3 × 体重 (kg)+9cm]+1cm；测量长度再加 1.5 ~ 2cm（为腹壁至脐带残端的距

离)，插管后需要血管超声或X线片定位，脐静脉导管尖端位置宜在下腔静脉与右心房交界处，膈肌以上0.5～1.0cm。

2）不同体重新生儿脐静脉导管置入深度见表5-22。

表5-22 不同体重新生儿脐静脉导管置入深度

体重/g	插入深度/cm
< 1 000	6
1 000 ～ 1 500	7
1 501 ～ 2 000	8
2 001 ～ 2 500	9
> 2 500	10 ～ 12

3）查图表测量法：先测量脐至肩（锁骨外端上缘）的距离，通过图5-22查出脐动脉（低位）/脐静脉置管长度。脐静脉导管置入脐静脉见图5-23。

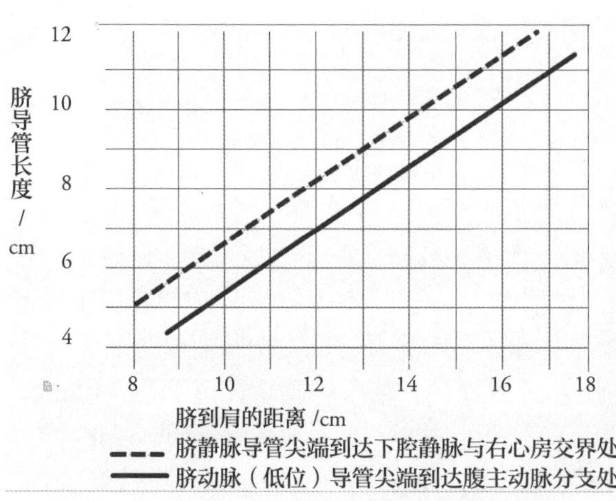

图5-22 脐动脉（低位）/脐静脉置管距离计算

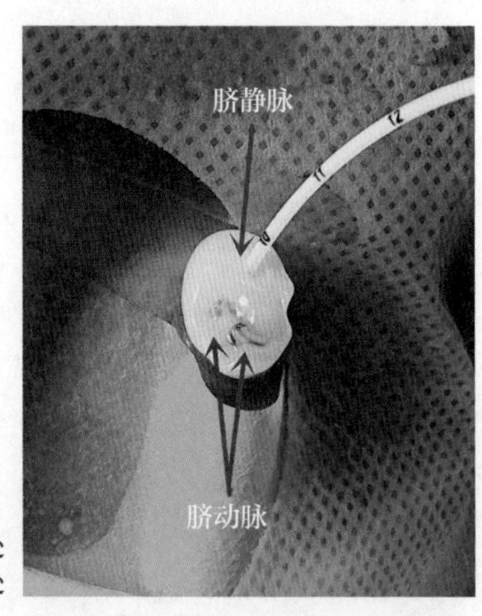

图5-23 脐静脉导管置入脐静脉内

（3）脐静脉导管置入操作流程见表5-23。

表 5-23　脐静脉导管置入操作流程

<table>
<tr><th colspan="2">项目</th><th>操作流程</th></tr>
<tr><td rowspan="8">置管准备</td><td rowspan="4">护士准备</td><td>1. 着装整洁，符合要求</td></tr>
<tr><td>2. 洗手，戴口罩、帽子</td></tr>
<tr><td>3. 核对、评估及告知
(1) 核对：采用两种以上方式核对患者的基本信息、查对医嘱，查看病史及相关化验报告，是否有凝血功能障碍，签署置管同意书，预置管长度
(2) 评估：患者病情、意识、配合程度、心理状态，脐部是否感染；询问有无消毒液过敏史；鉴别区分脐动脉及脐静脉；患儿约束是否合适、体位是否适合操作
(3) 告知：脐静脉导管置入目的、操作过程及配合要点</td></tr>
<tr><td>4. 洗手</td></tr>
<tr><td>用物准备</td><td>查看操作用物及药物的有效期及质量；贴好标签</td></tr>
<tr><td rowspan="2">患者准备</td><td>1. 约束患儿，安置心电监护，便于操作者穿刺</td></tr>
<tr><td>2. 平卧</td></tr>
<tr><td>环境准备</td><td>空气洁净，环境整洁，光线及温度适宜</td></tr>
<tr><td rowspan="11">置管流程</td><td rowspan="6">置管前</td><td>1. 洗手</td></tr>
<tr><td>2. 胎儿娩出断脐后，将其仰卧，放于辐射保暖台上</td></tr>
<tr><td>3. 核对医嘱及患者床号、姓名及住院号（或 ID 号）</td></tr>
<tr><td>4. 戴手套</td></tr>
<tr><td>5. 消毒穿刺部位</td></tr>
<tr><td>6. 脱手套</td></tr>
<tr><td rowspan="5">置管中</td><td>置管方法一（外周静脉留置针穿刺置管）</td></tr>
<tr><td>1. 洗手、戴无菌手套，延长管内注入 0.9% 氯化钠注射液，左手拿起脐带残端，右手在距脐轮约 10cm 处（如果脐带过短可 3 ~ 5cm），向脐轮方向挤血，使脐静脉充盈；并用左手拇指、示指分别固定在脐静脉两端，使之绷紧</td></tr>
<tr><td>2. 取下外周静脉留置针的针套，右手持针翼，在距脐孔 3.5cm 处，以 15° ~ 30° 沿静脉向心方向进针</td></tr>
<tr><td>3. 见回血后，套管继续前行，撤针芯，使套管顶端恰好位于皮肤水平，用 0.9% 氯化钠注射液脉冲式冲管</td></tr>
<tr><td>4. 固定　用透明敷料将脐带、套管针及脐部皮肤一并固定，必要时做缝合</td></tr>
</table>

续表

<table>
<tr><th colspan="2">项目</th><th>操作流程</th></tr>
<tr><td rowspan="25">置管流程</td><td rowspan="22">置管中</td><td>5. 用物分别处置</td></tr>
<tr><td>6. 脱手套，洗手</td></tr>
<tr><td>7. 记录</td></tr>
<tr><td>置管方法二（置入脐静脉导管）</td></tr>
<tr><td>1. 测量置入长度</td></tr>
<tr><td>2. 洗手</td></tr>
<tr><td>3. 穿无菌手术衣，戴无菌无粉手套</td></tr>
<tr><td>4. 有效碘浓度≥ 0.5% 碘伏擦拭消毒脐及周围皮肤 3 次（顺—逆—顺）</td></tr>
<tr><td>5. 铺孔巾，最大无菌屏障</td></tr>
<tr><td>6. 选择合适导管，连接三通，用 0.9% 氯化钠注射液预冲导管，确认无空气</td></tr>
<tr><td>7. 在脐根部皮肤上缘系一无菌小绳，用剪刀或刀片在距脐根部约 1cm 处整齐切断脐带</td></tr>
<tr><td>8. 确认脐静脉，在脐切面的 11 点 ~ 1 点处见一条腔大、壁薄、扁形的静脉就是脐静脉，轻轻将虹膜钳插入静脉，扩张管腔，插管前应排完管腔内血凝块</td></tr>
<tr><td>9. 用血管钳提起脐带，拉直，将导管头端与脐静脉对齐，边旋转边缓缓插入脐静脉；插至脐轮时把脐带拉向下腹壁倾斜成 60° 左右，导管向患儿头方向插入</td></tr>
<tr><td>10. 送管　将导管向头侧推进，方向偏右上方约 30° ，可与腹内脐静脉成一直线；可由助手协助牵拉，由助手插入；若导管进入门脉系统和嵌在其分支或进入肠系膜静脉，或脾静脉时有阻力，这时可退出导管 1 ~ 2cm，停顿 1 ~ 2min 后轻轻转动重新慢慢推入，用 0.9% 氯化钠注射液脉冲式冲管</td></tr>
<tr><td>11. 固定　在脐带切面作荷包缝合并用线绕插管数圈后系牢；用胶带粘成桥状以固定插管</td></tr>
<tr><td>12. X 线片定位</td></tr>
<tr><td>13. 再次确认回血通畅，连接输液通路</td></tr>
<tr><td>14. 导管标识</td></tr>
<tr><td rowspan="3">置管后</td><td>1. 用物分别处置</td></tr>
<tr><td>2. 脱手套，洗手，记录</td></tr>
<tr><td>3. 记录</td></tr>
</table>

（4）置管注意

1）脐静脉是否开通，区分鉴别脐静脉与脐动脉。

2）结扎松紧适度，结扎过松可致出血，观察伤口有无渗血；过紧可致缺血坏死。

3）预防空气栓塞。

4）脐静脉导管尖端应远离肝静脉、门静脉和卵圆孔开口处。

5）插管时保持患儿安静，避免反复穿刺损伤血管内膜。

6）操作过程中需严密观察心率、呼吸、血压等，及时发现病情变化及时处理。

4. 评价

（1）操作有序，动作轻柔、熟练。

（2）患儿安全。

（3）遵守查对制度、无菌技术操作原则及标准预防原则。

（4）未发生非计划拔管等不良事件。

5. 健康教育及注意事项

（1）健康教育

1）伤口应保持纱布干燥，每24h清洁和消毒导管周围皮肤；伤口未拆线前不能沐浴。

2）因存在消毒液对皮肤化学烧伤的风险，对早产儿、低体重新生儿和出生14d以内的新生儿应慎用水性或2%葡萄糖酸氯己定（CHG）乙醇溶液消毒穿刺部位。因2%碘酊对新生儿甲状腺存在潜在毒性作用，也不能使用2%碘酊消毒穿刺部位。

（2）注意事项

1）导管无法通过静脉进入时，应避免强行进入；床边X线片定位显示在下腔静脉内（约膈上0.5～1cm处）方可连接输液系统进行使用；在紧急抢救情况下，将导管退回到脐静脉内（2～4cm）并确认回血后可缓慢输入液体。

2）保持管道固定，应每日、每班记录导管外露长度，及时发现导管移位，防止非计划拔管发生。

3）避免长时间输注高渗液体或插管，因其可引起肝坏死、门静脉血栓和高血压等严重并发症。

4）血液或血液制品输注后或回血有血液残留的三通接头及肝素帽/正压接头，需要立即更换，避免血栓形成及增加感染机会。

5）遵循无菌技术操作，避免污染；一旦符合脐静脉置管拔管指征应尽快拔除导管。

6）注意检查输液或测压管路连接紧密，避免松脱致出血。

（五）拔管

1. **拔管指征** 常规留置时间为 7 ~ 14d；每日评估脐静脉导管，不适宜临床应用时应立即拔管，脐静脉置管并发症与置管时间相关。

2. **拔管方法**

（1）准备用物。

（2）洗手、戴手套。

（3）拔管前用 0.9% 氯化钠注射液浸湿缝线。

（4）用有效碘浓度≥ 0.5% 碘伏擦拭消毒脐部及周围皮肤。

（5）将导管缓慢拔除，在离出口 2 ~ 3cm 处停留 2min，以减少出血，拔除导管后，核对长度，检查导管尖端是否完整，保证管道全部拔出，穿刺点用无菌纱布压迫脐带根部上方 5 ~ 10min。

（6）观察有无出血，无菌敷料保护。

（7）每日用有效碘浓度≥ 0.5% 碘伏常规消毒脐部，至脐带残端脱落，伤口干燥为止。

（8）必要时送导管尖端培养。

3. **注意事项** 导管缓慢拔除，脐部保持干燥，观察是否出血。

二、脐动脉导管置入及维护

脐动脉穿刺置管仅用于出生 4d 内的新生儿。脐动脉也可用于恢复血容量及用药的紧急通路，脐动脉还可用于持续监测动脉血压。新生儿脐动脉插管的最佳时机是出生后 15 ~ 30min，如果再延迟则插管困难。出生 4d 后几乎不能再进行脐动脉插管。

（一）适用范围及慎用或禁用范围

1. **适用范围**

（1）血管造影。

（2）快速换血。

（3）需要持续监测动脉血压。

（4）获取动脉血液样本。

2. **慎用或禁用范围**

（1）脐膨出。

（2）腹膜炎。

（3）下肢或臀部有局部血供障碍时。

（4）脐部有感染。

(5)坏死性小肠结肠炎。

(二)穿刺部位及血管的选择

1. **穿刺部位** 新生儿脐部。

2. **血管选择** 脐动脉。

(三)穿刺工具型号的选择

在满足治疗需要的前提下选择小的穿刺导管；导管型号选择见表 5-24。

表 5-24 导管型号选择

体重 /kg	导管型号 /Fr
< 1.5	3.5
> 1.5	5.0

(四)置管操作流程

1. **目的**

(1)持续监测动脉血压。

(2)用于恢复血容量及用药的紧急通路。

2. **评估**

(1)治疗方案：动脉压监测的时间、临时紧急通路建立等。

(2)评估患儿

1)基本信息：姓名、性别、年龄、病情及出生日期等。

2)穿刺部位：脐部皮肤及脐带残端干涸情况。

3)穿刺血管：脐根部搏动是否良好、有无感染。

4)心理护理：给家属解释穿刺目的及注意事项，取得配合；签署新生儿脐动脉 / 静脉置管知情同意书(见附表 11)。

(3)穿刺工具：在满足治疗需要的前提下选择小的穿刺导管。

3. **实施**

(1)准备

1)护士准备：着装整洁，修剪指甲，规范洗手，戴口罩、帽子，穿手术衣。

2)用物准备

①基本用物：无菌治疗盘、无菌治疗巾、无菌无粉手套、无菌手术衣、输液泵、有效碘浓度≥ 0.5% 碘伏、棉签、速干手消毒液、砂轮、治疗车、医疗垃圾袋、生活垃圾袋、锐器盒等。

②穿刺用物：脐动脉导管1根、蚊式钳2把，血管钳2把，有齿镊2把、直眼科镊1把、弯眼科镊1把、手术刀片1片及刀柄、外科剪及虹膜剪各1把、三通阀1个、带针的缝线（3～0）、持针器、扎脐绳（用以止血）等。

③药物准备：2%盐酸利多卡因注射液1支，肝素盐水，核对药物的有效期。

④检查药物质量：药物有无混浊、沉淀或絮状物，药瓶有无裂痕等。

3）患儿准备：患儿仰卧，四肢固定，放于温暖的抢救台上。

4）环境准备：空气洁净、环境整洁、光线及温度适宜。

（2）置管操作流程

1）患儿仰卧保暖台上，四肢约束固定。

2）测量置入长度：①据测量脐到肩的距离查图5-22中脐动脉导管（低位）对应的置入长度；②据体重估算：高位置入长度（cm）=3×体重（kg）+9cm。两种方法均需加上脐带残端的长度（1.5～2.0cm），高位导管尖端相当于第$T_{6\sim9}$水平，低位相当于$L_{3\sim4}$水平。

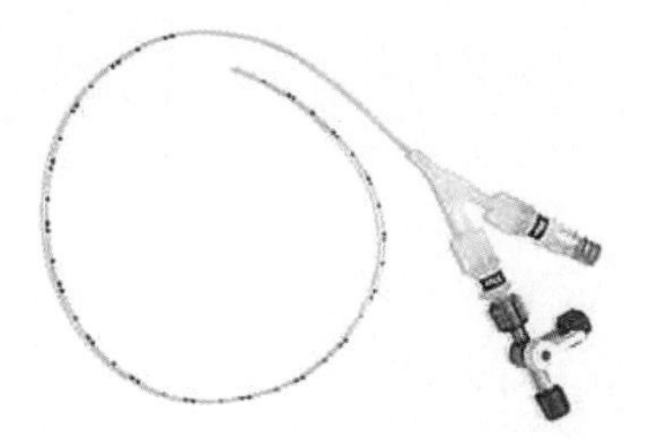

图5-24　脐动脉插管器械

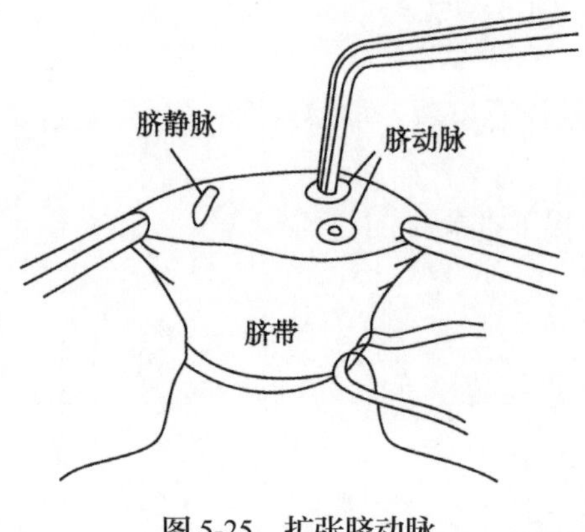

图5-25　扩张脐动脉

3）洗手，戴口罩、帽子，穿手术衣，戴无菌无粉手套，铺垫巾，有效碘浓度≥0.5%碘伏消毒脐周皮肤，尤其是脐凹皱处，铺无菌治疗巾。

4）脐动脉插管准备：准备脐动脉插管器械（图5-24），导管及注射器内充满肝素盐水，浓度为5U/ml，确保管内无气泡，关闭三通阀备用。

5）将扎脐线松扎至脐根部，以便出血时拉紧止血，离脐根部1～1.5cm处切断脐残端，显露出脐动脉（脐带残端切面的4点和8点方向）。

6）扩张脐动脉（图5-25），脐导管插入脐动脉内（图5-26）。插入脐动脉导管，垂直提拉脐带残端，向下旋转推进，进入1～2cm可能遇阻力，可将脐带往头侧牵拉，送入时导管与腹壁成45°。

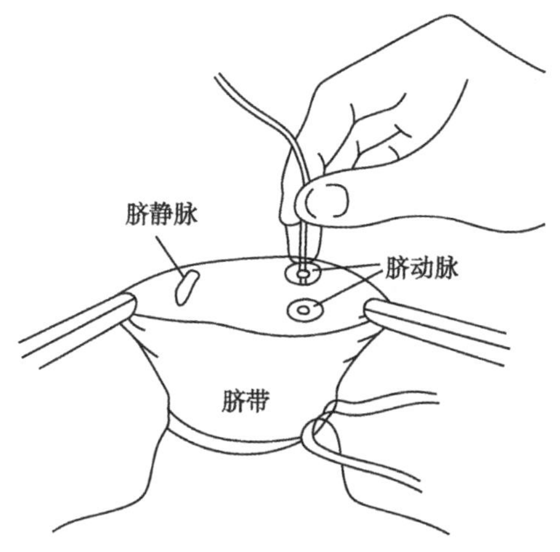

图 5-26 脐导管插入脐动脉内

7）插入预定的位置后抽回血，冲封管，固定。

8）床旁 X 线片确定位置。

9）固定脐动脉导管。

10）脐动脉导管插管困难，出生时间超过 4d 的新生儿可以采用脐动脉切开术。

11）穿刺注意：①当不需要频繁血气分析或血压监测时，或因出现并发症如血栓、栓塞、坏死性小肠结肠炎、腹膜炎或脐周产生感染时，应拔除脐动脉导管；②如脐动脉导管置入太长可根据血管超声或 X 线片检查所示调整长度；脐动脉导管置入太浅则不能再行置入，以免感染。

4. 评价

（1）操作技术熟练，动作规范。

（2）无操作不当导致的并发症发生。

（3）导管位置适宜。

5. 健康教育及注意事项

（1）健康教育

1）脐部伤口应保持纱布干燥，伤口未拆线前不能沐浴。

2）避免牵拉等导致非计划拔管发生。

（2）注意事项

1）将各接头拧紧，预防发生出血。

2）如脐动脉导管插管时或插管后出现动脉痉挛，肢体血供减少，可见一侧下肢发白。应将插管退出适当长度，并热敷下肢，解除痉挛。

3）血栓、气栓可引起肾栓塞、肠系膜血管栓塞导致肠坏死等，但往往不易及时发现，故操作过程必须确保无空气及血凝块进入。通过连续输注肝素盐水保持导管通畅和降低血栓形成的风险（肝素钠总量为每天每千克 25 ~ 200U，浓度为 0.25 ~ 1U/ml，输液速度 0.5 ~ 1ml/h）。

4）操作及采血均须严格遵循无菌技术原则；因存在真菌感染和耐药性的风险，不要在脐部使用外用抗生素软膏或霜剂。

5）操作应轻柔，血管壁可因用力过度而撕断。

6）脐动脉导管进入假窦道（动脉壁与周围组织间）时无回血，应拔除导管重新置入。

7）脐动脉导管误入脐静脉：插入脐静脉回血慢，常须抽吸才能流出，X 线片检查观察脐动脉导管走向可鉴别。

8）记录脐动脉导管外露长度；脐部每日换药一次。

（五）拔管

1. **拔管指征** 留置时间不超过 5d；当不需要频繁血气分析或血压监测时，或出现并发症如血栓、栓塞、坏死性小肠结肠炎、腹膜炎或脐周感染时应拔除脐动脉导管。

2. **拔管方法**

（1）用物准备。

（2）去除固定胶带。

（3）洗手、戴无菌手套。

（4）有效碘浓度≥ 0.5% 碘伏消毒。

（5）去除缝线。

（6）开放三通阀。

（7）同时缓慢拔除脐动脉导管，当拔至导管只剩 5cm 时，以每分钟 1cm 的速度缓慢取出，将动脉痉挛的发生率降至最低。

（8）拔管后出血，用手紧捏患儿的脐带及周围的皮肤至少 5 ~ 10min 以达到止血，或者将脐带切面荷包缝合。

（9）脱手套、洗手。

（10）分类处理用物。

3. **注意事项** 拔管后局部按压 5 ~ 10min 后加压包扎脐部 24h，观察有无出血。

（贾　平　彭　红）

第十节 骨髓腔腔内注射技术

近年腔内注射用药技术日渐受到重视。临床上多以骨髓腔腔内注射用药最为常见，骨髓腔内充满海绵状静脉窦，经中央管滋养静脉等与血液循环相通，因此输入骨髓腔腔内的药物可迅速进入全身循环。

骨髓腔腔内注射是一种可以快速建立骨髓腔腔内血管通路的技术。它是通过电动驱动器或者手动驱动器，将带有针芯的穿刺针钻入长骨骨髓腔内或胸骨骨髓腔内，将针芯取出，接上连通器，再接上输液装置，将液体输入体内的方法。

一、适用范围及慎用或禁用范围

（一）适用范围

意识丧失、心律失常、烧伤、心搏骤停、脑外伤、低血压、脱水、呼吸衰竭、休克、癫痫、服镇静剂过量、创伤、中心静脉置管过渡等。

（二）慎用或禁用范围

1. 穿刺部位骨折（液体易渗入皮下组织）。
2. 穿刺部位大面积软组织损伤，穿刺点缺乏足够的解剖标志。
3. 穿刺区域有感染。
4. 穿刺区域在以前曾进行过重大的矫形手术。

二、穿刺部位的选择

1. **踝骨**　胫骨末段也就是内踝，内踝尖部上三横指为穿刺点。

2. **胫骨**　胫骨粗隆内侧一横指胫骨平坦部位。

3. **肱骨**　平卧位，肘关节保持生理性内收，手掌心向内放于脐部，由肱骨中段向上触摸，在肩部能触到一个突出，即肱骨大结节。

三、穿刺工具型号的选择

原则上是在满足治疗需求的前提下选择型号最小的穿刺针；型号：成人15Ga，儿童18Ga。

四、穿刺操作流程

（一）目的

这是专门为急诊医学量身定做的一项技术，主要是迅速安全的建立输液通道，提高抢救成功率。

（二）评估

1. **评估方案** 输液时间、药物性质。

2. **评估患者**

（1）基本信息：姓名、性别、年龄、病情及意识等。

（2）穿刺部位：穿刺部位的选择、皮肤状况。

3. **患者心理** 心理状态和合作程度。解释骨髓腔腔内注射的目的及注意事项，消除紧张情绪。

4. **穿刺工具** 原则上是在满足治疗需求的前提下选择型号最小的穿刺针。

（三）实施

1. **准备**

（1）护士准备：着装整洁，修剪指甲，规范洗手，戴口罩、帽子。

（2）用物准备

1）基本用物：无菌治疗盘、有效碘浓度≥ 0.5% 碘伏、无菌手套、无菌手术衣、棉签、速干手消毒液、砂轮、治疗车、医疗垃圾袋、生活垃圾袋、锐器盒等。

2）穿刺用物：骨髓腔腔内注射包。

3）药物准备：①必要时备 2% 盐酸利多卡因注射液 1 支、0.9% 氯化钠注射液 250ml、肝素盐水，核对药物的有效期；②检查药物质量：药物有无混浊、沉淀或絮状物，药瓶有无裂痕等。

（3）患者准备：排便，清洗穿刺部位，摆好体位，以患者舒适为宜。

（4）环境准备：空气洁净、环境整洁、光线及温度适宜。

2. 骨髓腔腔内注射操作流程见表 5-25。

表 5-25 骨髓腔腔内注射操作流程

项目		操作流程
注射准备	护士准备	1. 着装整洁，符合要求
		2. 洗手，戴口罩、帽子
		3. 核对、评估及告知 (1) 核对：采用两种以上方式核对患者的基本信息、查对医嘱，查看病史及相关化验报告，是否有凝血功能障碍 (2) 评估：患者病情、意识、配合程度、心理状态，询问有无消毒液过敏史；穿刺部位、皮肤状况，并做好标记 (3) 告知：骨髓腔腔内注射目的、操作过程及配合要点

续表

项目		操作流程
注射准备	护士准备	4. 洗手
	用物准备	查看操作用物及药物的有效期及质量;贴好标签
	患者准备	1. 嘱患者排便及洗手
		2. 协助患者,根据注射部位摆好穿刺体位
	环境准备	空气洁净,环境整洁,光线及温度适宜
注射流程	注射前	1. 核对医嘱及患者基本信息
		2. 洗手、戴无菌手套
		3. 铺垫巾
		4. 消毒
		(1)消毒范围:直径≥ 20cm
		(2)消毒方法 1)脱脂:以穿刺点为中心,75% 酒精棉球擦拭消毒皮肤 3 次(顺—逆—顺),每次至少 30s;待干 2)消毒:以穿刺点为中心,消毒棉签擦拭消毒皮肤 3 次(顺—逆—顺),每次至少 30s;待干
	注射中	1. 洗手、戴手套
		2. 铺无菌大单及洞巾,覆盖全身,暴露穿刺点
		3. 准备药液及用物　助手将注射器、输液器及骨髓腔腔内注射包打开放入无菌区内,并协助操作者分别抽取 2% 盐酸利多卡因注射液 5ml、0.9% 氯化钠注射液 10ml
		4. 穿刺 (1)通过驱动器将穿刺针与穿刺部位成 90° 钻入定位好的骨髓腔腔内,有落空感后拔出针芯,用注射器回抽骨髓 (2)用 0.9% 氯化钠注射液 10ml 冲洗成人穿刺针管,或用 0.9% 氯化钠注射液 5ml 冲洗儿童穿刺针管
		5. 无菌透明敷料固定连通器,连接输液管路
		6. 敷料上标明骨髓腔管路及日期、操作者姓名缩写
		7. 穿刺部位保护,拔针后使用无菌纱布或无菌敷料覆盖穿刺点

续表

项目		操作流程
注射流程	注射中	8. 妥善固定
	注射后	1. 再次核对患者基本信息及医嘱
		2. 协助患者穿衣服、取舒适体位及整理床单元
		3. 医疗废物分类处置
		4. 脱手套、手术衣、洗手，脱口罩并记录
		5. 健康教育

3. 穿刺注意

（1）体位　根据注射部位摆放相应体位。

（2）充分暴露穿刺部位　明确体表解剖部位并标记穿刺点，下方铺巾，避免污染床单。

（四）评价

1. 患者及家属了解骨髓腔腔内穿刺的目的、配合要点。

2. 操作规范，熟练、有效。

3. 没有因护理不当导致的并发症发生。

4. 遵循查对制度、符合无菌技术操作及标准预防原则。

（五）健康教育及注意事项

1. 健康教育

（1）讲解骨髓腔穿刺的目的，取得患者及家属配合。

（2）讲解骨髓腔腔内静脉通路使用时的注意事项。

（3）讲解按压的目的及意义，预防并发症发生。

2. 注意事项

（1）评估患者是否有出凝血障碍或接受抗凝、溶栓治疗，有无发生大出血或血肿危险。

（2）操作过程中严格遵循无菌技术操作原则。

（3）部位选择要准确，避免伤及关节和神经。

（4）消毒液应自然待干后再进行穿刺操作。

（5）最大无菌屏障，确保操作环境符合实施无菌技术操作要求。

五、拔针

（一）拔针指征

骨髓腔腔内注射完毕或此骨髓腔腔内静脉通路不需要时即可拔针。

（二）拔针方法

快速拔除，拔针后使用无菌纱布或无菌敷料覆盖穿刺点。

（三）拔针后注意事项

1. 拔针后注意观察局部情况，防止出血或血肿形成。

2. 穿刺点按压 5 ~ 10min，向患者及家属讲解按压的目的及意义，预防并发症发生。

（李文英）

第十一节 血液标本采集技术

血液检查是判断身体各种功能异常的重要检查指标之一，也是临床常用的检查项目。它可以提示血液系统本身的病理变化，也可以协助诊断疾病，提示疾病病情的进展程度，便于医生根据检查结果制订治疗方案。

血液标本分为全血标本、血清标本、血浆标本和分离或浓缩的血细胞成分四类。全血标本用于血常规检查、血沉、血液中某种特定物质的含量等；血清标本用于测定血清酶、脂类、肝功能、电解质等；血浆标本用于测定血浆化学成分及凝血实验；血培养标本是检测血液中的病原菌。

全血标本采集常用毛细血管采血技术、外周静脉采血技术、动脉采血技术。

一、毛细血管采血技术

该法主要在婴幼儿的手指和足跟采血，用于需要少量血液的快速检测，常用于检查血常规。该方法目前由检验科人员进行，在此不进行详细讲述。

二、外周静脉采血技术

（一）适用范围及慎用或禁用范围

1. **适用范围** 各类患者的全血标本采集。

2. **慎用或禁用范围** 穿刺部位皮肤有破损或感染。

（二）穿刺部位及血管的选择

1. **穿刺部位** 选择预穿刺部位、皮肤状况，避开感染、损伤部位等。

2. **血管选择** 静脉粗直、充盈。

（1）四肢浅静脉：上肢常用肘窝部的浅静脉（肘正中静脉、头静脉、贵要静脉）、手腕部、手背浅静脉；下肢常用的有小隐静脉、足背静脉、大隐静脉。

（2）颈外静脉：婴幼儿常用。

（3）股静脉。

（4）其他：婴幼儿可选择腋静脉、头皮静脉、耳后静脉等。

（三）穿刺工具型号的选择

真空采血系统（vacuum blood collection system）应用真空负压的原理，通过特定的连接装置将静脉血转移至采血管的器械组合，包括真空采血管、采血针和持针器。真空采血器具有采血量准确、安全性能好、便于操作的优点。它能将血清分离，且可以一针采集多管标本，采血适用范围见表5-26。采集标本时，应按照一定的顺序采集血标本，采血顺序见图5-27。采血针有普通注射器、分体式真空采血针、笔式真空采血针、安全型静脉采血针。按针翼形状可将采血针分为直式采血针和蝶翼式采血针。持针器用于固定直式采血针，便于采血人员握持采血针进行采血，能保护采血人员不受针刺伤。

原则上是在满足采血的前提下选择型号最小的穿刺针。

表5-26 采血适用范围

采血管帽颜色	适用范围	采集标本类型	添加剂	混匀次数
蓝色	凝血功能检测	全血	枸橼酸钠	3 ~ 4
黑色	血沉检测	全血	枸橼酸钠	8
红色	生化检测、免疫检测、交叉配血试验	血清	促凝剂	5
黄色	急诊生化检测、血清学检测	血清	促凝剂	5
绿色	急诊、大部分生化实验、特定化验	血浆	肝素钠（锂）	8
紫色	血常规、糖化血红蛋白检测	全血	EDTA-K2 抗凝剂	8
灰色	糖耐量试验	血浆	草酸钾 / 氟化钠	8

按下列次序采血

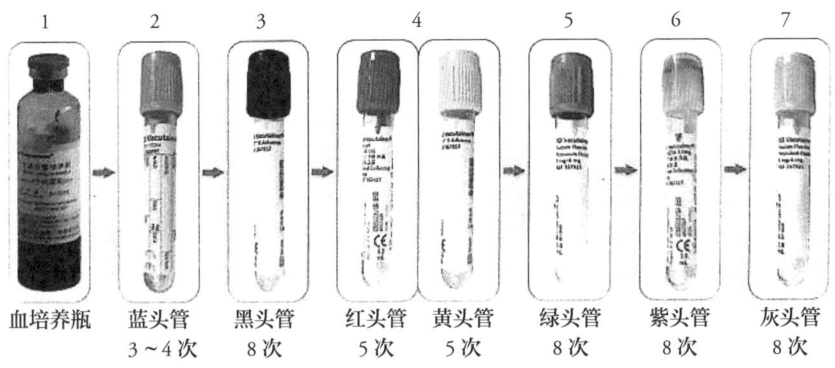

备注：

- 按国际标准采血顺序依次采血；
- 如果血沉使用紫头管，按第 6 位采集；
- 动脉血采集请使用专用动脉采血器采集。
- 务必在真空耗尽后才能拔管；
- 所有采血管都务必颠倒混匀；

图 5-27 采血顺序

（四）穿刺操作流程

1. **目的** 为患者采集并保留外周静脉血标本，用于化学检验，为疾病的诊断、治疗和进程提供参考依据。

2. **评估**

（1）采血方案：采外周静脉血进行化验的目的。

（2）评估患者

1）基本信息：姓名、住院号、性别、年龄、病情及意识等。

2）穿刺部位：选择预穿刺部位、皮肤状况良好，避开感染、损伤部位等。

3）穿刺血管：静脉粗直、充盈。

4）患者心理：评估心理状态和合作程度。解释穿刺目的及注意事项，消除患者紧张情绪。

（3）穿刺工具：原则上是在满足采血的前提下选择型号最小的穿刺针。

3. **实施**

（1）准备

1）护士准备：着装整洁，修剪指甲，规范洗手，戴口罩、帽子。

2）用物准备：①基本用物，无菌治疗盘、有效碘浓度≥ 0.5% 碘伏、手套 2 副、棉签、速干手消毒液、治疗车、医疗垃圾袋、生活垃圾袋、锐器盒、化验单等；②穿刺用物：真空采血管、静脉采血器、止血带等。

3）患者准备：排便，清洗穿刺部位，摆好体位，以患者舒适为宜。

4）环境准备：空气洁净、环境整洁、光线及温度适宜。

（2）外周静脉采血技术操作流程及评分标准（以直式真空采血针为例）见表5-27。

表5-27 外周静脉采血操作流程及评分标准

<table>
<tr><th>项目总分</th><th>项目内容</th><th>操作流程</th><th>标准分</th><th>扣分标准</th><th>实得分</th></tr>
<tr><td rowspan="8">采血准备
20分</td><td rowspan="4">护士准备</td><td>1. 着装整洁，符合要求</td><td>1</td><td>一项不符扣0.5分</td><td></td></tr>
<tr><td>2. 洗手，戴口罩、帽子</td><td>3</td><td>一项不符扣1.0分</td><td></td></tr>
<tr><td>3. 核对、评估及告知
(1)核对：采用两种以上方式核对患者的基本信息、查对医嘱，化验信息，是否有凝血功能障碍
(2)评估：患者病情、意识、配合程度、心理状态，询问有无消毒液过敏史；穿刺部位皮肤状况；穿刺静脉粗直、充盈
(3)告知：穿刺的目的、配合方法及注意事项</td><td>5</td><td>一项不符扣0.5分</td><td></td></tr>
<tr><td>4. 洗手</td><td>1</td><td>一项不符扣1.0分</td><td></td></tr>
<tr><td>用物准备</td><td>查看操作用物的有效期及质量；并粘贴标签</td><td>5</td><td>一项不符扣1.5分</td><td></td></tr>
<tr><td rowspan="2">患者准备</td><td>1. 嘱患者排便</td><td>1</td><td>一项不符扣1.0分</td><td></td></tr>
<tr><td>2. 采取坐位、半卧位或平卧位</td><td>1</td><td>一项不符扣0.5分</td><td></td></tr>
<tr><td>环境准备</td><td>空气洁净，环境整洁，光线及温度适宜</td><td>3</td><td>一项不符扣0.5分</td><td></td></tr>
<tr><td rowspan="2">采血流程
65分</td><td rowspan="2">采血前
5分</td><td>1. 洗手、戴手套</td><td>2</td><td>一项不符扣1.0分</td><td></td></tr>
<tr><td>2. 确定穿刺部位　在预穿刺部位下方铺一次性治疗巾；在穿刺点上方10cm处扎止血带，确定穿刺部位，松开止血带</td><td>3</td><td>一项不符扣1.0分</td><td></td></tr>
</table>

续表

项目总分	项目内容	操作流程	标准分	扣分标准	实得分
采血流程 65分	采血中 50分	1. 消毒方法 (1)脱脂:以穿刺点为中心,75%酒精擦拭消毒皮肤3次(顺—逆—顺),每次至少30s,直径≥5cm,自然待干 (2)消毒:以穿刺点为中心,消毒液擦拭消毒皮肤3次(顺—逆—顺)每次至少30s,直径≥5cm,自然待干	7	一项不符扣1.5分	
		2. 脱手套、洗手、戴手套	3	一项不符扣1.0分	
		3. 再次核对患者信息、条形码信息、采血管帽颜色。多支采血管采血时,按照采血顺序在试管架上摆放采血管	7	一项不符扣1.5分	
		4. 扎止血带,嘱患者轻轻握拳	3	一项不符扣1.5分	
		5. 将笔式真空采血针与持针器相连接	3	一项不符扣3.0分	
		6. 非惯用手于穿刺点下方2.5 ~ 5cm处绷紧患者皮肤,惯用手持采血针,针尖斜面向上,以15° ~ 30° 沿血管走向进行穿刺	9	一项不符扣2.5分	
		7. 将采血管放入持针器圆筒中与采血针尾部相连接,第一支采血管有血液流入时,惯用手固定持针器,非惯用手松开止血带,嘱患者松拳,待血量足够时取下采血管,再连接第二支采血管	7	一项不符扣2.5分	
		8. 按要求将采血管内血液混匀,置于试管架内	4	一项不符扣2.0分	
		9. 快速拔针,指导患者或家属按压止血,按压时间3 ~ 5min,观察穿刺点有无渗血、血肿	7	一项不符扣2.5分	
	采血后 10分	1. 再次核对患者信息、条形码信息、采血管帽颜色	3	一项不符扣1.0分	
		2. 协助患者整理衣物,取舒适位,整理用物	1	一项不符扣0.5分	

续表

项目总分	项目内容	操作流程	标准分	扣分标准	实得分
采血流程65分	采血后10分	3. 脱手套、洗手、脱口罩及记录	3	一项不符扣1.0分	
		4. 健康教育	3	一项不符扣1.0分	
终末质量评定5分		1. 有效查对、遵循无菌技术操作原则及标准预防原则	2	一项不符扣0.5分	
		2. 关爱患者，有效沟通	1	一项不符扣0.5分	
		3. 操作规范，方法正确	1	一项不符扣0.5分	
		4. 用物齐备，处置规范	1	一项不符扣0.5分	
提问（选题）5分		1. 采血的目的是什么 2. 采血时注意事项有哪些 3. 血标本送检注意事项有哪些	5	掌握5.0分，部分掌握3.0分，未掌握0分	
操作时间5分		5min	5	超时酌情扣分	
总　分					

（3）采血注意

1）扎止血带时止血带尾端应远离预穿刺点，避免穿刺点被污染。

2）严禁在输液、输血肢体抽取血标本，须另外更换肢体采集。

4. 评价

（1）标本采集严格执行无菌技术操作。

（2）采集的血标本符合所检查项目要求。

（3）做到和患者有效沟通，取得患者配合。

5. 健康教育及注意事项

（1）健康教育

1）向患者说明采集血标本的目的及配合事项。

2）注意与患者之间的交流，消除患者的恐惧心理。

（2）注意事项

1）若需要抽取空腹血，应该提前告知患者禁饮禁食。

2）注意血标本的采集顺序。

3）抽取完毕后再次核对，及时送检。

（五）拔针

1. **拔针方法** 采集完毕后，迅速拔除针头，用干棉签按压穿刺点 3 ~ 5min。

2. **注意事项** 注意按压时间及按压部位，避免出现皮下血肿。

三、中心静脉导管采血技术

经中心静脉导管采血技术不作为优先选择，因其会增加导管相关性血流感染、有导管堵塞、溶血及血栓形成的风险；抽出的血液可能受输入药物的影响，造成检验数据不准确；如需经中心静脉导管采血，建议使用≥ 4Fr 的导管。

（一）适用范围及慎用或禁用范围

1. 适用范围

（1）外周静脉穿刺困难的患者。

（2）导管相关性血流感染疑似或确诊的患者。

（3）需行经中心静脉导管监测血氧饱和度；中心静脉血细胞比容检测；羊水栓塞患者的辅助检查。

2. **慎用及禁用范围** 常输注 TPN 的中心静脉导管不建议采血。

（二）采血部位及血管的选择

通过中心静脉导管来作为采血部位。

（三）采血工具型号的选择

1. **采血导管** 各类中心静脉导管。

2. 10ml 或 20ml 注射器。

（四）采血操作流程

1. **目的** 为患者采集并保留中心静脉血标本，用于化学检验，为疾病的诊断、治疗和进程提供参考依据。

2. **评估**

（1）采血方案：经中心静脉导管采血进行化验的目的，为临床治疗提供参考依据。

（2）评估患者

1）基本信息：姓名、住院号、性别、年龄、病情及意识等。

2）导管的情况：导管类型、导管是否堵塞、有无导管相关血流感染等。

3）患者心理：评估心理状态和合作程度。解释采血目的及注意事项，消除患者紧张情绪。

（3）采血工具：同上。

3. **实施**

（1）准备

1）护士准备：着装整洁，修剪指甲，规范洗手，戴口罩、帽子。

2）用物准备

①基本用物：无菌治疗盘、消毒液、手套2副、棉签、速干手消毒液、治疗车、化验单、医疗垃圾袋、生活垃圾袋、锐器盒等。

②采血用物：真空采血管、10ml或20ml注射器、输液接头、75%酒精、止血带等。

③药物准备：0.9%氯化钠注射液10ml（2支）、0～100U/ml肝素盐水5ml，核对药物的有效期。

④检查药物质量：药物有无混浊、沉淀或絮状物，药瓶有无裂痕等。

3）患者准备：排便，清洗穿刺部位，摆好体位，以患者舒适为宜。

4）环境准备：空气洁净、环境整洁、光线及温度适宜。

（2）经中心静脉导管采血技术操作流程及评分标准见表5-28。

表5-28　经中心静脉导管采血技术操作流程及评分标准

项目总分	项目内容	操作流程	标准分	扣分标准	实得分
采血准备20分	护士准备	1. 着装整洁,符合要求	1	一项不符扣0.5分	
		2. 洗手,戴口罩、帽子	1	一项不符扣0.5分	
		3. 核对、评估及告知 (1)核对:采用两种以上方式核对患者的基本信息、查对医嘱,化验信息,是否有凝血功能障碍 (2)评估:患者采血目的;病情、意识、配合程度、心理状态;导管情况:中心静脉导管类型、导管是否堵塞、有无导管相关血流感染 (3)告知:采血的目的、配合方法	5	一项不符扣0.5分	
		4. 洗手	1	一项不符扣1.0分	

续表

项目总分	项目内容	操作流程	标准分	扣分标准	实得分
采血准备20分	用物准备	查看操作用物的有效期及质量;贴好标签	4	一项不符扣1.0分	
	患者准备	1. 嘱患者排便	3	一项不符扣3.0分	
		2. 采取坐位、半卧位或平卧位,露出中心静脉导管	2	一项不符扣1.0分	
	环境准备	空气洁净,环境整洁,光线及温度适宜	3	一项不符扣0.5分	
采血流程65分	采血前5分	1. 洗手、戴手套	1	一项不符扣0.5分	
		2. 输液患者需暂停输液;应取下输液接头,输液或暂未输液的患者使用0.9%氯化钠注射液10ml脉冲式冲管;未输液的患者可直接进行操作	2	一项不符扣1.0分	
		3. 将0.9%氯化钠注射液10ml排气备用;备10ml或20ml注射器2支采血时使用;肝素盐水3 ~ 5ml备用	2	一项不符扣1.0分	
	采血中50分	1. 消毒:用75%酒精棉片包裹导管接头,擦拭消毒导管外围及横截面,至少15s,自然待干	7	一项不符扣2.5分	
		2. 脱手套	1	一项不符扣1.0分	
		3. 洗手、戴手套	3	一项不符扣1.5分	
		4. 再次核对患者信息、条形码信息、采血管帽颜色;多支采血管采血时,按照采血顺序在试管架上摆放采血管	8	一项不符扣2.5分	
		5. 用10ml注射器抽出2 ~ 3ml血液弃去	5	一项不符扣5.0分	
		6. 更换备用的10ml注射器经中心静脉导管采血,抽取所需血量;血液注入导管时,沿试管壁注入	8	一项不符扣2.0分	

续表

项目总分	项目内容	操作流程	标准分	扣分标准	实得分
采血流程 65分	采血中 50分	7. 按要求将采血管内血液混匀,置于试管架	4	一项不符扣2.0分	
		8. 再次使用75%酒精棉片消毒导管接口	7	一项不符扣7.0分	
		9. 使用0.9%氯化钠注射液10ml对中心静脉导管进行脉冲式冲管;如不需输液,需使用肝素盐水正压封管	7	一项不符扣2.5分	
	采血后 10分	1. 再次核对患者信息、条形码信息、采血管帽颜色	3	一项不符扣1.0分	
		2. 妥善固定中心静脉导管;协助患者整理衣物,取舒适位,整理用物,医疗废物分类处置	1	一项不符扣0.5分	
		3. 脱手套、洗手,脱口罩、记录,再次核对	3	一项不符扣1.0分	
		4. 健康教育	3	一项不符扣1.0分	
终末质量评定 5分		1. 有效查对、遵循无菌技术操作原则及标准预防原则	2	一项不符扣0.5分	
		2. 关爱患者,有效沟通	1	一项不符扣0.5分	
		3. 操作规范,方法正确	1	一项不符扣0.5分	
		4. 用物齐备,处置规范	1	一项不符扣0.5分	
提问(选题)5分		1. 采血的目的是什么 2. 采血时注意事项有哪些 3. 血标本送检注意事项有哪些	5	掌握5.0分,部分掌握3.0分,未掌握0分	
操作时间5分		5min	5	超时酌情扣分	
总　分					

（3）采血注意

1）若需要抽取空腹血，应提前告知患者禁饮禁食。

2）抽取血清标本须用干燥注射器、针头和干燥试管。

3）采集时动作应迅速准确。

4. 评价

1）标本采集严格执行无菌技术操作。

2）采集的血标本符合所检查项目要求。

3）做到和患者有效沟通，取得患者配合。

5. 健康教育及注意事项

（1）健康教育

1）向患者说明从中心静脉导管采血的原因。

2）注意与患者之间的交流，消除患者的恐惧心理。

（2）注意事项

1）从中心静脉导管采血完毕后应注意更换输液接头，避免接头污染。

2）采集完毕后再次核对，及时送检。

四、动脉采血技术及护理

参见本章第七节动脉穿刺技术。

五、血培养标本采血技术及护理

（一）适用范围及慎用或禁用范围

1. 适用范围

（1）体温≥ 38℃或体温≤ 36℃；脉搏＞ 90 次 /min 的患者。

（2）寒战、昏迷、皮肤黏膜出血、血压低、多器官功能衰竭的患者。

（3）呼吸＞ 20 次 /min 或 $PaCO_2$ ＜ 32mmHg 的患者。

（4）白细胞计数＞ $10.0 \times 10^9/L$ 或＜ $4.0 \times 10^9/L$ 的患者。

2. 慎用或禁用范围

（1）发热后体温恢复正常的患者。

（2）发热后使用抗生素的患者。

（二）穿刺部位及血管的选择

参见静脉采血相关内容。

（三）穿刺工具型号的选择

参见静脉采血相关内容。

（四）穿刺操作流程

1. 参见静脉采血相关内容。

2. **穿刺注意**

（1）最佳采血时间：未使用抗菌药物时，患者寒战、发热时。超过发热峰值采血，病原菌会被机体免疫系统清除，影响血培养结果。

（2）一套血培养标本为需氧培养瓶和厌氧培养瓶，需要同一时间，同一穿刺点采集血液标本。

（3）骨髓炎症、脑膜炎、肺炎、急性败血症、肾盂肾炎等患者应在未使用抗菌药物前，抽取血培养标本，间隔时间应至少3h/次，在不同部位再次抽取血培养标本。

（4）怀疑有急性感染性心内膜炎的患者，在3个不同部位分别采集血培养标本，分3次采集，时间间隔在1～2h/次。

3. **评价**

（1）标本采集严格执行无菌技术操作。

（2）采集的血培养数量、采血部位符合所检查项目要求。

（3）做到和患者有效沟通，取得患者配合。

4. **健康教育及注意事项**

（1）健康教育

1）告知患者采血行血培养目的及配合事项。

2）告知患者出具血培养报告的时间。

3）注意与患者之间的交流，消除其紧张情绪。

（2）注意事项

1）采血时防止污染：应严格执行无菌技术，抽血前还应检查培养瓶，瓶塞是否干燥，培养液量是否足够。

2）经中心静脉采血行血培养，需要采集导管内血和外周血培养标本。

3）消毒剂及消毒范围：皮肤消毒液选择以下任意一种。

①2%葡萄糖酸氯己定（CHG）乙醇溶液（年龄＜2个月应慎用）。

②有效碘浓度≥0.5%碘伏。

③2%碘酊溶液和75%酒精溶液；消毒穿刺部位及周围皮肤，消毒范围≥5cm，自然待干。

4）采血量：一般血培养采血量为8～10ml，婴幼儿及儿童采血量为1～3ml，不超过患儿全身血量的1%。

5）血液注入血培养瓶：去除血培养瓶的塑料瓶盖时，注意不要将封口金属环和密封胶塞打开。使用前用70%异丙醇或75%酒精消毒胶塞（禁用含碘消毒剂），自然干燥 1min，将培养瓶垂直放置在易于拿取的位置。

（五）拔针

1. 拔针方法

（1）拔针后及时按压穿刺部位，注意按压部位和时间，避免出现皮下血肿。

（2）采血完成后，无须去除针头，直接往培养瓶中注入血液，用干棉签按压穿刺点 3 ~ 5min。

2. 注意事项

（1）不能将混有抗凝剂的血液注入培养瓶中。

（2）再次核对，及时送检。

（胡　蓉）

第十二节　静脉输血技术

静脉输血是临床危急重症患者的一项至关重要的抢救措施，临床医务人员应严格掌握输血适应证，正确应用临床输血技术，保障患者安全，规范、合理用血，避免浪费，杜绝不必要的输血。

一、静脉输血治疗技术

（一）血型概述

血型是指血液成分（包括红细胞、白细胞、血小板）表面的抗原类型。人们所熟知的是红细胞 ABO 血型系统及 Rh 血型系统。临床输血前必须检测受血者和供血者血液的相容性，其目的是判断两者之间是否存在血型不合的抗原抗体反应。输血相容性检测是安全输血的重要保障。

1. 血型系统的分类　血型通常指红细胞膜上特异性抗原的类型。至今已发现 30 个不同的红细胞血型系统，抗原近 300 个，其中与临床关系最为密切的是 ABO 血型系统和 Rh 血型系统。此外，红细胞还存在其他血型抗原和血型系统，如 MNS、P（P1）、Lewis（LE）、Kell（KEL）、Duffy（FY）等血型系统。

（1）ABO 血型系统：根据红细胞膜上含有的凝集原类型将血液分为 4 型，只含有 A 凝集原的称为 A 型，只含有 B 凝集原的称为 B 型，同时含有 A、B 凝集原的称为 AB 型，而 O 型血既无 A 凝集原，也无 B 凝集原。不同血型之间除含有不同的凝集原外，还含有与凝集原不同的凝集素，如：A 型血中只含有抗B凝集素，B型血中只含有抗A凝集素，AB型血中无抗A、抗B凝集素，O型血中则同时含有抗A、抗B凝集素。这样的结果是，保证了同种血液之间的输注不会引起溶血反应，当不同血型之间输注时，就会引起相应的溶血反应，如A型血中含有A凝集原和抗B凝集素，B型血中含有B凝集原和抗A凝集素，当B型血输入A型血时，A凝集原和抗A凝集素，B凝集原和抗B凝集素之间就会发生强烈的溶血反应，严重者就会引起死亡。

（2）RH血型系统：以D抗原存在与否将血型分类，血液中存在D抗原为Rh阳性。血液中无D抗原为Rh阴性。Rh系统的抗体主要是IgG，因其分子较小，能通过胎盘。当Rh阳性胎儿的红细胞由于某种原因（如少量胎盘绒毛脱落进入母体Rh阴性血液循环）刺激母体产生抗Rh抗体，这种抗体可透过胎盘进入胎儿的血液，使胎儿的红细胞发生溶血，造成新生儿溶血性贫血，严重时可致胎儿死亡。

2. 血型系统的临床意义

（1）交叉配血：因手术、外伤、贫血以及疾病等原因导致机体血液不能满足机体需要，需要进行输血，输血前应进行交叉配血。交叉配血是把供血者的红细胞与受血者的血清相混合（主侧），把受血者的红细胞与供血者血清相混合（次侧），观察两种情况下是否有凝集，两侧均无凝集，为配血相合，可输血；主侧凝集，次侧不凝集，为配血不合，不能输血；主侧不凝集，次侧凝集，则配血基本相合，必要时可输血，但需谨慎。

（2）安全输血：只有血型相合才能输血，这是因为当含有A（或B）凝集原的红细胞与含有抗A（或抗B）凝集素的血清混合时，由于相对抗的凝集原和凝集素（如A与抗A）的相互作用，使红细胞凝集成团。凝集成团的红细胞可以堵塞小血管，引起血液循环发生障碍。这些红细胞易破裂溶血，释放出大量的血红蛋白。当大量血红蛋白从肾脏排出时，可以堵塞肾小管而损伤肾功能，引起少尿或无尿。这些反应可以引起下列症状：皮肤发青、四肢麻木、全身发抖、胸闷、腰疼、心跳加速、血压下降，严重时甚至死亡。因此，输血应以输入同型血为原则。

（3）人类血清中不含Rh天然抗体：当Rh阳性人的血输给Rh阴性人，在受血者体内产生Rh抗体，当再次输入Rh阳性血液后，便会出现一定程度的溶血性输血反应（由于Rh抗体一般不结合补体，所以由Rh系统血型不合引起的溶血性输血反应是一种血管外溶血反应，以高胆红素血症为其特征。一般在输血后一周或更长时间出现症状，轻度发热，伴乏力等）。确诊后避免再次输血，故重复输血时，即使输同一献血者的血也应重做交叉配血试验。

（4）紧急情况下：AB血型的人可以接受任何血型，O型血可以输给任何血型的人，但是，如果异血型者之间输血输得过快过多，输进来的凝集素来不及稀释，可能引起红细胞凝集现象。因此，输血时应该以输入同型血为原则。异血型者之间输血，只有在紧急情况下，不得已才采用。

（二）血液制品种类

1. 全血

（1）新鲜血：保存血液中原有成分，可补充各种凝血因子和血小板，对血液疾病患者尤其适用。

（2）库存血：保留红细胞及血浆，但白细胞、血小板、凝血因子破坏较多，含量少，适用于各种原因引起的大出血。注意大量输入库存血时，要防止酸中毒和高钾血症。

2. 成分血 成分输血是利用化学或物理方法将全血进行分离制备，形成容量小、纯度高的各种血液成分，并将其有效贮存，可根据受血者的病情进行选择性输入的方法，比全血含钾、氨和枸橼酸钠低，更适合肝、肾、心功能不全的患者，疗效好，副作用少；同一血分离成分后可多种用途，节约用血，针对性使用。

（1）血浆：全血经分离后所得的液体部分，其主要成分是血浆蛋白，不含血细胞，因此不易出现凝集反应。

1）新鲜冰冻血浆：将健康人的全血于6h内分离制备而成，迅速冰冻到-25℃或以下制成，含有全部的凝血因子。目前，国内外对新鲜血浆的保存方式为：普通冰冻和真空冻干。

2）普通冰冻血浆：是采血后超过6～8h、并在控制温度条件下分离冷沉淀后所得到的血浆，但此时血浆中的某些球蛋白（如凝血因子Ⅴ和凝血因子Ⅷ）会因稳定性较差而失活。

（2）红细胞

1）浓缩红细胞：是最简单的红细胞成分制品，临床中约80%用血是输注红细胞，现多提供浓缩红细胞。全血抽出后，除去血浆后剩余的为浓缩红细胞，加入添加剂后2～6℃保存，呈红细胞悬浮液输入，适用于贫血和一氧化碳（CO）中毒的患者。

2）洗涤红细胞：离心洗涤，可去除约80%的白细胞和几乎全部的血浆蛋白，抗体物质减少。由于在洗涤过程中破坏了原来密闭系统，故应在4～6℃下保存，并且必须在24h内输注。主要用于有严重输血过敏史者、阵发性睡眠性血红蛋白尿症、含抗IgA血浆蛋白抗体者、新生儿溶血病换血及高血钾患者等。

3）红细胞悬液：提取血浆后的红细胞加入等量红细胞保养液所制。

（3）白细胞浓缩悬液：输入白细胞可用于粒细胞缺乏症患者的治疗。

（4）血小板浓缩悬液：血小板输注是为了预防和治疗因血小板数量减少或血小板功能缺陷所致的出血。

1）全血合并制备浓缩血小板：4～6U全血分离制备的血小板足够一个成年人一次性治疗剂量。国家输血指南一般要求此制品至少含有 240×10^9/L 血小板。

2）单采浓缩血小板：血小板单采法由一个献血者采集足够输注剂量，避免了输注来自多个献血者的血，减少了因血小板合并制备传播传染病的危险。

3. **血浆制品** 在药物生产条件下制备的人血浆蛋白质制品，如：白蛋白，浓缩凝血因子制品，免疫球蛋白。对血浆蛋白制品作热处理或化学处理以降低病毒传播危险，目前应用的这些方法对于灭活脂质包膜病毒非常有效。非脂质包膜病毒，如甲肝病毒、微小病毒B19（human paevovirus B19，HPV B19），灭活处理效果较差。

（1）人血白蛋白溶液：通过大容量混合人血浆组分分离制备，输注前不需要做交叉配血试验，输注时不需要滤器。

（2）浓缩凝血因子Ⅷ制品：由大容量混合血浆制备的部分纯化凝血因子Ⅷ制品。

（3）浓缩Ⅸ因子制品/凝血酶原复合物浓缩剂：含有Ⅱ、Ⅸ、Ⅹ、Ⅶ因子。

（4）冷沉淀：通过加工新鲜冰冻血浆，获得容量为10～20ml内含冷球蛋白组分的一种成分。冷沉淀可在－20℃以下保存一年，含有一半全血的凝血因子Ⅷ和纤维蛋白原。

（5）静脉注射免疫球蛋白：浓缩的人血浆IgG抗体溶液，经处理的制品安全，适用于静脉注射。

（三）静脉输血治疗技术

1. **概述**

（1）概念：静脉输血是将全血或成分血通过静脉输入体内的方法。常用于失血、失液所致的血容量减少或休克、贫血、凝血功能障碍、严重感染、低蛋白血症等患者。正常人的血液总量占体重的7%～8%，即每千克体重有70～80ml血液。成人一次失血不超过全身血量的10%，对机体无明显损害。若失血量超过全身的20%，即可引起机体活动障碍，需及时进行输血或补液。血液是一种特殊的“药品”，输血治疗应遵循合理性的原则，即根据患者具体情况选用适合的血液成分、能达到治疗效果的合理剂量以及费用最低。

（2）静脉输血发展史：最早的输血是在1667年，法国著名御医丹尼斯首次将绵羊的血输给 15 岁长期发热的男孩，企图治疗他的精神问题，这位患者在经历了严重的免疫反应、在鬼门关徘徊数次之后，居然奇迹般地活了下来，并且维持了一段时间的平静，因而输血疗法被一些有创新想法的医生所接受。

在随后的 300 年间，输血疗法仍然是处在探索阶段。由于缺乏输血相关知识（比如血型），输血造成了很多人的死亡，通过分析幸存病例，医生们发现输血真的能够挽救生命。维也纳的病理学家兰士台纳（Karl Landsteiner），从 1901 年开始发现了人类的 ABO 血型及凝集规律，为现代输血提供了坚实的病理生理学基础，直到 1912 年法国人卡雷尔博士（Alexis Carrel）因创造血管吻合术进行输血而获得了诺贝尔奖，从此输血疗法获得了较大范围的肯定。

在随后的 20 年里，其他医生又逐步建立了血液抗凝和交叉配血技术，输血成了一种常规治疗方法，在所有医院都可以进行。而兰士台纳也在 1930 年获得了诺贝尔生理学或医学奖。

2. 静脉输血治疗护理技术（同种异体输血流程）

（1）适用范围与慎用或禁用范围

1）适用范围：各种原因引起的大出血、贫血或低蛋白血症、严重感染、凝血功能障碍。

2）慎用或禁用范围：急性肺水肿、充血性心力衰竭、肺栓塞、恶性高血压、真性红细胞增多症、肾功能极度衰竭、对输血有变态反应者。

（2）穿刺部位及血管的选择

1）穿刺部位：宜选择上肢静脉，避开静脉瓣、关节部位以及有破损、瘢痕、炎症、硬结、皮疹等部位的血管。

2）血管选择：根据病情、输血量、年龄选择静脉，尽量选择粗、直、弹性好、易于固定的血管，成年人不宜选择下肢静脉进行穿刺；婴幼儿不宜首选头皮静脉。

（3）穿刺工具型号的选择：成人使用 9 号针头，儿童用 7 ~ 8 号针头，还可选择 22 ~ 24Ga 外周静脉留置针，必要时从中心静脉导管输注。

（4）输血操作流程

1）目的：①补充血容量，用于大失血患者；②补充血红蛋白，用于纠正贫血；③补充白蛋白，用于纠正低蛋白血症；④补充各种凝血因子、血小板，用于治疗凝血功能障碍；⑤输入抗体，补体，增强抗感染能力，用于严重感染患者。

2）评估：①治疗方案、输血的时间及疗程；②心理方面：应评估患者的心理状态及接受能力，对输血有无恐惧；③知情同意：输血前，应确认患者理解并同意接受输血，已签署知情同意书。

3）实施

A. 准备

a. 护士准备：着装整洁，修剪指甲，规范洗手，戴口罩、帽子。

b. 用物准备：基本用物包括治疗车、治疗盘、棉签、止血带、胶布、一次性垫巾、垫枕、消毒液、体温计（输血前确认）、速干手消毒液、病历牌、医嘱执行单、医疗垃圾袋、生活垃圾袋、锐器盒等；穿刺用物包括外周静脉留置针、无菌透明敷料、一次性输血器等；药物准备主要有血液制品（遵医嘱准备），0.9% 氯化钠注射液，遵医嘱备好抗过敏药，核对药物的有效期；检查药物质量；药物有无混浊、沉淀或絮状物，药瓶有无裂痕等。

c. 患者准备：排空大小便；取舒适体位，并暴露穿刺部位。

d. 环境准备：空气洁净、环境整洁、光线及温度适宜。

B. 采血标本

a. 遵输血医嘱检查患者《输血治疗知情同意书》及《临床输血申请单》。

b. 打印 2 张交叉配血试验条形码，1 张备用，1 张贴在《临床输血申请单》上。

c. 核对《临床输血申请单》信息与受血者资料、交叉配血试验条形码信息。

d. 持申请单、采血管及条形码至患者床旁，两人核对患者相关信息，核对腕带及交叉配血试验条形码信息，确定无误后采集患者静脉血 2ml，将条形码贴在采血管上，在申请单上签姓名、抽血时间。

e. 由医护人员或经过培训的护工将血标本（置标本送检箱）及申请单送输血科，做血型鉴定和交叉配血试验，如治疗用血，同时将申请用血凭证一联送输血科。

f. 交接血标本时按要求对血标本进行检查，确认血标本与申请单信息无误后，双方共同在《受血者标本登记表》上签名并注明送血时间。

C. 取血

a. 医务人员取血时需携带专用取血箱。

b. 与输血科工作人员共同核对发血报告单、取血凭证、供血者血袋及输血科发血登记本信息无误后在发血报告单、取血凭证及输血科发血登记本上签全名，并在发血报告单上注明取血时间。

D. 输血：由两名医务人员核对交叉配血报告单及血袋标签各项内容，检查血袋有无破损渗漏，血液颜色是否正常，准确无误方可输血。携带病历共同到患者床旁核对患者信息，严格执行“三查八对”制度。再次核对血液后，用符合标准的输血器进行输血。

输血原则：①输血前应做血型鉴定及交叉配血试验；②选用同型血液输注；③如需再次输血，必须重新做交叉配血试验。

静脉输血操作流程及评分标准见表 5-29。

表 5-29 静脉输血操作流程及评分标准

项目总分	项目内容	操作流程	标准分	扣分标准	实得分
输血准备 20 分	护士准备	1. 着装整洁,符合要求	1	一项不符扣 0.5 分	
		2. 洗手,戴口罩、帽子	2	一项不符扣 0.5 分	
		3. 核对、评估及告知 (1)核对:采用两种以上方式核对患者的基本信息、查对医嘱,查看病史及相关化验报告,询问有无消毒液过敏史,核对输血治疗知情同意书 (2)评估:患者病情、意识、配合程度、心理状态;治疗方案:患者输全血、成分血还是血浆、输血疗程;穿刺部位及皮肤状况;评估血管粗细、弹性及充盈度;患者血型、交叉配血结果、输血种类及输血 (3)告知:输血的目的、配合方法	5	一项不符扣 0.5 分	
		4. 洗手	1	一项不符扣 1.0 分	
	用物准备	查看操作用物、药物的有效期及质量;准备标签	5	一项不符扣 1.5 分	
	患者准备	1. 嘱患者排便	1	一项不符扣 1.0 分	
		2. 根据病情取舒适卧位,手臂外展	2	一项不符扣 1.0 分	
	环境准备	空气洁净,环境整洁,光线及温度适宜	3	一项不符扣 0.5 分	
输血流程 65 分	输血前 15 分	1. 携用物至床旁,两人核对医嘱及发血记录单,并解释	7	一项不符扣 2.5 分	

续表

项目总分	项目内容	操作流程	标准分	扣分标准	实得分
输血流程65分	输血前15分	2. 洗手，戴口罩、帽子	1	一项不符0.5分	
		3. 按照标准建立静脉通道并固定	4	一项不符扣2.0分	
		4. 输注0.9%氯化钠注射液50 ~ 100ml	3	一项不符扣3.0分	
	输血中40分	1. 两人再次核对	10	一项不符扣10分	
		2. 消毒血袋接口并连接血袋	5	一项不符扣2.5分	
		3. 输血起始速度宜慢，观察15min无不适后再根据患者病情、年龄等调节滴速	10	一项不符扣3.0分	
		4. 两人再次核对	10	一项不符扣10分	
		5. 待血制品输完时，再输注0.9%氯化钠注射液50 ~ 100ml	5	一项不符扣2.5分	
	输血后10分	1. 整理床单位，妥善安置患者	1	一项不符扣0.5分	
		2. 整理用物，废弃物分类处置，输血袋低温保存24h	3	一项不符扣1.0分	
		3. 洗手、记录、签字、再次核对	3	一项不符扣0.5分	
		4. 健康教育	3	一项不符扣1.0分	
终末质量评定5分		1. 有效查对、遵循无菌技术操作原则及标准预防原则	2	一项不符扣0.5分	
		2. 关爱患者，有效沟通	1	一项不符扣0.5分	
		3. 操作规范，方法正确	1	一项不符扣0.5分	
		4. 用物齐备，处置规范	1	一项不符扣0.5分	

续表

项目总分	项目内容	操作流程	标准分	扣分标准	实得分
提问(选题)5分		1. 输血的目的是什么 2. 输血时注意事项有哪些 3. 输血时有哪些并发症？如何预防及处理	5	掌握5.0分，部分掌握3.0分，未掌握0分	
操作时间5分		12min	5	超时酌情扣分	
总　分					

E. 输血注意事项

a. 根据《临床输血申请单》正确采集血标本，严禁同时采集两个患者的血标本，以免发生不良事件。

b. 严格执行查对制度和无菌技术操作规程，输血前必须经两人认真核对交叉配血报告单及血袋标签各项内容，检查血袋有无破损渗漏，血液颜色是否正常，准确无误方能输血。

c. 输入库存血必须认真检查血液质量和血液保存时间。如血袋标签模糊不清，血袋破损漏血，上层血浆有明显气泡、絮状物或粗大颗粒，颜色呈暗灰色或乳糜状，下层血细胞呈暗紫色，血液中有明显凝块，提示可能有溶血，不能使用。

d. 输入全血与成分血时，应首先输入成分血（如浓缩血小板），其次为新鲜血，最后为库存血，保证成分血新鲜输入；一次输入多个献血者的成分血时，按医嘱给予抗过敏药物，以防发生过敏反应。

e. 加压输血时必须由专人守护，避免发生空气栓塞。

4）评价：①患者理解静脉输血目的，有安全感，愿意接受；②血液输注过程中是否顺利，有无不良输血反应，若有则记录处理方法及效果；③输血后是否达到或接近预期治疗效果，若未达到则分析输血无效的原因并作进一步检查。

5）健康教育及注意事项

A. 健康教育

a. 向患者介绍静脉输血的目的和意义，输血过程中的注意事项，输血反应的症状及防治措施。

b. 说明输血速度的调节依据，并强调输血过程中不可随意调速。

c. 讲述血型、交叉配血相容试验的有关知识及输血的禁忌证。

B. 注意事项

a. 输血过程中，应加强巡视，特别是输血开始后 10 ~ 15min，认真听取患者主诉，严密观察有无输血不良反应，如出现异常情况应及时报告医生，并配合处理，保留剩余血液及血袋以备送检，查找原因。

b. 为避免输血不良反应的发生，输血前、后应用无菌 0.9% 氯化钠注射液 50 ~ 100ml 冲洗输血管道；连续输入不同供血者的血液时，应在前一袋血输尽后，用无菌 0.9% 氯化钠注射液 50 ~ 100ml 冲洗并更换输血器，再接下一袋血继续输注。

c. 血液制品及输血器内不可随意加入其他药物，以防发生凝集或溶解。

d. 用于输注全血、成分血或生物制剂的输血器，如输注时间长，宜 4h 更换一次。

e. 输血完毕，血袋送回输血科低温保留 24h，以备患者出现输血反应时查找原因。输血结束后不得用输血器为患者进行输液治疗。

（5）输血质量管理评价标准：根据《医疗机构临床用血管理办法（2012 年版）》《临床输血技术规范》及医院《临床用血管理办法实施细则》制定出静脉输血质量管理评价标准（表 5-30）。

表 5-30 静脉输血质量管理评价标准

检查项目	病历号及结果
一、标本采集	
1. 采血前 两人核对医嘱、《临床输血申请单》、标本管标签	
2. 告知患者采血的目的、配合事项	
3. 采血时 两人核对标本管标签、患者姓名、病案号及腕带相关信息	
4. 一次只能采集 1 个患者的血型鉴定和交叉配血标本	
5. 严禁从静脉输液通路中采集血标本	
6. 采血完毕 两人核对标本管标签、患者姓名、病案号及腕带相关信息	
7. 采血人与核对人在《输血申请单》指定位置签名	
8. 医护人员与输血科人员双方核对患者信息并签名	
二、取血	
1. 取血时 取血者检查血液物理外观、血袋封闭、标签及包装完全合格	
2. 发血者、取血者 两人核对受血者姓名、科室、病案号、血型(包括 Rh)、血液品种、血量、血袋编号、交叉配血试验结果、血液有效期，并签名	
3. 临床科室取回的血液应尽快输入，不得自行储血	

续表

检查项目	病历号及结果
三、血液输注	
1. 输血前核对　一人持患者病历、发血记录单,另一人持血袋,逐项执行,一人先诵读,另一人复读;核对一遍后交叉再次核对。核对内容:患者姓名、科室、病案号、血型(包括 Rh)、血液品种、血量、血袋编号、交叉配血试验结果、血液有效期、质量	
2. 输血时核对　由两名医护人员床旁再次核对	
3. 参与核对的两人在发血记录单上签名	
4. 输血起始速度宜慢,应观察 15min,无不适再根据患者病情和年龄调节滴速	
5. 从发血到输血结束不超过 4h	
6. 血小板、血浆、冷沉淀等应以患者能耐受的最快速度输入	
7. 输血后核对　两人再次核对	
8. 连续输入全血、成分血的输血器宜 4h 更换 1 次	
9. 血液制品不应加热,不应随意加入其他药物	
10. 输血器符合国家相关标准要求	
四、输血观察及输入后处理	
1. 观察患者局部和全身反应(如皮疹、寒战、发热等)	
2. 记录患者输血起始和结束时间、速度、输血量、患者主诉等	
3. 输血完毕,将临床输血观察记录单及发血记录单粘贴在病历中	
4. 出现输血不良反应及时报告处理,并填报《输血不良反应报告单》	
5. 使用输血器和辅助设备(如血液复温)操作规范	
6. 输血完毕空血袋应低温保存 24h	
7. 护理人员熟悉输血严重危害(SHOT)方案、处置规范与流程	
落实率	
接受检查者签名	

注：填表说明

1. 符号意义：检查时使用“√”表示正确（或完整），各项完全相符，“×”表示不正确（或不完整），有一项不符均属于，“NA”表示不适用或不涉及。

2. 检查频率：根据医院及科室的实际情况决定检查频率。

3. 样本量：根据医院及科室的实际情况决定检查样本量，但应达到统计学相关要求。

（凌其英）

二、临床常见静脉输血反应

静脉输血不良反应是指在静脉输血过程中或输血之后，受血者发生了与输血有关的新的异常表现或疾病。最常见的静脉输血反应为：过敏反应、非溶血性发热反应及溶血反应。

（一）输血反应

输血过敏反应（blood transfusion reaction）主要是由输注血浆成分而引起的Ⅰ型速发性变态反应，或由血浆成分中某些种类抗体（如IgG和IgM类抗体）引起Ⅱ型或Ⅲ型超敏反应。过敏反应大多发生在输血后期或即将结束输血时，程度轻重不一。

1. 原因

（1）患者为过敏体质，输入血液中的异体蛋白质与患者机体的蛋白质结合形成全抗原而使机体致敏。

（2）输入的血液中含有过敏物质，如供血者在采血前服用过可致敏的药物或进食可致敏的食物。

（3）多次输血的患者，体内可产生过敏性抗体，当再次输血时，抗原抗体相互作用而发生输血反应。

（4）供血者血液中的变态反应性抗体随血液传给受血者，一旦与相应的抗原接触，即可发生过敏反应。

2. 临床表现

（1）轻度反应：输血后出现突发性皮肤瘙痒，局部或全身出现荨麻疹，无发热、寒战，抗组织胺治疗后可迅速缓解。

（2）重度反应：多为全身性，涉及心血管、呼吸或消化系统等，可出现支气管痉挛、低血压、血管神经性水肿、喉头水肿等临床表现，可伴有寒战和发热，严重者出现过敏性休克，甚至死亡。

3. 预防

（1）正确管理血液和血制品。

（2）选用无过敏史的供血者，供血者在采血4h前不宜进食高蛋白或高脂肪饮食，避免血中含有过敏物质。

（3）对有过敏史的患者，输血前根据医嘱给予抗过敏药。

4. 处理

（1）轻度过敏反应发生后，减慢输血速度，给予0.9%氯化钠注射液保持静脉输液通畅。遵医嘱给予抗组胺药物。

（2）若过敏反应严重，立即停止输血，通知医生，根据医嘱皮下注射

0.1% 肾上腺素注射液 0.5 ~ 1ml 或静脉滴注地塞米松磷酸钠注射液等抗过敏药物；严重喉头水肿者行气管切开术，同时注射氢化可的松。

（3）循环衰竭者给予抗休克治疗，监测生命体征。

（二）非溶血性发热反应

非溶血性发热反应（febrile non hemolytic reaction）是最常见的输血反应，指输血中或输血后 1 ~ 2h 内体温较输血前升高 1℃以上，多伴有寒战、头痛、恶心、胸闷、呼吸困难、皮疹等症状，且能排除溶血、细菌污染、严重过敏反应等原因引起发热的一类输血反应。

1. 原因

（1）由致热原引起，如血液、血液保存液或输血器具被致热原污染。

（2）多次输血后，受血者体内产生的抗体与供血者的白细胞和血小板发生免疫反应。

（3）输血时没有严格无菌技术操作，造成污染。

2. 临床表现 可发生在输血期间或输血后，发热持续时间不等，少则几分钟，多则 1 ~ 2h。体温可达 38 ~ 41℃，常伴有颜面潮红、畏寒、脉率增快、恶心、呕吐、体温多无变化。少数患者输血出现发热反应后数小时内可发生口唇疱疹。轻度发热反应体温升高 1 ~ 2℃。

3. 预防

（1）严格管理血库保养液和输血器具，严格执行无菌技术操作。

（2）输血速度在非紧急情况下不可过快输注。

（3）可在输血前或反应开始时给患者使用能抑制输血发热反应的药物，如阿司匹林。

4. 处理

（1）发生输血发热反应时，应立刻停止输血，所剩血液不可再用。缓慢输入 0.9% 氯化钠注射液保持静脉通路。将输血器、剩余血连同储血袋一起送检。

（2）如病情需要继续输血时，应另行配血，更换血液制品予以输入，但输入的速度宜慢，应严密观察受血者的生命体征。

（3）畏寒时注意保暖及体温变化，发热时间较长者可给予物理降温或选用解热镇痛和抗过敏药物帮助退热。

（三）溶血反应

溶血反应（hemolytic reaction）是输血后红细胞受到破坏或溶解引起的一系列反应，是最严重的输血反应。分为急性溶血反应和迟发性溶血反应两类。急性溶血反应可以是免疫性的，也可以是非免疫性的。前者指输入不相容的红细胞（或血浆）时，受者（或供者）血浆中的血型抗体与供者（或受者）红细胞膜上的血型抗原结合成抗原抗体复合物使红细胞致敏，非免疫性的溶血性输血反应少见，包括血液运输与保存、低渗液体输注、冰冻或过热破坏红细胞等。迟发性溶血反应主要发生在 ABO 血型系统以外的不规则 IgG 血型抗体。

1. **原因**

（1）输入异型血液：供血者和受血者血型不符而造成的血管内溶血，发生反应快，一般输入 10 ~ 15ml 血液即可出现症状，后果严重。

（2）输入变质的血液：输血前红细胞已经被破坏溶解，如血液储存过久、保存温度过高、血液被剧烈震荡或被细菌污染、血液内加入高渗或低渗溶液或影响 pH 的药物等，均可导致红细胞破坏溶解。

（3）Rh 阴性者接受 Rh 阳性血液后，其血清中产生抗 Rh 阳性抗体，当再次接受 Rh 阳性血液时可发生溶血反应。

2. **临床表现** 发生溶血反应的临床表现轻重不一，轻者与发热反应相似；重者输入 10 ~ 15ml 血液时即可出现症状，死亡率高。通常可将溶血反应的临床表现分为三个阶段。

第一阶段：受血者血清中的凝集素与输入血中红细胞表面的凝集原发生凝集反应，使红细胞凝集成团，阻塞部分小血管。患者出现头痛、面部潮红、恶心、呕吐、心前区按压感、四肢麻木及腰背部剧烈疼痛等反应。

第二阶段：凝集的红细胞发生溶解，大量血红蛋白释放到血浆中出现黄疸和血红蛋白尿（尿呈酱油色），同时伴有寒战、高热、呼吸困难、发绀和血压下降等。

第三阶段：大量血红蛋白从血浆进入肾小管，遇酸性物质后形成结晶，阻塞肾小管。同时，由于抗原、抗体的相互作用，又可引起肾小管内皮缺血、缺氧而坏死脱落，进一步加重了肾小管阻塞，导致急性肾衰竭，表现为少尿或无尿，管型尿和蛋白尿、高钾血症、酸中毒，严重者可导致死亡。

3. **预防**

（1）做好血型鉴定与交叉配血试验。

（2）输血前两人认真查对，杜绝不良事件的发生。

（3）严格遵守血液保存、运送规则，不能使用变质的血液。

4. **处理**

（1）立即通知医生，停止输血，核对患者及血制品信息，若有错误，立即通知血库。

（2）吸氧，更换液体、输液器，建立两个静脉输液通道；遵医嘱快速输注液体，静脉推注呋塞米注射液，促进排尿；给予升压药或其他药物治疗。

（3）抽取患者血、尿标本，随同余血，立即送检。

（4）碱化尿液：快速滴注碳酸氢钠溶液，增加血红蛋白在尿液中的溶解度，减少沉淀，避免阻塞肾小管。

（5）双侧腰部封闭，并用热水袋热敷双侧肾区，解除肾小管痉挛，保护肾脏。

（6）若出现休克症状，给予抗休克治疗；若发生肾衰竭，行腹膜透析或血液透析治疗。

（丁　雯）

第十三节　精准输液相关技术

随着医疗技术的提高，患者获得的静脉输液治疗技术已经向精准治疗护理的方向发展，精准输液相关技术主要包括：中心静脉压监测、微量注射泵及输液泵技术。

一、中心静脉压监测

中心静脉压（central venous pressure，CVP）反映右心房的压力，是指上、下腔静脉进入右心房处的压力，可通过上、下腔静脉或右心房内置导管测得，是临床观察血流动力学的主要指标之一，可判断患者血容量、心功能与血管张力的综合情况，正常值：成人为4～12cmH_2O（1cmH_2O=0.098kPa），婴幼儿为3～10cmH_2O，降低与增高对判断血管容量状态和评估心脏的前负荷均有重要临床意义；中心静脉压与血压同时监测，比较其动态变化，更有意义（表5-31）。

表5-31　中心静脉压与补液的关系

CVP	BP	原因	处理原则
低	低	血容量不足	充分补液
低	正常	血容量不足或相对不足	适当补液
高	正常	容量血管过度收缩、肺循环阻力高	舒张血管
高	低	心功能不全/容量相对过多、心脏压塞	强心利尿、舒张血管
正常	低	心功能不全/血容量过多或不足	补液试验

（一）适用范围及慎用或禁用范围

1. 适用范围

（1）严重创伤、各类休克及急性循环功能衰竭等危重患者。

（2）各类大、中手术，尤其是心血管、颅脑和腹部的大手术。

（3）需长期输液或接受完全肠外营养的患者。

（4）需接受大量、快速输血、补液的患者。

（5）鉴别诊断：患者血压正常但伴少尿或无尿时，鉴别少尿原因是血容量不足还是心功能不全。

2. 慎用或禁用范围

（1）血小板减少或其他凝血机制严重障碍者避免行颈内静脉及锁骨下静脉穿刺，可尝试从颈外静脉穿刺。

（2）局部皮肤感染者应另选穿刺部位。

（3）不合作躁动不安的患者。

（二）监测部位及血管的选择

1. 监测部位　上肢、颈部、胸部及下肢。

2. 监测血管

（1）通过锁骨下静脉、颈内静脉、颈外静脉、头静脉或贵要静脉、正中静脉进入上腔静脉。

（2）在紧急情况下或不具备以上血管通路时，可通过股静脉置管推算真实的 CVP 值。

（三）监测工具型号的选择

1. 普通输液器 / 延长管、0.9% 氯化钠注射液、肝素盐水、深静脉穿刺包、刻度尺、固定架、三通输液接头（以下简称三通）、胶布、2 块无菌纱布、10ml 注射器或 10ml 的预充式导管冲洗器及弯盘等。

2. 压力袋装置、压力导线、压力传感器、传感器固定装置、多功能监护仪。

（四）监测操作流程

1. 目的　监测中心静脉压（central venous pressure，CVP）的降低与增高，判断血管容量状态和评估心脏的前负荷。

2. 评估

（1）治疗方案：是否实施输液、输血治疗；输入药物的种类、性质、剂量及用药频率等。

（2）评估患者

1）基本信息：姓名、性别、年龄、疾病种类、病情严重程度、凝血功能相关化验报告、意识。

2）患者心理：患者的心理活动状态、意愿和自我护理能力等。

3. 实施

（1）准备

1）护士准备：着装整洁，修剪指甲，规范洗手，戴口罩、帽子。

2）用物准备：测压管（延长管或输液器）、有刻度量尺、三通接头、输液架、压力袋（袋内装肝素盐水），一次性压力传感器、延长管、多功能监护仪一台等。

3）患者准备：平卧位，机械通气患者最好保持 30° 半卧位，循环衰竭尤其是右心功能衰竭患者应保持 45° 半卧位。

4）环境准备：空气洁净、环境整洁、光线及温度适宜。

（2）监测方式选择

1）静脉选择：经锁骨下静脉或右颈内静脉穿刺插管至上腔静脉，或经右侧大腿的大隐静脉或股静脉插管至下腔静脉。前者测压更能准确反映右心房压力，尤其在腹内压增高的情况下。

2）中心静脉压监测方式

A. 手工监测

a. 三通连接：将 0.9% 氯化钠注射液 100ml 挂于输液架上，连接测压管（普通输液器），使输液管内充满液体，茂菲滴管内有 1/3 ~ 1/2 液体，另一端与三通侧端连接并排好气，暂时关闭三通；三通的头端与中心静脉导管相连，尾端连接输液治疗通路。

b. 零点调节：将三通测压管与标尺均固定在立式输液架上，标尺或测压管刻度上的“0”调到与右心房相平行水平处（相当于平卧时腋中线第 4 肋间、半卧位时锁骨中线第 3 肋间、坐位时平右侧第 2 肋间）。

c. 调节三通：关闭中心静脉导管通路，使输液治疗通路与测压管相通。

d. 测压：当液面在测压管内上升并高于患者实际的 CVP 值时，关闭静脉输液治疗三通通路，使测压管与中心静脉导管相通，这时测压管内液面下降至有轻微波动不再下降时，测压管内液体凹面所对的标尺刻度数字，即为中心静脉压。

e. 调节三通：关闭测压管通路，开放静脉输液治疗通路，保持其通畅，若无须行静脉输液治疗时可给予肝素盐水或 0.9% 氯化钠注射液正压封管。

B. 仪器监测

a. 压力套装：为防止中心静脉导管血液凝固，将配制的肝素盐水放入压力套装内并将其压力套装气体排尽，挂于输液架上，挤捏压力套装皮球，打气至 300mmHg 左右。

b. 消毒肝素盐水瓶口，插上压力传感器。

c. 安装传感器固定架，固定压力传感器并排尽输液通路内空气。

d. 连接测压系统，用压力导线连接压力传感器传感端口与多功能监护仪，设定 CVP 监测的数据与波形的参数。

e. 消毒中心静脉导管口，用一次性预充式导管冲洗器或盛有 0.9% 氯化钠注射液 10ml 注射器先抽回血，判断导管功能，进行冲管后再与压力传感器的输液通路端接口相连接。

f. 协助患者取舒适体位，保持压力传感器与患者右心房处于同一水平，打开压力传感器装置上的三通与大气相通，校准监护仪上的“0”点，多功能监护仪显示的数值即为中心静脉压。

g. 调节三通：关闭三通与大气相通口，使中心静脉导管与输液管相通并保持通畅；若无须行静脉输液治疗时可给予肝素盐水或 0.9% 氯化钠注射液正压封管。

（3）中心静脉压监测操作流程见表 5-32。

表 5-32 中心静脉压监测操作流程

项目内容	中心静脉压监测—手法监测	中心静脉压监测—仪器监测
评估	整体评估：基本信息 - 健康需求 - 治疗方案 - 监测工具 局部评估：监测部位 - 静脉导管情况 - 静脉导管功能 操作者自身评估：着装要求 - 无菌要求 - 环境要求 - 用物准备 - 两人核对 - 健康教育	整体评估：基本信息 - 健康需求 - 治疗方案 - 监测工具 局部评估：监测部位 - 静脉导管情况 - 静脉导管功能 操作者自身评估：着装要求 - 无菌要求 - 环境要求 - 用物准备 - 两人核对 - 健康教育
监测	监测前 1. 再次核对医嘱及患者基本信息 2. 洗手，戴口罩、帽子	监测前 1. 再次核对医嘱及患者基本信息 2. 洗手，戴口罩、帽子
	监测中 1. 三通连接　将 0.9% 氯化钠注射液瓶挂于输液架上，连接测压管（普通输液器），另一端与三通侧端连接并排气，使输液管内充满液体，茂菲滴管内有 1/3 ～ 1/2 液体；暂时关闭三通；三通的前端与中心静脉导管相连，尾端连接输液治疗通路	监测中 1. 将配制的肝素盐水放入压力套装内并将其压力套装内气体排尽，挂于输液架上，挤捏压力套装皮球，打气至 300mmHg 左右 2. 消毒肝素盐水瓶口，插上压力传感器 3. 安装传感器固定架，固定压力传感器并排尽静脉输液通路内空气

续表

项目内容	中心静脉压监测—手法监测	中心静脉压监测—仪器监测
监测	2. 零点调节　将三通测压管与标尺一起固定在立式输液架上,标尺零点与右心房处于同一水平(相当于平卧时腋中线第4肋间、半卧位时锁骨中线第3肋间、坐位时平右侧第2肋间) 3. 调节三通开关　关闭中心静脉导管通路,使静脉输液治疗通路与测压管相通 4. 测压　当液面在测压管内上升并高于患者实际的CVP值时,关闭静脉输液治疗三通通路,使测压管与中心静脉导管相通,测压管液面下降至有轻微波动不再下降时,测压管内液体凹面所对的刻度数字,即为中心静脉压	4. 连接测压系统,用压力导线连接压力传感器的传感端口与多功能监护仪,设定CVP监测的数据与波形的参数 5. 消毒中心静脉导管口,用一次性预充式导管冲洗器或盛有0.9%氯化钠注射液10ml注射器先抽回血,再进行脉冲式冲管后再与压力传感器的输液通路端接口相连接 6. 协助患者平卧位,保持压力传感器与患者右心房处于同一水平,打开压力传感器装置上的三通与大气相通,校准监护仪上的"0"点,多功能监护仪显示的数值即为中心静脉压
	监测后 1. 调节三通　关闭测压管通道,使静脉输液治疗通路与中心静脉导管相通继续输液,保持管道通畅,若无须行静脉输液治疗,给予肝素盐水或0.9%氯化钠注射液正压封管 2. 整理各管道、床单元,用后物品分类放置 3. 协助患者取舒适卧位,进行导管相关自我维护健康指导 4. 洗手,记录中心静脉压监测数值	监测后 1. 调节三通　关闭三通与大气相通口,使中心静脉导管与输液管相通并保持通畅,若无须行输液治疗,给予肝素盐水或0.9%氯化钠注射液正压封管 2. 整理各管道、床单元,用后物品分类放置 3. 协助患者取舒适卧位,行导管相关自我维护健康教育 4. 洗手,记录中心静脉监测数值

（4）监测注意

1）老年重症患者建立静脉通路条件较差，可通过PICC监测CVP。

2）监测前，认真检查管道衔接是否牢固或漏液，并排尽各管道空气，保持管道通畅，防止管道打折或管道内有血栓、杂质，否则会造成空气栓塞或加大管道压力，影响中心静脉压监测数据的准确性。

3）应在患者静息时监测，如在吸痰后、躁动、寒战、抽搐等特殊情况下监测的结果，要注解加以说明。

4）如CVP值在短时间内有较大的差异时应及时重新核对，检查管路是否通畅、零点是否准确和呼吸机是否用了较大呼气末正压（positive end expiratory pressure，PEEP），及时报告医生。

4. 评价

（1）操作有序，动作轻柔、熟练。

（2）护士举止端庄，态度和蔼，语言流畅。

（3）患者安全，护患沟通有效。

（4）患者知晓监测时的注意事项。

（5）遵守查对制度、无菌技术操作原则及标准预防原则。

5. 健康教育及注意事项

（1）健康教育：关爱患者，有效沟通，向患者或家属解释中心静脉压监测目的及监测时的注意事项。

（2）注意事项

1）每次监测 CVP 之前及监测结束后，应抽回血并冲洗导管，以评估导管功能，谨防血块堵塞管腔；采用脉冲式冲管、正压封管，防止导管相关性感染，冲管液宜使用一次性单剂量的 0.9% 氯化钠注射液。特殊情况下需使用袋装 0.9% 氯化钠注射液时，应保证有效消毒。

2）输注药物与 0.9% 氯化钠注射液不相容时，应先使用 5% 葡萄糖注射液冲洗，再使用 0.9% 氯化钠注射液。

3）CVP 监测的管道不能输入升压药或血管扩张剂等血管活性药物，避免监测 CVP 前冲洗管路时，将血管活性药物冲入患者体内，带来血流动力学波动。

4）三通、输液器、延长管 24h 更换一次，如有污染或疑似污染应及时更换。

（五）拔管

1. 拔管时机

（1）患者病情稳定，无须观察 CVP 时，停止 CVP 监测。

（2）有感染、心律失常、血气胸等或不能解决的导管相关并发症时，立即停止监测，拔除导管。

2. 拔管人员资质　中心静脉导管（包括 PICC、CVC、PORT）应由接受专业培训的医护人员拔除。

3. 拔管时的体位

（1）拔管时应将静脉导管出口部位（如颈部、手臂）置于低于患者心脏水平。

（2）拔管时宜将患者置于头低仰卧位或仰卧位。

（3）拔管时指导患者屏住呼吸，在拔除导管的最后部分时进行 Valsalva

操作（深吸气后屏气，再用力做呼气动作），或在患者呼气末屏气状态下拔除。

4. **拔管流程**

（1）患者或家属签署中心静脉导管拔管 / 手术拔港知情同意书（见附表10）。

（2）用物准备：专用换药包、无菌拆线剪。

（3）拔管时间应选择白天，护理人员较多，必要时准备好氧气等急救物品。

（4）拔管时，患者取头低仰卧位或仰卧位。

（5）轻轻沿穿刺方向去除敷料，以免将静脉导管带出。

（6）洗手、戴手套。

（7）消毒：以穿刺点为中心，75% 酒精擦拭消毒皮肤 3 次（顺—逆—顺），每次至少 30s，直径≥ 15cm；有效碘浓度≥ 0.5% 碘伏擦拭消毒皮肤 3 次（顺—逆—顺），每次至少 30s，直径≥ 15cm。

（8）拆除固定线。

（9）轻轻、缓慢拔除导管。

（10）按压力度以患者舒适、呼吸不费力、无压痛感为宜。

（11）脱手套、洗手。

（12）记录。

4. **注意事项**

（1）穿刺点按压 5 ~ 10min，向患者及家属讲解按压的目的及意义，注意观察有无血肿或敷料有无渗出、出血，预防并发症发生，需要交接班。

（2）拔管后嘱患者静卧 30min 后再活动，应密切观察患者有无不适。

（3）应用无菌敷料密闭穿刺点至少 24h，24h 后评估穿刺点愈合情况。

（4）评估拔除导管的完整性，必要时与置管记录的导管长度比较。

二、微量注射泵

微量注射泵是一种根据医嘱要求将少剂量药物精确、微量、均匀、持续地泵入体内，操作便捷、定时、定量，根据病情需要可随时调整药物浓度、速度，使药物在体内能保持一定有效血药浓度的医疗仪器，可以避免药物因浓度大小波动而产生不良反应；具有恒速恒压不会产生破坏性冲击，有效保护血管内膜的生理特性。其特点是：①可以长时间恒速注射，具有完整的报警系统；②流量在 0.1 ~ 99.9ml/h 选择，可根据药物多少选择 20ml/30ml/50ml 等规格的一次性无菌注射器；③在交流电中断时可以自动转换为电池供电，不因停电或转送患者而中断用药；④注射数据可输出、打印以制作电子病例，适应医院管理网络化、信息化管理要求；⑤是一种将药物安全注入患者体内发挥作用的药物推注设备，提高临床用药操作的效率和灵活性，降低护理工作量。

（一）适用范围及慎用或禁用范围

1. **适用范围** 适用于用药非常精确、总量很小且用药速度缓慢或长时间匀速输注的药物，主要用于胰腺炎、糖尿病、高血压、冠心病、休克、肝移植、肿瘤化疗及儿科用药等。

2. **慎用或禁用范围** 目前尚无严格禁忌证。

（二）穿刺部位及血管的选择

1. **穿刺部位** 皮肤无炎症、瘢痕、硬结的部位；上肢优于下肢，因下肢静脉回流缓慢和半坐卧位，输注泵入药物在下肢静脉滞留时间比上肢静脉长，对血管刺激性较大，易发生静脉炎。

2. **血管选择** 选择血管充盈度及血管壁弹性好的血管。

（三）操作工具的选择

微量注射泵、一次性注射器10ml以上或10ml的预充式导管冲洗器。

（四）操作流程

1. **目的**

（1）将药物精确、均匀、持续地输入患者体内，严格控制药物用量，保证药物最佳的有效浓度，合理调节药物的注射速度，连续输注各种急需的药物，减少并发症的发生。

（2）输注血管活性药物，调节血压、心率，维护循环功能；输注镇静、镇痛等药物，微量用药，流速均匀，以维持药物最佳有效浓度。

2. **评估** 微量注射泵的使用优势明显，但作为一个受环境、材料、操作者、患者情况等多因素影响的治疗平台，任何一个环节、部位的细微改变均可能对微量注射泵安全的时效性产生影响，包括严格掌握适用范围、药物输注所需控制单位时间内的量及输注速度等。

（1）治疗方案：输注药物的种类、有效期、浓度、剂量，所需控制单位时间内的输注量及输注速度等，一次性无菌注射器抽吸所需药物的剂量及配制的浓度是否精确。

（2）评估患者

1）基本信息：姓名、性别、年龄、疾病种类、病情、化验报告、意识及自我护理活动能力等。

2）心理评估：患者心理活动状态和意愿，消除紧张感。

3. 实施

（1）准备

1）护士准备：着装整洁，修剪指甲，规范洗手，戴口罩、帽子。

2）用物准备：微量注射泵性能完好；根据药量选择一次性注射器、延长管、输液针头等，查看所需物品的有效期、有无破损等。

3）患者准备：平卧位，机械通气患者最好保持 30° 半卧位，循环衰竭尤其是右心功能衰竭患者应保持 45° 半卧位。

4）环境准备：空气洁净、环境整洁、光线及温度适宜。

（2）精准的微量注射泵及输液泵操作流程见表 5-34。

（3）使用注意：使用前应检查微量注射泵功能是否正常；微量注射泵放置须高于注射部位，以减少回血；正确设定输液速度及其他必需参数，及时排除故障，防止输注错误延误治疗。

4. 评价

（1）操作有序，动作轻柔、熟练。

（2）护士举止端庄，态度和蔼，语言流畅。

（3）患者安全，护患沟通有效。

（4）患者知晓使用时的注意事项。

（5）遵守查对制度、无菌技术操作原则及标准预防原则。

5. 健康教育及注意事项

（1）健康教育：关爱患者，有效沟通，告知患者或家属使用微量注射泵的目的，使用过程中的注意事项，取得配合。

（2）注意事项

1）注意观察穿刺部位皮肤，防止发生药物外渗。

2）微量注射泵上药物应注明药物名称、浓度、剂量、用药时间、速度，并签名。注射器和延长管应每 24h 更换一次。使用硝普钠、尼莫地平、硝酸甘油等避光药物时，应用避光延长管以保证药效。

3）更换药物应提前备好，更换药物时动作迅速，先关闭注射器连接管路，更换完毕后再打开，防止药物推入静脉，引起不良反应。

4）熟悉报警信号，并能正确、快速地排除。

5）安装注射器前，排尽空气，注射器空筒两翼、注射器活塞柄均应与输液泵上的注射槽紧密贴合。

6）输液（血）治疗过程中，输注黏稠、高渗、中药制剂、抗生素等对血管刺激较大的液体后，宜进行冲管；连续输注的药物不相容时，应在两种药物输注之间脉冲式冲管，以免产生沉淀堵塞导管，正压冲封管。

7）三通、输液器、延长管24h更换一次，如有污染或疑似污染应及时更换。

8）每次调整输注速率后，注意按下启动键。

9）电池电量不足时，连续充电应大于8h，长时间不用必须充满电放置。

（五）常见微量注射泵故障与处理（表5-33）。

表5-33 常见微量注射泵故障与处理

项目	故障原因	处理方法
自动报警	药物用至2ml时，红灯亮闪，微量注射泵自动报警	按消除警键，红灯停止亮闪，使注射器内剩余药物全部匀速泵入。准备好另一注射器的药物备用
电池低电压报警	电池/蓄电池电量不足，电池电力耗尽，电池充电无效，电源插头松动	检查电源插头，连接交流电源，更换同类型电池，使其继续工作
压力阻塞报警	针头阻塞、泵管折叠、止血带未松开等	任何原因导致的针头阻塞都需要重新穿刺；解除泵管打折或受压；松开止血带，穿宽袖口衣服，避免输液肢体受压等
药物外渗	药物外渗达到一定程度，产生一定阻力才会报警	加强巡视，班班交接，观察穿刺处皮肤状况，健康指导，及时发现，及时处理

（六）停止应用

1. 停止指征

（1）病情稳定。

（2）医嘱停止静脉输注微量注射泵入的特殊药物时，停止使用微量注射泵。

2. 注意事项

（1）两人认真查对医嘱，确认停止使用。

（2）严格无菌技术操作。

（3）长时间不用，内部蓄电池至少每月1次充电、放电。电池充电后工作时间短，应及时更换新电池。

三、输液泵

输液泵是一种智能化的输液装置，能够准确控制单位时间内液体输注的量和速度，并通过控制单位时间内输入的液体容量，达到使药物能够匀速，药量准确，安全地进入患者体内发挥作用的一种仪器。其特点：①精确测量和控制输液速度；②精确测定和控制输液量；③对气泡、空气、漏液和输液管阻塞等异常情况自动报警，自动切断输液通路；④彩色 OLED 显示；⑤智能控制输液。

（一）适用范围及慎用或禁用范围

1. **适用范围**　适用于抢救休克快速输液或需严格控制输液总量及输液速度，以及部分特殊药物，如升压药物、抗心律失常药物、婴幼儿静脉输液、宫缩素、安宝、硫酸镁等。

2. **慎用或禁用范围**　无慎用或禁用范围。

（二）穿刺部位及血管的选择

1. **穿刺部位**　皮肤无炎症、瘢痕、硬结的部位；上肢优于下肢。

2. **血管选择**　选择血管充盈度及血管壁弹性好的血管。

（三）输注工具的选择

1. 输液泵、固定架或输液架。

2. **实施静脉输液所需用物**　治疗车、输液器、液体、棉签、皮肤消毒液、弯盘、10ml 的预充式导管冲洗器、止血带等。

（四）操作流程

1. **目的**　能精确控制单位时间内输送药物的流速和流量，并通过控制单位时间内输入的液体容量，达到使药物速度均匀，用量准确、安全地进入患者体内发生作用。

2. **评估**　严格掌握适用范围，药物输注所需控制的输液总量及输液速度等。

（1）治疗方案：输入药物的种类、有效期、性质、所需控制的输液总量及输液速度等。

（2）评估患者

1）基本信息：姓名、性别、年龄、疾病种类、病情严重程度、意识及自我护理活动能力等。

2）心理评估：了解患者心理活动状态，告诉患者或家属输液泵使用的目的，使用过程中的配合及注意事项，取得配合。

3. **实施**

（1）准备

1）护士准备：着装整洁，修剪指甲，规范洗手，戴口罩、帽子。

2）用物准备：治疗车、输液泵、治疗盘、液体、输液器、棉签、皮肤消毒液、弯盘等。

3）患者准备：平卧位，机械通气患者最好保持30° 半卧位，循环衰竭尤其是右心功能衰竭患者应保持45° 半卧位；了解患者心理，消除紧张和焦虑情绪，以取得配合。

4）环境要求：空气洁净、环境整洁、光线及温度适宜。

（2）精准的微量注射泵及输液泵操作流程见表5-34。

表5-34　精准的微量注射泵及输液泵操作流程

项目内容	微量注射泵操作流程	输液泵操作流程
评估	整体评估：基本信息-健康需要-治疗方案 局部评估：穿刺部位-导管功能-固定要求 操作者自身评估：着装要求-无菌要求-用物准备-两人核对-健康教育-环境	整体评估：基本信息-健康需要-治疗方案 局部评估：穿刺部位-导管功能-固定要求 操作者自身评估：着装要求-无菌要求-用物准备-两人核对-健康教育-环境
操作	操作前 1. 再次核对医嘱及患者基本信息 2. 将微量注射泵安全固定在合适位置 3. 洗手，戴口罩、帽子 操作中 1. 遵医嘱，选用相应的一次性无菌注射器抽吸所需药物的剂量 2. 连接注射器与微量注射泵延长管，排尽空气，将注射器安装在微量注射泵上 3. 连接电源，打开微量注射泵开关"start"键 4. 遵医嘱设定输液速度、确认正常 5. 将微量注射泵与静脉输液通道相连，妥善固定 操作后 1. 输注完毕，按"stop"键，长按开关键3s，关闭电源	操作前 1. 再次两人核对医嘱及患者基本信息 2. 将输液泵安全固定在合适位置 3. 洗手，戴口罩、帽子 操作中 1. 按照输液法排出输液器空气，关闭输液器调节夹 2. 连接电源，打开泵门，将输液器茂菲滴管下端输液管道的适当位置由上而下嵌入到输液泵槽内（卡子上），关上泵门，打开输液泵开关 3. 遵医嘱设定输液总量、速度、确认正常 4. 按无菌技术操作原则进行静脉穿刺，穿刺成功妥善固定 5. 再将调节好的输液器与静脉输液通道相连 操作后 1. 输注完毕，按"stop"键，打开泵门，去除输液器

续表

项目内容	微量注射泵操作流程	输液泵操作流程
操作	2. 去除延长管,正压封闭静脉输液穿刺管道 / 拔针 3. 患者舒适体位,整理用物,用后物品分类放置 4. 充电备用 5. 健康教育、洗手	2. 长按开关键 3s,关闭电源 3. 正压封闭静脉输液穿刺管道 / 拔针 4. 患者舒适体位,整理用物,用后物品分类放置 5. 充电备用 6. 健康教育、洗手

（3）使用注意：使用前应检查输液泵功能是否正常，正确设定输液速度及其他必需参数，保证药物能够匀速、准确、安全地进入患者体内。

4. 评价

（1）操作有序，动作轻柔、熟练。

（2）护士举止端庄，态度和蔼，语言流畅。

（3）患者安全，护患沟通有效。

（4）患者知晓使用时的注意事项。

（5）遵守查对制度、无菌技术操作原则及标准预防原则。

5. 健康教育与注意事项

（1）健康教育：关爱患者，有效沟通，并告知患者或家属使用输液泵的目的，使用过程中的注意事项，取得配合。

（2）注意事项

1）输液泵使用时须观察穿刺部位皮肤，防止药物外渗。

2）输液泵上的药物应注明药物名称、浓度、剂量、用药时间、用药速度，并签名。输液器应每 24h 更换一次。

3）应熟悉报警信号，正确、快速地排除故障。

4）排尽输液器内空气或气泡，按方向将茂菲滴管下端的输液管道适当位置由上而下嵌入输液泵槽内。

5）每次调整输注速率后，注意按下启动键。

6）电池电量不足时，连续充电应大于 8h，长时间不用必须充满电放置。

7）输液泵定期检测及擦拭，保持输液泵清洁，避免药物凝固影响机械的灵活性和防止药物对输液泵的浸蚀。

（五）常见输液泵故障与处理（表5-35）。

表5-35　常见输液泵故障与处理

项目	故障原因	处理方法
气泡报警	管路中有气泡，输液瓶或袋内液体已空	打开输液泵仓门，取出输液管道，用手弹法将气泡弹回茂菲滴管中，重新装好输液器，关好泵仓门启动，继续输液或更换新输液器
滴数报警	输液瓶或袋内液体已空，流速调节器未打开，排气时小帽未打开，传感器放置错误，传感器损坏，茂菲滴管不稳，有摆动，茂菲滴管有水雾，茂菲滴管液面过高等	更换新输液器，打开流速调节器，打开排气帽正确放置，夹紧传感器与茂菲滴管，更换传感器，固定茂菲滴管保持稳定，摇动茂菲滴管去除水雾，茂菲滴管内液面不能超过1/2，将输液瓶正置，再将部分液体挤回瓶内，使液面降低
电池低电压报警	电池/蓄电池电量不足，电池电力耗尽，电池充电无效	连接交流电源，更换同类型电池
压力阻塞报警	流速调节器（输液器调节夹）未松开，输液管打折或受压；血块阻塞静脉通路，近心端血管压力过大	松开流速调节器（输液器调节夹），解除输液管打折或受压，清除血块，松开止血带，穿宽袖口衣服，避免输液肢体侧受压

（六）停止应用

1. 停止指征

（1）病情稳定。

（2）医嘱无须控制液体输注速度与总量，停止使用输液泵。

2. 注意事项

（1）两人认真核对医嘱，确认停止使用。

（2）严格无菌技术操作。

（3）长时间不用，内部蓄电池至少每月1次充电、放电。电池充电后工作时间短，应及时更换新电池。

（张　敏-武　汉）

第六章

静脉输液并发症预防及处理

第一节 静脉炎

静脉炎（phlebitis）是指静脉血管的炎症反应，是临床常见的一种静脉输液治疗并发症，其发生率为3%～59.1%，通过针对性的干预可以降低其发生率。依据发生原因将静脉炎分为机械性、化学性、血栓性、感染性和输注后静脉炎。发生静脉炎不仅增加患者的痛苦，也可能会延长患者的住院天数，增加医疗费用。

一、原因

诱发静脉炎的因素有不可干预因素与可干预因素。不可干预因素主要有患者因素和药物因素。患者因素包括患者自身疾病及血管条件差等；药物因素主要是药物的性质。可干预因素主要有输液工具的选择（包括输液工具的型号和材质）、穿刺部位、穿刺血管、穿刺技术、留置维护技术及固定方式等因素。液体的溶媒：相同药物，不同溶媒，药物的渗透压及酸碱度不一样。不同类型的静脉炎发生原因见表6-1。

表6-1 不同类型的静脉炎发生原因

类型	发生原因	注释
机械性静脉炎	1. 导管型号过大、导管材质过硬	常发生于浅静脉通路，如PVC、MC及PICC；导管材质过硬，导管直径/血管内径比值≥45%，都会刺激血管内膜细胞分泌炎性因子，启动炎性反应
	2. 反复局部穿刺及留置时间过长	多次穿刺损伤血管内膜，留置时间越长，血管内膜损伤越大
	3. 穿刺部位选择不当、固定不牢	在关节部位、骨骼凸隆部位穿刺不易固定以及固定不牢，导致导管随着患者活动而反复进出血管，刺激血管内膜发生炎性反应

续表

类型	发生原因	注释
化学性静脉炎/血栓性静脉炎	1. 药物的性质评估不当,血管及输液工具选择不当	刺激性或腐蚀性药物:如 pH < 5 或 > 9,渗透压 > 900mmol/L 的药物,血管活性药物、细胞毒性药物等,通过外周静脉,PVC 输入,均可导致酸碱平衡失调,影响细胞水分吸收,干扰血管内膜正常代谢,血管内膜细胞发生炎性反应,导致细胞脱水,萎缩,产生无菌性炎症,引起细胞浸润,释放组胺,引发化学性静脉炎;血栓性静脉炎也可发生于所有静脉通路
	2. 穿刺血管太细、输注速度过快、刺激性药物输液时间过长或导管破裂	(1)血管太细或输注速度过快,超过了血管应激能力;刺激性药物长时间输入,刺激血管内膜,引发血管内膜炎性反应 (2)外周浅表血管输入、导管破裂等因素,药物刺激血管内膜引发炎性反应
	3. 导管尖端位置不正确	(1)导管尖端紧贴血管壁,血管局部药物浓度增大,连续刺激血管内膜,导致炎性反应 (2)中心静脉导管尖端未到达上腔静脉位置或导管异位、打折,发生血栓性静脉炎增加
	4. 消毒剂未干或输注液体中的颗粒物质过大	(1)置管或维护时皮肤消毒剂未完全干燥,导致穿刺时消毒剂进入血管 (2)液体生产过程、输注、液体配制过程中产生较大的颗粒物进入血管内等均可能刺激血管内膜发生炎性反应 (3)各种原因刺激血管内膜,导致血管内膜损伤,血管内膜细胞分泌炎性因子,激活细胞间黏附因子表达,启动血液凝血系统,使纤维蛋白酶原转为纤维蛋白,引发静脉血栓形成,血栓刺激血管内膜,引发炎性反应
感染性静脉炎	1. 手卫生执行差或未执行	(1)常发生于外周静脉通路,如 PVC、MC 及 PICC (2)紧急情况下置管、维护,手卫生不到位,污染导管,引发炎性反应
	2. 穿刺局部消毒不规范或效果差	(1)穿刺或维护时消毒液过期或无效、消毒时间短、方法不正确、消毒液未自然待干 (2)使用其他物品擦拭等导致皮肤常居菌沿导管迁移到血管内,引发炎性反应
	3. 患者因素	(1)患者有感染或老年患者(年龄 > 60 岁)或患有糖尿病、肾脏疾病等免疫力低下以及免疫缺陷性疾病等 (2)患者没有按时进行导管维护 (3)置入的过程中导管或导管内腔被污染 (4)冲封管方法不正确,血液回流形成血凝块,诱发细菌滋生

续表

类型	发生原因	注释
感染性静脉炎	4. 导管因素及置管部位选择不当	(1)中心静脉导管在插入 24 ~ 48h 后出现纤维蛋白鞘包绕导管尖端,利于微生物繁殖 (2)导管材质较硬,粗糙 (3)导管粗,多腔(双腔、三腔) (4)置管部位选择不当:颈部及腹股沟活动部位,皱褶,汗腺分泌多,容易发生感染
	5. 药物因素	(1)营养药物 (2)药液污染 (3)危重患者,输液种类多
输注后静脉炎	1. 导管及药物刺激	与浅静脉穿刺置管有关,一般在拔管后 48h 内发生
	2. 导管材质、型号,穿刺部位,局部污染或感染未处理	导管材质过硬、型号过大、穿刺部位不当及固定不牢、刺激性或腐蚀性药物输注、局部污染或拔针后感染未处理等均可刺激血管内膜
	3. 患者因素	患者有感染或老年患者(年龄 > 60 岁)或患有糖尿病、肾脏疾病等免疫力低下以及免疫缺陷性疾病等容易导致静脉炎

二、临床表现

临床症状：早期穿刺局部发红、肿胀、皮肤温度升高及沿静脉走向发红，患者可诉疼痛；静脉炎晚期穿刺局部组织硬化，沿静脉走向呈条索样改变，触摸静脉无弹性，皮肤颜色呈条形褐色；多数伴有输注速度减慢，部分伴有发热。美国静脉输液协会（INS）将静脉炎按临床表现分为 0 ~ Ⅳ五个级别见表 6-2，为判断静脉炎严重程度的有效标准，用于指导早期识别静脉炎，及时给予干预措施，降低对组织的损伤；静脉炎临床表现见图 6-1。

表 6-2 静脉炎分级标准

级别	临床表现
0	无临床症状
Ⅰ	穿刺部位出现红斑,伴有或不伴有疼痛
Ⅱ	穿刺部位出现红斑,伴有疼痛或水肿
Ⅲ	穿刺部位出现红斑,伴疼痛或水肿;形成条状痕;可触及条索状静脉
Ⅳ	穿刺部位出现红斑,伴疼痛或水肿;形成条状痕;可触及长度 > 2.5cm 的条索状静脉;伴有脓性分泌物

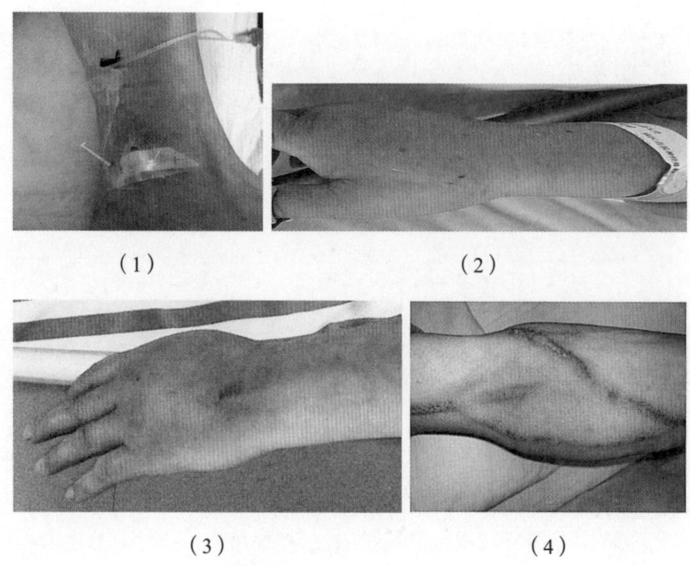

图 6-1 静脉炎临床表现

（1）Ⅰ级静脉炎；（2）Ⅱ级静脉炎；（3）Ⅲ级静脉炎；（4）Ⅳ级静脉炎。

三、预防

静脉输液治疗过程中医务人员应进行静脉炎的评估，及时识别风险因素，及早采取针对性的干预措施，有效预防静脉炎的发生。

（一）遵循最大无菌化原则

医务人员在穿刺置入及导管维护操作时，严格遵守无菌技术操作原则和手卫生，最大限度地保持操作部位的无菌化。

（二）合理选择输注通路

穿刺前充分评估患者及治疗方案，在满足治疗的情况下，选择最短、最小的穿刺导管及最佳静脉通路。

1. **评估患者** 评估患者病情，对患有免疫缺陷、糖尿病、肾脏病等患者，老年（年龄＞60岁）及儿童患者，应选择最小型号的穿刺工具及静脉导管。对于外周血管条件差的患者，不要尝试穿刺，应选择中心静脉导管。

2. **评估治疗疗程** 原则上治疗疗程在7d以内可选择外周静脉留置针；1个月内可选择CVC、MC或PICC；30d以上的可选择PICC和PORT。

3. **评估药物性质** 药物pH＜5、＞9或渗透压＞900mmol/L血管活性药物以及腐蚀性药物，应使用中心静脉导管CVC、PORT、PICC输入。

4. **评估导管材质** 应选择与人体兼容性较好的硅胶材质的导管。置管或导管维护时，应正确选择皮肤消毒剂和进行有效消毒。可选择2%葡萄糖酸氯己定（CHG）乙醇溶液（年龄 < 2 个月应慎用）、有效碘浓度≥ 0.5% 碘伏；采用擦拭消毒皮肤方法，消毒剂应完全自然待干，2% 葡萄糖酸氯己定（CHG）乙醇溶液（年龄 < 2 个月应慎用）应至少自然待干 30s，有效碘浓度≥ 0.5% 碘伏应至少自然待干 1.5 ~ 2min，如遇穿刺部位为股静脉，至少自然待干 3min，毛发部位必须充分干燥。

（三）妥善固定导管

置管后维护，选择合适的固定装置固定导管，避免导管移位刺激血管引发静脉炎。通常情况下，PVC、MC、PICC、CVC 及 PORT 的无损伤针用透明敷料固定穿刺局部，胶布或黏胶类装置固定外导管；必要时，使用辅助固定装置，如思乐扣、夹板等辅助固定，增加导管固定的牢固度，防止导管松动、移位刺激血管；指导患者适度活动，避免牵拉固定装置，导致固定装置松动。

（四）预防性使用药物

外周静脉导管置管成功后或者进行输注前，沿置管静脉持续使用水胶体等治疗性敷料，或给予多磺酸黏多糖乳膏（喜辽妥）、如意金黄散等药物外敷，1 ~ 2 次 /d，连续 3 ~ 5d，可有效降低机械性静脉炎的发生。

（五）减少微粒输入

依据临床实际情况，静脉输注时可使用过滤装置或终端过滤器，减少各种微粒通过输液管路进入血液循环，降低微粒对静脉血管内膜的刺激，降低静脉炎的发生。

（六）合理控制输液速度及输液量

依据药物性质及患者病情，合理控制输注速度及输液量，必要时使用输注流速控制设备，如微量注射泵、输液泵等，减少不合理的输注速度损伤血管内膜。

（七）规范静脉导管维护

静脉导管留置期间，规范维护静脉导管，以便早期发现静脉炎潜在的风险，及时干预。详细的请参见第五章第四节 PICC 维护操作流程。

（八）教育及培训

对接受静脉输液治疗的患者进行静脉炎发生的原因、临床表现等进行健康教育；对实施静脉输液治疗的医务人员进行静脉炎相关知识的培训。

四、处理

当患者疑是静脉炎发生时，需及时采取干预措施，减轻静脉炎对组织血管的损伤。

（一）评估

1. **识别** 穿刺局部和 / 或沿静脉血管走向可见发红、肿胀，触压或不触压局部患者诉疼痛不适。

2. **评估分级** 依据静脉炎分级标准进行评估，明确静脉炎的发生及级别；依据各类静脉炎诱发因素评估确定引起静脉炎的潜在原因，明确静脉炎发生的原因。向主治医师报告静脉炎的发生可能原因及分级，并协商处理方案。

（二）处理措施

1. **停止输液** 立即停止原部位输液，局部制动，抬高患肢，向患者解释静脉炎发生的原因，临床表现及处理措施等。

2. **导管处理** 依据静脉炎的类型、分级给予相应的处理。

（1）机械性静脉炎：可保留导管 24～48h，如采取治疗措施后症状不缓解，则拔除导管。

（2）化学性静脉炎及感染性静脉炎：应拔除导管，评估患者需求，重新置管。

3. **外敷处理** 依据静脉炎的类型、分级给予相应的外敷处理措施。机械性静脉炎、化学性静脉炎及血栓性静脉炎Ⅰ～Ⅳ级静脉炎均可给予外敷处理。外敷方法有以下几种：

（1）湿冷敷：50% 硫酸镁局部湿冷敷，成人：0～4℃，患儿：4～6℃，以防冻伤，每次 20min，每日 3～4 次，直至痊愈。

（2）治疗性敷料：水胶体敷料，覆盖面积大于静脉炎面积。以自然脱落为更换指征或 48～72h 更换，直至痊愈。

（3）外涂药物：多磺酸黏多糖乳膏（喜辽妥）软膏涂于患处，每 6h 涂抹一次，直至痊愈。

（4）中药外敷：如意金黄散与香油或蜂蜜混合制成膏状敷在患处，外包裹透明塑料薄膜维持水分，2 次 /d，持续外敷，直至痊愈。

（5）其他外敷

1）土豆片或土豆泥外敷：发生后可立即使用，将土豆切成薄片或土豆泥，覆盖静脉炎处，面积大于静脉炎面积，外用透明塑料薄膜保持水分。每日可多次更换，以土豆片自行脱落为更换指征，直至痊愈。

2）芦荟：对芦荟不过敏的患者可使用芦荟片或鲜芦荟汁外敷于患处，面积超过炎症范围 2cm，2 次 /d，持续 3～5d。

4. **溶栓处理** 血管超声诊断是否有静脉血栓形成，若有血栓形成，则保留导管，报告医生，抗凝治疗 10～14d 后复查血管超声，依据治疗方案留置或拔除导管。

5. **抗感染治疗** 发生感染性静脉炎应对局部分泌物进行细菌培养，加强局部消毒，遵医嘱局部可使用治疗性敷料，必要时使用抗生素治疗。

6. **疼痛管理** 根据患者的主观感受，如需要可给予镇痛药。

7. **观察** 治疗后静脉炎改善情况，如红斑、水肿及渗出，触诊局部皮肤温度、硬结或条索状改善情况。

（三）记录与追踪

客观真实记录患者穿刺部位发生静脉炎的临床症状、程度、原因及处理，遵医嘱采取的护理干预措施和穿刺局部静脉炎恢复情况。

五、案例分析

（一）病例资料

患者，男，47岁，于2017年5月6日发生持续性室性心动过速并发心肌梗死，遵医嘱给予盐酸胺碘酮注射液2mg/（ml·min）速度泵入。14时15分在患者右前臂给予留置20Ga一次性外周静脉留置针。16时30分患者诉留置静脉导管部位疼痛。查看可见穿刺局部轻度红斑，面积0.5cm×1. 0cm，触压局部组织略硬、有疼痛，无条索状。

（二）静脉输液治疗相关并发症

依据《静脉炎分级标准》患者留置导管部位疼痛、红斑和/或水肿的症状及体征，判定为Ⅱ级静脉炎；依据患者使用药物，判定为化学性静脉炎。

（三）原因分析

盐酸胺碘酮注射液为刺激性药物，渗透压为700～800mmol/L，pH范围为2.5～4.0。本案以2mg/（ml·min）的速度泵入，且泵入时间>2h，盐酸胺碘酮注射液刺激血管内皮细胞，导致血管内皮细胞脱水，引发血管局部炎症。因此，该案例中静脉炎与泵入盐酸胺碘酮注射液有关。

（四）临床表现

输注部位疼痛，穿刺局部轻度红斑，面积0.5cm×1. 0cm，触压局部组织略硬、疼痛，无条索状。

（五）处理措施

化学性静脉炎处理措施见表6-3。

表6-3 化学性静脉炎处理措施

措施	原因
第一步：立即停止在原部位静脉输注盐酸胺碘酮注射液，拔除外周静脉留置针，局部制动	停止原部位静脉输注盐酸胺碘酮注射液，减少其对血管壁的刺激

续表

措施	原因
第二步：告知医生评估结果，遵医嘱给予50%硫酸镁溶液湿冷敷，安抚患者	50%硫酸镁溶液因其高渗作用能减轻水肿，镁离子能降低血管平滑肌对缩血管物质的反应性使血管舒张，还可使神经肌肉的传导发生阻断而使周围血管平滑肌松弛，从而促进局部组织的血液循环，减轻局部组织红、肿、热、痛等炎症反应
第三步：评估导管留置必要性，更换至对侧血管，重新留置导管	选择较粗的静脉或相对较小的静脉导管来改善药物的稀释效果
第四步：遵医嘱停止盐酸胺碘酮注射液静脉泵入，改为口服盐酸胺碘酮片继续治疗	对于不能口服摄入或需要连续静脉输注盐酸胺碘酮注射液的患者，可以选择中心静脉通路。通过前期治疗，该患者病情趋于稳定，改口服盐酸胺碘酮片巩固治疗效果
第五步：完善相关记录	记录静脉炎症状、分级、原因及处理，便于分析及积累研究资料

（六）效果评价

通过对拔除导管消除局部刺激、50%硫酸镁溶液湿敷、更换输液通道及用药途径，24h后患者诉疼痛减轻，触压局部组织仍略硬，查看红斑面积缩小；48h后局部疼痛消失，红斑基本消失。

（杨巧芳　白　姗）

第二节　渗出与外渗

随着静脉输液治疗工具和新药的不断研发与应用，静脉输液治疗已经成为临床治疗中主要的用药途径，而药物渗出与外渗是静脉输液常见的并发症。静脉输液过程中，一旦发生药物渗出或外渗，导致局部组织发生炎性改变、坏死甚至功能障碍，严重的可导致患者死亡。因此，应预防药物渗出与外渗的发生，保障患者安全。

一、概述

（一）药物渗出

静脉输液过程中，多种原因致使非腐蚀性药物或溶液进入静脉管腔以外的周围组织，称为药物渗出（drug exudation）（图6-2）。

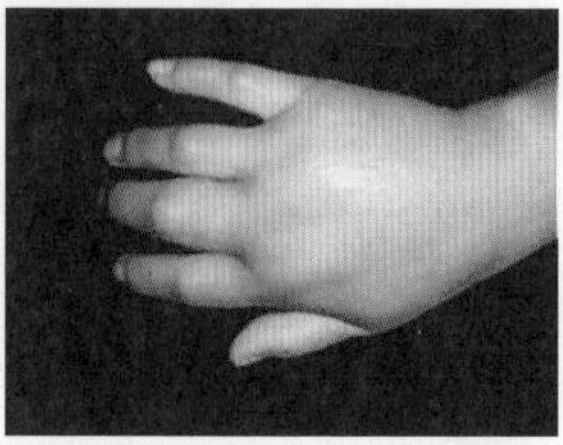

图6-2　非腐蚀性药物渗出

（二）药物外渗

静脉输液过程中，多种原因致使腐蚀性药物或溶液进入静脉管腔以外的周围组织，称为药物外渗（drug extravasation）（图 6-3）。化疗药物外渗是静脉输注化疗药物的过程中，药物渗漏至静脉管腔以外的周围组织。

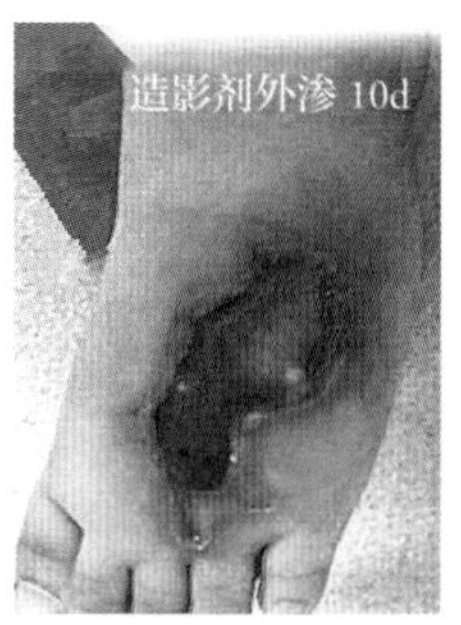

图 6-3 药物外渗

（三）腐蚀性药物

静脉输液过程中，液体渗漏到组织间，引起皮肤黏膜起疱、溃疡或坏死的化学药物，称为腐蚀性药物（corrosive drug）。腐蚀性药物具有强酸性（pH ＜ 5.0）、强碱性（pH ＞ 9.0）、高渗透压（渗透压＞ 600mmol/L）的特点。腐蚀性药物外渗的临床表现见图 6-4，常见的腐蚀性药物主要有抗肿瘤药物、缩血管药物、造影剂、高渗透压的电解质药物等。腐蚀性药物依据药物外渗后对组织是否造成发疱性损伤，可将药物分为发疱剂和非发疱剂。发疱性药物见附表 12。

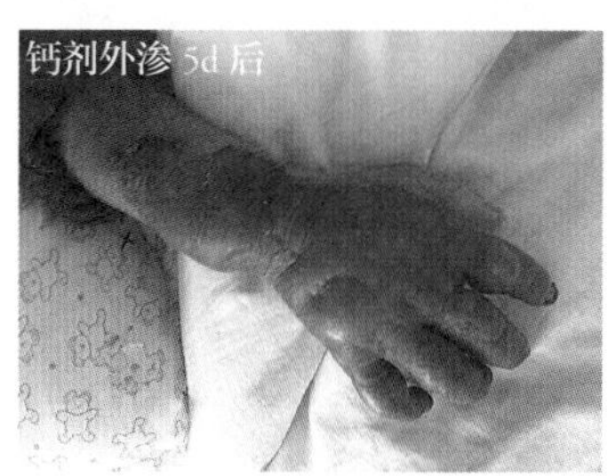

图 6-4 腐蚀性药物外渗

（四）刺激性药物

刺激性药物（irritant medicines）为一类能引起静脉或局部组织刺激性或炎性反应的化学药物（见附表 13）。这类药物在静脉输液过程中，渗漏到组织后，能引起静脉或局部组织刺激性或炎性反应。

（五）解毒剂

可中和或减低发疱性药物毒性，减轻组织损害的物质，称为解毒剂（antidotes）。如硫代硫酸钠、透明质酸酶等。

二、原因

药物渗出与外渗常见危险因素主要包括以下五类（表6-4）：

（一）物理因素

物理因素指静脉穿刺及导管留置过程中对静脉壁造成的破坏或继发于机械性静脉炎引起的渗出或外渗。

（二）生理因素

生理因素指静脉穿刺及留置导管之前就存在病变或之后突发血管急性反应，破坏了静脉壁的完整性，也可继发于血栓性静脉炎及导管相关性感染。

（三）药理因素

药理因素是最常见的因素，主要与药物的性质、酸碱度、渗透压、浓度、剂量等有关。

（四）疾病因素

一些导致血管脆弱或循环障碍的疾病，如糖尿病、肿瘤患者因其血管脆弱、血管通透性增加，输液时容易引起渗出或外渗；生活不能自理的患者：如昏迷、躁动及肢体障碍，因其营养缺乏以及依从性降低，也增加了药物外渗发生率。

（五）年龄因素

婴幼儿和老年人因自身的生理因素和自理能力低下增加了渗出和外渗的发生率。与成人相比，年龄≤10岁和≥60岁的患者发生渗出的比例较高。

表6-4 药物渗出与外渗常见危险因素

类型	发生原因	注释
物理因素	静脉条件差	肉眼看不见血管
	导管型号过大	导管外径/血管内径比值≥45%
	活动部位穿刺	关节部位或惯用手活动过多
	导管固定不妥	导管移位
	活动过度	导管对血管内膜的损伤
	多次穿刺	损伤血管内膜
	导管破裂、导管与输液港座分离	液体漏出
	加压输液或泵入	静脉内静水压增加可导致液体向静脉周围的组织转移

续表

类型	发生原因	注释
生理因素	导管留置部位血栓形成	可导致血栓性静脉炎
	导管尖端形成纤维蛋白鞘	增加血栓性静脉炎发生
	淋巴结肿大	淋巴液回流受阻
药理因素	药物 pH	< 5或> 9
	液体渗透压	> 600mmol/L
	血管活性药物	如多巴胺、肾上腺素、去甲肾上腺素等
	细胞毒性药物	抗肿瘤药物及部分抗生素
疾病因素	外周血管疾病	血管收缩、硬化,血管内壁压力增加,药物外渗
	糖尿病	由于糖、脂肪代谢障碍、血管硬化易导致药物外渗
	癌症患者	因反复化疗,药物对血管刺激,静脉脆性增加、血管硬化、管壁弹性下降,静脉萎缩变细
	营养不良	一般情况差,外周血管弹性差,血管滑动、全身循环状态不良
年龄因素	婴幼儿	1. 新生儿　皮下组织薄而疏松,血管小、弹性差、脆性大,不能自主表达 2. 年龄在3岁以内的患儿　输注部位活动过于频繁 3. 患儿病情　如营养不良、腹泻、腹痛等出现液体外渗概率高 4. 穿刺部位　头皮静脉和眶上静脉穿刺发生液体外渗概率高
	老年人	1. 生理功能减退,反应迟钝、感觉迟钝 2. 皮肤松弛、静脉弹性差、脆性增加、静脉硬化、滑动、静脉压高等 3. 老年慢性病患者如糖尿病、冠心病、高血压、肺心病、恶性肿瘤等血管长期营养障碍,使血管壁通透性增加、损伤后修复能力降低 4. 受滴速限制,老年人输液时间较长

三、临床表现

(一)临床症状

早期表现为穿刺点局部红肿、酸胀、麻木、烧灼样疼痛、刺痛、皮肤水疱形成，中晚期表现为局部皮肤青紫、局部变硬、皮下组织溃疡、坏死，甚至发生骨筋膜室综合征（指骨筋膜室内的肌肉和神经因急性缺血、缺氧而产生的一系列早期症状）及反射性交感神经营养不良综合征（是一种以肌肉骨骼、皮肤和血管系统出现各种功能障碍为特征的复杂性局部疼痛综合征），处理不当可造成瘢痕挛缩、关节强直甚至功能障碍，严重者可导致患者死亡。

（二）输液管路

经输液管路回抽无回血、输注速度减慢、推注有阻力。

（三）影像学

血管超声或X线片等显示静脉导管尖端不在血管腔内。

（四）分级

美国静脉输液治疗专科护士协会依据临床表现，将药物渗出与外渗分级（表6-5）；世界卫生组织（WHO）依据药物外渗后对组织的损伤程度，将药物外渗组织损伤分期（表6-6）。

表6-5　药物渗出与外渗分级标准

级别	临床标准
0	没有症状
Ⅰ	皮肤发白，水肿范围最大处直径＜2.5cm，皮温低，伴有或不伴有疼痛
Ⅱ	皮肤发白，水肿范围的最大处直径在2.5～15cm，皮温低，伴有或不伴有疼痛
Ⅲ	皮肤发白，呈半透明状，水肿范围最小处直径＞15cm，皮温低，轻到中等程度疼痛，可能有麻木感
Ⅳ	皮肤发白，呈半透明状，皮肤紧绷，有渗出，可有凹性水肿，皮肤变色，有瘀斑、肿胀，范围最小处直径＞15cm，循环障碍，中度到重度疼痛

表6-6　药物外渗组织损伤分期（WHO）

分期	临床表现
Ⅰ期（局部组织炎性期）	局部皮肤发红、肿胀、发热、刺痛，无水疱和坏死
Ⅱ期（静脉炎性期）	局部皮下组织出血或皮肤水疱形成，皮肤水疱破溃，组织苍白形成浅表溃疡
Ⅲ期（组织坏死期）	局部皮肤变性坏死、深部溃疡，肌腱、血管、神经外露或伴感染

四、预防

一旦发生药物外渗，不仅增加患者痛苦，还影响患者的静脉输液治疗进程，为了减少药物外渗发生率，使患者顺利完成静脉输液治疗，提高静脉输液护理质量和患者满意度，护士应在治疗过程中应用，药物外渗预防十步法进行静脉输液治疗（图 6-5）。

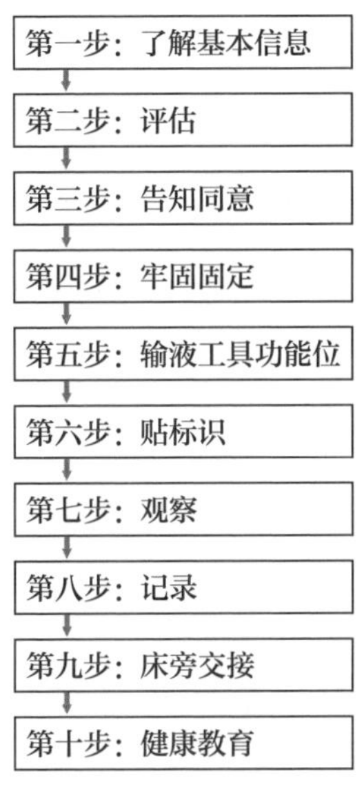

图 6-5　药物外渗预防十步法

药物渗出与外渗预防十步法实施细则：

第一步　了解基本信息。

了解患者的年龄、性别、体重、有无药物及消毒液过敏史、现病史及既往病史等。

第二步　评估。

1. 药物性质及治疗方案。

（1）药物性质：评估患者治疗药物属于非腐蚀性、腐蚀性、刺激性。输注腐蚀性药物需由护士、医生、患者或家属共同参与讨论，确定输注工具。

（2）治疗时间：短期小于 7d，中期 7d ~ 4 周，长期大于 4 周静脉输液治疗。

2. 评估穿刺部位、皮肤、血管、穿刺工具及输注时注意。

（1）穿刺部位、皮肤：宜选择上肢前臂粗、直、有弹性的静脉作为穿刺部位，应避开静脉瓣、关节部位以及有瘢痕、炎症、硬结等部位。

（2）血管选择：婴幼儿不宜首选头皮静脉穿刺，可选择腋下静脉、贵要静脉、前臂静脉等；输注血管活性药物、渗透压高、刺激性强的药物及末梢循环差的危重患儿输液时宜选择近心端、较粗大的静脉穿刺，因其管径粗、血流量大，不易外渗；接受乳房根治术和腋下淋巴结清扫术后的患者应选健侧肢体穿刺，有血栓史和血管手术史及瘫痪侧肢体不应穿刺输液。

（3）穿刺工具选择

1）应评估穿刺部位皮肤和静脉，使用满足静脉输液治疗需要的最小型号导管。

2）一次性静脉输液钢针：宜用于短期或单次静脉用药，腐蚀性药物不应使用；患儿不应选择头皮静脉。

3）外周静脉留置针：宜短期静脉输液治疗，不宜用于腐蚀性药物等持续性静脉输注。

4）当输注溶液 pH ＜ 5 或＞ 9，渗透压＞ 600mmol/L，葡萄糖浓度＞ 10% 时宜使用中心静脉导管，对于连续性输注腐蚀性、肠外营养液或输入渗透压＞ 900mmol/L 的药物，不应使用外周静脉留置针。

（4）输注腐蚀性药物时注意

1）注射腐蚀性药物前，应检查输液工具的通畅性，见静脉回血后方可用药，推注 2 ~ 5ml 药物或每输注 5 ~ 10min 后，宜评估并确认静脉回血。

2）外周静脉留置针持续输注时间应＜ 60min。

3）外周静脉留置针输注腐蚀性药物，不应使用输液泵。

4）同一静脉在 24h 内不应重复穿刺。

5）宜使用透明无菌敷料固定，导管留置时间应≤ 24h。

第三步　知情同意。

凡输注腐蚀性药物，患者或家属应签同意或拒绝置入中心静脉导管知情同意书。

1. 输注腐蚀性药物前，如同意置管，则患者或家属应签署中心静脉置管知情同意书（见附表 5）。

2. 输入腐蚀性药物前，如拒绝置管，则患者或家属宜签署输入腐蚀性药物患者 / 家属拒绝置入中心静脉导管知情同意书（见附表 14）。

3. 告知患者及家属，如果穿刺部位有异常，请及时汇报给医护人员。

第四步　牢固固定。

穿刺部位应妥善固定导管，必要时使用夹板、固定器等，减少穿刺部位活动。尤其是特殊人群：老年人、婴幼儿、危重、烦躁、出汗多的患者。婴幼儿手足夹板固定时，力度要适中，减少不必要的包扎，以免影响局部观察。

第五步　输液工具功能位。

1. 经 PVC 输注药物前宜通过抽回血来确定导管是否在静脉内。

2. 用药前后或使用两种不同药物之间宜用 0.9% 氯化钠注射液脉冲式冲洗导管，如果遇到阻力或抽吸无回血，应进一步确定导管通畅性，不应强行冲洗导管。

3. 推注腐蚀性药物前，应检查输液工具的通畅性，并推注 3 ~ 5ml 药物抽回血一次。

第六步　贴标识。

根据静脉输注药物性质不一，挂上醒目标识牌：腐蚀性药物——黄底黑字标识牌。

第七步　观察。

查看频率：药物性质不一，观察时间不一。1h 之内查看：适用于腐蚀性药物静脉输液时；3h 之内查看：适用于非腐蚀性药物静脉输注。不要依赖电子输液装置来发现是否有药物渗出与外渗。

第八步　记录。

静脉输入腐蚀性药物，每一次查看后，需要记录输液是否通畅，穿刺部位的皮肤是否正常。

第九步　床旁交接。

交接班时两人在床旁共同查看静脉输液管路是否通畅，穿刺部位有无红、肿、热、痛及滴速减慢等现象，输注时间是否正确，发现药物外渗，应及时报告医生和护士长，及时处理。

第十步　健康教育。

1. **输注前**　用药前告知患者或家属腐蚀性、高渗性及血管收缩药物的风险，治疗方案、注意事项、血管的选择和防护措施。

2. **健康教育**　患者及家属知晓应立即报告的症状和体征：穿刺点或周围感到疼痛、灼热感、刺痛感、紧绷感、局部肿胀及发红等。

五、处理

临床工作中一旦发生药物外渗，应将损伤降到最低。详见药物外渗处理十步法（图 6-6）。

（一）评估

1. **药物的性质**　评估患者静脉输液治疗药物属于非腐蚀性、腐蚀性、刺激性。

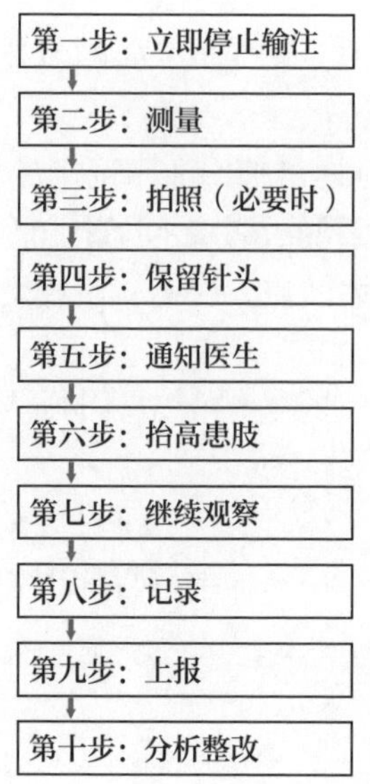

图 6-6 药物外渗处理十步法

2. **药物的量**

（1）根据之前输液器中溶液的总量，停止输液时剩余的量和输液的速度，估计渗入组织的溶液量。

（2）以局部隆起的面积乘以隆起的高度估计渗漏量，如没有明显的隆起则粗略估计渗漏量。

3. **外渗范围** 确认外渗的边界并用皮肤记号笔勾出该区域，评估变化。

4. **局部症状** 观察外渗区域的皮肤颜色、温度、疼痛级别、肢体的感觉、运动功能和外渗远端组织的血运情况。

5. **输液工具** 确认是 PVC、MC、PICC 及 CVC 还是 PORT 的无损伤针导致的外渗。

（二）处理措施

药物外渗处理十步法实施细则：

第一步 立即停止输注。

一旦药物外渗，立即停止输注，重新建立输液通道。

第二步 测量。

测量肢体肿胀的面积，肢体的周径，用皮肤记号笔勾出该区域。

第三步 拍照（必要时）

在征得患者或家属同意的情况下拍摄该区域的照片，以识别组织损伤的程度。按以下间隔时间留取外渗损伤部位的图片。

1. 损伤时拍照。

2. 损伤后 24h 拍照。

3. 损伤后 48h 拍照。

4. 损伤后 1 周拍照。

第四步　保留针头。

在拔除导管前抽吸已外渗的药物，尽量回抽，拔除 PVC 及 PORT 的无损伤针，轻轻按压穿刺点，防止出血和进一步组织损伤；但新生儿局部不按压（因严重的药物外渗，新生儿拔针后按压会加重局部皮肤组织的损害），用干棉签轻轻擦去外渗的液体，直至无渗液为止。深部组织发生腐蚀性药物外渗时，应遵医嘱行 X 线片检查中心血管通路装置（PORT）导管尖端的位置，是否拔管取决于导管尖端的位置、患者的治疗计划及医嘱。

第五步　通知医生。

根据药物性质，外渗部位、面积、外渗药物的量，皮肤颜色、皮温、疼痛性质决定治疗方案，其措施如下：

1. **首选冷敷或热敷**　取决于外渗药物性质和并发症的严重程度。

（1）冷 / 热敷的目的

1）冷敷的目的：血管收缩，减少药物吸收，使外渗药物局部灭活，损伤部位局限，降低神经细胞敏感性，减轻疼痛。婴幼儿需注意：在第 1 个 48h 内温湿敷患处，对早产儿慎用冷敷，以免影响血液循环甚至造成寒冷损伤综合征（以皮下脂肪硬化和水肿为特征）。

2）热敷的目的：使血管扩张，促进血液循环，加速致痛物质的排出和炎性渗出物的吸收，改善早期缺血。

（2）冷 / 热敷的方法：将药物直接浸湿无菌纱布至不滴水直接湿敷。

（3）冷 / 热敷的时间：药物发生外渗 48h 内敷。

1）持续冷 / 热敷：每 2 ~ 3h 更换一次。

2）间断冷 / 热敷：15 ~ 20min/ 次，每天 ≥ 4 次，老年、衰竭患者及婴幼儿适用。

（4）冷 / 热敷的水温：冷敷或冰敷，成人：0 ~ 4℃，婴幼儿及老年：4 ~ 6℃，以防冻伤。热敷：成人温度不宜超过 50 ~ 60℃，婴幼儿温度不宜超过 42℃，以防烫伤。

（5）冷、热敷的选择

1）以下药物外渗，建议冷敷

①烷化类抗肿瘤药：环磷酰胺注射液、氮芥等。

②蒽环类药物或蒽环类抗生素：多柔比星注射液（阿霉素）、表柔比星

（表阿霉素）等。

③紫杉烷类：紫杉醇注射液、多西他赛注射液等以及具有紫杉烷骨架结构的衍生物。

④电解质类：碳酸氢钠注射液、葡萄糖酸钙注射液、氯化钾注射液、10%氯化钠外渗（图6-7）等。

⑤造影剂类：碘海醇注射液、泛影葡胺注射液等。

⑥静脉营养液类：50%葡萄糖注射液、脂肪乳注射液微粒、氨基酸等。

⑦抗代谢类抗肿瘤药物：嘧啶拮抗物——氟尿嘧啶注射液、阿糖胞苷注射液；嘌呤拮抗物——巯嘌呤、硫唑嘌呤；叶酸拮抗物——甲氨蝶呤注射液等。

⑧抗生素类：青霉素类、头孢类等。

⑨其他：利尿剂、异丙嗪等。

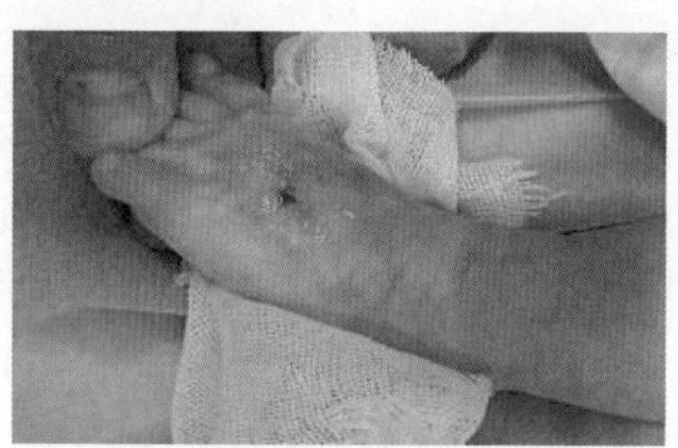

图6-7 10%氯化钠外渗——冷敷

2）以下药物外渗，建议热敷

①生物碱类：长春新碱、长春碱、依托泊苷、替尼泊苷等。

②利铂类：奥沙利铂、顺铂等。

③血管活性药物：多巴胺、垂体后叶素、血管紧张素、去甲肾上腺素（图6-8）等。

④血液及血液制品：人血白蛋白、人胎盘血白蛋白、冻干血浆等。

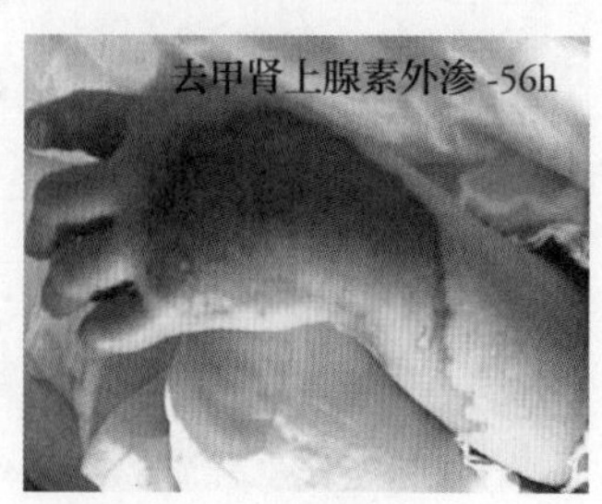

图6-8 去甲肾上腺素外渗——热敷

2. 外涂药物（皮肤水疱及皮肤破溃者禁用）

（1）1% 氢化可的松霜外涂。

（2）复方七叶皂苷钠凝胶（欧莱）外涂。

（3）多磺酸黏多糖乳膏（喜辽妥）软膏外涂，2 次 /d。

（4）中药制剂：金黄散、水晶丹、活血散加蜂蜜外敷、黄柏地榆汤等用于红肿、疼痛患者；红肿严重的患者还可用烫伤膏涂抹等。

（5）京万红软膏：活血解毒，消肿止痛，去腐生肌。用于轻度烫伤、烧伤，疮疡肿痛，创面溃烂。

3. 局部封闭 该操作属于有创性操作，严格掌握局部封闭指征。发疱性药物外渗时，应遵医嘱并征得患者或家属同意后进行局部封闭。

（1）目的：阻止药物与组织细胞相结合，减轻局部组织反应，减轻疼痛。若没有相应解毒剂，常用 2% 盐酸利多卡因注射液 0.1g + 地塞米松磷酸钠注射液 5mg+0.9% 氯化钠注射液 5ml 做局部封闭。

（2）方法：操作者洗手，有效碘浓度≥ 0.5% 碘伏消毒药物外渗部位，范围超过外渗 2cm，自然待干后，用 1ml 注射器抽吸药物后对药物外渗部位做多点注射，惯用手持注射器从病变部位穿刺，缓慢推注，病变范围 > 2cm 者可根据具体情况采用十字交叉注射，或病变四周多点注射，1 ~ 2 次 /d；病变范围在 2cm 内者只在一处注射，1 次 /d。

（3）解毒药物：根据外渗药物的种类，遵医嘱可使用相应的解毒剂和治疗药物，用于治疗药物外渗损伤的解毒药物包括：

1）硫代硫酸钠：用于治疗烷化剂药物外渗。

2）右丙亚胺：用于治疗蒽环类抗生素外渗。

3）透明质酸酶：用于治疗生物碱类药物、葡萄糖、电解质（如钙、钾、碳酸氢钠）等以及抗生素类（如萘夫西林、万古霉素）外渗。

4）甲磺酸酚妥拉明：用于治疗血管收缩剂类药物的外渗。

4. 外科手术治疗

（1）扩创清洗：在无菌状态下，使用 2% 盐酸利多卡因注射液局部麻醉穿刺点周围，进行 0.2 ~ 0.5cm 扩创，轻轻按压，将外渗药物尽量并及时的挤出皮肤外，注入 0.9% 氯化钠注射液 / 相应的解毒剂稀释后吸出。

（2）局部清创 + 湿性敷料：如果局部组织已经发生破溃、坏死，则需要清创。清创后局部使用银离子敷料换药、水胶体敷料等常规换药。

（3）皮瓣置入治疗：当清创创面较大、局部组织缺乏的情况下，需要进行植皮处理。

5. **皮肤水疱处理方法**

（1）皮肤水疱局部处理：水疱直径 < 0.5cm，张力不大，用有效碘浓度≥0.5%碘伏消毒，无菌油纱、纱布保护，待其自行吸收，24～48h更换敷料。皮肤水疱直径 > 0.5cm，张力大，用有效碘浓度≥0.5%碘伏消毒，在无菌技术操作下抽去水疱内的渗液，消炎、抗感染处理。

（2）可以使用以下任意药物抗菌、修复

1）创面修复抗菌敷料：如百格斯。

2）百多邦创面消毒喷雾剂。

3）复方银离子灭菌护理液：如汇涵术泰喷雾剂，对金黄色葡萄球菌和铜绿假单胞菌2min杀灭率为99.9%。

4）灵方破立妥皮肤抗菌喷雾剂：消炎抗菌防止感染，止血、止痛喷剂。

5）德莫林喷洒型粉剂：促进上皮细胞增生，皮肤创面无机诱导活性敷料，主动诱导上皮细胞增生，促进伤口快速愈合，中和创面的酸性渗出物。

（3）可以每天行高压氧疗1次，促进创面愈合；如周围红肿加重者需报告医生使用抗生素治疗。

6. **疼痛处理** 根据医嘱使用止痛剂，如口服阿片类药物镇痛。

7. 常用药物外渗使用解毒剂及处理方法见表6-7。

表6-7 常用药物外渗使用解毒剂及处理方法

外渗药物类型	解毒剂	处理方法
1. 烷化类 2. 抗生素类 3. 抗代谢类抗肿瘤药物	1/6mol/L硫代硫酸钠（sodium thiosulfate）：宜用于氮芥、丝裂霉素、更生霉素发生外渗范围（> 20mm）；在外渗部位皮下注射；每外渗氮芥1ml，使用硫代硫酸钠2ml	1. 临床表现严重的，应首选医生手术扩创，将外渗药物尽量吸出、注入0.9%氯化钠注射液/解毒剂尽量稀释后吸出 2. 冷敷 以下任意一项： (1)50%硫酸镁20ml (2)50%硫酸镁10ml+维生素B_{12} 0.25mg+50%葡萄糖10ml 3. 外涂药物 局部用二甲基亚砜涂敷每6h一次，连用14d，或2%莫匹罗星软膏外涂 4. 局部封闭 以下任意一项： (1)硫代硫酸钠(4～8)ml+0.9%氯化钠注射液5ml (2)2%盐酸利多卡因注射液0.1g+0.9%氯化钠注射液5ml (3)地塞米松磷酸钠注射液5mg+维生素B_{12}0.25mg+0.9%氯化钠注射液5ml (4)2%盐酸利多卡因注射液0.1g+地塞米松磷酸钠注射液5mg+0.9%氯化钠注射液5ml

续表

外渗药物类型	解毒剂	处理方法
1. 烷化类 2. 抗生素类 3. 抗代谢类抗肿瘤药物		5. 发生溃疡、坏死应及时清创，银离子敷料换药，抗生素预防感染，严重者需要植皮 6. 抬高肢体(高于心脏平面)
1. 蒽环类 2. 紫杉烷类	1. 150U/ml 透明质酸酶(hyaluronidase)：宜用于紫杉醇类化疗药物外渗，建议外渗 1h 内开始使用 2. 50% ~ 100% 二甲亚砜(dimethyl sulfoxide，DMSO)：宜用于与 DNA 结合的蒽环类药物和丝裂霉素外渗，建议外渗 10min 内开始使用，不可与右丙亚胺同时使用；二甲亚砜 1 ~ 2ml 用棉签或纱布涂抹于大于外渗面积 2 倍的皮肤表面，自然晾干，4 ~ 8h一次，持续 7 ~ 14d 3. 右丙亚胺(dexrazosane)：用于 DNA 结合的蒽环类药物外渗，应避开外渗部位静脉内输注，宜选择对侧肢体大静脉，维持超过 1 ~ 2h。输注前 15min 应移除冷敷	1. 临床表现严重的，应首选医生手术扩创，将外渗药物尽量吸出、注入 0.9% 氯化钠注射液 / 解毒剂尽量稀释后吸出 2. 冷敷　以下任意一项： (1)50% 硫酸镁 10ml+ 维生素 B_{12} 0.25mg+ 氢化可的松 10mg (2)50% 硫酸镁 10ml+ 维生素 B_{12} 0.25mg+50% 葡萄糖 10ml 3. 外涂药物 (1)1% 氢化可的松霜外涂 (2)多磺酸黏多糖乳膏(喜辽妥)软膏外涂 (3)二甲亚砜：涂于患处，每 6h 一次，共 2 周 (4)京万红软膏 (5)2% 莫匹罗星软膏外涂 4. 局部封闭　以下任意一项： (1)2% 盐酸利多卡因注射液 0.1g + 地塞米松磷酸钠注射液 5mg+0.9% 氯化钠注射液 5ml (2)2% 盐酸利多卡因注射液 0.1g+ 地塞米松磷酸钠注射液 5mg + 透明质酸酶 300U (3)地塞米松磷酸钠注射液 5mg + 维生素 B_{12}0.25mg+ 0.9% 氯化钠注射液 5ml 5. 静脉输注　奥诺先(右丙亚胺)：是治疗蒽环类药物外渗的药物，用法详见药物说明书；推荐在发生外渗 6h 之内静脉输注，连续输注 3d 6. 免疫治疗溃疡(药物具体剂量根据说明书、患者年龄、体重而定) GM-CSF(粒细胞巨噬细胞集落刺激生长因子)/(*rh*G-CSF(重组人粒细胞集落刺激因子)局部注射，每周 400mg，第 4 周溃疡完全消失。蒽环类药物外渗常伴有中度至重度疼痛，可遵医嘱给予患者口服或静脉使用阿片类药物镇痛 7. 皮肤水疱处理　参见本节前面介绍 8. 发生溃疡、坏死应及时清创，银离子敷料换药，抗生素预防感染，严重者需要植皮 9. 抬高肢体(高于心脏平面)

续表

外渗药物类型	解毒剂	处理方法
1. 电解质类 2. 静脉营养液类 3. 造影剂类	150U/ml 透明质酸酶（hyaluronidase）：可促进皮下液体、局部积贮的渗出液或血液加快扩散而利于吸收，利于局部水肿或血肿消散，为一种重要的药物扩散剂	1. 临床表现严重的，将外渗药物尽量吸出、注入0.9% 氯化钠注射液 / 解毒剂尽量稀释后吸出 2. 冷敷　以下任意一项： (1)2% 盐酸利多卡因注射液 0.1g+ 地塞米松磷酸钠注射液 5mg+0.9% 氯化钠注射液 10ml (2)75% 酒精消毒后，季德胜蛇药碾成粉 +50% 硫酸镁 20ml 调匀成糊状外敷，用清洁纱布包上 (3)50% 酒精 20ml 加云南白药调成稀糊状外敷，面积超过外渗皮肤 2 ~ $3cm^2$ 3. 外涂、贴的药物 (1)局部使用马铃薯切成薄片贴敷 (2)金黄散、活血散加蜂蜜外敷、黄柏地榆汤 (3)复方七叶皂苷钠凝胶（欧莱）外涂 (4)京万红软膏外涂 (5)2% 莫匹罗星软膏外涂 4. 覆盖水凝胶敷料　肿胀消退后，更换水胶体敷料 5. 局部封闭　以下任意一项： (1)透明质酸酶 300U +0.9% 氯化钠注射液 5ml (2)透明质酸酶 300U+ 0.25% 普鲁卡因注射液 5ml (3)2% 盐酸利多卡因注射液 0.1g + 地塞米松磷酸钠注射液 5mg+0.9% 氯化钠注射液 5ml (4)地塞米松磷酸钠注射液 5mg+ 维生素 B_{12} 0.25mg+ 0.9% 氯化钠注射液 5ml 6. 48h 后可用超短波理疗 7. 发生溃疡、坏死应及时清创，银离子敷料换药，抗生素预防感染，严重者需要植皮 8. 抬高肢体（高于心脏平面）
生物碱类 紫杉醇类	150U/ml 透明质酸酶（hyaluronidase）：宜用于非 DNA 结合的长春碱类和紫杉醇类等化疗药物外渗，建议外渗 1h 内开始使用，平均分 5 次在外渗部位顺时针方向皮下注射；每	1. 临床表现严重的，应首选医生手术扩创，将外渗药物尽量吸出、注入 0.9% 氯化钠注射液 / 解毒剂尽量稀释后吸出 2. 热敷　以下任意一项： (1)95% 酒精 20ml (2)50% 硫酸镁 20ml 3. 磁疗、微波治疗　每个部位 30 ~ 40min，q12h 4. 局部封闭　以下任意一项： (1)透明质酸酶 300U+0.9% 氯化钠注射液 5ml

续表

外渗药物类型	解毒剂	处理方法
生物碱类 紫杉醇类	外渗 1ml 药物使用 1ml 透明质酸酶；常用量 60U ~ 160U 溶于 0.9% 氯化钠注射液，配成每 ml 含 0.7U、1.5U 或 2.0U 的注射液	(2)地塞米松磷酸钠注射液 5mg + 维生素 B_{12} 0.25mg+ 0.9% 氯化钠注射液 5ml (3)2% 盐酸利多卡因注射液 0.1g + 地塞米松磷酸钠注射液 5mg+0.9% 氯化钠注射液 5ml 5. 发生溃疡、坏死应及时清创，银离子敷料换药，抗生素预防感染，可用短波理疗，严重者需要植皮 6. 抬高肢体（高于心脏平面）
铂类	1/6mol/L 硫代硫酸钠（sodium thiosulfate）：宜用于高浓度顺铂（> 0.5mg/ml）发生外渗（范围 > 20mm）在外渗部位皮下注射	1. 临床表现严重的，应首选医生手术扩创，将外渗药物尽量吸出、注入 0.9% 氯化钠注射液 / 解毒剂尽量稀释后吸出 2. 热敷　以下任意一项： (1)95% 酒精 20ml (2)50% 硫酸镁 20ml 3. 外涂药物　2% 莫匹罗星软膏或多磺酸黏多糖乳膏（喜辽妥）软膏外涂 4. 微波治疗仪　每个部位 30 ~ 40min，2 ~ 3 次 /d 5. 发生溃疡、坏死应及时清创，银离子敷料换药，抗生素预防感染，可用短波理疗，严重者需要植皮 6. 抬高肢体（高于心脏平面）
血管活性药物	甲磺酸酚妥拉明（phentolamine）：用于去甲肾上腺素、去氧肾上腺素、间羟胺及多巴胺等药物外渗，防止皮肤坏死；已经发生此类药物外渗时，用本药 5 ~ 10mg 加入 0.9% 氯化钠注射液 10ml 中作局部浸润，此法在药物外渗后 12h 内有效	1. 临床表现严重的，应首选医生手术扩创，将外渗药物尽量吸出、注入 0.9% 氯化钠注射液 / 解毒剂尽量稀释后吸出 2. 热敷　以下任意一项： (1)用 654-2 10mg+ 地塞米松磷酸钠注射液 5mg+0.9% 氯化钠注射液 20ml (2)0.9% 氯化钠注射液 20ml+ 甲磺酸酚妥拉明 40mg (3)95% 酒精 20ml，新生儿禁用 (4)50% 硫酸镁 20ml (5)2% 盐酸利多卡因注射液 0.1g+ 地塞米松磷酸钠注射液 5mg+0.9% 氯化钠注射液 10ml 3. 外涂、贴的药物 (1)局部使用马铃薯切成薄片贴敷 (2)金黄散、活血散加蜂蜜外敷、黄柏地榆汤 (3)2% 莫匹罗星软膏外涂 (4)疼痛红肿严重的患者还可用烫伤膏涂抹 4. 低能量激光照射

续表

外渗药物类型	解毒剂	处理方法
血管活性药物		5. 局部封闭　以下任意一项： (1) 甲磺酸酚妥拉明(5 ~ 10)mg+0.9% 氯化钠注射液 5ml (2) 甲磺酸酚妥拉明(5 ~ 10)mg+0.9% 氯化钠注射液 5ml+0. 25% 普鲁卡因 5ml (3) 甲磺酸酚妥拉明(5 ~ 10)mg+0.9% 氯化钠注射液 5ml+2% 盐酸利多卡因注射液 0.1g (4)0.9% 氯化钠注射液 5ml + 地塞米松磷酸钠注射液 5mg+ 2% 盐酸利多卡因注射液 0.1g 6. 皮肤水疱处理　详见本节前面介绍 7. 发生溃疡、坏死应及时清创，银离子敷料换药，抗生素预防感染，可用短波理疗，严重者需要植皮 8. 抬高肢体(高于心脏平面)
血液及血液制品		1. 临床表现严重的，应首选医生手术扩创，将外渗血液及血液制品尽量吸出、注入 0.9% 氯化钠注射液尽量稀释后吸出 2. 热敷　以下任意一项： (1)654-2 10mg+ 地塞米松磷酸钠注射液 5mg+0.9% 氯化钠注射液 20ml (2)95% 酒精 20ml，新生儿禁用 (3)50% 硫酸镁 20ml (4)2% 盐酸利多卡因注射液 0.1g+ 地塞米松磷酸钠注射液 5mg+0.9% 氯化钠注射液 10ml (5) 维生素 B_{12} 0.25mg+50% 葡萄糖 10ml+0.9% 氯化钠注射液 10ml 3. 局部封闭　以下任意一项： (1)地塞米松磷酸钠注射液 5mg + 维生素 B_{12} 0.25mg+ 0.9% 氯化钠注射液 5ml (2)2% 盐酸利多卡因注射液 0.1g + 地塞米松磷酸钠注射液 5mg+0.9% 氯化钠注射液 5ml 4. 外涂药物 (1)1% 氢化可的松霜外涂 (2) 多磺酸黏多糖乳膏(喜辽妥)软膏外涂 (3) 局部使用马铃薯切成薄片贴敷 (4) 金黄散、活血散加蜂蜜外敷、黄柏地榆汤 5. 皮肤水疱处理　参考本节前面介绍 6. 抬高肢体(高于心脏平面)

第六步 抬高患肢。

在药物外渗48h内局部制动，抬高患肢，高于心脏平面，避免局部受压。

第七步 继续观察。

由于药物外渗可导致非常严重的并发症，因此，应继续观察并记录局部皮肤有无骨筋膜室综合征、神经损伤、皮肤水疱、皮肤脱落、组织坏死、功能和感觉丧失的症状和体征。

第八步 记录。

1. 本次药物外渗的时间、输注的药物名称、浓度和剂量。
2. 导管的类型、规格及型号。
3. 估算液体进入组织的量。
4. **外渗区域** 观察外渗的面积、臂围、皮肤的完整性、皮肤的颜色、皮温、疼痛级别、肢体的感觉和运动功能及患肢远端血运情况。
5. 患者主诉。
6. 至少每班查看并记录外渗处的局部状况。
7. 已采取的治疗措施和效果。

第九步 上报。

按照药物外渗意外事件或警讯事件上报见表6-8。

表6-8 药物外渗意外事件或警讯事件报告表

科室： 住院号/ID号： 姓名： 性别： 年龄： 疾病诊断： 联系电话	
项目	内容
发生时间	年 月 日 时 分
外渗部位症状	局部皮肤颜色： 正常□ 异常□ 发红□ 发白□ 发紫□ 肿胀面积： 有□ cm 臂围 cm 无□ 疼痛： 有□ 轻微□ 剧痛□ 无□ 皮肤水疱： 有□ cm 无□
穿刺部位及静脉	上肢：手背静脉□ 前臂静脉□ 头静脉□ 正中静脉□ 贵要静脉□ 其他□ 下肢：足背静脉□ 大隐静脉□ 股静脉□ 其他□ 头部：眶上静脉□ 颞静脉□ 耳后静脉□ 其他□ 颈部：颈内静脉□ 颈外静脉□
导管类型及型号	一次性静脉输液钢针：□ 4.5 □ 5.5 □ 6.5 □ 7 □其他 外周静脉留置针： □ 26Ga □ 24Ga □ 22Ga □ 20Ga □其他 MC： □ 3Fr □ 4Fr □ 5Fr □其他 PICC： □ 1.9Fr □ 3Fr □ 4Fr □ 5Fr □ 5Fr 双腔

续表

科室:	住院号 /ID 号:	姓名:	性别:	年龄:	疾病诊断:	联系电话

项目	内容
导管类型及型号	CVC:单腔: □ 14Ga □ 16Ga □ 18Ga □ 20Ga 双腔: □ 4Fr □ 5Fr □ 7Fr □ 8Fr PORT:□手臂港: □ 19Ga □ 20Ga □ 22Ga □胸壁港: □ 19Ga □ 20Ga □ 22Ga
连续输液时间	小时 分钟
外渗分级	0 级□ Ⅰ级□ Ⅱ级□ Ⅲ级□ Ⅳ级□
输注方式	□ 静脉滴注 □ 静脉推注 □ 泵入
外渗药物名称类型	药名: 类型:
外渗处理方式	局部冷敷:是□(+ 阐述) 否□ 局部热敷:是□(+ 阐述) 否□ 局部封闭:是□(+ 阐述) 否□ 创面处理方式: 是否手术:是□(+ 阐述) 否□
图片(拍照)	处理前(附图片),处理后(附图片)
患者随访及教育	有□ 无□

第十步 分析整改。

所有药物外渗都应看作是不良事件，应组织静脉输液治疗小组成员进行分析、整改。

1. **寻找外渗的原因** 参见本节前面药物渗出与外渗常见危险因素。

2. **整改** 采取 PDCA 循环的方法，针对查找到的原因，提出整改措施（参见本节药物外渗预防十步法）及制订应急预案（药物外渗处理十步法）的相关内容。

（三）记录与追踪

1. 客观真实记录患者外渗的范围、液体进入的量，观察和评估临床症状，遵医嘱采取的护理干预措施和效果。

2. 记录采取干预措施后患者外渗部位恢复情况。

3. 完成不良事件或预警事件的报告。

六、案例分析

（一）病例资料

张某，男，79 岁，于 2013 年 6 月 7 日使用 22Ga 外周静脉留置针在患者右下肢足背穿刺，输注 20% 脂肪乳外渗导致右足背红肿，范围 7cm × 4.5cm，输注部位皮肤水疱 2 个，分别为 6cm × 4cm 和 2cm × 3cm。基础疾病：高血压、糖尿病、右下肢瘫痪。最终该患者在右足背静脉输入 20% 脂肪乳外渗后导致严重的局部并发症；处理流程见图 6-9。

（二）静脉输液治疗相关并发症

药物外渗Ⅳ级。

（三）原因分析

20% 脂肪乳 pH 为 8，渗透压 350mmol/L，属于刺激性药物，依据《静脉输液治疗实践指南》推荐采用中心静脉通道输入或浅静脉通道但输注时间不可超过 60min，且不推荐在下肢静脉输液。该案例中患者 79 岁高龄、糖尿病、右下肢瘫痪，采用的是右足背浅静脉通路输注 20% 脂肪乳，因此，发生液体外渗的原因与患者自身疾病和输液部位及输液工具选择不当有关。

（四）临床表现

1. 穿刺部位周围皮肤颜色改变，右足背红肿，范围 7cm × 4.5cm。
2. 皮肤水疱 2 个，分别为 6cm × 4cm 和 2cm × 3cm。
3. 皮温较对侧肢体高。

（五）处理措施

使用药物外渗处理十步法来进行处理，详细处理方法见表 6-9。

表 6-9 药物外渗十步处理法

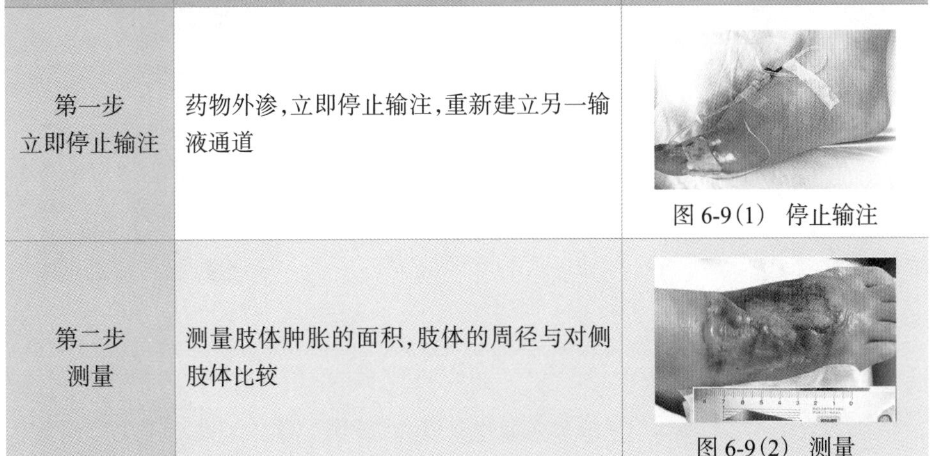

步骤	内容	照片
第一步 立即停止输注	药物外渗，立即停止输注，重新建立另一输液通道	图 6-9（1） 停止输注
第二步 测量	测量肢体肿胀的面积，肢体的周径与对侧肢体比较	图 6-9（2） 测量

续表

步骤	内容	照片
第三步 拍照	按以下间隔时间留取外渗损伤部位的图片 损伤时图片	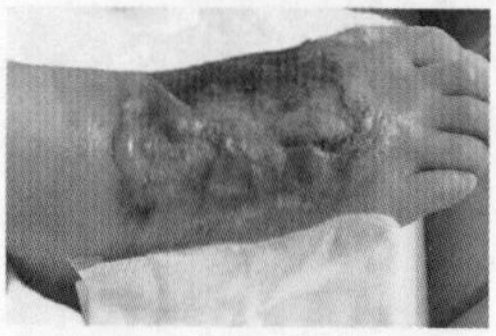 图 6-9(3) 损伤时图片
	损伤后 24h 图片	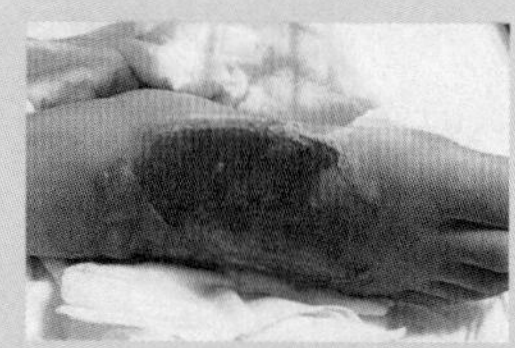 图 6-9(4) 损伤后 24h 图片
	损伤后 48h 图片	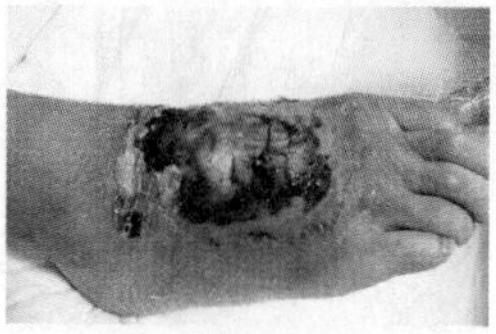 图 6-9(5) 损伤后 48h 图片
	损伤后 1 周图片	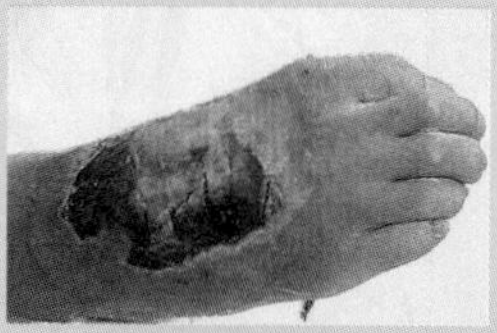 图 6-9(6) 损伤后 1 周图片
第四步 保留针头	1. 保留外周静脉留置针,在拔除导管前抽吸已外渗的药物,尽量回抽后拔除外周静脉留置针	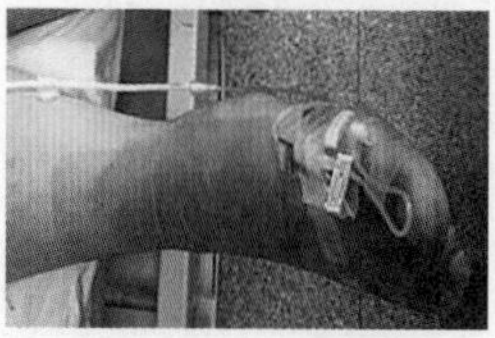 图 6-9(7) 保留针头
	2. 轻轻按压穿刺点,防止出血和进一步组织损伤	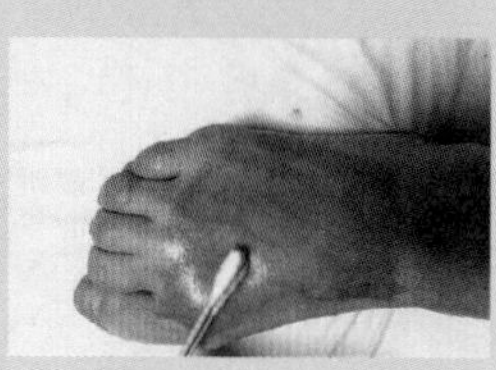 图 6-9(8) 按压穿刺点

续表

步骤	内容	照片
第五步 通知医生	1. 外渗严重的,手术扩创(医生操作) (1)消毒,穿刺点旁使用2%盐酸利多卡因注射液局部麻醉,进行0.2～0.5cm扩创,轻压,尽量将外渗的药物挤出皮肤外,用0.9%氯化钠注射液/解毒剂尽量稀释后吸出 (2)如果皮下已经发生破溃,清创,可以使用银离子敷料换药	图6-9(9) 手术扩创
	2. 冷敷 (1)时间:24～48h (2)间断冷敷:15～20min/次,每天≥4次 (3)水温:4～6℃,以防冻伤,根据水温而更换	图6-9(10) 冷敷
	3. 局部封闭 征得患者或家属同意做局部封闭:透明质酸酶300U+0.9%氯化钠注射液5ml	图6-9(11) 局部封闭
第六步 抬高患肢	药物外渗48h内局部制动,抬高患肢,高于心脏平面	图6-9(12) 抬高患肢
第七步 继续观察	观察并记录局部皮肤、有无骨筋膜室综合征、神经损伤、组织坏死、功能和感觉丧失的症状和体征	图6-9(13) 继续观察

续表

步骤	内容	照片
第八步 记录	1. 时间　2013 年 6 月 7 日。药物名称：20% 脂肪乳 2. 导管　外周静脉留置针，22Ga 3. 进入组织的量 20ml 4. 外渗区域　右足背：红肿范围 7cm × 4.5cm、输注部位皮肤水疱 2 个，分别为 6cm × 4cm 和 2cm × 3cm；皮温较左侧高 5. 至少每 1h 查看并记录外渗处的局部状况 6. 已采取的治疗措施和效果	图 6-9（14）　记录
第九步 上报	按照相关规定完成意外事件或警讯事件上报	图 6-9（15）　上报
第十步 分析整改	1. 外渗原因 （1）物理因素 1）静脉条件差 2）导管型号过大（22Ga）：相对于足背静脉直径 3）穿刺部位：足背，下肢血液循环差	图 6-9（16）　外周静脉留置针
	（2）药理因素：20% 脂肪乳，pH 8（偏碱性）、渗透压 350mmol/L （3）疾病因素 1）高血压、糖尿病：由于糖、脂肪代谢障碍、血管硬化易导致药物外渗 2）右下肢瘫痪：血液循环差，原则上瘫痪侧肢体不宜穿刺	图 6-9（17）　20% 脂肪乳
	2. 整改 （1）评估药物性质及治疗方案 1）药物性质：刺激性 2）治疗时间：7d 以上的静脉输液治疗属于中期静脉输液，宜选择 MC、PICC、CVC 3）输液工具：输注刺激性药物，宜与患者及家属共同协商，确定输液工具 （2）评估患者的基础疾病	图 6-9（18）　整改

续表

步骤	内容	照片
第十步 分析整改	1)不应在瘫痪侧肢体穿刺 2)糖尿病患者输液时,输液工具及血管的选择应谨慎	
	(3)工具选择:在满足静脉输液治疗需要的前提下,选择最小型号的外周静脉留置针(24Ga) (4)穿刺部位:成人不宜选择下肢静脉进行穿刺	图 6-9(19) 最小型号外周静脉留置针
	(5)导管牢固固定:必要时使用固定器、夹板等	图 6-9(20) 牢固固定
	(6)一针穿刺成功:减少对血管内膜的损伤 (7)如果输注的药物为腐蚀性药物:则需要挂黄底黑字警示牌,至少 1h 观察并记录一次	图 6-9(21) 警示牌
	(8)严格床旁交接班	图 6-9(22) 床旁交接

(六)效果评价

1. 药物外渗区域没有进一步发展。
2. 没有感染发生。
3. 没有医疗纠纷的发生。
4. 皮肤修复良好。

(吴玉芬)

第三节 静脉导管相关性血栓

静脉输液导管置入技术已广泛应用于手术、麻醉、急救、化疗、危重患者等多个领域，是抢救患者、输注高渗溶液、化疗药物等的重要通道。静脉输液导管包括中心静脉通路装置和外周静脉通路装置。

随着各类静脉输液导管在临床中的应用日益普及，与此相关的并发症也随之增多，静脉导管相关静脉血栓简称导管相关性血栓形成（catheter related thrombosis，CRT），是指静脉置管后，静脉导管所处的静脉或邻近静脉导管外壁或静脉导管内壁血凝块形成，是血管内置导管常见并发症。它是静脉血栓栓塞症（venous thrombo embolism，VTE）的一种特殊类型，在病因上与置入的导管密切相关，在处理上又需考虑导管的临床使用而存在特殊之处。

一、静脉输液导管相关性血栓分类

（一）深静脉血栓形成

置管侧肢体、颈部、肩部、胸部、颜面部有水肿症状或体征，血管超声检查提示深静脉血栓形成（deepvenousthrombosis，DVT）。

（二）血栓性浅静脉炎

沿置管血管走行方向区域出现皮肤红肿疼痛，伴或不伴皮温升高，查体可触及条索状硬结，血管超声检查提示对应血管血栓形成。

（三）无症状血栓

单纯影像学检查发现血栓，但患者无任何主诉症状及客观体征。

（四）血栓性导管功能丧失

由于纤维蛋白鞘、导管内血栓形成或导管尖端血栓形成导致的经静脉导管输液不畅或完全堵塞。

二、原因（CRT的危险因素）

（一）静脉导管相关危险因素

1. **静脉导管管径**　静脉导管管径是最重要的危险因素，导管在血管腔内不但占据空间影响血流速度，还会影响血流状态，造成不同程度的湍流。大管径、多腔导管有更高的血栓发生率，CRT的发生率与导管管径呈正相关。

2. **静脉导管材质**　静脉导管的硬度及组织相容性与血栓的发生密切相关，聚氨酯和硅胶材料导致CRT的风险明显低于聚氯乙烯、聚乙烯材料。

3. **静脉导管尖端位置**　静脉导管尖端位置与血栓形成有紧密的相关性，

静脉导管尖端位于上腔静脉下 1/3（CAJ 位置）时，由于血流量大，CRT 的发生率极低；而尖端位于腋静脉、锁骨下静脉或无名静脉时，血栓发生率相对较高。

（二）患者相关危险因素

置管患者常处于与疾病相关的特殊状态，而这些状态大多与静脉血栓高危因素高度重叠，如手术、恶性肿瘤、长期卧床等，且同一患者往往存在多重危险因素叠加，血栓形成的三大要素是血液高凝状态、血流淤滞、血管内皮损伤。部分患者因为担心插管移位、断裂，自主或不自主地减少插管侧肢体活动，也是导致血栓形成的原因之一。

（三）医源性相关危险因素

1. **药物因素** 腐蚀性、刺激性药物对血管的直接刺激导致血管内膜损伤，是启动血栓形成的重要因素。顺铂、环磷酰胺、丝裂霉素、长春新碱等均可以引起血管纤维化和血管内皮的损伤，导致炎症反应，平滑肌细胞收缩和促凝血物质表达等促进血栓形成；沙利度胺或来那度胺等新型化疗药物导致血栓事件，其发生率更高；一些药物本身也有促进血栓的风险，如化疗中的抗血管生成类制剂、促红细胞生成素等。

2. **操作因素** 置管时反复多次穿刺、送管不顺利或粗暴送管、送导丝，加重血管内膜的损伤，增加血栓发生的风险。其次，不规范的管道维护也会导致血栓的发生，如不正确的冲封管操作。

3. **输液速度** 当输液速度相对所在血管较快时，会产生压力阻碍原血管内正常血液回流，导管开口远端静脉血液回流受阻，导致淤血，增加血栓发生风险。因此在安置导管时应将导管尖端置于血管直径粗、血流量大的位置。中心静脉导管尖端位于右心房与上腔静脉交界区域血栓风险更低；而在同等情况下，导管尖端位于锁骨下静脉比贵要静脉近心端血栓风险更低。

三、临床表现

多数 CRT 的临床症状不明显，只有 1% ~ 5% 的患者有明显症状和体征。主要临床表现有：

（一）局部症状

1. 局部皮肤变色、发红、皮温增高。
2. 穿刺侧肢体或颈部肿胀、疼痛。
3. 肢端皮肤感觉异常、同侧胸壁和颈部的浅静脉充盈、扩张。

（二）上腔静脉综合征

主要表现为出现局部疼痛、头痛、颈部和手臂肿胀、上臂出现红斑。

（三）导管功能异常

血栓可导致导管功能异常，其发生因素主要包括导管腔内、外血栓或纤维蛋白鞘 / 纤维蛋白尾形成。导管腔内血栓或纤维蛋白鞘 / 纤维蛋白尾附于导管尖端或导管腔内时可影响导管输液速度，严重者可堵塞导管。当导管腔外周围有纤维蛋白鞘 / 纤维蛋白尾形成时，可能形似袜子，包裹整个导管尖端，甚至沿着整个导管延伸到穿刺点，它像单向阀，允许导管冲洗，但无法抽回血。

（四）肺栓塞

肺血栓栓塞症是静脉血栓脱落后随血流进入肺动脉，堵塞其主干和分支引起肺循环障碍的临床和病理生理综合征，肺栓塞严重程度取决于受影响肺血管床的范围（与血栓大小相关）和患者本身基础心肺功能。大面积肺栓塞表现为呼吸困难、胸痛、咯血、低氧血症、高碳酸血症、血流动力学紊乱等。上肢 CRT 导致肺栓塞比下肢静脉血栓形成发生率低，引起严重症状性肺栓塞的风险更低。

（五）诊断

多数 CRT 的临床表现不明显，发现临床疑似导管相关血栓时，可通过 D-二聚体、血管彩超、静脉造影、CT、MRI 等辅助检查协助明确诊断。辅助检查是诊断的重要参考，但辅助检查应结合患者症状进行综合判断，不能单纯根据辅助检查结果进行诊疗。

1. **D- 二聚体** D- 二聚体是纤维蛋白原降解产物之一，血栓形成的早期，D- 二聚体升高，结果呈阳性；血栓相对稳定时，D- 二聚体可以转阴。该检验指标敏感性高，特异性差，对排除 DVT 的可能性有参考价值，不能用于确诊，也不能作为是否预防性给予抗凝药物的依据。

2. **血管超声** 多普勒超声检查为首选检查方法，对 CRT 的敏感性和特异性均达 90% 以上，可以发现 CRT 的位置和范围，根据回声强弱判断血栓的新鲜程度，为后续处理提供依据。减少患者费用及并发症。

3. **静脉造影** 实时动态检查手段，是深静脉血栓形成（deep vein thrombosis，DVT）诊断的“金标准”，该检查为有创检查，造影剂可引发肾功能损害及过敏的风险，应严格掌握适应证，临床使用有限。

4. **CT 和 MRI 检查** CT 或 MRI 可以明确诊断腔静脉、髂总静脉、锁骨下静脉、无名静脉血栓形成，同时可以发现并存的血管外压迫因素，如肿瘤、胸廓出口压迫等。建议对 CRT 患者针对性地进行胸部增强 CT 及肺动脉三维重建（three dimensional reconstruction of pulmonary artery，CTPA）以明确是否合并肺栓塞。

四、预防

（一）风险评估

对血栓高危因素进行评估：CRT 的发生往往是多个危险因素的叠加，常见危险因素比较多，如有无深静脉血栓形成病史或家族史；有无导致高凝状态的慢性疾病，如恶性肿瘤、肾病综合征、慢性阻塞性肺疾病等；怀孕或者口服避孕药者；有无多次置入中心静脉通路装置的病史；同时还应当对血小板、凝血功能等生化值进行评估。

（二）导管材质及型号选择

在满足治疗需求前提下，应选择外径最小、管腔数量最少、创伤最小的聚氨酯和硅胶材料输液装置。

（三）穿刺方法、部位及血管选择

建议置管在血管超声引导下进行，尽量一次性成功穿刺，避免反复穿刺。评估穿刺血管，避免在下肢及瘫痪侧肢体置管输液。如在上肢置入中心静脉通路装置前应对上臂臂围进行测量并记录，在置管前发现存在双上肢臂围不等，单侧肢体肿胀，单侧肢体、肩部、胸壁静脉显露明显，血管侧支增多时，建议在置管前通过 X 线片检查评估患者锁骨下静脉、无名静脉及上腔静脉是否存在病变，并谨慎选择置管位置。

（四）人员培训

开展静脉输液治疗相关培训，并对护士的静脉输液治疗理论知识和技术能力进行评价与认证，同时应组建专业的静脉输液通路管理团队。规范的置管操作，规范使用和维护导管，专业的静脉输液治疗团队是降低导管相关血栓的重要条件。

（五）预防性抗凝治疗

目前大多数指南均不推荐以单纯预防导管相关血栓为目的预防性使用抗凝药物或溶栓药物，但对于某些血栓高危患者，尽管指南不推荐以预防导管相关血栓为目的而采用药物抗凝，但仍有必要针对 VTE 风险采取相应的预防措施，包括在 VTE 风险较高而出血风险较低时使用药物预防，改良 Khorana 评分见表 6-10。

表 6-10 改良 Khorana 评分

风险类型	评分
极高危的原发癌症类型：胃癌、胰腺癌、高分级胶质瘤	2
高危的原发癌症类型：肺癌、淋巴瘤、妇科肿瘤、膀胱癌、睾丸癌、肾癌	1
化疗前血小板计数≥ 350×10^9 /L	1
血红蛋白水平 < 100g/L 或者正在采用促红细胞生成素	1
化疗前白细胞计数 > 11×10^9 /L	1
体重指数≥ 35kg/m²	1

注：该评分针对恶性肿瘤化疗患者：当评分在 3 分以上，出血风险低危时，在化疗期间应考虑预防性使用抗凝药物。

（六）导管位置

中心静脉导管置入后应立即行放射检查确定导管位置，X 线片时将置管侧手臂一同拍片，发现导管打折，及时调整。同时确定中心静脉通路导管尖端位置，静脉导管的最佳位置位于上腔静脉下 1/3 或上腔静脉与右心房上壁交界处（CAJ），导管尖端位置异常应及时调整至最佳位置再继续使用。

（七）血管及导管的选择

血管应在自然状态下评估：应根据拟置管的血管条件选择合适的导管型号，建议导管外径 / 血管内径比值≤ 45%。可选择贵要静脉、肱静脉、肘正中静脉、头静脉等。

（八）规范操作

1. **减少微粒污染** 使用无粉手套、无针输液接头、精密过滤输液器等，控制各种微粒通过静脉输液进入血液循环。

2. 动作轻柔，避免粗暴操作。

3. 注意肢体保暖。

4. 正确维护及冲封管。

（九）病情观察

护士能够正确地识别血栓的临床表现，随访、观察及时发现症状以利早期治疗。

（十）健康教育

1. **功能锻炼** 指导患者置管侧手臂每天做握拳运动，200 ~ 300 次 /d，可以分成 3 次完成，每次持续 2 ~ 3s。

2. **补充水分** 在病情允许的情况下每天饮水 2 000 ~ 3 000ml。

3. 指导患者掌握导管自我观察要点。

五、处理

静脉导管相关性血栓一旦确诊，应立即通知管床医生及护士长，上报安全事件，并请血管外科医生或介入科医生会诊，及时给予抗凝治疗，遵医嘱保留或拔除导管。

（一）评估

1. 手臂肿胀的范围。
2. 手臂有无疼痛。
3. 血管超声结果。
4. 患者心理。

（二）处理原则

1. 抗凝是最基本的治疗。
2. 不推荐常规采用溶栓治疗。
3. 不建议对 CRT 患者置入滤器。
4. 不同类型 CRT 的处理不同。
5. 保留或拔管需要选择合适的时机。

（三）处理措施

1. **抗凝是最基本的治疗**　CRT 一旦确诊，抗凝治疗是首选，也是最基本的治疗，多个指南建议在保留导管期间一直使用抗凝治疗，至拔除导管后 3 个月；临床上最常使用低分子肝素和直接口服抗凝剂（direct oral anti coagulants，DOACs）。目前临床上抗凝常用药物如下：

（1）低分子肝素类药物（100U/kg）：皮下注射，q12h，一般用药 5～7d。低分子肝素仅作用于Ⅹa 因子，其自发性出血风险小，且同样能达到抗凝效果，但有引起肝素诱导的血小板减少症的风险，每周至少监测血小板 1～2 次。

（2）华法林：维生素 K 拮抗剂，作用靶点为Ⅱ、Ⅶ、Ⅸ、Ⅹ凝血因子，一般用药后 24～48h 发生效用，因华法林治疗窗窄，需要监测，故一般在与低分子肝素类联合用药 2d 后，复查凝血功能，PT-INR（凝血酶原标准化比值）达到 2～3 后停止使用低分子肝素类，继续使用华法林维持 PT-INR 在 2～3。

（3）直接口服抗凝药物：国际和国内指南陆续将 DOACs 列为肿瘤患者静脉血栓治疗的一线用药或首选用药。利伐沙班标准治疗方案（15mg，每日 2 次，3 周；之后 20mg，每日 1 次，至少 3 个月，与餐同服）。DOACs 作为 CRT 的治疗用药对患者既定治疗计划影响较小，不增加额外的住院时间，故对于无高出血风险的患者，推荐其作为首选治疗用药。

2. **溶栓治疗**　除非患者急性血栓形成（症状出现时间 < 14d），症状极为

严重（如表现出上腔静脉阻塞综合征），经评估后出血风险较低，一般不推荐常规溶栓治疗。

3. **腔静脉滤器置入** 滤器置入是一把双刃剑，尤其是上腔静脉置入滤器并发症风险较高，上肢 CRT 导致肺栓塞较下肢静脉血栓形成发生率低，引起严重症状性肺栓塞的风险更低，不建议对 CRT 患者置入滤器，即使因为病情需要在急性期拔除导管的患者，也需要谨慎地评估置入滤器的必要性。

4. **不同类型 CRT 的处理原则**

（1）血栓性浅静脉炎：血栓性浅静脉炎处理的核心是对症缓解炎症刺激引起的疼痛。常用的对症处理包括抬高患肢、热敷或者冰敷，口服或外涂非甾体抗炎药（nonsteroidalanti-inflam-matorydrugs，NSAIDs）、外涂多磺酸黏多糖乳膏（喜辽妥）。对于血栓长度 > 5cm，进展出现 VTE 风险高的患者可能需要抗凝治疗，多为预防性剂量 4 ~ 6 周。

（2）导管相关 DVT：应使用与下肢 DVT 相同剂量的抗凝治疗。导管诱发的上肢 DVT 较非导管诱发的 VTE 发生 PTS 风险更低，溶栓联合抗凝效果并未优于单独抗凝。不倾向积极溶栓。

（3）无症状血栓：没有确切的临床证据支持无症状血栓需要治疗。发生在浅静脉的无症状血栓具有自限性。不使用抗凝情况下进展风险极小，且抗凝与不抗凝在预后上没有差别，建议对无症状血栓仅予以观察随访。

（4）导管功能丧失的处理：导管功能丧失是导致非计划性导管拔除的重要原因。引起导管失功的因素包括静脉导管腔内血栓或纤维蛋白鞘 / 纤维蛋白引起的血栓性失功（约占 60%）和药物沉淀或机械原因引起的非血栓性失功。溶栓是血栓性导管失功的主要处理方式，药物包括尿激酶或重组尿激酶、阿替普酶、注射用瑞替普酶、替奈普酶和蛇毒血凝酶注射液等。抗凝药物（如肝素）对恢复导管通畅性无效。

5. **保留或拔管时机** 在 CRT 治疗过程中，目前指南均不推荐常规拔除导管，只要导管通畅，且有临床需求，在积极抗凝治疗的前提下可以保留导管并使用导管。目前公认的拔管指征有：治疗已不需要该导管；导管功能已丧失；导管位置异常；合并导管相关性血流感染；静脉导管相关性血栓在急性期时，导管拔除前抗凝治疗 2 周后再考虑拔除导管更为安全。当患者合并抗凝禁忌，或在规范抗凝治疗下症状仍持续进展也需要考虑拔管，需要评估患者的治疗对导管使用的依赖程度，以及重新建立静脉通路的可行性。对于暂时性的抗凝禁忌可以采用观察的方式处理，待抗凝禁忌消失后再行抗凝。而对于导管高度依赖且建立新静脉通路困难的患者，需要权衡保留导管的价值和血栓带来的其他潜在风险，在密切观察随访的情况下保留导管是可以考虑的，导管相关血栓的处理流程见图 6-10。

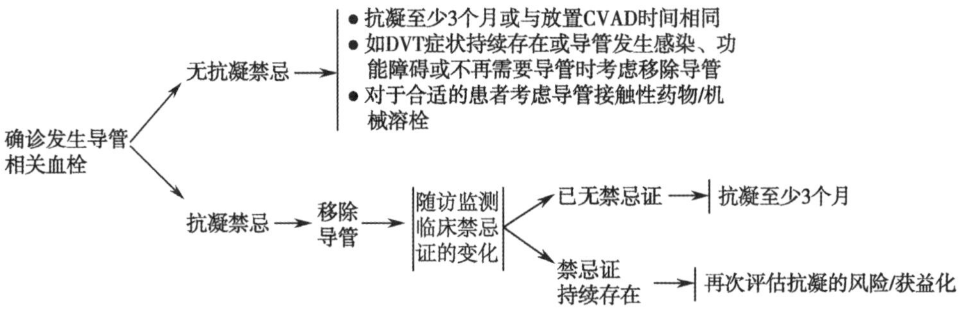

图 6-10　导管相关血栓的处理

6. **对症处理**

（1）水肿处理：适当抬高患肢，使用静脉血管活性药物，缓解肿胀的症状。常用的静脉血管活性药物包括黄酮类、七叶皂苷类。黄酮类（如地奥司明）降低毛细血管的通透性，增加静脉血管张力，改善淋巴回流缓解水肿。

（2）疼痛的处理：疼痛症状较明显者，局部可予多磺酸黏多糖（喜辽妥）软膏外涂，口服和 / 或外用的止痛药物。通常使用 NSAIDs 类药物，如布洛芬、双氯芬酸等。

7. **其他**

（1）心理支持：护士应主动与患者交流，评估患者的情绪及心态，根据患者的性格特点，用合适的方式讲解深静脉血栓发生的过程及溶栓治疗的必要性、安全性及注意事项，使患者了解治疗过程及配合要点，能够保持良好的心境，积极配合治疗及护理。

（2）患肢护理：急性期患者绝对卧床休息 7 ~ 14d，患肢抬高 20° ~ 30° ，小关节做抓握、伸屈等运动，以促进血液循环，注意患肢保暖，不得按摩或做剧烈运动，以免栓子脱落。

（3）每日测量患肢、健肢同一水平臂围：对比观察患肢消肿情况、皮肤颜色、温度、感觉及动脉搏动，做好记录及时判断效果。

（4）浅表血栓性静脉炎：遵医嘱给予多磺酸黏多糖乳膏（喜辽妥）或金黄散外敷，2 ~ 3 次 /d，改善患肢局部疼痛肿胀的症状，必要时予以抗凝治疗，浅表血栓性静脉炎处理流程见图 6-11。

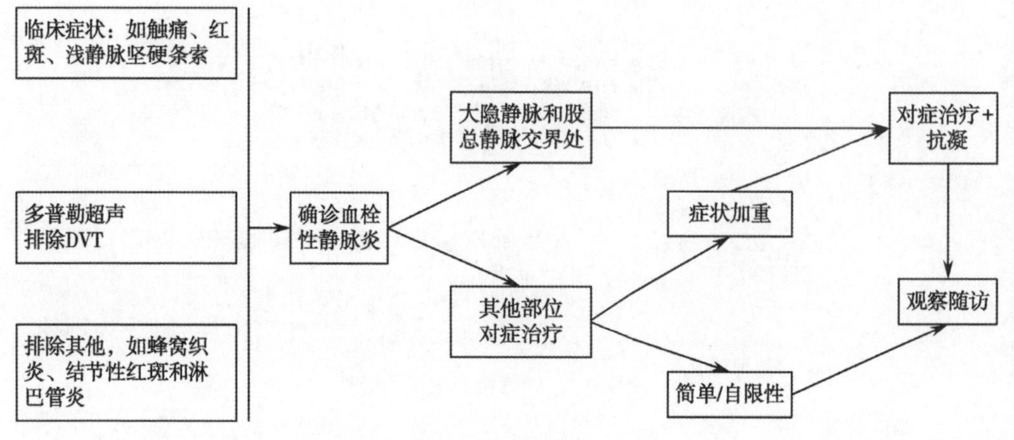

图 6-11 浅表血栓性静脉炎

（5）预防患肢压疮：由于患肢血液循环差，再加上制动，容易引起压疮，故应保持床单位的整洁，患肢下方垫小软枕，及时更换着力点位置。

（6）抗凝监测及出血管理：抗凝期间注意观察有无皮肤瘀斑、血尿、黑便，并监测患者血常规、血小板、出凝血时间、尿液分析、大便常规加潜血试验。如有出血表现，予以相应处理，抗凝出血管理见图 6-12。

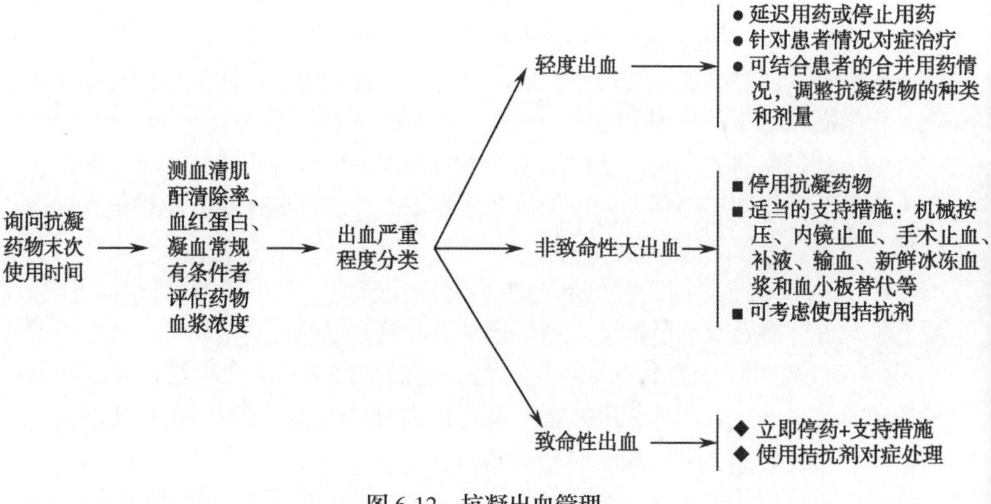

图 6-12 抗凝出血管理

（7）预防肺栓塞：血栓形成后 1～2 周最不稳定，栓子极易脱落，要十分警惕肺栓塞的发生。急性期应卧床休息 1 ~ 2 周，防止一切使静脉压增高的因素。护士应严密观察，如患者突然出现剧烈胸痛、呼吸困难、咳嗽、咯血、发绀、甚至休克，应考虑肺栓塞的发生，立即报告医生及时处理。

8. **儿童静脉导管相关血栓的处理** 静脉导管是儿童 VTE 最常见的危险因素，在新生儿中，约 90% 的 VTE 与静脉导管相关，而在年龄较大的儿童中其相关性超过 60%。根据 2018 版美国血液病学会静脉血栓栓塞管理指南推荐，建议对患有症状性导管相关血栓的儿科患者使用低分子肝素（LMWH）或维生素 K 拮抗剂进行抗凝治疗，不推荐使用新型口服抗凝药（如利伐沙班、依度沙班等），针对确诊的儿童静脉导管相关血栓建议使用抗凝治疗≤ 3 个月或与放置静脉导管时间相同。在症状性静脉导管相关性血栓形成的儿科患者中，建议无须移除功能正常的静脉导管。对于进行了抗凝药物治疗，血栓症状继续恶化的患者建议酌情拔除功能正常的静脉导管。临床医生需考虑保留现有的静脉通路的价值、潜在的感染风险和血栓症状进一步恶化等因素，进行个体化的治疗。对于无功能的或不再需要的静脉导管，建议抗凝治疗 2 周后拔除导管。

（四）记录与追踪

1. 客观真实记录患者血管超声结果及穿刺部位的观察和评估情况，遵医嘱采取的护理干预措施和效果。

2. 记录采取干预措施后患者血栓恢复情况。

六、案例分析

（一）病例资料

患者，女，65 岁，因结肠癌拟行化疗，于 2014 年 11 月 21 日经右贵要静脉穿刺置入 PICC 导管，置管前测上臂臂围为 22cm，置入导管长度 37cm，导管头端位置为气管隆嵴下 1 个椎体。11 月 26 日遵医嘱予西妥昔单抗注射液联合奥沙利铂、氟尿嘧啶注射液方案化疗。12 月 1 日患者诉右上臂疼痛，NRS 评分（疼痛评分）3.0 分，查体：患者右上臂肿胀，触摸皮温高，测上臂臂围 23cm，立即报告主管医生，行血管超声检查（图 6-13），血管超声检查描述：右上臂浅静脉管腔内探及导管回声，导管周围透声差，内探及低回声附壁，管腔内未示明显血流信号通过。双侧上肢腋静脉、肱静脉、头静脉、正中静脉血管结构正常，血管腔内未见明显异常回声，血流正常，提示：置管的贵要静脉新鲜血栓形成，血管完全堵塞。凝血功能提示：D- 二聚体：2.81μg/ml，血常规示：血小板 279×10^9/L。请介入科医生会诊，遵医嘱抬高患肢、制动，依诺低分子肝素钠 6 000IU 皮下注射 q12h，口服地奥司明 0.5g 每天 2 次。12 月 5 日，患者仍感右上臂疼痛，NRS 评分 2 分，皮温高，测上臂臂围为 24cm，复查血管超声示：右上臂浅静脉管腔内探及导管回声，导管周围透声差，内探及低回声附壁，周边有血流信号通过，提示：前次血栓部位部分堵塞。请血管外科医生会诊后，继续给予抗凝药物应用。1周后患者右上臂无肿胀，无疼痛，皮温正常，测右上臂臂围22cm，遵医嘱保留导管，办理出院，嘱其出院后继续抗凝治疗，定期随访。

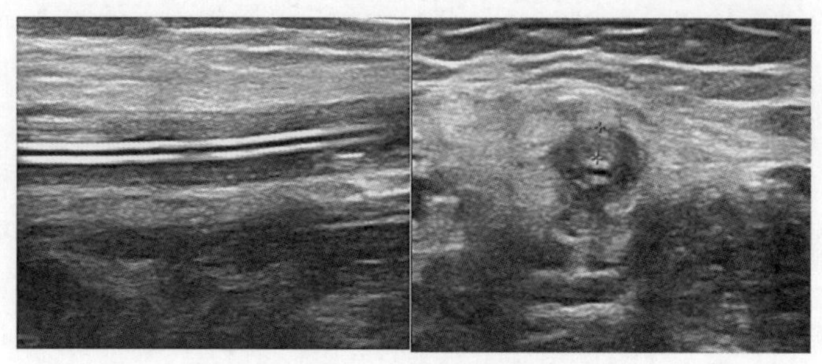

图6-13 血管超声下血栓

（二）静脉输液治疗相关并发症

静脉导管置入相关性血栓。

（三）原因分析

1. 恶性肿瘤患者血液处于高凝状态。

2. 抗肿瘤药物应用，PICC置管后发生血栓的风险增加。

3. 静脉导管对血管内皮可产生机械性刺激，诱发血栓形成；同时因导管置入，导致血流速度减慢，增加了血栓形成的危险性。

（四）临床表现

右上臂肿胀、臂围增加、疼痛、局部皮温升高。

（五）处理措施

1. **通知医生** 请介入科医生会诊，遵医嘱给予依诺低分子肝素钠6 000IU，皮下注射q12h，口服地奥司明0.5g每天2次。

2. **评估心理** 讲解深静脉血栓发生的过程及溶栓治疗的必要性、安全性及注意事项，使患者对静脉输液治疗做到心中有数，能够保持良好的心态，积极配合治疗。

3. **健康教育** 嘱患者绝对卧床休息7～14d，患肢制动抬高20°～30°，小关节做抓握、伸屈等运动，促进血液循环，患肢保暖，不得按摩或做剧烈运动，以免栓子脱落。

4. **每日测量患肢、健肢同一水平臂围** 对比观察患肢消肿情况，皮肤颜色、温度、感觉及动脉搏动，记录，及时判断效果。

5. 保持床单位的整洁，患肢下方垫小软枕，及时更换着力点位置。

6. 观察有无出血及肺栓塞等并发症的发生。

7. 因导管尚有功能、位置正确、未被感染且是治疗所必需，故保留导管，继续使用。

（六）效果评价

患者右上臂肿胀消退，皮温恢复正常，疼痛减轻，PICC 导管安全保留，无肺栓塞等并发症发生。

（黄友金）

第四节 静脉导管相关性血流感染

静脉输液治疗是目前住院或门诊患者接受治疗的方法之一，但随之并发的静脉导管相关性血流感染（catheter related blood stream infection，CRBSI）的发生率也在增加。来自美国疾病预防控制中心医院控制顾问委员会 2011 年的数据显示，美国医院 ICU 中每年发生 CRBSI 约为 8 万例，医院范围内每年发生的血流感染（CRBSI）约为 25 万例。多项分析显示，CRBSI 可导致患者住院时间延长和医疗费用增加，加重了患者的经济负担与医务人员的工作量。因此，应采取有效的预防与处理措施，可以降低 CRBSI 给患者带来的损害。

一、原因

静脉导管相关性血流感染是指带有血管内导管或者拔除血管内导管 48h 内患者出现菌血症或真菌血症，并伴有发热（T > 38℃）、寒战或低血压等感染表现，除静脉导管外没有其他明确感染源。其发生与微生物因素、患者因素、导管材质及类型、穿刺部位、留置时间及操作因素等相关。

（一）微生物

导管接头及穿刺部位周围皮肤表面微生物定植是 CRBSI 病原体的主要来源。主要通过皮肤定植的微生物从穿刺部位迁移至皮下隧道并定植于导管尖端，为留置导管常见的感染途径。

1. **穿刺部位** 皮肤消毒不完全或消毒液选择不正确，皮肤细菌移行至皮下导管。

2. **静脉输液工具** 导管接头、延长管、导管表面被微生物污染，微生物通过污染的管路入口和连接口进入血液，细菌生物膜与内侧管壁接触，发生血流感染。

（二）患者因素

患者的年龄、病情和敏感性，继发感染，终末期肾病，肿瘤化疗，中、重度昏迷，糖尿病，中性粒细胞减少症，早产儿等是发生CRBSI的相关危险因素。因这些患者细胞免疫和体液免疫功能低下，不能及时清除沿导管表面侵入的细菌；糖尿病患者，糖代谢异常，微血管病变易造成组织脆弱，且局部组织含糖较高，易成为致病菌的天然培养基，促进细菌、真菌生长。

（三）材质及类型

据报道，87%的CRBSI与血管内的医疗材料有关。与聚四氟乙烯（teflon）、硅胶（silicone elastomer）、聚氨基甲酸乙酯材质导管相比，聚氯乙烯、聚乙烯导管抵抗细菌附着的能力低。与单腔导管相比，双腔和三腔导管更易引起CRBSI。

（四）穿刺部位

皮肤细菌密度是CRBSI的主要危险因素，成人股静脉和颈内静脉置管细菌定植的发生率较高，CRBSI发生率亦较经锁骨下静脉穿刺置管高。股静脉靠近会阴部，皮肤易污染，细菌容易入侵定植。颈部皱褶，细菌密度也较高，故锁骨下静脉置管比颈内静脉及股静脉置管更为理想。

（五）留置时间

导管留置时间越长，感染率越高。因留置时间延长，增加了经导管内腔血行感染的机会，也使细菌在穿刺部位皮肤和导管表面充分生长繁殖，逐渐沿导管表面向体内迁移。

（六）操作者因素

静脉穿刺前没有严格执行手卫生，没有进行充分的皮肤消毒，穿刺部位污染，穿刺技术不熟练，难以穿刺的老年和婴幼儿患者，反复静脉穿刺，对血管通路装置接口和导管系统多次进行操作，注入液体污染，维护不当等都可能导致血流感染。

二、临床表现

（一）局部表现

穿刺点周围出现压痛、红肿、红斑、水疱、硬结或有脓性分泌物从穿刺点流出，沿导管的皮下走行部位可出现疼痛、硬结、弥散性红斑。输液港植入患者可出现皮下囊袋脓性分泌物流出，植入部位的手术切口裂开，植入口皮肤坏死等。皮下隧道导管感染可表现为导管出口部位组织发硬超过2cm。

（二）全身表现

1. 突发高热、寒战、低血压，除导管外无其他明显感染源。

2. 出现医院获得性心内膜炎、骨髓炎、败血症及其他迁徙性感染的相关症状。

3. 休克、僵直等感染症状。

三、预防

（一）教育和培训

1. **医务人员** 应接受正确的置管、维护和 CRBSI 预防与控制措施的培训和教育，掌握留置血管内导管的适应证，定期考核、评估，确保医务人员接受培训的数量和技术水平。

2. **患者或家属** 熟悉手卫生，无菌技术操作和无针输液接头消毒常识，做好相关配合工作。老年及婴幼儿，交流困难的患者，应与其家属进行有效沟通。

（二）手卫生及无菌技术操作

1. **手卫生** 置管前和进行任何与静脉输液相关的操作之前都要进行手卫生，尽可能在流动水下洗手，必要时使用消毒液擦手。在对置管部位进行消毒处理后，不应再触摸该部位。禁止以佩戴手套代替手卫生。

2. **遵守无菌技术操作原则** 中心静脉导管（PICC、CVC 及 PORT）、中等长度导管（MC）置管时，需使用最大化无菌屏障：戴帽子、口罩、无菌衣、无菌手套、覆盖患者全身仅暴露穿刺部位的无菌铺巾。

（三）导管选择

尽可能选择聚四氟乙烯、硅胶、聚氨基甲酸乙酯材质导管，其感染率相对较低。对患者进行乳胶敏感性评估。在满足患者治疗需要的前提下，选择管径最细、管腔最少的导管。

（四）皮肤消毒

1. **外周静脉置管前** 采用 2% 葡萄糖酸氯己定（CHG）乙醇溶液（年龄 < 2 个月应慎用）或有效碘浓度≥ 0.5% 碘伏进行皮肤消毒。

2. **中心静脉置管和维护前** 优选 2% 葡萄糖酸氯己定（CHG）乙醇溶液（年龄 < 2 个月应慎用）进行皮肤消毒。对于皮肤完整性受损的婴幼儿患者，因为存在皮肤刺激和化学烧伤的风险，可用无菌 0.9% 氯化钠注射液或无菌注射用水去除已经干燥的碘伏，也可以使用有效碘浓度≥ 0.5% 碘伏消毒。

3. **进行置管时** 应保证皮肤表面的消毒剂已干燥。

4. **皮肤消毒范围** 见表 6-11。

表 6-11 皮肤消毒范围

输液工具	消毒直径 /cm
一次性静脉输液钢针穿刺	≥ 5
外周静脉留置针穿刺置管	≥ 8
MC 穿刺置管	≥ 20
CVC 穿刺置管	≥ 20
PICC 穿刺置管	≥ 20
MC、CVC、PICC 及 PORT 维护	以穿刺点为中心，直径≥ 15cm（大于敷料的面积）

5. **消毒方法** 以穿刺点为中心，由内向外（顺—逆—顺）擦拭消毒皮肤至少 30s/ 次，消毒 3 次以上。

（五）穿刺点选择

1. **PVC、MC 及 PICC 置管** 成人宜选择上肢作为置管部位。儿童可于手背、前臂和腋以下的上臂穿刺，避免肘部穿刺。对于婴幼儿必要时可以考虑头皮静脉、耳后静脉及腋静脉穿刺，如果尚未行走，也可考虑选择足部血管。

2. **中心静脉置管** 应选择最佳穿刺点，锁骨下静脉是非隧道式导管置入的首选静脉，贵要静脉是 PICC 置管的首选静脉，成人应避免选择股静脉作为穿刺点，以减少感染风险。

3. 对难以找到静脉通路的成年人和儿童患者可以使用血管超声检查法或近红外光技术辅助定位进行置管。

（六）敷料选择

首选无菌、透明、透气的半透膜敷料（TSM）。对半透膜敷料过敏者，可以选用粘贴型无菌敷料或纱布敷料。患者出汗多、穿刺点渗血或渗液的患者，宜选用纱布敷料。

（七）抗菌药物使用

1. 避免在置管前或留置导管期间常规使用全身抗菌药物预防导管内细菌定植。

2. 不应在穿刺点局部涂抹抗菌药膏来预防感染。

3. 对于透析导管，在置管操作完成及每次透析后，应在血液透析管出口使用聚维酮碘消毒软膏或杆菌肽 / 短杆菌肽 / 多黏菌素 B 软膏。须根据制造商推荐，保证透析导管的材料不会与软膏发生反应。

4. 对于有多次 CRBSI 史的长期置管患者，可使用抗菌药物溶液封管。

（八）导管维护

1. **在进行静脉输液治疗和导管维护过程中严格无菌技术操作** 在不理想

的无菌条件下插入的导管（如紧急的情况下插管）应在 24 ~ 48h 尽快拔除并插入一个新的静脉导管。

2. **使用免缝合装置固定导管** 避免使用胶布或缝合线，除了可能形成生物膜并增加导管相关的血流感染的风险外，缝合线还会增加针刺伤的风险。

3. **不要将脱出或移位的血管通路装置重新置入到血管内。**

4. **导管在使用过程中，须保持系统密闭。**

5. **限制附加装置的使用** 增加附加装置将增加污染的可能。尽量选用一个整体的输液装置，不建议使用三通。

6. **及时更换输液装置和附加装置** 任何原因取下无针输液接头后都必须重新更换接头。

7. **定时冲封管** 一次性使用装置（例如单剂量小瓶肝素盐水和 0.9% 氯化钠注射液 10ml）是冲封管的首选。在治疗间歇期内 MC、CVC、PICC 导管，每周至少冲封管一次；输液港每月冲封管至少一次。

8. **保持局部清洁干燥** 每日定时评估导管，通过临床观察、触摸敷料及患者不适感的报告，包括疼痛，感觉异常，麻木或有刺痛感，评估导管 - 皮肤连接部位和周围部位是否发红，压痛，肿胀和渗液。特别注意如下几点：

（1）评估敷料下皮肤情况：因年龄、关节运动、水肿及使用黏胶剂等因素易引起皮肤不良反应。

（2）定期更换敷料：透明的半透膜敷料（TSM）：每隔 5 ~ 7d 更换一次，纱布敷料每隔 2d 更换一次；当置管部位敷料出现潮湿、松动或者有明显污染时应立即更换。

（3）门诊患者或家庭护理患者：指导患者或看护者每天至少检查一次导管穿刺部位是否有异常；通过外周静脉留置针的连续输液，应注意定时按照相关规定检查穿刺部位。

（4）不再需要使用时尽早拔除导管。

9. **健康教育** 指导患者及家属了解血管通路装置的正确维护、观察、预防感染及其他并发症的预防措施等。如手卫生、在洗澡过程中如何保护穿刺部位等。

四、处理

（一）评估

当患者疑似发生静脉输液相关导管感染时，需采取有效措施，通过感染发生的体征和症状进行判断并及时干预。

1. **病史采集** 对患者的疾病史、特殊用药史进行评估（如化疗药物的使用）。

2. **症状和体征的判断**

（1）局部感染症状和体征

1）穿刺点感染：穿刺点周围可见红斑、肿块或硬结，压痛、有脓液流出。

2）输液港囊袋或隧道感染：植入口皮肤坏死、穿刺部位红斑、硬结、压痛、有脓性分泌物从针眼处流出或从皮下囊袋流出。

3）隧道式导管内感染：红斑、压痛、覆盖在导管上的组织可见硬结或导管植入口可见直径大于2cm硬结。

（2）全身感染症状和体征

1）突发高热、寒战甚至低血压、脉搏加快等感染性休克表现。

2）除导管外无其他明显的感染来源。

3. **实验室检查** 根据血常规情况，如白细胞计数是否异常；根据局部分泌物培养、血培养（外周血和导管内的血培养）及导管尖端细菌培养结果等进行综合评估。

（二）处理措施

1. 密切观察患者的生命体征、临床表现及各项检查结果。

2. 及时与医生沟通、汇报患者的生命体征、实验室检查结果、临床表现及导管情况。

3. **遵医嘱处理**

（1）可疑静脉导管相关血流感染（CRBSI）：排除其他感染源，应立即停止输液，拔除PVC，暂时保留PICC、MC、CVC、PORT，继续观察。

（2）如果存在药物污染的可能，需做药物细菌培养。

（3）遵医嘱抽取血培养。

（4）一旦确诊静脉导管相关血流感染（CRBSI），原则上应拔除。但也需考虑患者的特定情况，如治疗的需要、体内中心血管通路装置的不可替代性等，以及细菌感染的复杂程度等，与医生共同商讨决定暂时保留还是拔除导管。

（5）需要拔除导管的患者：取出导管，在无菌状态下，剪下导管尖端5cm或近心端送实验室进行Maki半定量平板滚动培养或者定量培养，另从独立的外周静脉无菌采集2套血培养。

4. **采集血培养标本的最佳时间与采血送检**

（1）采血时间：在患者寒战或开始发热时采血，在接受抗生素治疗前采血。如患者已经使用抗生素治疗，应在下一次用药之前采血培养。

（2）采取至少2套血培养，其中一套来自外周静脉血，另一套则从中心静脉导管无菌采血，两个来源的采血时间必须接近（≤ 5min）。

（3）采血量是影响灵敏度关键因素，成人一份标本 2 个培养瓶（需氧 + 厌氧），每瓶 8 ~ 10ml，一份共 16 ~ 20ml；要求至少采两份标本（导管内血和外周静脉血）。婴幼儿一般只需采集需氧瓶，一般为 1 ~ 3ml，保证采集血量小于 1% 总血量。

（4）采集后的血培养瓶应在 1h 之内送往实验室。

5. 判断静脉导管相关感染（CRBSI）的标准见表 6-12。

表 6-12　判断静脉导管相关感染（CRBSI）的标准

导管	外周静脉	条件	结果判断
+	+		CRBSI 可能
+	+	导管血比外周血培养阳性报告快 2h	CRBSI
		导管血细菌浓度较外周血高 5 倍	CRBSI
+	–		不能确定
–	–		非 CRBSI

备注：半定量培养 > 15cfu/ 导管尖端或定量培养 > 100cfu/ 导管尖端，且导管尖端培养和外周培养得到同种致病菌也可确定为 CRBSI。

6. 抗感染治疗

（1）穿刺点感染：报告医生查看患者，对局部脓性分泌物进行培养，局部可以喷含银离子抗菌敷料（创面修复抗菌敷料）或涂抹抗菌药膏（如莫匹罗星软膏）但穿刺点不宜涂抹膏剂，可热敷、TDP 理疗 q12h，口服或静脉抗感染治疗。

（2）输液港囊袋或隧道感染：通知医生查看患者，考虑拔除导管，静脉抗感染治疗。

（3）确诊静脉导管相关血流感染（CRBSI）：立即通知医生查看患者，遵医嘱分别从静脉导管和外周静脉采取血培养标本，怀疑药物污染，需做药物细菌培养，静脉抗感染治疗，如果抗感染治疗无效，同时考虑拔除导管。

（三）记录与追踪

1. 客观真实记录患者生命体征、血常规结果及穿刺部位的观察和评估情况，遵医嘱采取的护理干预措施和效果。

2. 记录与追踪微生物实验室的检查报告。

3. 采取干预措施后患者静脉通路的使用或重建情况。

4. 完成不良事件或预警事件的报告。

五、案例分析

（一）病例资料

患者，女性，60岁，糖尿病史20年，因左侧乳腺癌于2016年3月20日收入院，入院后予手术治疗，术后需行6个化疗疗程，化疗前在血管超声引导下行“右肘上贵要静脉PICC穿刺置管术”，置管过程顺利，穿刺口少量渗血，X线片示导管末端位于第7胸椎右缘。置管后第三天患者出现寒战、高热，T 38.5℃，予异丙嗪25mg肌内注射，症状缓解，体温恢复正常。置管后第9d患者再次出现寒战，高热，T 39.2℃，PICC冲管后症状加重，查体：PICC穿刺口少量脓性分泌物、局部压痛、硬结2cm，测量臂围与基础臂围相仿；实验室检查结果示白细胞（10～12.0）× 10^9/L、中性粒细胞70%（图6-14）。

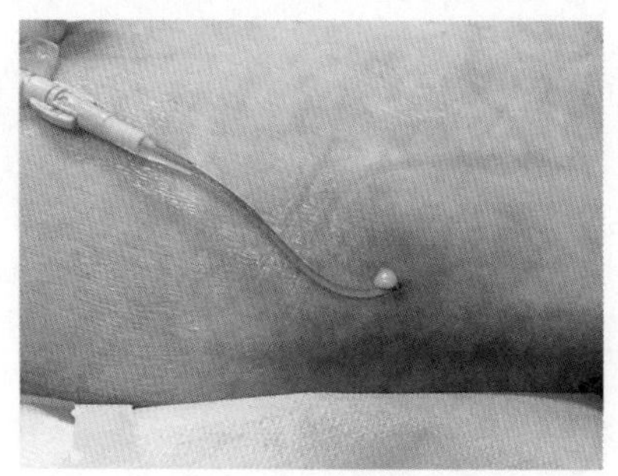

图6-14 PICC导管相关血流感染局部表现

（二）静脉输液治疗相关并发症

该患者高度怀疑为PICC导管相关血流感染。

（三）原因分析

穿刺部位及皮下损伤部位的微生物定值是导管感染的主要原因。患者有糖尿病病史，也是导致CRBSI的原因之一。患者历经手术、化疗，导致机体免疫力下降，皮肤寄生菌沿导管的软组织隧道生长，侵入血液循环，引起感染。另外，也可能与穿刺部位皮肤消毒不充分、导管使用、维护不规范（如冲封管、输液附加装置的使用等）有关。

（四）临床表现

置管后第3d患者出现寒战、高热，T 38.5℃；置管后第9d患者再次出现寒战、高热，T 39.2℃，PICC冲管后症状加重，查体：PICC穿刺口少量脓性分泌物、局部压痛、硬结2cm，测量臂围与基础臂围接近。

（五）处理措施

1. **标本采集** 置管后第9d，遵医嘱抽取血培养（导管血及外周血），对穿刺点局部脓性分泌物进行培养。血培养结果：PICC导管内血培养阳性出现时间比外周血培养阳性早2h，确诊为CRBSI。

2. 遵医嘱拔管。

3. 结合血培养结果，遵医嘱静脉输注抗生素。

4. 喷百格斯（创面修复抗菌敷料）、聚维酮碘持续外敷手臂，48h更换纱布敷料。密切观察穿刺口及沿导管走行方向皮肤情况。

5. 至患者感染症状消失，血培养阴性，重新置入PICC，继续完成静脉化疗。

6. 详细记录护理文书。

7. 不良事件报告。

（六）效果评价

置管后第9d的血培养定性结果示：PICC导管血培养阳性出现时间比外周血培养阳性早2h。经有效处理，患者症状消失，血培养阴性，重新置入PICC，继续完成静脉化疗。

（陈利芬　刘强强）

第五节　静脉导管常见并发症预防及处理

静脉导管（包括MC、PICC、CVC及PORT）置入后给患者静脉输液带来了方便，减轻了患者反复穿刺的痛苦，同时也保护了血管，但在置管、使用、维护的过程中也存在一些风险及并发症，常见的并发症如下：

一、渗血

渗血（seeping blood）是指静脉穿刺过程中破坏了血管的完整性、反复穿刺、在扩皮操作及置管时推送导管鞘或患者的凝血功能异常等原因导致血管壁受损，血液通过血管破口直接渗到血管周围组织，或沿导管直接从穿刺点渗出，一般发生在置管后24h内，少部分患者置管后数天穿刺点仍有反复渗血现象。有出血倾向、凝血功能障碍的患者，其置管后24h内渗血发生率达100%（图6-15）。

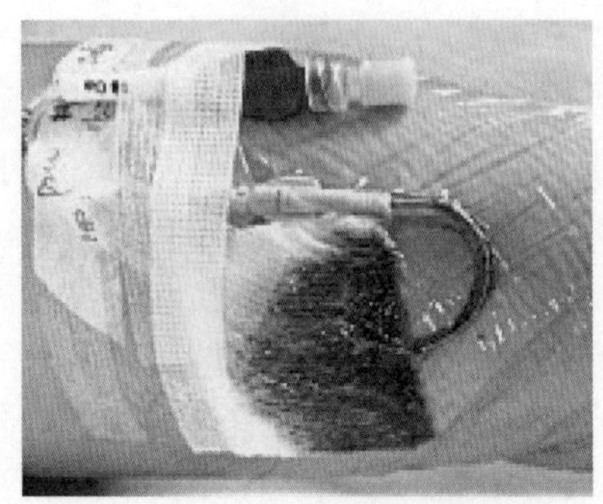

图 6-15 PICC 置管后穿刺部位出血

（一）原因

1. 患者因素

（1）疾病因素：患者化疗后骨髓抑制、长期营养不良、肿瘤恶病质、肥胖、血液肿瘤、严重贫血、糖尿病、肝病、老年、全身状况差等因素，机体易发生出、凝血功能障碍，穿刺点渗血。另外，躁动、频繁剧烈地咳嗽、呕吐、便秘等导致静脉压升高，也易造成穿刺点渗血。严重的蛋白质缺乏，尤其是含硫氨基酸缺乏、维生素 C 缺乏及锌元素的缺乏均会导致伤口渗血，延缓伤口愈合。

（2）凝血功能：穿刺是一个对机体局部组织造成创伤的过程，伤口的愈合需要体内凝血机制的参与。肝功能异常、凝血功能障碍、血小板低下等易引起出血，而血小板参与机体的凝血过程，血小板减少时，凝血机制被破坏，出血时间延长，穿刺点易渗血。血小板计数 $< 20 \times 10^9/L$ 时多数患者穿刺后发生持续渗血，置管后 24h 内渗血发生率可达 100%。因此，当血小板计数 $< 20 \times 10^9/L$ 时，应谨慎行导管置管术。凝血酶原时间（PT）是肝移植患者 PICC 置管后渗血的主要影响因素，PT 延长，静脉导管置入后渗血量越多。

（3）药物影响：肝素可延长凝血时间和凝血酶原时间，干扰凝血酶的形成，诱发渗血。阿司匹林可抑制血小板聚集，服用阿司匹林的患者会出现止血困难；使用激素药物及某些抗肿瘤药物中的细胞毒性药物也会延缓伤口愈合，导致穿刺点渗血。此外，置管前患者使用了活血化瘀的中成药物也容易导致穿刺点渗血。

（4）卧位：患者穿刺后侧卧于置管侧，肢体静脉回流受阻，静脉压升高，易造成穿刺点渗血。

（5）肢体活动：置管后肢体过度活动，肌肉收缩对穿刺点造成一定程度的刺激，引起不同程度的出血。

（6）心理因素：患者对置管心理压力大，精神高度紧张，儿茶酚胺增多，垂体分泌促肾上腺素，促使分泌大量的肾上腺素并进入血液循环，导致脉搏加快，血管收缩，血压升高，而血压升高会加大出血的风险。

2. 置管者因素

（1）评估不到位

1）病情评估不到位：对存在出血风险没有预见性。

2）穿刺部位选择不合理：盲穿多为肘关节下静脉穿刺，穿刺针较粗，直刺血管时针头直接进入血管而未在皮下走行 0.5cm 易渗血。

（2）穿刺技术不熟练

1）穿刺误入动脉。

2）多次反复穿刺：不能做到一针见血或刺破深静脉下方血管壁导致出血，形成血肿。

3）扩皮的创面较大、较深，穿刺血管推送置管鞘时动作生硬，导致血管和组织的机械性损伤。

（3）置管后立即输液

1）置管后 24h 内输入化疗药物，受损的血管内膜在化疗药物的强刺激下，血管壁的通透性增加，加大了穿刺口渗血的概率。

2）大量输入红细胞后，造成血液稀释性凝血成分减少，进一步造成血小板计数和其他凝血功能下降，引起置管后渗血。

（4）按压方法不妥

1）按压时机：置管中，导管送入预定长度拔除插管鞘时，未及时在局部按压 2 ~ 3min。

2）按压时间：穿刺后局部按压时间不足是造成导管置管后 24h 渗血的主要原因。

3）按压力度：按压力度过小，未起到止血的作用。

（5）维护时机选择不当：频繁换药也会影响穿刺点愈合，穿刺点形成的血痂本身对穿刺点是一个保护层，应当让其自行脱落。维护过程中机械性地将其剥离，会破坏新生的肉芽组织，导致出血。

（6）健康教育不到位：患者缺乏导管自我护理知识，置管后功能锻炼或活动过度，造成伤口的渗血。

（二）临床表现

穿刺点渗血程度的判断标准如下：

1. 根据穿刺点渗血的时间分为 4 级

0 级：少许渗血，渗血时间 < 24h，属正常现象。

1级：少量渗血，持续2～3d。

2级：渗血持续4～5d。

3级：渗血持续≥6d。

2. **穿刺点渗血的程度** 透过敷料观察穿刺点上纱布或止血敷料渗血发生的情况，根据渗血面积分为轻、中、重度。

轻度：渗血浸湿敷料直径＜1cm。

中度：渗血浸湿敷料直径≥1cm，＜2cm。

重度：渗血浸湿敷料直径≥2cm。

（三）预防

1. 根据我国卫健委（原卫计委）2014年5月1日实施的《静脉治疗护理技术操作规范》行业标准，置管前应评估患者的年龄、病情、检验结果、有无过敏史、静脉输液治疗方案、药物性质等，选择适合的输注途径和输液工具。

2. 熟练掌握置管技术，减少反复穿刺，适度扩皮，送鞘动作轻柔。

3. **选择可视化技术** 如血管超声引导、心电定位、磁导航等，提高穿刺成功率，减少并发症。

4. 在满足治疗需要的情况下，尽量选择较细、较短的导管，导管管径越细，穿刺针针头越小，对局部组织损伤越小，置管后的出血相对更少。

5. **置管后局部实施正确按压** 拔除置管鞘后立即按压穿刺点2～3min，凝血功能差者，按压5～6min，按压力度均匀适中，置管后出血严重者可延长手指穿刺点局部加压直至不出血为止，做好交接班。

6. **合理选用止血产品** 如充气式气囊加压敷料、吸收性明胶海绵、凝血酶、云南白药等。

7. **健康教育** 详细讲解置管的目的及过程，增加患者对置管的信任感和安全感，有效缓解紧张焦虑心理，避免穿刺侧肢体过度活动。

（四）处理

1. **评估**

（1）穿刺点渗血的程度。

（2）穿刺部位有无肿胀。

（3）出凝血时间。

（4）基础疾病。

2. **处理措施**

（1）重新更换敷料，洗手，戴手套，擦拭消毒皮肤，自然待干，用无菌小纱布（2cm×2cm）在穿刺点局部加压，并用手指按压止血2min或使用止血产品加压固定，防止继续出血。

（2）局部间断冰敷：更换敷料后，在静脉导管的敷料上用冰袋敷 20min，间隔 2 ~ 3h 后再冰敷 20min，如此循环反复。

（3）穿刺侧手臂制动，如渗血不止通知医生及时处理，静疗团队专家会诊。

3. 记录与追踪

（1）客观真实记录患者穿刺部位渗血的级别，遵医嘱采取的护理干预措施和穿刺部位渗血控制的效果。

（2）记录与追踪血液实验室的检查报告。

（五）案例分析

1. 病例资料 患者，女性，56 岁，因急性白血病于 2017 年 5 月 30 日入院行化疗，于 2017 年 6 月 1 日在血管超声引导下在右贵要静脉置入 PICC 导管，置管前查血常规红细胞 2.61×10^{12}/L、血红蛋白 70g/L、白蛋白 30g/L、凝血酶原时间 13.2s、血小板 31×10^{9}/L，置管过程顺利，该患者喜欢侧卧于右侧。PICC 置管术后 4d，穿刺点可见持续渗血，渗血敷料直径约 3cm，每天给予更换敷料。

2. 静脉输液治疗相关并发症 PICC 置管术后渗血（重度）。

3. 原因分析

（1）患者因素

1）肿瘤恶病质、严重贫血等。

2）营养状况：低蛋白血症。

3）血小板计数低下：血小板参与凝血过程，并释放纤维蛋白原等凝血因子，在生理性止血过程中起非常重要的作用。

4）凝血功能异常：白血病、出凝血时间延长。

5）卧位：患者侧卧于右侧，使静脉回流受阻，静脉压升高，造成穿刺点渗血。

（2）护士因素

1）未在置管前进行详细的评估和分析，未针对患者的情况及时给予适当的干预措施。

2）渗血期间没有及时分析渗血持续存在的原因并给予正确的护理措施。

3）患者不熟知带管期间的注意事项。

4. 临床表现

（1）穿刺点周围皮肤可见淤青。

（2）穿刺点处可见新鲜渗血。

5. 处理措施

（1）穿刺点局部使用吸收性明胶海绵加压（图 6-16），促进血液凝固。

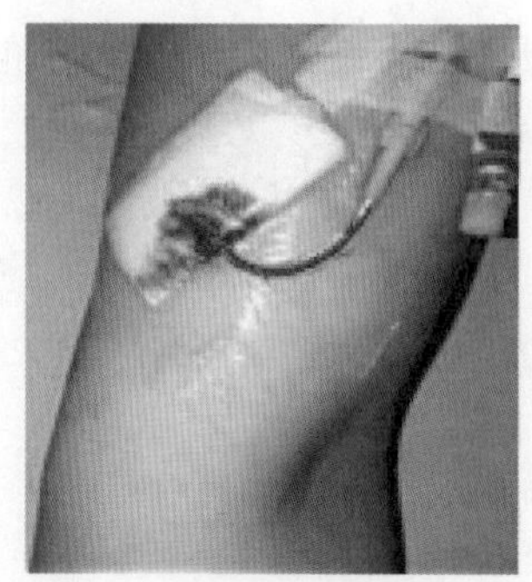

图 6-16　穿刺点明胶海绵加压法

（2）在穿刺点局部给予稀释后的凝血酶，再用无菌纱布加压包扎。

（3）敷料外再加压止血法止血见图 6-17。

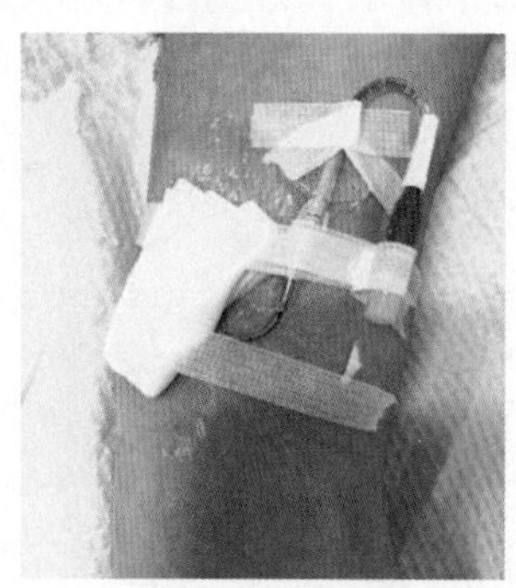

图 6-17　敷料外再加压止血法

（4）局部冷敷：穿刺点处敷料外冰袋局部冷敷 20min，间隔 2 ~ 3h。

（5）维护频率：每班交接，发现渗血及时更换敷料等。

（6）健康教育：指导患者适当活动，提高患者 PICC 带管期间的自我护理能力。

（7）客观真实记录。

6. 效果评价

（1）第 6d 穿刺点渗血明显减少，第 7d 渗血停止。

（2）护士能每班做好交接班，每天对患者进行详细评估，并采取相应的干预措施。

（3）患者熟知 PICC 带管期间的注意事项，自我护理能力有所提高。

（梅赣红）

二、导管堵塞

导管堵塞（catheter blockage）是指无法通过导管输注或推注液体和/或无法通过导管回抽血液。导管堵塞按原因可分为三种类型：机械性导管堵塞、血栓性导管堵塞和非血栓性导管堵塞，临床上以血栓性导管堵塞最常见。根据堵塞的程度可分为完全性堵塞和不完全性堵塞。

（一）原因

造成导管堵塞的原因与以下因素有关：

1. 机械性导管堵塞

（1）外部机械因素：缝合过紧、导管夹闭、导管管路扭曲、过滤器堵塞、无针输液接头堵塞等。

（2）内部机械因素：导管夹闭综合征、继发性中心血管通路装置异位、导管头端移位贴壁、体内导管扭曲、打折和纤维蛋白鞘造成持续回抽堵塞等内部机械因素等。

2. 血栓性导管堵塞

（1）血液黏稠度高：如老年患者、创伤、烧伤、脱水、恶性肿瘤和服用促进血液凝固药物的患者等。

（2）血液反流：常见于呕吐、咳嗽、便秘、排尿困难、婴幼儿哭闹等造成胸膜腔内压增高；输液速度过慢 [（5.9 ± 2.2）ml/h]、更换液体不及时、未做到正压封管、输液夹未关闭等都可能造成血液反流而引起血栓性堵塞。

（3）导管维护不当：如经静脉导管采血、输血后未及时正确冲管等。

3. 非血栓性导管堵塞

（1）药物因素：是非血栓性管路堵塞因素中的主要原因。多见于输注两种或两种以上不相容的药物和/或液体产生药物结晶和微粒。

（2）冲洗方法不正确：输注黏稠度高、分子颗粒大的药物时未及时冲洗及序贯输注的药物之间未充分冲洗，发生药物黏附或沉积，如输注胃肠外营养液（PN）后的钙磷矿物沉淀和脂质残留。

（3）错误使用冲洗液：如输注药物与 0.9% 氯化钠溶液不相容时不能直接使用 0.9% 氯化钠溶液冲洗导管等，因为会产生混浊和白色絮状物而造成导管堵塞。

（二）临床表现

1. 静脉输液速度逐渐减慢或停止，经导管输液或冲管时有阻力或无法经导管输液或冲管。电子输液设备出现堵塞报警。

2. 自导管回抽血液回流缓慢或无法抽回血。

（三）预防

1. 正确的冲封管降低堵管的风险

（1）正确的冲封管：采用“推—停—推”的脉冲式冲管方法冲洗导管，双腔及多腔导管宜单手同时冲封管；封管应采取正压封管方法进行封管，以防止血液反流入管腔，降低堵管风险。

（2）合适的冲管时机：间断输液及每次输液（血）前及治疗结束后，应冲洗导管，将附着在管腔内的药物、血液冲入体内，降低堵管风险。输液（输血）治疗过程中，输注黏稠、高渗、中药制剂、抗生素等对血管刺激较大的液体后进行冲管。当两种或更多药物输注时，检查输注药物之间的相容性，在不相容的药物之间用合适的冲管液彻底冲管，采用“药—0.9% 氯化钠注射液（或 5%GS）—药”的方式输注。

（3）对于婴儿使用的细管径导管可适当增加导管冲洗次数，如 4 ~ 6h 冲管 1 次。

2. 根据输液接头功能类型决定冲管、夹闭以及断开注射器的顺序（参照输液接头产品说明书）。

3. 预防机械性导管堵塞

（1）置管后 X 线片：应将置管侧手臂下垂一起行 X 线片检查，以确认导管有无打折、盘绕，导管尖端是否到达上腔静脉。

（2）预防夹闭综合征：穿刺点的选择非常重要，CVC 及胸壁式输液港选择在锁骨下穿刺较颈内静脉更容易发生导管夹闭综合征。置管侧抬起手臂或转动肩部可以打开胸锁间隙，使导管滴速加快，该现象是夹闭综合征的一个重要评估标准。

（3）预防导管尖端移位：置管后置管侧手臂禁止打球、游泳等甩手臂活动；禁止将脱出的导管消毒后送回，因软管送回有可能导致导管尖端打折、盘绕。

4. 预防血栓性导管堵塞

（1）输注过程中防止液体滴空而造成血液回流到导管造成堵塞。

（2）尽量减少可能导致胸腔内压力增加的活动，减少导管血液回流的风险，当患者存在咳嗽、呕吐、便秘、哭闹和血液黏稠度高等血栓性导管堵塞危险因素时，为预防发生血栓性导管堵塞，可用浓度为 10U/ml 肝素盐水正压封管。

5. 预防非血栓性导管堵塞

（1）多种药物通过同一导管输注时，注意药物配伍禁忌，合理安排药物输液顺序。如有两种药物同时输注，应确保药物之间无物理和化学配伍禁忌。

（2）连续输注的药物不相容时，应在两种药物输注之间进行冲管，且注意冲管液与药物之间的相容性以免产生沉淀堵塞导管。

（四）处理

1. **评估** 评估危险因素，判断导管堵塞的原因。首先评估机械和药物沉淀因素，再判断血栓性堵塞；评估和纠正明显的机械性堵塞：如扭结和夹管，活动患者肢体看是否缓解堵塞；导管移位 1～2cm 需要重新评估导管头端位置；最后移开附加装置用 0.9% 氯化钠注射液抽吸并冲洗，以上任何一种措施通畅，便为机械性堵塞。评估输入药物的相容性，观察导管有无沉淀物，脂质和肠外营养是可能发生沉淀的高危药物。通过放射成像评估导管尖端位置。如果排除了机械和药物沉淀，堵塞可以认为是血栓造成的。

2. **根据堵塞原因选择溶栓剂**

（1）血栓性堵塞：当怀疑造成堵塞的原因是血栓时，与医生合作，开展适当的干预措施。可以使用尿激酶、阿替普酶溶栓。尿激酶溶液 1～2ml（5 000U/ml），在管腔内停留 60～120min；阿替普酶 1～2ml（1mg/ml），在管腔内停留 30～120min。

（2）药物结晶性堵塞：根据堵塞药物性质选择的溶栓剂如下：

1）碱性沉淀堵塞（pH：9～12）可使用 8.4%$NaHCO^3$、NaOH（0.1N）。

2）酸性沉淀堵塞（pH：1～5）和磷酸钙堵塞，使用 HCl（0.1N）。

3）若是脂肪乳剂沉淀，可选用 75% 酒精，用前应参考导管说明书，因为 75% 酒精可能损坏聚氨酯的材质导管。

3. **处理措施** 溶栓剂导入方法如下：

（1）完全性导管堵塞的处理：使用溶栓药物，通过注射器直接法或三通负压法利用负压缓慢吸入溶栓药物。

1）注射器直接法：使用 20ml 注射器抽吸盛有溶栓剂 2～3ml（取下静脉导管接头）与导管相连接，往外抽吸 6～8ml，保证溶栓剂在注射器头端，松开后溶栓剂被吸入导管，重复几次后等待 30～120min。

2）三通负压法：取下静脉导管接头（肝素帽或无针输液接头），将三通管的头端连接静脉导管，一个抽有 2～3ml 溶栓剂的注射器和一个空的 10ml 或 20ml 注射器分别连在三通的两个接口上，先打开空注射器侧的开关，回抽空注射器致 3～6ml 产生真空，保持负压，关闭旋塞，打开连接溶栓剂的注射器侧开关，溶栓剂被吸入导管，关闭并等待 30～120min。回抽血液，如果导管仍不通畅可以重复以上动作。

（2）不完全性导管堵塞处理：导管注射困难的不完全性导管堵塞，可注入封管液量（注入量为导管容积加附加装置管腔容积的 1.2 倍）的溶栓剂正压封管；还可以使用缓慢滴入法导入溶栓剂，如 5 000U 尿激酶 +0.9% 氯化钠注射液 100ml 多于 6h 输注。

（3）溶栓剂在导管内停留适当时间后抽出并丢弃溶解物，用 0.9% 氯化钠注射液 10～20ml 冲洗，如未通畅可重复操作。

4. **溶栓时注意事项**

（1）遵医嘱选用合适种类和适当浓度的溶栓剂。

（2）溶栓操作应由经过静脉导管专业技术培训的护士完成。

（3）护士应对患者和导管进行评估，合理使用溶栓剂和溶栓方法；在使用溶栓剂之前，应评估患者是否有禁忌证。

（4）了解溶栓药物剂量、毒副作用及潜在并发症，做好健康教育。

5. **记录与追踪** 客观真实记录患者发生静脉导管堵塞的原因及堵塞的程度：属于完全性堵塞还是不全性堵塞，遵医嘱采取的护理干预措施后静脉导管通畅性恢复情况。

（五）案例分析

1. **病例资料** 患儿，男，3 岁，因急性淋巴细胞性白血病于 2017 年 4 月 22 日住院，化疗 2 月发生呼吸系统感染，出现发热、咳嗽、咳痰和喘憋症状。予抗感染和对症等治疗。在早晨 8:30 护士输液前评估患者右侧上臂 3Fr 的 PICC 导管（头端闭合式、三向瓣膜）时，发现回抽血液困难，有少量断断续续回血，推注 0.9% 氯化钠注射液阻力较大，连接液体后滴速很慢，约 3 滴 /min。

2. **静脉输液治疗相关并发症** 不完全性导管堵塞。

3. **原因分析**

（1）检查导管外露部分，导管固定良好，敷料平整，敷料下导管摆放正确，无打折、扭曲、盘绕，导管外露刻度无变化等，排除外部机械原因堵塞。

（2）活动肩部与上肢不能改变导管通畅性和液体滴速，基本排除由于夹闭综合征造成内部机械性的堵塞。

（3）查看病历，患儿序贯输注的药物之间无配伍禁忌，药物溶媒使用正确，液体与药物间无配伍禁忌；冲封管手法和时机正确。前一天输液过程顺利，在输完最后一组液体后，冲封管导管通畅，无阻力。基本排除药物不溶性微粒导致的导管堵塞。

（4）查看夜间护理病历记录：患儿在夜间咳嗽较重，伴有阵发性哭闹，咳嗽和哭闹可能导致胸内压瞬间增高，可能引起间断性导管回血，造成导管不完全血栓性导管堵塞。

综上评估分析，判断患儿 PICC 导管可能发生了不完全性血栓性导管堵塞。

4. **临床表现** 输液前回抽血液困难，有少量断断续续回血，推注 0.9% 氯化钠注射液有较大阻力，连接输液器后滴速很慢，约 3 滴 /min。

5. **处理措施** 根据导管堵塞类型和堵塞性质判断，决定采用尿激酶溶栓方法对导管进行溶栓处理，措施如下：

（1）溶栓药物配制：取尿激酶 10 万 U/ 支，用 20ml 注射器抽取 0.9% 氯化钠注射液 20ml 充分溶解尿激酶，配制成浓度为 5 000U/ml 的尿激酶盐水稀释液备用。

（2）不完全性导管堵塞溶栓：将抽有溶栓剂 2 ~ 3ml 的 10ml 注射器与导管相连（图 6-18），缓慢注入相当于导管内容积等量的（约 1.2ml）的尿激酶溶栓剂，夹闭 PICC，切勿过度用力注入。停留 1h 后尝试抽回血，抽回血通畅，继续回抽血液 3 ~ 5ml 弃去，用 0.9% 氯化钠注射液 10ml 脉冲式冲管，更换新输液接头后连接液体，滴入顺畅，溶栓成功，恢复正常继续输液治疗。

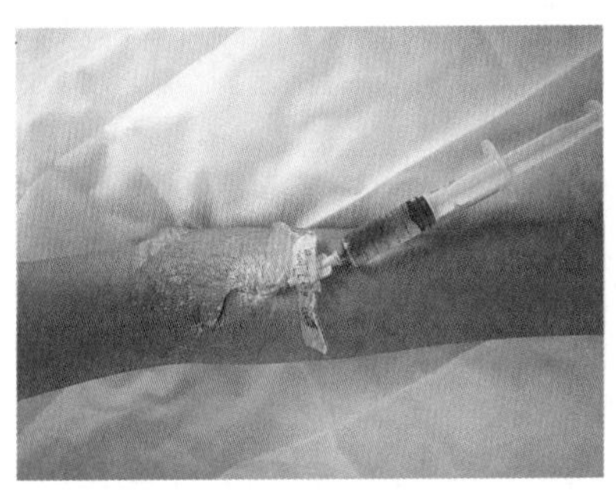

图 6-18 注射器直接溶栓

（3）客观真实记录。

6. **效果评价** 本例在发现导管堵塞后，及时评估患者导管应用状况、用药之间配伍和冲封管手法、患者病情及导致胸内压增高的症状，综合评价后判断正确（为不完全性血栓性堵塞），采用含 5 000U/ml 的尿激酶盐水稀释液直接输注溶栓法，溶栓效果好，导管完全恢复通畅，使输液化疗顺利完成。

（赵改婷）

三、过敏反应

过敏反应（allergic reaction）是经外周静脉置入中心静脉导管（PICC）、中心静脉导管（CVC）、中等长度导管（MC）置入后，随着长期的导管维护，局部皮肤可因反复接触消毒剂、医用黏胶剂（如胶布、无菌透明敷料）以及患者年龄、体质、化疗药物使用等原因导致皮肤出现过敏反应。常发生于导管、医用黏胶剂与皮肤接触部位，一般经积极处理后可缓解，偶可遗留暂时性色素沉着，如处理不当或不及时可能引发皮肤感染及其他严重并发症。

（一）原因

1. 外源性因素

（1）季节相关：夏天天气潮湿、闷热，患者出汗较多，汗渍易刺激皮肤。

（2）消毒剂：75% 酒精、2% 葡萄糖酸氯己定（CHG）乙醇溶液等消毒剂对皮肤产生刺激。

（3）医用黏胶剂：反复粘贴医用黏胶剂，使局部皮肤透气性降低。

（4）化疗药物：反复使用化疗药物，使皮肤敏感性增加。

（5）操作人员：置管前未评估患者过敏情况或维护人员操作不规范，消毒剂未完全自然待干就粘贴敷料等。

2. 内源性因素

（1）年龄：婴幼儿皮肤发育未成熟。

（2）性别：男性高于女性，男性由于自身生理条件和生活习惯的原因，PICC、CVC、MC 置管处皮肤更易发生过敏。

（3）过敏体质：具有过敏体质的人由于 IgE 水平升高或缺乏组胺酶，可引发各种不同的过敏反应及过敏性疾病。

（4）皮肤状况：如湿疹、皮疹、慢性渗出性溃疡、大疱性表皮松解症等，易发生皮肤过敏。

（5）疾病状况：如糖尿病、感染、肾功能不全、免疫抑制、静脉瓣膜功能不全、静脉高压、静脉曲张，易发生皮肤过敏。

（二）临床表现

粘贴透明敷料、固定器或胶布处的皮肤发生局部持续 30min 甚至更长时间的瘙痒、皮疹或水疱。临床分型：机械型、皮炎型和其他型，根据皮肤损伤程度分为：轻、中、重度。

1. **轻度表现** 轻微的皮肤瘙痒及红斑（面积约为 5cm × 5cm 以内）。

2. **中度表现** 皮肤瘙痒感明显，皮肤过敏处出现散在红斑、丘疹、潮湿，部分散在粟粒状皮疹（面积为≥ 5cm × 5cm）。

3. **重度表现** 瘙痒难忍，出现水疱、糜烂甚至渗液，抓痒后可使渗液蔓延导致过敏的面积增大，影响患者的睡眠质量。

（三）预防

1. 操作人员应取得 PICC、CVC、MC 置管及维护资格的医护人员进行置管及维护。

2. 置管及维护前仔细询问患者有无过敏史，根据患者情况选择适合的消毒剂及透明敷料。

3. 夏季天气潮湿、闷热，宜增加换药次数，每周可换药 2 次以上，消毒液应完全自然待干后贴敷料。

4. **健康教育** PICC、CVC、MC 置管期间勿食用易过敏的食物，勿进行强烈的物理刺激。

5. 观察置管处局部皮肤情况，发现异常及时处理。

6. 如果穿刺部位毛发长，粘贴敷料前剪去或剃除局部毛发，去除敷料时应顺着毛发的方向，边撕边压皮肤，缓慢去除。

7. 如敷料粘贴在运动部位，可使用有延展性的黏性产品，并对皮肤变化和 / 或关节移动进行预测。

8. 消毒液应完全自然待干。

（四）处理

1. 评估

（1）分析并确定过敏原：如为导管、消毒剂、胶布、透明敷料、固定器等导致过敏，可及时更换为低刺激性或低致敏性的产品，避免再次接触。

（2）查看皮肤过敏的程度。

2. 处理措施

（1）轻度过敏：可以在常规消毒后涂抹皮肤保护剂并粘贴透明敷料。

（2）中度过敏：使用氯化钠注射液湿敷后用有效碘浓度≥ 0.5% 碘伏溶液消毒自然待干，再用 0.9% 氯化钠注射液脱碘并自然待干，应用透气性高的透明敷料或水胶体敷料粘贴，增加换药次数，建议每周至少 2 次。

（3）重度过敏：消毒方法与中度过敏一致，可根据情况避开穿刺点，使用地塞米松磷酸钠注射液浸湿纱布覆盖于局部皮肤上自然待干。也可避开穿刺点 5cm 使用 0.9% 氯化钠注射液脱碘，自然待干后，无菌纱布覆盖，并在无菌纱布外包裹固定，至少每 48h 更换 1 次。重度过敏反应按以上措施护理后继续加重或患者对导管材质过敏，应立即拔管。

（4）全身过敏：遵医嘱使用抗过敏药物，如氯苯那敏（扑尔敏）、氯雷他定（开瑞坦）等或葡萄糖酸钙注射液静脉注射。

（5）婴幼儿：如果发生皮肤过敏反应，处理方法同成年人。

3. **记录与追踪** 客观真实记录患者过敏处的皮肤情况，记录过敏范围、皮肤颜色、皮疹面积、患者主诉、处理过程等，穿刺部位皮肤情况，遵医嘱采取的护理干预措施和效果。

（五）案例分析

1. **病例资料** 患者，男性，63 岁，因“发现肌酐增高 7 个月余”确诊为多发性骨髓瘤。因“乏力 4d，左上臂皮肤瘙痒 3d”于 2016 年 5 月 9 日入院，患者否认食物及药物等过敏史。入院评估：T 36.5℃，P 93 次 /min，R 18 次 /min，BP 116/63mmHg。左上臂红肿，皮温升高，伴触痛，患者于 2016 年 3 月 1 日在左上臂贵要静脉置入 PICC。观察透明敷料下方有散在红色粟粒样皮疹及小水疱，伴有黄色清亮渗液，敷料边缘处皮肤散在脓性白点（图 6-19）。

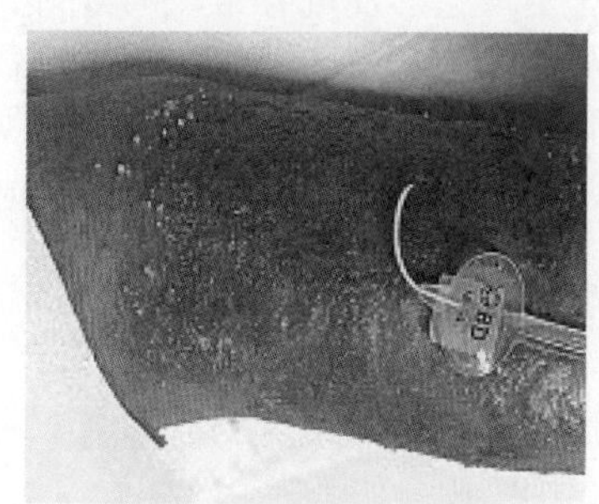

图 6-19 皮肤过敏反应

2. **静脉输液治疗相关并发症** PICC 导管相关皮肤过敏反应（重度表现）。

3. **原因分析**

（1）该患者入院后行多次 PAD（硼替佐米 + 盐酸吡柔比星 + 地塞米松磷酸钠注射液）方案化疗，化疗导致患者免疫功能低下，皮肤敏感性增加，可诱发皮疹。

（2）透明敷料弹性好、黏性大、对导管固定良好、透明且易于观察皮肤情况，但透气效果一般。在反复换药过程中粘贴敷料，使局部皮肤透气性降低，从而导致部分患者对敷料过敏。

（3）2% 葡萄糖酸氯己定（CHG）乙醇溶液（年龄 < 2 个月应慎用）中的主要成分为葡萄糖酸氯己定和乙醇，其中葡萄糖酸氯己定含量为 1. 8% ~ 2.2%，乙醇含量为 63% ~ 77%，可杀灭肠道致病菌、化脓性球菌、致病性酵母菌等医院常见微生物。有文献报道，在 PICC 常规维护消毒时，重复暴露于葡萄糖酸氯己定下可能是导致穿刺点周围皮肤发生接触性皮炎的主要因素。

4. **临床表现** 左上臂红肿，皮温升高，伴触痛，观察透明敷料下方散在红色粟粒样皮疹及小水疱，伴有黄色清亮渗液，敷料边缘处皮肤散在脓性白点。

5. **处理措施**

（1）用 0.9% 氯化钠注射液擦拭透明敷料周围残胶，降低对皮肤的损伤及刺激。

（2）用 0.9% 氯化钠注射液清洁皮肤，擦拭脱脂至少 3 次，自然待干。

（3）用有效碘浓度 ≥ 0.5% 碘伏以穿刺点为中心消毒皮肤及导管至少 3

次，每次至少 30s，自然待干。

（4）用 0.9% 氯化钠注射液脱碘，自然待干。

（5）无菌纱布覆盖固定 PICC 导管，并在无菌纱布外包裹（松紧适宜）固定以防脱管，随时观察手臂有无肿胀。

（6）按以上处理措施每 48h 换药一次。

（7）客观真实记录。

6. **效果评价** 5 月 16 日查看患者，局部皮肤水疱结痂，无痒感，表皮干燥、无渗液，较之前有明显好转（图 6-20）。5 月 24 日皮疹完全消退。

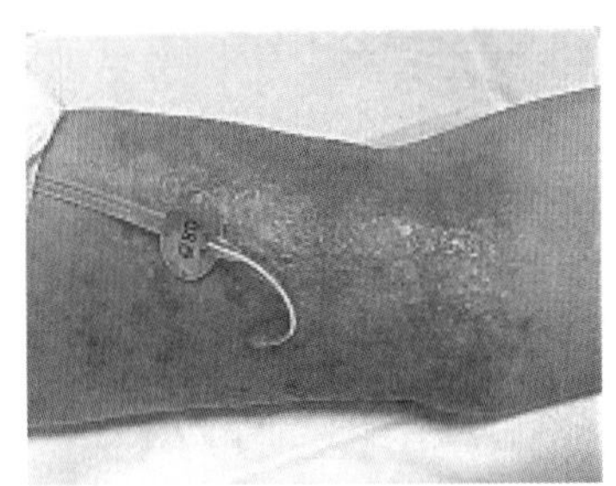

图 6-20 基本恢复的皮肤

（杨宏艳）

四、导管破裂 / 断裂

静脉导管破裂 / 断裂是指各种因素引起的静脉导管完整性受损，出现导管部分破裂或完全断裂的状态。根据导管破裂 / 断裂部位不同可分为：体外导管破裂 / 断裂和体内导管破裂 / 断裂。体外导管破裂 / 断裂可导致液体外漏、继发感染、空气栓塞等；体内导管破裂 / 断裂时断端可以随着血液循环而移动，残端导管出现在锁骨下静脉、右心房、肺动脉等处，甚至引起肺栓塞，心律失常而危及生命，静脉导管断裂滑入体内是最严重的并发症。

（一）原因

1. **导管材质** 静脉导管破裂 / 断裂与导管自身材质因素关系密切。多数静脉导管采用的是硅胶材质。而静脉导管的连接器采用的是不锈钢材质，如果过度或反复弯折导管与连接器结合部位，容易牵拉柔软的静脉导管形成折曲，磨损硅胶导管，导致静脉导管破裂 / 断裂。

2. **患者因素** 患者缺乏自我护理知识，频繁活动置管侧肢体、提重物时过度牵拉导管，或因各种因素造成敷料卷曲、松动、导管固定不牢等，均容易造成导管破裂 / 断裂，特别是婴幼儿活动性强、自控能力差，易导致静脉导管

发生破裂 / 断裂。

3. 医护人员的置管技术是静脉导管破裂 / 断裂的重要影响因素之一

（1）穿刺部位：肘关节以上部位穿刺，患者手臂轻微活动对导管的影响不大，不易出现导管破裂 / 断裂。肘关节或者以下部位穿刺，导管会随着手臂的活动而移动，易出现导管打折、连接器的不锈钢接头对导管的损伤等，增加了静脉导管破裂 / 断裂发生的可能。

（2）护理操作

1）置管护士：静脉导管置管过程中导管准备和送管动作粗暴、锐器或者刀片误伤导管易造成静脉导管破裂。

2）维护护士：①静脉导管维护时，若护士对静脉导管性能不了解，操作技术不熟练、去除敷料的手法、敷料的选择以及体外导管的摆放不正确、胶布粘贴在静脉导管的硅胶导管上、敷料固定不牢导致导管松动等因素都可以导致静脉导管破裂 / 断裂。②冲封管操作不当：若经非耐高压静脉导管快速、加压推注液体或推注造影剂，可导致静脉导管或连接处破裂 / 断裂。③注射器选择不当：可导致静脉导管破裂 / 断裂，因不同型号的注射器对导管产生的压力不同，注射器型号越小，对导管的压力越大（表 6-13）。

表 6-13 不同注射器对导管壁产生的压力

注射器型号 /ml	注射器压力 /PSI
1	150 ~ 180
2.5	120
5	90
10	60

3）拔管：如患者紧张、血管痉挛、静脉血栓、静脉炎及导管异位等因素。护士评估不足，在拔除导管困难时还强行拔管，都可能出现静脉导管断裂。

（3）其他因素：导管留置时间和其他并发症。导管留置的时间越长，发生导管破裂的概率也增加。导管堵塞、渗漏等并发症是导管破裂 / 断裂的高危因素。社区医院缺乏静脉输液专科护士：医护人员及患者不能对静脉导管的长度、连接器有无松脱等情况进行及时有效地评估与判断，增加导管破裂 / 断裂的发生率。

（二）临床表现

1. 体外导管破裂 / 断裂

（1）体外导管破裂（图 6-21）：如静脉导管出现漏液、输注时液体外漏、可继发感染、引发空气栓塞或血液回流至导管内，出现导管堵塞或抽不出回血，推注有阻力。

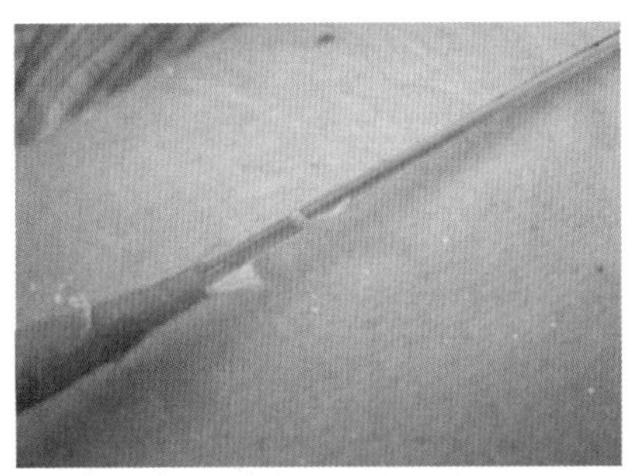

图 6-21　体外导管破裂

（2）体外导管完全断裂：患者多无自觉症状，可见静脉导管与连接器脱落或导管断裂，穿刺点外能够看到断裂的导管或断裂的导管滑入血管、心房内。有的患者有心慌、心悸、呼吸困难等临床表现。

2. 体内导管破裂 / 断裂

（1）体内导管破裂

1）近心端导管破裂：临床表现不明显，不易发现，一般在使用导管造影或导管拔除时可见。

2）远心端导管破裂：在输入刺激性强的药物时，可能穿刺点附近会出现疼痛，易发生静脉炎。

（2）体内导管断裂：穿刺点外不见静脉导管、导管的连接器还在患者的手臂上或身体的其他部位上或拔除导管，发现导管长度变短。导管完全断裂后随血流进入右心房，患者多无自觉症状，如果静脉导管进入肺动脉，可导致肺动脉栓塞或诱发心律失常等，部分患者有心慌、心悸、呼吸困难等临床表现，若抢救不及时，可危及患者生命。

（三）预防

1. 选择优质的静脉导管　严把质量关，置管前严格检查导管质量，禁止使用劣质导管，过期导管。

2. 加强健康教育

（1）置管前：告知患者置管后可能出现的并发症，如可能发生导管破裂 / 断裂，置管侧手臂适度活动，方法正确，每天观察敷料及导管情况，可以有效地降低并发症发生。

（2）置管时：在肘关节以上置管，尽量避免在肘关节以下部位置管，置管手术台面导管远离锐器。

（3）置管后：对患者及家属详细讲解静脉导管的日常维护、注意事项。详细请参见第五章第四节 PICC 置管后健康教育。

3. **提高静脉输液治疗专业知识** 加强置管人员的培训及管理，规范置管医护人员的准入资质。落实静脉导管风险控制与安全管理，降低导管破裂 / 断裂的危险因素。

（1）避免高压注射

1）因高压注射时施加在管壁的压力过大易导致导管破裂 / 断裂，如注射造影剂时切勿从静脉导管注入（耐高压静脉导管除外）。

2）从 PICC、MC、CVC 及 PORT 推药、冲封管，不宜使用 10ml 以下的注射器，耐高压除外，因为注射器的管腔容积与施加在导管上的压力成反比；冲管时若发现阻力过大，不可强行推注，应检查原因，适当调整导管的角度。

3）使用输液泵施加压力时，应严格遵照说明书来调整输液泵的压力。

（2）正确固定导管

1）固定时摆放：患者肢体应处于自然状态，贴无菌敷料前让患者自然屈肘以检查连接处有无折曲，无折曲时方可固定。

2）留在体外的导管部分应呈“U”形、“L”形、“C”形或沿血管方向妥善固定，与皮肤固定处不要太紧，应尽量避开关节处及肌肉群。

3）头端开口式 PICC 导管外露长度 0，头端闭合式、三向瓣膜 PICC 导管外露长度 4cm 最为适宜。

4）无张力粘贴敷料：敷料粘贴过紧，易导致张力过大，患者活动时导管易弯曲、打折，导致导管破损。应采取无张力粘贴，嘱患者穿刺侧肢体处于自然放松状态，单手持敷料，自然平整放于穿刺处皮肤与导管上，再以穿刺点为中心，按压穿刺点塑形导管，由内向外抚平敷料，将导管全部粘贴住，敷料下不能够有气泡。

（3）避免导管堵塞

1）保持静脉导管通畅，每天输液前，使用 0.9% 氯化钠注射液 10ml 先抽回血，再脉冲式冲管。

2）每次输血、血液制品及两种易发生配伍禁忌的药物之间均应该使用 0.9% 氯化钠注射液 10ml 冲管，减少药物在静脉导管内的沉淀，防止管腔堵塞。

3）脉冲式冲管，正压封管，防止血液回流引起导管堵塞。

（4）规范拔管

1）确认医嘱，签署中心静脉导管拔管 / 手术拔港知情同意书（见附表 10）。

2）充分评估：①如果在置管期间有血栓发生，拔管前需再次做血管彩超复查，再决定是否拔管；②如果患者极度紧张：可以用热毛巾热敷手臂，扩张血管、放松肌肉，分散患者注意力，缓解紧张情绪，避免精神过度紧张、焦虑等引起血管痉挛或血管收缩情况的发生；③拔管过程中如遇阻力：立即停止操作，应调整手臂位置，查找原因缓慢拔管，切忌强行拔管；④导管拔除后要观察导管是否完整，以防导管断端残留在体内。

（5）加强健康教育，增强防范意识：患者带管出院前应对其进行宣教，随时观察外露导管及穿刺点，避免手臂过度活动造成导管打折、断裂，发现异常情况应及时就诊。

（6）加强置管人员的培训及管理：熟练掌握静脉导管穿刺及维护技术，避免暴力送管导致导丝划破导管或割断导管。

（四）处理

1. 评估

（1）导管破裂 / 断裂的部位。

（2）导管破裂 / 断裂的程度。

（3）导管破裂 / 断裂的临床表现。

2. 处理措施 静脉导管部分断裂或全部断裂后滑入血管或右心房。

（1）处理方法：告知患者或家属每天查看静脉导管，只要发现导管断裂，或只见导管连接器，不见静脉导管，应立即嘱患者绝对卧床，采取头低左侧卧位，置管侧肢体制动，并在置管侧腋部扎止血带，避免导管断端滑入右心房，甚至阻塞肺动脉出口，发生栓塞。

（2）止血带结扎方法：用止血带在置管侧腋部结扎，减少导管向前继续漂移，每间隔 20 ~ 30min 放松止血带 1 次，每次放松 30s，最长结扎时间不超过 1h，随时观察患者置管侧肢体末梢循环情况。

（3）急诊行置管侧手臂及胸部 CT 或 X 线片确定导管断端的位置，是否在右心房，是否在肺动脉栓塞，必要时静脉切开或在放射介入下取管。

（4）静脉导管破裂 / 断裂的处理：立即夹闭导管近心端，使用敷料覆盖损伤区域或反折外露部分并固定，修复导管前在导管上标记“不可使用”。

1）静脉导管体外破裂

①头端闭合式、三向瓣膜 PICC 导管：在导管没有被回血堵塞的情况下，可采用修复导管的方法：即严格无菌技术操作，准备一个规格相同的连接器，无菌换药包，敷料、固定器、输液接头、0.9% 氯化钠注射液及肝素盐水。洗手，铺无菌治疗巾，戴手套，去除原有敷料，检查导管破裂的部位，确定剪断导管的位置；脱手套，洗手，打开无菌换药包，戴无菌手套，用浓度 > 2% 葡萄糖酸氯己定（CHG）乙醇（年龄 < 2 个月应慎用）棉球或有效碘浓度≥ 0.5%

碘伏消毒皮肤及导管至少3次，直径范围≥15cm，0.9%氯化钠注射液预冲连接器及无针输液接头，用10ml注射器推注0.9%氯化钠注射液查找导管破损点，将静脉导管拔出距破损点6cm，垂直剪去破损导管，将导管与连接器连接；用0.9%氯化钠注射液10ml脉冲式冲管，接上无针输液接头，肝素盐水正压封管；使用固定器，再贴上敷料固定，导管修复后能继续使用。

②头端开口式PICC导管：导管体外破裂只能拔除静脉导管。

2）静脉导管体外断裂

①头端闭合式、三向瓣膜PICC导管：如果PICC、MC断裂部分在皮肤外可见，消毒后，立即查看是否有导管堵塞，如果没有堵塞，使用规格相同的连接器连接，方法同上。如果堵塞，按照拔管操作流程拔管。如果皮肤外只见连接器，不见导管，导管全部滑入血管或右心房，处理方法同前。

②头端开口式PICC导管：如果静脉导管断裂部分在皮肤外可见，取下敷料及固定器，洗手、戴无菌手套，消毒后拔除静脉导管。如果皮肤外只见连接器，不见导管，导管部分或全部滑入血管或右心房。处理方法：手术取出。静脉切开法：仅限于X线片示导管断裂段于手臂的准确位置。该方法创伤性大，应用较少；介入取管：采用介入法进行血管内异物抓捕是处理静脉导管体内断裂的常用方法见图6-22。

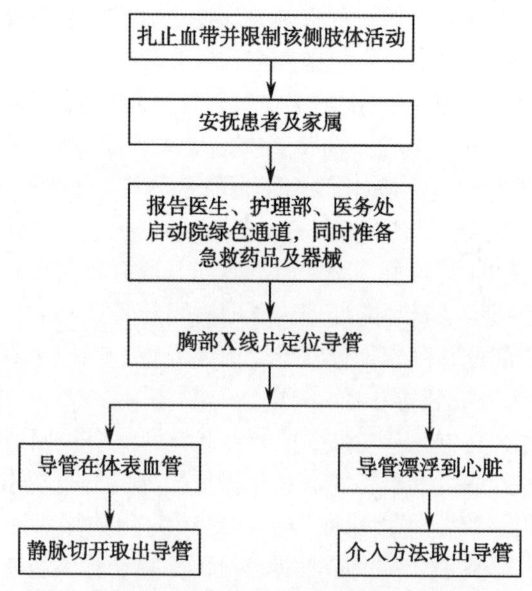

图6-22　PICC导管脱入体内或断裂体内急救流程

3）静脉导管体内破裂：可沿血管平行方向缓慢拔管，如遇阻力切忌用力拔管，可调整置管侧手臂位置缓慢拔管，拔除后观察导管是否完整，以防导管断裂在体内。

4）静脉导管体内断裂：导管部分、全部滑入血管或右心房，处理方法同静脉导管体外断裂，手术取出或介入取管。

（3）记录与追踪

1）客观真实记录静脉导管是体内破裂 / 断裂还是体外破裂 / 断裂，遵医嘱采取的护理干预措施和效果。

2）记录采取干预措施后静脉导管功能情况。

3）如果是静脉导管体内断裂，需要完成不良事件或预警事件的报告。

（五）案例分析

病例一（导管破裂）

1. **病例资料** 患者，女性，72 岁，因“左乳癌术后化疗”在右侧肘下贵要静脉留置头端闭合式、三向瓣膜 PICC 导管，置入 40cm，外露 4cm。每周维护一次，化疗第 5 次静脉输液治疗结束，冲管时发现距穿刺点约 4cm（导管与连接器连接处）导管破裂，自导管破裂处漏液。

2. **静脉输液治疗相关并发症** PICC 导管破裂。

3. **原因分析**

（1）导管材质：硅胶材料的优点是柔软，但不耐压，使用不当会出现导管破裂 / 断裂现象；如过度或反复弯折静脉导管与连接器结合部位，容易形成折曲，磨损硅胶导管，导致导管破裂。

（2）穿刺部位：肘关节以下部位穿刺，导管会随着手臂的活动而活动，易出现导管打折、连接器的不锈钢接头对导管的损伤等，增加了静脉导管破裂发生。

（3）维护不当：体外导管的摆放不正确、敷料固定不牢引起导管松动导致 PICC 破裂。

4. **临床表现** 静脉导管出现漏液、输注液体外漏。

5. **处理措施** 采用修剪静脉导管的方法。

（1）用物准备：规格相同的连接器，无菌换药包，敷料、输液接头、0.9% 氯化钠注射液、10U/ml 肝素盐水。

（2）处理措施：参见本节静脉导管破裂 / 断裂的处理相关内容；头端闭合式、三向瓣膜 PICC 导管修复好后，贴上透明敷料固定，记录胶带以分数形式标记导管名称、日期、操作者姓名缩写。

（3）客观真实记录。

6. **效果评价** PICC 导管破损修复，输液通畅，导管外露部分无渗漏。

病例二（导管断裂）

1. **病例资料** 患者，女性，46岁，因“左乳癌术后化疗”在血管超声引导下于右上臂贵要静脉置入头端闭合式、三向瓣膜PICC导管，置入42cm，外露4cm。化疗第8次输液结束后当晚20：00遵医嘱拔除PICC导管。患者取坐位，当拔管20cm时出现拔管困难，护士暂停拔管并立即给予上臂热敷，约15min后再次拔管，又拔出10cm时再次出现拔管困难，护士稍一用力随即将导管拔除，拔除后检查发现导管不完整，PICC导管尖端断裂（图6-23）。立即于右上肢腋窝处扎止血带并告知患者制动，通知医生、护士长、行政总值班。启动医院绿色通道，拍胸片定位PICC导管体内残留，X线片示残留导管位于右上肢（图6-24）。

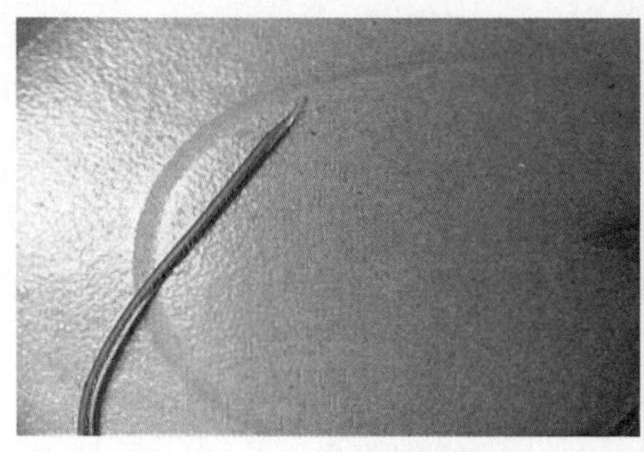

图6-23 PICC导管尖端断裂

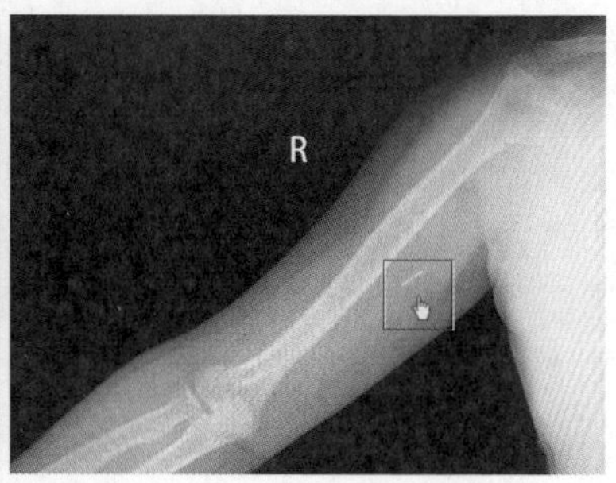

图6-24 X线片示残留导管位于右上肢

2. **静脉输液治疗相关并发症** PICC导管体内断裂。

3. **原因分析**

（1）拔管剩10cm时出现拔管受阻，与导管末端血栓包裹有关。血管超声结果显示：导管末端血栓。

（2）拔管时遇到阻力不应用力拔管，易造成导管体内断裂。

4. **临床表现：** 拔管遇阻力，导管拔除不完整，PICC导管尖端缺失（图6-23）。X线片可见右上臂有约3cm残留导管（图6-24）。

5. **处理措施** 医生根据血管超声及X线片定位静脉切开取管及记录。

6. **效果评价** 体内残留导管完整取出，出血少，切口愈合好，活动无障碍。

（寇京莉）

五、导管移位

导管移位（catheter displacement）是指血管通路装置在留置期间，导管尖端从上腔静脉移位至其他血管或导管脱出穿刺点的距离超过正常值范围；导管移位主要有导管异位和导管脱出。导管异位指导管尖端位于除上腔静脉以外的任何部位，通常是在血管通路装置安置过程中与导丝和/或导管推进困难同时发生。异位的位置主要包括同侧或对侧的颈内静脉、无名静脉、锁骨下静脉、奇静脉和右心房深处。股静脉导管尖端异位则常发生于腰部，髂腰和髂静脉。导管脱出是指血管通路装置在留置期间，导管脱出于穿刺点外超过正常值范围，偏离上腔静脉下1/3区域。血管内静脉导管异位发生血栓的危险性高，而导管脱出会影响导管的正常使用，两者均为置管后严重的并发症。因此，应高度重视，做好预防，将导管移位的发生率降至最低。

（一）导管异位

1. 原因

（1）穿刺部位：肘上比肘下穿刺发生导管异位/脱出概率低。这是由穿刺的静脉血管走向决定。贵要静脉起于手背静脉网的尺侧端，到达肘窝后沿肱二头肌内侧缘上行，顺臂中部汇入肱静脉；头静脉起于手背静脉网的桡侧端，上行达肘窝处分出一斜向内上方与贵要静脉相连的静脉支（肘正中静脉），再沿肱二头肌外侧缘上升，最后注入腋静脉。可见，贵要静脉与头静脉经过肘窝后均与肱二头肌紧密相连。肱二头肌的收缩作用，可使经肘下穿刺贵要静脉或头静脉的导管受到牵拉，且静脉导管留置时间越久，受牵拉作用影响越大，发生导管异位的风险越大。

（2）胸腔压力变化：呕吐、呃逆、咳嗽、便秘及随之而来的潮气量增加会引起患者膈肌、腹部肌肉、胸壁肌肉的强烈收缩，胸腔容积、压力剧烈变化，中心静脉的压力和血流也会随之发生改变。血流的反复改变易导致导管漂浮异位。

（3）解剖结构：中心血管通路装置在置入过程中容易因获得性和先天性解剖结构异常发生异位。获得性解剖结构异常包括狭窄、血栓形成和恶性或良性病变压迫静脉。先天性解剖结构异常包括永存左上腔静脉（persistent left superior vena cava，PLSVC）和下腔静脉、奇静脉和肺静脉的变化。永存左上腔静脉是先天性异常最常见的形式，上腔静脉入口处是左、右头臂静脉汇合点，上腔静脉管腔直径大，血流量大而急。硅胶材质的PICC导管轻、柔、软，在血中容易漂浮不定，如初始尖端位于上腔静脉较高位置（如上腔静脉入口处），急流的血液冲击上腔静脉壁，与回旋涡反作用力，将上腔静脉入口处静脉导管尖端反折回推，导致静脉导管异位。

（4）与成长有关：婴幼儿的心脏、血管发育、血管直径、长度、行程等均呈明显的年龄特征，如中心血管通路装置留置时间过长，婴幼儿和儿童的成长会导致血管内尖端位置发生变化。

（5）其他：深静脉血栓、充血性心力衰竭、手臂的运动、正压通气、高压注射等。临床使用的抗压增强型PICC导管属于聚氨酯材质，主要用于增强CT检查时高压注射造影剂，但在高压注射造影剂的过程中，往往容易发生导管异位。2016年INS指出，植入式输液港尖端移位的高危因素是初始尖端定位在上腔静脉内较高的位置和肺癌患者。

2. **临床表现** 导管末端固定良好，外露刻度无变化，部分导管可见回血，偶有输液速度变慢或无法抽出回血。部分患者因手臂肿胀行血管彩超而发现血栓，进行X线片检查可发现静脉导管打折。静脉导管末端可移位于同侧或对侧颈内静脉、锁骨下静脉、腋静脉、头臂静脉、奇静脉、胸廓内静脉、胸廓外静脉、右心房等。

3. **预防**

（1）评估穿刺部位、血管及输液工具：穿刺部位应避开肢体关节部位，在肘上按照ZIM分区法，在绿区进行穿刺；穿刺血管选择贵要静脉、肱静脉及头静脉；穿刺工具选择适宜型号的导管，尽量做到一次穿刺成功，减少反复穿刺对血管及周围组织的损害。

（2）确保导管尖端位于最佳部位：中等长度导管，导管尖端位于腋静脉胸段或锁骨下静脉。中心静脉导管尖端应位于上腔静脉下1/3或上腔静脉与右心房上壁交界处（CAJ）；老年人、心脏病患者，在实际置管过程中宁短勿长。置管后拍X线片以及时确定和调整导管尖端位置。

（3）控制胸腹腔内压增加：预防呕吐、呃逆、咳嗽，及时处理化疗药物引起的恶心、呕吐、呃逆等症状。

（4）每日观察

1）导管内有无回血、外露长度，发现导管异位时，应及时使用影像学等检查方法确定导管尖端位置及异位程度。

2）手臂有无肿胀，婴幼儿患者，应每8h测量并记录置管侧臂围。在测量臂围时，注意观察穿刺侧肢体的皮肤颜色、肢端循环、温度，是否有肿胀。如臂围增加时，应同时观察和测量对侧肢体，如臂围增加1cm和/或肉眼见置管侧较对侧肿胀时，应及时通知医生，对症处理。如置管侧手臂肿胀超过2cm，需做血管彩超确诊有无血栓发生，同时建议做X线片确定导管是否异位。

4. **处理**

（1）评估：查看PICC导管内可见的回血及拍X线片的结果。

（2）处理措施：根据导管异位的情况选择调整导管、拔管或重置导管（如才置入的导管，也可以在严格无菌技术操作下调整导管或介入下调整导管）。

1）导管尖端异位于颈内静脉：首选非侵入性处理方法，可给予抬高患者头部、冲洗导管、患者走动、做投篮或投铅球动作、甩手臂或将这些动作联合使用。如以上方法无效，可采用调整导管位置的方法（仅限于才穿刺的导管）：签署中心静脉导管异位调整知情同意书（见附表15）。严格无菌技术操作，最大无菌屏障，洗手，戴口罩、帽子及无菌手套，严格消毒（皮肤和导管），铺无菌巾及洞巾。嘱患者平卧或半坐位，将导管尖端退出至锁骨下静脉（成人15cm，婴幼儿10cm），头偏向穿刺侧，手臂上举靠近头部，使用无菌钢丝引导，可缓慢、轻柔、旋转式推送导管；用0.9%氯化钠注射液脉冲式冲管，边推边送，使导管尖端到达预计位置，通过血管超声查看锁骨下静脉及颈内静脉有无导管，用0.9%氯化钠注射液脉冲式冲管，看颈内静脉有无水花，如血管超声查看锁骨下静脉内有导管，颈内静脉内无导管及没有水花，则初步能够判定PICC导管调管已经成功，最后必须通过X拍片确认导管位置。

2）导管尖端过深：如在心房交界处下方超过2cm，结合心电图监测结果，将导管往外拉，或根据X线片上特定距离测量值来调整导管。

（3）记录与追踪

1）客观真实记录静脉导管异位的影像学资料，遵医嘱采取的护理干预措施和效果。

2）记录采取干预措施后静脉导管调整后的情况。

5. 案例分析

（1）病例资料：患者，男性，60岁。重症胰腺炎于2017年1月7日入院，禁食，行静脉高营养治疗。1月8日在血管超声引导下右肘上贵要静脉置入PICC导管，置入过程顺利，放射X线片示PICC导管尖端在颈内静脉（图6-25）。

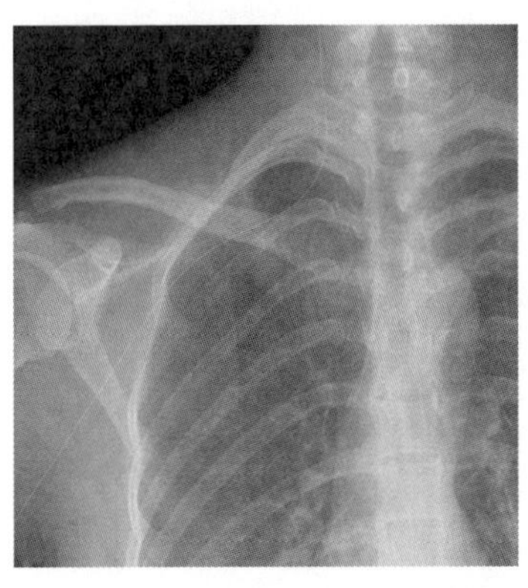

图6-25　PICC导管尖端在颈内静脉

（2）静脉输液治疗相关并发症：PICC导管尖端异位至右颈内静脉。

（3）原因分析：患者的颈内静脉较粗大，锁骨下静脉与颈内静脉交界处的夹角太大，置管时PICC导管易异位于颈内静脉。

（4）临床表现：置管后X线摄片显示导管尖端位于同侧颈内静脉。

（5）处理措施：处理方法参见本节导管尖端异位于颈内静脉，最终调管顺利，X线片显示“导管尖端位于T_7”；客观真实记录调管过程和结果。

（6）效果评价：PICC导管继续使用，完成了所有的静脉输液治疗。

（二）导管脱出

1. 原因

（1）导管因素

1）穿刺针及穿刺鞘较粗，对导管周围组织和血管壁的损伤较大；PICC导管质地柔软、光滑，置管后导管与皮肤组织血管间有一定的间隙，因此，导管在置管后7d内较易脱出。随着损伤组织的增生、修复，肉芽组织形成，紧紧包绕在导管周围，导管相对不易脱出。

2）使用扩皮刀操作不当：扩皮的深度过深、宽度过大。

3）双腔PICC导管：由于尾端较重，易导致导管脱出。

（2）护士因素

1）对患者意识评估不到位：意识不清、精神异常者未给予约束或约束不当，易导致患者自行拔管。

2）更换敷料时操作不规范，可导致导管被牵拉脱出。

3）消毒剂未完全自然待干即贴上敷料，导致敷料易松脱而使导管脱出。

（3）患者因素

1）消耗性疾病的患者皮下脂肪减少，导管固定不牢；出汗较多导致敷料松动；老年患者皮肤干燥、多屑，对敷料、消毒液过敏，覆盖敷料处皮肤瘙痒，将敷料抓破致导管脱出。

2）谵妄：患者意识不清，躁动不安，精神异常或老年患者大脑易缺血缺氧，出现恍惚，对异物刺激敏感性高，自行拔管。

3）婴幼儿及高龄患者：其行动不便，缺乏自我保护导管的相关知识。

4）置管后患者肢体活动过于频繁。

5）患者的依从性差：不遵守注意事项，对维护导管的相关知识接受度低。

（4）敷料因素

1）敷料受潮、卷边、松动易引起导管脱出。

2）固定：PICC敷料黏度不够、固定方法不正确、固定效果差。

3）外留导管过长，敷料未能将导管完全覆盖，导管暴露在敷料外，外力牵拉易拔除导管。

2. **临床表现** 导管的一部分甚至整个导管完全脱出所置血管外。多表现为导管脱出穿刺点外几厘米至几十厘米，偶尔可见敷料下导管盘曲或伴有穿刺点少量渗血。根据导管脱出程度可分为：

（1）轻度脱出：导管部分脱出，其尖端仍在上腔静脉内。

（2）中度脱出：导管尖端位于锁骨下静脉内。

（3）重度脱出：导管尖端位于外周静脉内或完全脱出体外。

3. **预防**

（1）健康教育

1）指导患者避免或减少出汗，穿宽松棉质易吸汗的衣物。

2）置管侧肢体肘、肩关节活动不宜过大，力度不宜过猛，手臂避免负重5kg以上物品。

3）洗澡前宜用专用PICC洗澡袖套包裹于敷料外，以防浸湿敷料。

4）穿衣服时先穿置管侧肢体，再穿健侧肢体，脱衣服时先脱健侧肢体，再脱置管侧肢体，动作应轻柔，防止意外脱管。

5）发放PICC维护手册，使患者掌握自我维护和观察方法，减少并发症。

（2）规范护士操作行为：置管护士需通过系统培训且获证后方可置管，导管维护需经静脉治疗专科护士指导或培训后才能够进行维护。

1）正确去除敷料：自下而上顺着导管方向0°或180°轻轻去除需更换的敷料，一手去除敷料，另一手保护导管，避免去除敷料时将导管带出。

2）正确的固定导管：颈内静脉导管，敷料以外的管路随颈部向上用抗过敏胶布固定到耳后，不易打折和牵拉；股静脉导管宜使用＞10cm×10cm的透明敷料固定导管，再把其余管路呈弧形固定于大腿前侧。外露导管（建议）：头端开口式PICC导管外露长度为0，头端闭合式、三向瓣膜PICC导管外露长度为4cm，外露导管固定：呈“U”形、“L”形、“C”形或沿血管方向固定，不宜采用“S”形固定；建议使用辅助固定装置固定；可用PICC专用袖套、婴幼儿专用保护套保护导管。

（3）过敏体质使用纱布固定更换方法：常规消毒后，使用无菌剪刀将纱布从正中纵向剪开3～4cm，纱布剪口置于PICC导管穿刺处，紧贴于皮肤，无菌胶布牢固固定导管翼，将导管体外部分置于纱布上，另一块纱布覆盖导管，然后用弹力护套或PICC专用保护套固定。

（4）意识不清，躁动不安，缺乏自制力的患者应给予约束：约束前主动向家属说明约束目的，取得其理解和配合，签署知情同意书。约束时需评估其有效性，注意松紧度适宜。

（5）严格交接班，加强巡视：每日观察导管外露长度，随时观察穿刺部位局部情况，及时更换松动或被污染的敷料，并判断导管有无脱出。

4. **处理**

（1）评估：参照“导管异位”评估方法。

（2）处理措施：PICC 导管脱出后需行 X 线片，判断导管脱出的程度；根据患者病情及静脉输液治疗计划，选择拔管或重置导管。导管拔除后应检查导管的完整性和患者穿刺部位。原则上脱出的导管不可推送回静脉内，刚置入的导管除外，但必须由具有专业资格的人员操作。妥善处理导管脱出，分析并找出导管脱出原因，防止再次脱出。

1）轻度脱出：导管尖端仍在上腔静脉内，回血畅。对头端闭合式、三向瓣膜 PICC 导管，应在无菌技术下，垂直修剪脱出体外多余的导管，重新安装连接器；对头端开口式导管，应将脱出部分盘曲，并在敷料下固定。

2）中度脱出：导管尖端在锁骨下静脉内，不影响普通药物经导管正常使用。处理方法同轻度脱出；但不适宜长期输注腐蚀性较大的化疗药物；加强观察，及时发现并发症。

3）重度脱出：易引起穿刺侧上肢疼痛、肿胀、穿刺部位渗液、静脉炎等。导管重度脱出时，其尖端位于外周静脉。当输入腐蚀性液体时，外周静脉管腔小，血流量少的特点使穿刺部位易发生静脉炎；导管尖端易形成纤维蛋白鞘，导致上肢肿胀、疼痛、穿刺部位渗液。因此，导管重度脱出后，要注意观察导管内静脉回血情况，不能输注刺激性较大的药物。

4）完全脱出：用无菌纱布按压穿刺点止血，防止发生局部血肿。

（3）记录与追踪

1）客观真实记录静脉导管脱出的影像学资料及外露长度，遵医嘱采取的护理干预措施和效果。

2）记录采取干预措施后静脉导管调整后的影像学资料。

5. **案例分析**

（1）病例资料：患者，男性，68 岁。胃癌术后于 2017 年 2 月 21 日入院，拟行周期性化疗。PICC 置管：在血管超声引导下右手臂贵要静脉置入 PICC 导管，置入过程顺利，X 线片示导管尖端位于上腔静脉下 1/3 段。第一周期化疗结束后，患者带 PICC 导管出院。两周后，患者换衣服过程中不慎牵拉出 PICC 导管，到医院 PICC 门诊就诊。护士发现 PICC 导管大部分脱出（图 6-26），PICC 导管脱出血管外 29cm，穿刺点局部有渗血。

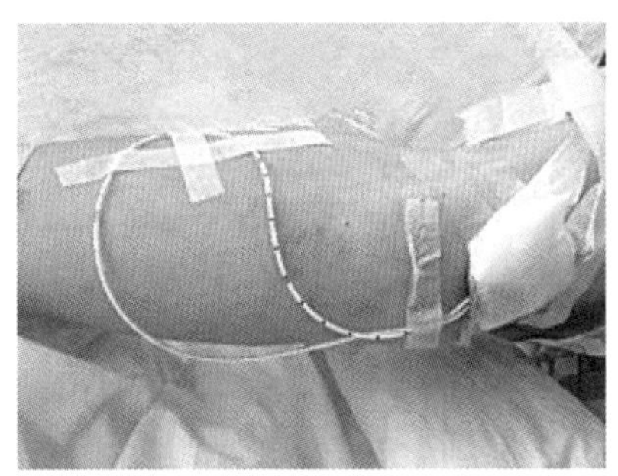

图 6-26　PICC 导管大部分脱出

（2）静脉输液治疗相关并发症：PICC 导管重度脱出。

（3）原因分析：未使用导管固定装置、PICC 专用保护装置以及患者自身原因导致导管脱出。

（4）临床表现：PICC 导管脱出血管外 29cm，穿刺点局部有渗血。

（5）处理措施：该导管重度脱出，考虑到患者行化疗治疗，将该 PICC 导管拔除，重新原位置管。重新置入的 PICC 导管使用导管固定器及 PICC 专用保护袖套，并给予患者防管道脱出的健康指导；客观真实记录。

（6）效果评价：患者 1 个月之后回访，PICC 导管保护良好。

（冯毕龙）

六、淋巴液渗漏

淋巴液渗漏（lymph leakage）是静脉导管置入后较常见的并发症，主要为淋巴液经穿刺点渗液，处理不当可导致穿刺点感染甚至拔管。

（一）原因

1. **解剖因素**　上肢浅淋巴管内侧部分起自手掌和前臂尺侧的淋巴管，数量较多，沿贵要静脉方向行进，浅淋巴管位于皮下，常与浅静脉伴行，肘部淋巴管丛与浅静脉伴行，任何介入性操作均可引起组织不同程度的损伤。

2. **穿刺因素**

（1）穿刺部位：穿刺点在肘关节上手臂内侧时，与淋巴管分布的位置很近甚至交叉重叠，易造成淋巴管损伤。

（2）穿刺方式：由于静脉血管多在皮下 0.5 ~ 2.5cm 处，应用血管超声引导下改良赛丁格技术行 PICC 置管时，穿刺针、穿刺鞘和导管必须在皮下走行较长一段距离，造成皮下组织损伤，有可能导致淋巴管损伤，造成穿刺点淋巴液渗出。

（3）操作者技术：穿刺血管周围有淋巴管通过，导管型号选择不当、多次穿刺或多次送管可损伤淋巴管或淋巴结，致淋巴液顺着导管从穿刺处渗出。

（4）扩皮程度及进针角度

1）采用改良塞丁格技术穿刺后，扩皮切口过大、过深或反复扩皮，导致局部淋巴损伤或切断淋巴管，发生淋巴液渗漏。

2）当切口与皮纹方向垂直即横行切口时，有较多的弹力纤维被切断，使切口的分裂增大，切口张力也增大，可致切口愈合慢，同时刀尖方向垂直于淋巴管，易对淋巴管造成损伤，发生淋巴液渗漏的风险较大；若手术切口顺着皮纹方向进行，即纵向切口时，切开后创口裂开小，易愈合，瘢痕不明显，且刀尖平行于淋巴管，给淋巴管造成的损伤明显小于横向切口。

3. **维护因素** 导管置入后固定方法不当、固定不牢、患者活动不当等，导管会随患者活动牵拉而在穿刺点反复进出皮肤，机械刺激破坏导管周围肉芽组织的形成，延缓伤口愈合。

4. **患者因素** 患者营养不良、消瘦等，皮下脂肪少，局部皮肤及血管弹性差，置管后周围组织包裹不严，淋巴液易从穿刺点渗出。患者的恐惧感往往会诱发血管痉挛，也可能会导致患者出现淋巴液漏。

5. **其他** 纤维蛋白鞘的形成可导致淋巴液渗漏。

（二）临床表现

穿刺点有淡黄色或无色液体渗出，也可呈乳糜液状，可伴有皮肤湿疹、红肿，甚至破溃，淋巴液渗漏临床表现见图 6-27。

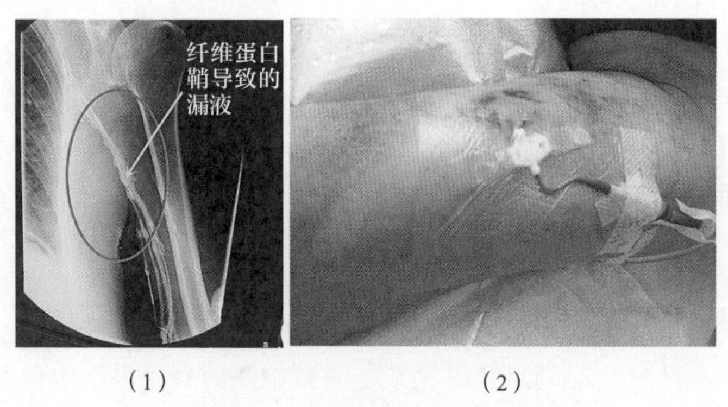

（1）　　　　（2）

图 6-27 淋巴液渗漏临床表现

（1）PICC 置入后纤维蛋白鞘形成致淋巴液漏；（2）穿刺点局部淋巴液漏。

（三）预防

1. **置管前评估** 穿刺前评估患者病情，了解患者营养状况。营养不良者，要充分补充白蛋白，提高血浆胶体渗透压；加强全身营养，提高免疫力，促进损伤组织的修复，防止局部渗液。对极度消瘦者或外周血管较差进行肱静脉穿刺，因肱静脉旁无伴行淋巴结，减少了因损伤淋巴结导致的淋巴液渗漏；穿刺前与患者做好心理疏导，使患者心情放松。

2. **选择合适导管及穿刺部位** 在保证治疗的情况下选择管径最小的导管和与人体兼容性高的导管，如硅胶材质导管；选择粗、直且静脉瓣少的静脉及穿刺部位，如 CVC 首选锁骨下静脉，PICC 宜选上臂中段；对于疑难危重症患者，可以多学科会诊协商静脉通道建立方案。

3. **提高穿刺技术**

1）操作者要熟悉穿刺局部的解剖，了解血管及淋巴管分布、走行方向、与周围组织的关系、体表定位等，选择合适的穿刺血管和穿刺部位，避免损伤血管及淋巴管。

2）穿刺时采用塞丁格技术、纵向扩皮方法或不扩皮使用穿刺导引鞘（钝性分离），减轻对局部组织的损伤。

3）扩皮时应根据患者的血管深度及皮下脂肪厚度，选择扩皮切口合适的深度及大小，尽量避免切口过大、过深；避免因切口太小无法通过扩张器而多次扩皮，导致导管与周围组织间隙过大或皮肤愈合时间延长致淋巴液流出。

4）送鞘时沿导丝方向平行送入，边旋转边用力向前推进，不可暴力送鞘以免置管鞘弯曲或变粗糙而损伤组织和血管。

5）送 PICC 导管时，动作应轻柔、匀速、短距离送管。穿刺操作时遇到阻力时切忌暴力操作，以免损伤淋巴管导致淋巴液流出；也可以采用可视化穿刺技术，以及操作者加强穿刺技术的理论学习及操作训练，提高穿刺成功率，避免反复穿刺对局部组织的损伤，减少渗液。

4. **选择合适的固定方法** 导管在穿刺点外侧呈“L”形、“U”形、“C”形或沿着血管方向塑形固定，可在体外压迫穿刺血管的伴行淋巴管，减少淋巴液的外渗。

5. **正确处理穿刺点** 穿刺成功后采用小纱布放置在穿刺点，再覆盖透明敷料进行局部加压包扎，或使用水胶体敷料、泡沫敷料等治疗性敷料覆盖穿刺点后加压包扎，48h 更换；留置期间依据敷料情况规范更换；保持穿刺处干燥，防止感染。

6. **置管后随访观察** 敷料出现潮湿、松脱卷边等要及时更换，最外层可使用纱布在穿刺点局部加压（不建议使用弹力绷带，因会影响肢体的血液循环），松紧适宜，抬高患侧肢体，促进淋巴液回流。

（四）处理

1. 评估

（1）当患者置管处有淡黄色、无色液体或乳糜液状渗漏，伴有皮肤湿疹、红肿，甚至破溃时，应考虑发生淋巴液渗漏。

（2）发生淋巴液渗漏时，要评估渗出液的颜色、性状，渗漏周围区域的皮肤颜色及完整性、有无湿疹、红肿等情况。

（3）评估并记录淋巴液渗漏相关的风险因素。

（4）发生淋巴液渗漏后应持续评估、记录，监测治疗效果。

2. 处理措施

（1）以下3种方法任选一种

1）治疗性敷料局部加压：①洗手、戴手套，用75%酒精（酒精过敏者用0.9%氯化钠注射液）清除穿刺点周围渗出的淋巴液和胶布痕迹，自然待干；②使用有效碘浓度≥0.5%碘伏对穿刺点及周围皮肤进行消毒，自然待干；③可用银离子、藻酸盐等吸收性好的治疗性敷料叠成2cm×1cm压在穿刺点上；④用透明敷料或纱布加压包扎，注意严格消毒，防止局部感染；⑤敷料发生松动、潮湿及污染应及时更换，防止局部皮肤浸渍。

2）水胶体敷料保护皮肤+局部加压：①洗手、戴手套，用75%酒精（酒精过敏者用0.9%氯化钠注射液）对患者穿刺点周围的胶布痕迹与淋巴液进行仔细清理，自然待干；②使用有效碘浓度≥0.5%碘伏对穿刺点及其周围的皮肤进行消毒，自然待干；③将水胶体透明敷料用无菌剪刀从任意一边向中心方向剪至中点，并剪出一1.5cm×1.5cm的小窗，把PICC导管穿过小窗，暴露于敷料的外层，水胶体敷料可以避免淋巴液渗出时直接接触皮肤；④纱布在穿刺点局部加压，将一块纱布折叠成2cm×1cm大小，以穿刺点为中心呈点状加压，使组织细胞紧密接触，阻止淋巴液渗漏，促进创面愈合，加快淋巴管的再生；⑤透明敷料覆盖纱布及导管；⑥另一块纱布折叠2cm×2cm大小在透明敷料外穿刺点正上方加压。

3）纱布局部压迫：①洗手、戴手套，用75%酒精（酒精过敏者用0.9%氯化钠注射液）清除穿刺点周围渗出的淋巴液和胶布痕迹，自然待干；②使用有效碘浓度≥0.5%碘伏对穿刺点及其周围的皮肤进行消毒，自然待干；③用2cm×1cm的6～8层无菌纱布覆盖穿刺点；④无张力覆盖透明敷料；⑤渗液较多者，敷料外可再使用纱布2cm×2cm大小局部加压。

换药时注意：①在包扎过程中，需结合毛细血管的压力，适当采取低压包扎，松紧度适宜，使损伤的淋巴管压闭，淋巴液漏被阻断，减少穿刺点处的淋巴管断端所漏出的量，提升治愈率；②纱布可以吸收渗出的淋巴液，防止感染，至少 48h 换药一次；③严格无菌技术操作。

（2）抬高置管侧肢体：抬高患肢，避免长时间下垂，平卧时使置管侧上臂抬高约 30°，可以有效促进淋巴液回流，减少渗出的发生。下床活动时，手臂可搭于对侧肩上，防止体位性渗出。

（3）肢体自护：置管侧肢体防止过度活动，避免长时间下垂、甩臂、反复屈肘、上举抓握、负重等；避免在置管侧上臂穿刺、测血压。卧床休息时垫高上臂，注意卧姿，避免侧卧于穿刺侧，防止肢体受压。保持穿刺处皮肤及敷料清洁、干燥，如有汗液、体液或洗澡时浸湿敷料及时更换。

3. 记录与追踪

（1）客观真实记录穿刺点淋巴液漏的程度，遵医嘱采取的护理干预措施和效果。

（2）记录采取干预措施后穿刺点淋巴液漏恢复的情况。

（五）案例分析

1. 病例资料 患者，男性，30 岁，右睾丸恶性肿瘤。于 2017 年 4 月 11 日行右睾丸切除术。术后恢复良好，于 2017 年 5 月 22 日由患者的右肘窝部位进行 PICC 穿刺置管，置管顺利，穿刺点局部加压包扎。5 月 23 日常规换药查看穿刺处敷料无明显渗血，有少量黄色渗液；5 月 24 日查看穿刺处，仍有大量黄色液体自穿刺点处渗出；5 月 26 日至 5 月 29 日，其间仍每日经无菌换药后予纱布点状加压穿刺点，穿刺点仍渗出中等量黄色透明液体，皮肤出现片状破溃、红肿和湿疹。

2. 静脉输液治疗相关并发症 PICC 置管术后并发淋巴液渗漏。

3. 原因分析 肘部血管与淋巴管常伴行，PICC 盲穿的穿刺针较粗，在穿刺针刺入血管后，对患者较为细小的淋巴管造成了破坏，使得淋巴管中的淋巴液渗漏，由于患者穿刺点位置敷有透明敷料，在不透气的情况下使得该位置形成了适合细菌繁殖的潮湿且高温环境，再加上淋巴液是有助于细菌繁殖的培养基，所以患者的皮肤出现湿疹、红肿，最终导致皮肤出现破溃。

4. 临床表现 患者于右肘窝静脉位置进行 PICC 穿刺置管后次日，穿刺部位有黄色渗出液，肉眼可见黄色透明液体，导管受压部位皮肤出现片状破溃、红肿和湿疹。

5. 处理措施 该患者采用的是上面介绍的 3 种处理方法的第二种，即水胶体保护皮肤 + 局部加压；客观真实记录。

6. 效果评价 通过使用水胶体透明敷料保护皮肤湿疹区域，纱布点状加压并吸收淋巴渗液，具有透气性的透明敷料利于观察淋巴液漏；此换药方法减少了患者因 PICC 置管致周围皮肤湿疹的痛苦，20d 后患者穿刺点处的淋巴液渗出情况停止，导管周围的红肿与湿疹消失，片状破溃愈合。

（蒿若楠　白　姗）

七、静脉导管拔管困难

静脉导管拔管困难是由各种因素的作用导致在拔管过程中出现牵拉感或弹性回缩，使拔管过程不畅或无法拔除。拔管是静脉导管技术的一个重要环节，若处理不当可能会造成导管断裂、血管组织损伤甚至医疗纠纷等不良后果。

（一）原因

1. **血管痉挛、收缩**　当正常拔管时，由于某种因素激惹，如患者精神过度紧张、焦虑、恐惧可使交感神经兴奋性增强，引起血管痉挛或血管收缩。

2. **体位不当**　静脉导管从穿刺点到达上腔静脉距离较长，上肢外展不充分或夹闭综合征，腋静脉转弯处成角加大，拔管时导管通过此转弯处会形成一阻力支点，增加滑动擦拭力，诱发血管痉挛，当局部受压，导管通过该受压部位血管时容易碰到静脉瓣引起血管痉挛导致拔管困难。

3. **导管异位、打折**　置管后由于各种原因，如肺气肿、右心功能不全或患者紧张、剧烈咳嗽、呕吐等引起上腔静脉内压力突然增加或血管畸形、回送等因素引起导管异位于手臂静脉、腋静脉、颈内静脉、锁骨下静脉迂曲反折或导管反折处静脉狭窄导致拔管有阻力感。

4. **感染**　皮肤细菌经穿刺点沿导管进入体内而引起感染，表现为周围软组织出现肿胀、硬结伴有发热，呈蜂窝织炎症状，局部因肿胀、硬结，血管受挤压，管腔狭窄，导致拔管时疼痛有阻力感。

5. **静脉炎**　由于选择血管和导管型号不当、穿刺位置偏低、患者血管状况不良、穿刺侧肢体活动过度、穿刺时损伤血管内膜、快速输注强刺激性、高浓度药物等刺激血管内皮增生、静脉瓣炎症、肿胀致静脉管腔狭窄，拔管时有阻力感。

6. **导管留置时间过长**　静脉导管长时间置入血管中，可致血管内皮完整性受损，对血管内皮细胞存在机械性刺激，内皮细胞损伤可释放组织因子，起到促进凝血的作用；增加了血栓风险，导致拔管困难。儿童由于生长发育的特点，随着身高、体重及血管的生长，导管在血管内受到牵拉或内皮化，导管与静脉壁粘连容易引发拔管困难。

7. **纤维蛋白鞘和血栓形成**　因患者自身的生理因素，如血液高凝状态、肿瘤细胞的黏附作用、放疗引起的局部血管受损、肢体频繁活动刺激等促进了血液中的纤维蛋白黏附于静脉导管外，在导管尖端形成纤维蛋白鞘包裹，使血管腔变窄而导致拔管困难。

8. **夹闭综合征** 导管经锁骨下静脉进入第1肋骨和锁骨间的狭小间隙，导管受挤压产生狭窄或夹闭导致导管嵌顿不易拔除。

（二）临床表现

拔管过程中导管出现牵拉感，有时会伴有弹性回缩，导致拔管过程不畅，沿血管走行出现疼痛、肿胀等，如强行拔管会出现导管断裂等现象。

静脉导管拔管困难分级标准如下：

Ⅰ级：拔管过程中无牵拉感。

Ⅱ级：拔管过程中有牵拉感。

Ⅲ级：拔管过程中有Ⅱ级拔管过程中的牵拉感，并出现弹性回缩。

Ⅳ级：拔管过程不畅，无法拔除。

Ⅰ级为无拔管困难，其他均为拔管困难。

（三）预防

1. **加强人员培训** 成立静脉输液治疗小组，提高静脉穿刺技术和静脉导管维护水平，经考试合格后才能进行静脉导管相关操作。

2. **正确选择血管及工具** 首选贵要静脉，正确选择导管型号。

3. **提高穿刺技术** 穿刺时尽量一次成功，避免反复穿刺及退送导管，减少静脉炎、血栓形成和导管打折、异位等并发症的发生。

4. **做好心理护理** 个性化的心理干预能有效降低交感神经的兴奋性，让患者在轻松的状态下拔管，避免拔管紧张、焦虑引起血管痉挛、收缩而导致拔管困难的发生。

5. **监测凝血功能** 了解纤维蛋白原及D-二聚体数值，对于长期置入静脉导管的患者，应注意有无穿刺点渗液，输液速度减慢、导管回抽无回血等纤维蛋白鞘形成的现象，发现异常时及时处理。

6. **健康教育** 指导多饮水、多做握拳运动，做“3个3”运动，即“适当用力握拳3s，松拳3s”，高危者30min做3次循环，可以促进肢体血液循环，增加淋巴回流，减少血栓及纤维蛋白鞘的形成。

7. **正确体位** 患者坐位、半卧位或平卧位，使置管侧肢体充分外展与躯干成90°，使腋静脉与锁骨下静脉的夹角变大，减少导管与血管壁摩擦，利于导管拔除。

8. **湿热敷** 在患者置管侧穿刺点上方沿血管方向湿热敷30min再行拔管。湿热敷是热疗方法的一种，穿透力强，对深部组织透热的效果较好，能够扩张血管，促进血液循环，同时温热的作用能降低痛觉神经的兴奋性，解除神经末梢的刺激和压迫，从而减轻导管对血管的刺激，有利于顺利拔除导管。

9. **规范使用PICC导管** 静脉输液护理实践指南与实施细则指出PICC留

置时间不宜超过1年，以免导管与静脉壁发生粘连。

（四）处理

1. 评估

（1）患者信息：患者年龄、性别、身高、体重、现病史、既往史以及有无消毒液过敏史。

（2）导管信息：导管类型、型号、留置时间、留置长度和导管功能。

（3）治疗方案：治疗是否结束或更改治疗方案。

（4）心理因素：是否有紧张情绪。

（5）置管期间：有无导管异位、夹闭综合征、静脉炎及感染、纤维蛋白鞘形成或血栓等并发症发生。

2. 处理措施

（1）停止拔管，询问患者感受，安慰患者，缓解紧张情绪。

（2）分析、判断拔管困难原因，依据原因给予针对性处理措施：

1）血管痉挛和收缩：拔管前做好充分的心理疏导，嘱患者深呼吸、边操作边交谈，分散注意力；当遇到阻力时可休息20～30min或间隔更长的时间，痉挛可自行减轻。当提前发现血管痉挛的症状，可在拔管前10min用硝酸甘油注射液（5mg/ml）和2%利多卡因注射液5ml混合液涂擦穿刺点上方局部皮肤10～20cm，辅以局部湿热敷20～30min，利用硝酸甘油注射液的扩张血管作用和2%盐酸利多卡因注射液减轻疼痛的方法来缓解血管痉挛或血管收缩，降低拔管困难的发生。

2）夹闭综合征：患者做X线片显示静脉导管出现"夹闭综合征"，拔管时：患者去枕平卧位，肩下垫枕，头颈后仰，锁骨上抬，打开置管侧锁骨及第1肋间的夹角，使置管侧上肢充分外展与躯干成90°，缓慢拔管。

3）导管异位：患者做X线片显示导管尖端异位后，在可视条件下进行导管调整，嘱患者抬高穿刺侧手臂，不断变换，如手臂做内旋、外旋、内收、外展等各种姿势，缓慢拔除导管。

4）静脉炎：因机械性损伤血管内膜、药物的化学刺激致血管内皮增生、静脉瓣炎症、静脉管腔狭窄，拔管时有阻力感，暂停拔管；抬高患肢，局部外涂如意金黄散，50%硫酸镁湿热敷30min/次，3次/d，湿热敷间歇期，局部涂多磺酸黏多糖乳膏以减轻疼痛，3d后拔管无阻力感，给予缓慢拔管。

5）感染：一旦确认发生感染应立即拔管（穿刺局部感染除外），若无法拔除，暂停拔管，穿刺点取脓性分泌物做细菌培养和药物敏感试验检查，应用对细菌敏感的抗生素抗感染治疗3d后试拔管；当无阻力时缓慢拔管，拔管后导管末端进行细菌培养。

6）纤维蛋白鞘或血栓形成：血管超声检查诊断有导管相关性血栓形成，如为血栓急性期，应禁止拔管，应遵医嘱给予抗凝、溶栓治疗 10～14d 后根据治疗方案及导管功能决定是否拔管。

7）如果有多种原因并存，可行导丝协助拔管，避免导管过度牵拉而断裂。

3. 经上述措施仍不能拔除导管，可行介入取出导管或行静脉切开取出导管。

4. 中等长度导管拔管困难的报道较少见，如果遇到处理方法同 PICC。

5. **记录与追踪** 客观真实记录静脉导管拔管困难的程度（属于几级拔管困难），遵医嘱采取的护理干预措施和静脉导管拔管的过程及结果。

（五）案例分析

1. **病例资料** 患者，女，51 岁，诊断：多发性骨髓瘤，于 2015 年 12 月 14 日经右头静脉行 PICC 置管，导管留置时间长达 300d，先后给予 VCD 方案、BCD 方案化疗；曾发生导管堵塞 2 次，先后行尿激酶通管；出现导管脱出 4cm，予以导管修剪 3cm，化疗结束后拔除导管，考虑导管留置时间长达 300 余天，可能存在拔管困难，于 2016 年 10 月 14 日医院静疗小组组织会诊讨论后，行拔管前检查，检查报告：X 线片提示导管未打折，导管头端位于右静脉角区域。血管彩超提示右头静脉管壁增厚，管壁毛，管腔缩小，有血流信号通过，无静脉血栓形成，静脉周围软组织增厚、肿胀（图 6-28）。试拔管过程中出现 PICC 导管牵拉感，有时会伴有弹性回缩，导致拔管过程不畅，沿血管走行的手臂出现疼痛、肿胀等现象，如强行拔管会出现导管断裂的可能。

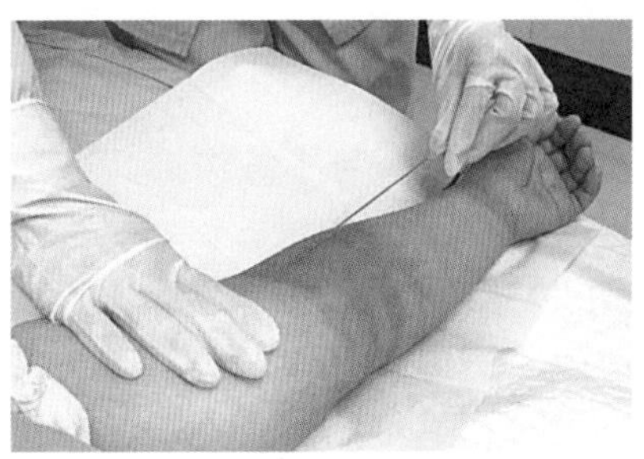

图 6-28 导管拔出 4cm，出现拔管困难

2. **静脉输液治疗相关并发症** PICC 导管拔管困难（Ⅲ级）。

3. **原因分析**

（1）留置时间：导管置入时间过长和静脉壁黏附。

（2）头静脉：前粗后细，且高低起伏，在锁骨下方汇入锁骨下静脉，经无名静脉达上腔静脉，该静脉因在肩部有生理性夹角。

（3）导管堵塞：导管堵塞发生了2次，因患者为肿瘤疾病，高凝状态，导致堵管的概率增大，血液中的纤维蛋白容易吸附在导管壁上，发生粘连。

（4）导管异位：导管脱出4cm，导管位置越浅，发生附壁血栓和导管异位概率越大，增加了拔管困难的概率。

（5）心理因素：患者紧张导致血管痉挛。

（6）夹闭综合征。

4. 临床表现

（1）拔管困难。

（2）检查报告：血管彩超提示右头静脉管壁增厚，管壁毛，管腔缩小，有血流信号通过，无静脉血栓形成，静脉周围软组织增厚、肿胀，可导致静脉管腔狭窄，拔管困难（图6-29）。

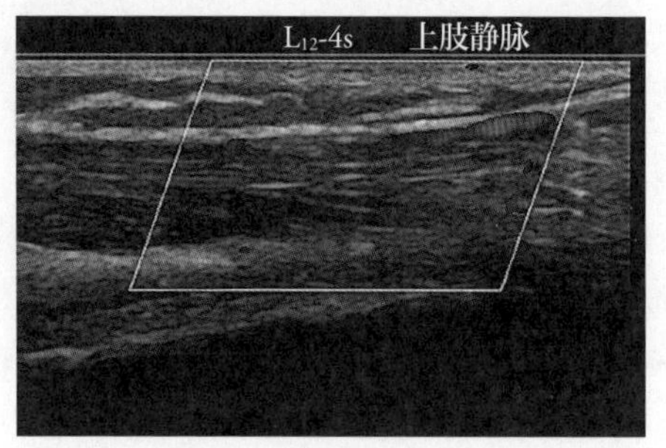

图6-29 彩超示：右头静脉管壁增厚，管壁毛糙，管腔缩小

5. 处理措施

（1）血管痉挛导致拔管困难，与患者沟通，分散注意力以缓解紧张情绪，嘱患者深呼吸，调整穿刺侧手臂位置，饮用热水，导管内注入温0.9%氯化钠注射液，局部湿热敷20～30min后再行拔管。

（2）当拔管有阻力或出现严重疼痛时，应用X-ray探知导管目前位置，必要时，可在拔管前10min用硝酸甘油注射液（5mg/ml）和2%盐酸利多卡因注射液混合涂擦穿刺点上方10～20cm。

（3）拔除过程中，遇阻力，不能强力拔除，通知有资质的专业人员，讨论如何成功拔除，防止暴力拔管所致断裂和空气栓塞。

（4）首次拔管困难，采取上述措施处理后，行第二次拔管，如仍有较大阻力，应先将导管固定好12～24h后再次尝试拔管。

（5）静脉炎：局部用 50% 硫酸镁溶液加地塞米松磷酸钠注射液 5～10mg 湿热敷，局部外涂多磺酸黏多糖乳膏（喜辽妥）以减轻疼痛，3d 后拔管无阻力感，给予缓慢拔管。

（6）导管异位：X 线胸片提示导管尖端位于右静脉角区域，考虑夹闭综合征（图 6-30）。去枕平卧位，肩下垫枕，头颈后仰，锁骨上抬，打开锁骨及第 1 肋间的夹角，使置管侧上肢充分外展与躯干成 90°（图 6-31），缓慢拔管，仍有阻力。

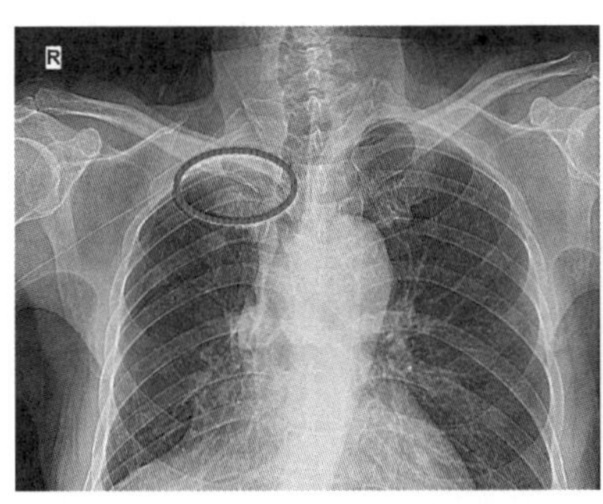

图 6-30　X 线提示：导管尖端位于右静脉角

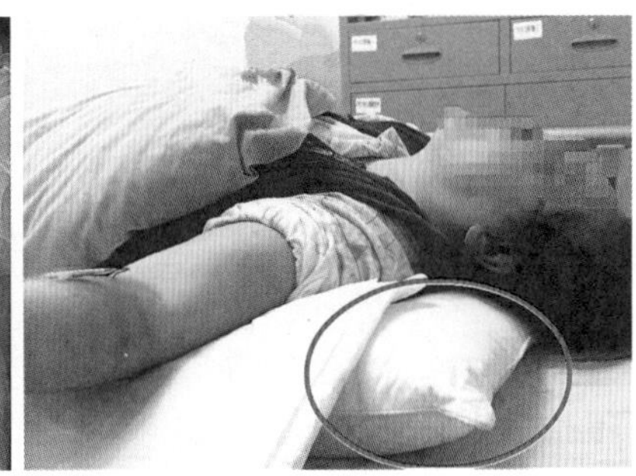

图 6-31　肩下垫枕，头颈后仰

（7）考虑可能血管痉挛，与患者沟通，嘱患者深呼吸，调整手臂位置，饮热水，导管内注入温 0.9% 氯化钠注射液（图 6-32），局部湿热敷后拔管阻力仍大。

（8）与医生商议后，给予 50% 硫酸镁溶液加地塞米松磷酸钠注射液 5～10mg 外敷后，外涂多磺酸黏多糖乳膏（喜辽妥），再给予拔管，仍有阻力感（图 6-33）。

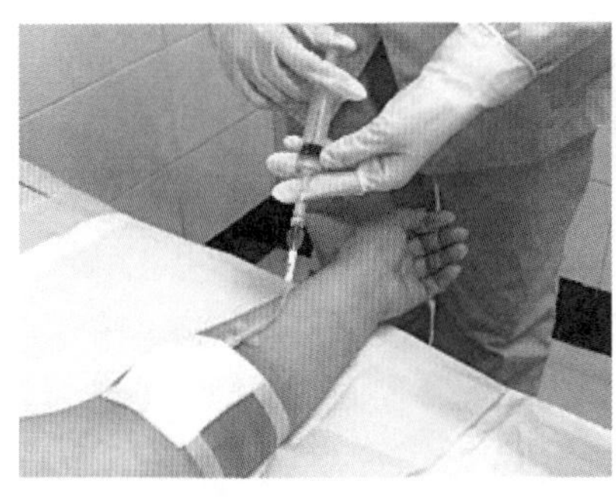

图 6-32　注入温 0.9% 氯化钠注射液

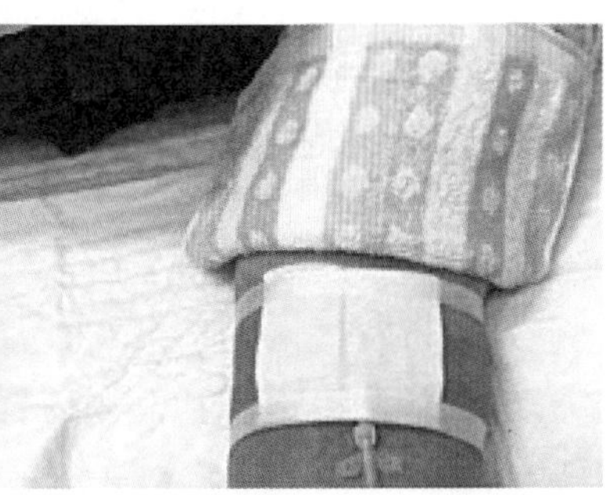

图 6-33　50% 硫酸镁溶液加地塞米松磷酸钠注射液 5～10mg 外敷

（9）综合各种原因，为避免导管过度牵拉而导致PICC导管断裂，行导丝协助拔管（图6-34），最终拔除导管，距离导管头端4cm处部分变细（图6-35）。

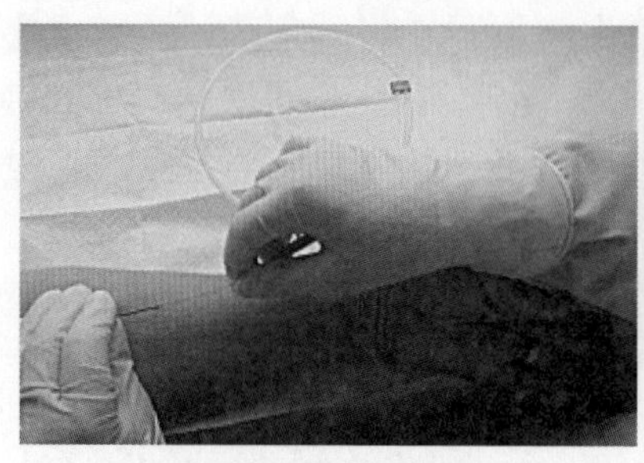

图6-34 导丝协助拔管

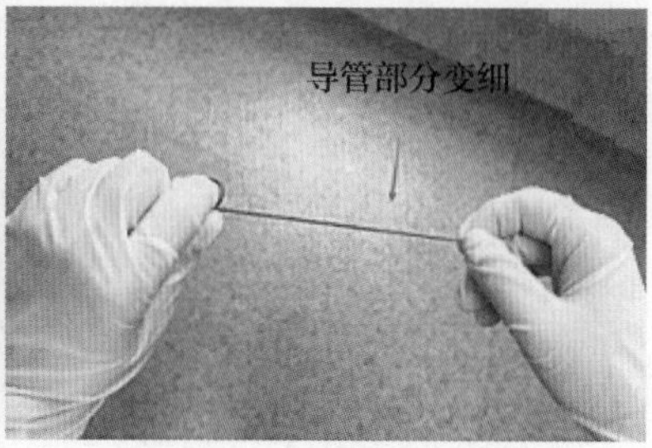

图6-35 导管部分变细

（10）客观真实记录。

6. **效果评价** PICC导管最终完整拔除，没有发生导管断裂。

（蒲华蓉）

第六节 输液港常见并发症

完全植入式静脉输液港（totally implantable venous access port，TIVAP），简称输液港（PORT），是一种可植入皮下长期留置在体内的静脉输液装置。包括尖端位于上腔静脉的导管部分及埋植于皮下的注射座。用于各种化疗药物、肠外营养液的输注及输血、血标本的采集等，减少反复静脉穿刺给患者带来的痛苦，防止刺激性药物对外周静脉的损伤，并可提高患者生活质量。但维护或管理不当会引起导管相关并发症的发生。输液港并发症包括植入相关并发症和输液港装置留置并发症。成人与儿童并发症种类相似，有研究显示低年龄可能与更高的并发症发生率有关。

一、气胸

气胸（pneumothorax）是指气体进入胸膜腔，造成积气状态，多因肺部疾病或外力影响使肺组织和脏层胸膜破裂，或靠近肺表面的细微气泡破裂，肺和支气管内空气逸入胸膜腔。

（一）原因

主要发生在胸壁式输液港植入过程中，经皮穿刺植入导管时穿刺针损伤肺组织所致。

（二）临床表现

主要取决于肺压缩的程度，肺容积减少量 < 30% 的气胸患者症状通常不明显。而大量气胸的患者常表现为突发一侧胸痛、呼吸困难、憋闷、烦躁等症状。

（三）预防

1. 手术前，告知患者进行静脉穿刺时的配合事项，避免手术过程中说话、咳嗽、上肢活动等，以免影响穿刺位置的确定。

2. 在血管超声引导下进行静脉穿刺，注意观察患者呼吸情况，询问患者有无呼吸困难、胸闷、疼痛等不适症状。

3. 输液港植入完毕后即拍摄 X 线片以确认有无气胸并发症的发生。

（四）处理

1. 评估

（1）临床表现：患者胸闷不适或突发一侧胸痛、呼吸困难、憋闷及烦躁等。

（2）相关检查：胸部 X 线片检查。

2. 处理措施

（1）通知医生，立即进行处理。

（2）小量无症状气胸（同侧肺压缩在 30% 以下）首选临床观察，定期复查 X 线片。

（3）气体较多，必要时给予胸腔穿刺及闭式引流，排净积气，促进肺复张。同时给予抗生素治疗，预防感染。

3. **记录与追踪** 客观真实记录输液港植入时发生气胸的程度，遵医嘱采取的护理干预措施和结果。

（五）案例分析

1. **病例资料** 患者，男，62 岁，直肠癌。经右侧胸前壁腋静脉穿刺植入静脉输液港，置管术中穿刺 2 次后成功穿刺到目标静脉。港体植入顺利，安置术中及术后询问患者无胸闷、气紧等不适，输液港回血良好。术后 X 线片显示导管尖端位置正常，双肺无异常。患者 16:00 爬楼返回病房后诉胸闷、气紧，R 26 次 /min，血氧饱和度 97%，BP 120/70mmHg，床旁 X 线片显示气胸，右侧肺压缩 40%。

2. **静脉输液治疗相关并发症** 输液港植入后气胸。

3. **原因分析**

（1）据操作者回顾，首次穿刺未穿刺到目标静脉，第二次穿刺无回血、退针后穿刺到目标静脉且回血良好，安置导管。患者无胸闷、气紧等不适。因此，有可能穿刺过深，对肺造成了轻微损伤。

（2）输液港植入术后患者无气胸表现，且X线片显示肺部无异常。患者活动后，可能因为呼吸运动、胸腔压力变化，肺损伤逐步加重，进而出现症状。

4. **临床表现** 该例患者出现胸闷、气紧不适，X线片显示气胸，右侧肺压缩40%。

5. **处理措施**

（1）严密监测生命体征，吸氧。

（2）行胸腔闭式引流术。

（3）抗感染治疗及对症支持治疗。

（4）客观真实记录。

6. **效果评价** 分析肺部损伤可能原因以及X线片结果，植入输液港静脉导管系统未形成对肺组织的挤压、不会影响肺损伤恢复，因此保留并正常使用静脉输液港。

二、感染

感染（infected）是输液港常见的并发症之一，可分为局部感染和全身感染（系统性感染）。局部感染包括皮肤伤口处感染、无损伤针穿刺部位感染、囊袋感染等。全身感染主要表现为原因不明的败血症。

（一）原因

通常与操作者未按照无菌技术操作规范及未遵循输液港维护的相关要求有关，包括穿刺前皮肤消毒、敷料更换、是否使用全封闭的输液系统、治疗间歇期的定期输液港维护等。

（二）临床表现

1. **局部感染** 局部疼痛、红肿、硬结等表现，部分患者可以自囊袋处抽出脓液。

2. **全身感染** 出现反复畏寒甚至寒战，高热可呈弛张型或间歇型，以瘀点为主的皮疹，累及大关节的关节痛、心肌炎、感染性休克、弥散性血管内凝血（DIC）、呼吸窘迫综合征等。血常规化验白细胞总数大多显著增高，达（10～30）×10^9/L，中性粒细胞百分比增高，多在80%以上。少数革兰氏阴性杆菌败血症及机体免疫功能减退者白细胞总数可正常或稍减低。

（三）预防

1. 无损伤针穿刺时应严格按照无菌技术要求操作，插针前进行正确的皮肤消毒，消毒范围以穿刺点为中心，直径≥15cm，自然待干。

2. 尽量选用全封闭的输液系统，每次输液结束后应用0.9%氯化钠注射液10ml脉冲式冲洗输液港，目的是使产生的湍流将附于导管壁上的血液或药物冲洗干净。

3. 使用输液港期间，每班应观察敷料及肝素帽或无针输液接头，如敷料有潮湿、渗血、卷边或敷料被揭开时，应及时更换。肝素帽或无针输液接头内有积血或断裂等也应及时更换。

4. 使用期间常规每7d进行输液港维护，包括更换无损伤针、敷料、肝素帽或无针输液接头等。

5. 指导患者在治疗间歇期保持输液座处皮肤清洁，告知患者定期进行输液港维护的重要性，取得患者的配合，提高患者的依从性。

（四）处理

1. 评估

（1）临床表现：体温变化，局部皮肤有无红、肿、热、痛等表现。

（2）患者主诉：有无发热、心慌，局部跳痛等不适症状。

（3）相关检查：如血常规、血培养结果等。

2. 处理措施

（1）局部感染：使用2%葡萄糖酸氯己定（CHG）乙醇溶液（年龄 < 2个月应慎用）或有效碘浓度≥0.5%碘伏消毒处理，增加更换敷料的频率，局部适当使用抗生素，如庆大霉素湿敷局部。囊袋感染未完全控制之前不应该使用输液港。

（2）全身感染

1）监测生命体征、血象。

2）静脉血培养：通过输液港及外周静脉分别采血做细菌培养。采血应在使用抗生素前，如已经使用抗生素，应在下次使用前抽取。采取至少2套血培养，其中至少1套来自外周静脉血，另1套则通过输液港无菌采血，两个来源的采血时间必须接近（≤5min）。采血量是影响灵敏度最关键因素，成人一份标本2个培养瓶（需氧+厌氧），每瓶8～10ml，共16～20ml；要求至少采取两份标本，约40ml。儿童一般只需采集需氧瓶，一般为1～3ml，保证采集血量小于1%总血量。

3）全身使用抗生素：通过抗菌药物敏感性试验，按照医嘱使用抗生素。通常最常见的致病细菌是金黄色葡萄球菌，万古霉素是一种很好的选择。如果使用抗生素3d症状无明显改善或者持续菌血症，输液港又可以被其他静脉通道取代，则应该及时取出装置。如果需要尽量保留输液港的使用，可以通过本装置输注抗生素治疗，但是经系统的抗生素治疗后患者症状有恶化趋势时，应该重新考虑拔除装置。

（3）拔除：无法继续使用输液港时，医生手术取出输液港。

3. **记录与追踪**

（1）客观真实记录输液港植入后发生感染的部位及程度，遵医嘱采取的护理干预措施和结果。

（2）记录与追踪微生物实验室检查结果。

（五）案例分析

1. **病例资料** 患者，女，48岁，“右侧乳腺癌改良根治术、输液港植入术”，乳腺切除部位与港体植入部位有皮下连通，经缝合后建立输液港囊袋。术后5d乳腺切口碰撞致血肿，输液港行化疗。10d后，输液港囊袋切口皮肤红肿，皮肤略硬，触痛。按压后可感觉注射座周围液性空腔感，自囊袋处抽出脓液。

2. **静脉治疗相关并发症** 输液港囊袋感染。

3. **原因分析** 输液港注射座隆起使表面局部皮肤弹性减弱，皮下组织血液循环减慢，患者应用化疗药、机体免疫力下降，加上乳腺手术切口的局部血肿以及注射座反复穿刺为细菌移行感染提供了条件。

4. **临床表现** 输液港囊袋切口皮肤红肿、硬化、触痛，可触及注射座周围液性空腔感，自囊袋处抽出脓液。

5. **处理措施**

（1）局部消毒，注射座囊袋切口引流、清创、局部抗感染治疗。

（2）静脉输注抗生素，观察用药效果，防止全身感染发生。

（3）客观真实记录。

6. **效果评价** 该例患者经过局部清创、引流、冲洗以及抗感染治疗，全身抗感染治疗后好转。感染痊愈后，输液港继续正常使用。

三、静脉输液港港座翻转

静脉输液港港座翻转（flipped venous access ports）又称旋转综合征，是指输液港座偏移原来位置导致，主要是由于囊袋过大、患者皮下组织松弛导致输液座翻转脱离原来的位置。

（一）原因

术中医生如果分离囊袋过大，港座与周围组织固定不牢固或仅与周围脂肪组织固定、没有与胸肌筋膜固定，或者患者皮下组织松弛，输液座易偏移原来位置甚至发生旋转。

（二）临床表现

原静脉输液港港座部分触诊圆滑的表面变得平坦，周边界线清晰，无法将穿刺针刺入港体或输液滴速减慢。

（三）预防

1. 手术时应根据输液座的型号分离皮下组织，如果囊袋过大可以将港座与胸肌筋膜固定。

2. 护士穿刺前要仔细评估局部皮肤及输液座的形状，如发现触诊异常或穿刺困难应进一步评估、检查。

3. 告诫患者植入输液港侧的颈部、胸部及上肢避免剧烈运动，洗澡时不可用力擦洗囊袋周围皮肤，穿衣服时应选择宽松的款式，注意保护好囊袋上方的皮肤。

4. 指导患者如发现输液座周围皮肤较薄或皮肤有异常时应及时告知医护人员，并停止使用输液港，及时查清原因并处理。

（四）处理

1. 评估

（1）临床表现：原静脉输液港港座部分触诊圆滑的表面变得平坦，周边界线清晰，无法将穿刺针刺入港体；输液滴数减慢。

（2）患者主诉：如发现输液港局部皮肤改变。

（3）X 线片确定港座翻转情况。

2. 处理措施

（1）停止使用输液港，通知医生，及时处理。

（2）可通过轻柔旋转向阻力小的方向复位港座，必要时手术方法给予二次缝合或更换输液座植入部位。

3. 记录与追踪

（1）客观真实记录输液港植入后发生输液港港座翻转的程度，遵医嘱采取的护理干预措施及必要时手术再次缝合的结果。

（2）记录与追踪影像学检查结果及输液港功能恢复情况。

（五）案例分析

1. **病例资料** 患者，女，21 岁，急性淋巴细胞性白血病，行左锁骨下静脉穿刺植入输液港。注射座位于左锁骨下乳腺上缘距皮下 1cm 深度，行一侧缝合加强固定，X 线片提示导管位置正常。第 1 周期化疗完成后出现输液滴速逐渐减慢，加强冲管、导管内溶栓未能见效。行胸片检查发现输液港港座翻转，港座出口导管扭曲。

2. **静脉输液治疗相关并发症** 输液港港座翻转。

3. **原因分析**

（1）囊袋较大，且单侧缝合固定的输液港稳定性差。

（2）患者长时间左侧卧位玩手机，输液港植入部位受挤压。

4. **临床表现**

（1）输液速度减慢，冲管及导管内溶栓无效。

（2）X线片见港座未固定侧内旋，港座出口部位导管扭曲。

5. **处理措施**

（1）停止使用输液港，轻柔旋转复位港座。

（2）局麻手术下输液港复位，回复港座位置、两侧缝合固定、解除导管扭曲、缩小囊袋后港座无滑动及回旋现象、术后回血及输液均正常。

（3）抗感染治疗。

（4）客观真实记录。

6. **效果评价** 本例病例经过以上处理，1周后伤口愈合，输液港功能完好，继续进行化疗。

四、导管夹闭综合征

导管夹闭综合征（catheter clipping syndrome）是输液港使用过程中最严重的并发症。导管发生不全或完全断裂，锁骨区域会有液体外渗而引起肿胀和不适。

（一）原因

由于导管经锁骨下静脉穿刺植入时进入第1肋骨和锁骨之间的狭小间隙，受第1肋骨和锁骨挤压而产生狭窄或夹闭，从而影响输液。持续的夹闭，最终可致导管破损或断裂。

（二）临床表现

多数患者表现为输液速度逐渐减慢、锁骨下不适及输液时局部肿胀，只有在手臂或肩部上抬或保持某种体位时方可输液。行胸部X线片检查可发现导管内腔受压变窄，断裂的末端导管可能会脱落至右心房从而引起突发胸痛。

（三）预防

1. 如果是胸壁港植入，最好采用颈内静脉而不是锁骨下静脉作为通道。

2. 输液港使用期间观察患者是否有胸闷、胸痛及呼吸困难等表现，特别是输液速度随患者的体位改变而改变，应考虑是不是导管夹闭综合征，及时通知医生查看。

3. 指导患者输液时取仰卧位或者把肩臂轻微上抬可缓解导管受压。

（四）处理

1. **评估**

（1）临床表现：输液速度逐渐减慢或液体不滴。

（2）患者主诉：锁骨下不适、输液时局部肿胀或输液受体位影响。

2. 处理措施

（1）停止使用输液港，行胸部 X 线片检查。

（2）确认发生导管夹闭综合征并出现导管严重狭窄、导管损伤时应采取手术取出或改变穿刺路径重新植入输液港。

3. 记录与追踪

（1）客观真实记录输液港植入后发生导管夹闭综合征的程度，遵医嘱采取的手术取出或改变穿刺路径重新植入输液港的结果。

（2）记录与追踪影像学检查结果及输液港功能恢复情况。

（五）案例分析

1. 病例资料 患者，女，32 岁，乳癌根治术后，经皮穿刺左锁骨下静脉植入输液港。术后 1 周开始使用，输注液体时有滴注不畅现象，当肩部自然放松情况下有时抽不到回血，植入输液港侧手臂上举可抽到回血。植入输液港 9 个月后，回抽有陈旧性血液，推注通畅，但患者主诉锁骨下局部有冰凉和疼痛感觉。X 线片可见一处管腔明显狭窄，推注造影剂，发现造影剂从导管原狭窄处溢出至皮下组织。

2. 静脉输液治疗相关并发症 输液港植入后导管夹闭综合征。

3. 原因分析

（1）静脉及穿刺点的选择：选择锁骨中线内侧、靠近肋锁韧带进行锁骨下静脉穿刺时，导管进入锁骨与第 1 肋骨夹角，植入输液港后肩部恢复正常位置，该夹角关闭使导管受到挤压。

（2）患者活动：患者活动时锁骨与第 1 肋骨间夹角发生开合样剪切运动，导管在其中反复受到挤压摩擦，最后发生破损。

4. 临床表现 患者 9 个月后，推注液体时，左锁骨下局部有冰凉和疼痛感觉，静脉输注液体时有滴注不畅现象，与体位有关，当肩部自然放松的情况下有时抽不到回血，植入输液港侧手臂上举可抽到回血。X 线透视下可见一处管腔明显狭窄，造影剂从原狭窄处溢出至皮下组织。

5. 处理措施

（1）在 X 线透视下将输液港全部取出。

（2）在取出导管的同时行经左颈内静脉穿刺植入输液港。

（3）客观真实记录。

6. 效果评价 该例患者破损处渗出少，无局部疼痛肿胀不适；输液港完整顺利取出，重新安置输液港后功能正常。

五、外渗

外渗（extravasation）可以发生在输液港的任何部位；一旦有腐蚀性药物外渗可导致局部组织坏死。

（一）原因

多见于无损伤针与注射座连接处、导管与输液座的连接处。前者与选择的无损伤针型号不符合、未妥善固定或者患者活动度大引起无损伤针针尖脱出港体有关，尤其是在长时间输液或使用非配套的穿刺针后。配合能力较差的儿童患者因哭闹、活动度大、抓扯敷料或无损伤针，更容易发生。后者与术中固定不牢有关，导致港座与导管连接锁脱落、连接点断裂。

（二）临床表现

推注冲封管液或输注药物后输液座周围发生肿胀，患者主诉有疼痛感或烧灼感等，严重时可有发热、皮肤红肿及皮下结节甚至皮肤坏死。

（三）预防

1. 手术过程中应确保导管与输液座连接紧密，导管锁连接牢固。
2. 输液港的维护应由经过专科培训并取得操作资格证书的护士来执行。
3. 使用配套、尺寸型号适中的无损伤针穿刺输液港座，禁用普通输液钢针，避免损伤输液座的硅胶膜。
4. 推注药物应使用10ml及以上的注射器（耐高压输液港除外），避免产生压力过大导致导管破裂。
5. 注射前检查有无回血，如回血不畅或输液速度随体位改变而改变，应警惕导管夹闭综合征，可通过X线片确诊。
6. 输注药物前推注0.9%氯化钠注射液试探观察有无局部肿胀、疼痛等渗出迹象，如有渗出迹象，不再输注药物，检查其原因，避免药物输注时的渗出或外渗损伤。
7. 输液过程特别是对于高龄、儿童等配合能力相对低的患者，观察穿刺点局部敷料有无松动、脱落，导管是否通畅，穿刺点有无肿胀、疼痛。
8. 非耐高压导管禁止高压注射造影剂。

（四）处理

1. 评估

（1）临床表现：输液港座局部有无红、肿、热、痛等外渗表现。

（2）推注0.9%氯化钠注射液有无不畅或阻力。

（3）输注药物后输液座周围有无发生肿胀。

2. **处理措施**

（1）发生药物外渗时应立即停止使用输液港，并通知医生。

（2）行 X 线片检查明确诊断。

（3）药物外渗：按照外渗处理方法处理，参见第六章第二节外渗处理十步法。

（4）外科手术取出输液港或重新植入。

3. **记录与追踪**

（1）客观真实记录输液港植入后发生药物外渗，皮肤及组织损伤的程度，遵医嘱采取的护理措施，外科手术取出输液港或重新植入及结果。

（2）完成不良事件或预警事件的报告。

（五）案例分析

1. **病例资料** 患者，女，54 岁，结肠癌，术后第 4 d 经输液港行静脉化疗时发现港体较深，穿刺较困难。无损伤针穿刺成功后，导管回血良好，输注奥沙利铂注射液时，患者诉左乳房胀痛，随即停止输液，查看左乳明显变大，无损伤针少许外移。X 线片及造影检查示输液港完整，无破损，分析原因是因为无损伤针针尖脱出港体但仍位于皮下。

2. **静脉输液治疗相关并发症** 输液港植入后化疗药物外渗。

3. **原因分析** X 线片排除了输液港港座及导管的分离及破损。输液港港座安置较深，该案例选择了相对较短的 1.5cm 的 20Ga 无损伤针，可能因为患者活动，无损伤针针头与港座分离，从而导致化疗药物外渗到皮下组织。

4. **临床表现** 无损伤针少许外露，回抽无回血，输注化疗药物时出现输注部位疼痛、肿胀。

5. **处理措施**

（1）停止使用输液港，从无损伤针抽回血，未见回血。

（2）行 X 线片及造影检查确定输液港港座及导管完整性，确定无分离、无破损。

（3）通过无损伤针尽量回抽外渗液体，按照奥沙利铂注射液外渗处理程序进行处理。

（4）客观真实记录。

6. **效果评价** 行外敷消肿、抗炎、止痛治疗后，肿胀逐渐减轻。暂停使用输液港 2 周后更换 2.0cm 的 20Ga 无损伤针，再次连接使用，导管功能正常。2 个月后，在输液港港体植入点周围散在硬结，最大处位于左腋前方，输液港左下方，范围 3cm × 4cm，按压轻度疼痛，左上臂上抬自如，输液港使用正常，继续观察使用。

六、导管堵塞

导管堵塞（catheter blockage）是输液港使用常见的并发症之一。

（一）原因

1. 安置位置不当，致导管扭曲或打折。

2. 输液座移位，导致相连的导管发生扭曲、弯折。

3. 未正确进行导管冲洗以及患者过度活动或剧烈咳嗽、便秘等使静脉压力增大，血液反流至导管腔内，导管腔内血凝块或纤维蛋白堆积而造成堵管。

4. 化学沉积物可导致导管堵塞，特别在输注两种不相容药物时容易形成沉淀物而发生堵塞。

5. 无损伤针移位，针尖脱出港座。抽回血困难或输液不畅时，应首先明确无损伤针是否完全穿过硅胶膜进入输液座底部。

（二）临床表现

回抽无回血、回血不畅，推注阻力大、液体滴速慢或不滴。

（三）预防

1. 治疗间歇期至少每月进行一次输液港维护。

2. **静脉用药前、后冲管** 0.9% 氯化钠注射液 10ml 脉冲式冲管→用药→0.9% 氯化钠注射液 10ml 脉冲式冲管→肝素盐水正压封管，即 SASH。肝素盐水浓度为 100U/ml，成人使用量为 3 ~ 5ml，婴幼儿为 1 ~ 3ml。

3. **抽血前、后冲管模式** 弃血（回抽见鲜血后丢弃陈旧血 3ml）按要求留取血标本 0.9% 氯化钠注射液 10ml 脉冲式冲管→肝素盐水正压封管。

4. 两种药物之间应用 0.9% 氯化钠注射液 10ml 脉冲式冲管，避免药物之间出现反应，发生沉淀。

5. 输注脂肪乳剂应定时（6 ~ 8h，或输注完成后）使用 0.9% 氯化钠注射液 10ml 脉冲式冲管。

6. 对于儿童患者，连续输液期间建议每 8h 使用 0.9% 氯化钠注射液 10ml 进行冲管。

7. **妥善固定无损伤针** 可在透明敷料下方垫厚度适宜的纱布，即可减少针头与皮肤的摩擦，也可避免因为外力作用而导致无损伤针插入深度的改变。

8. 输液港的植入应在数字血管造影（DSA）下或心腔内电图引导下进行，导管末端位置确定最好以胸椎为标志，理想位置应当位于上腔静脉下 1/3 与右心房交界处（CAJ），DSA 显示在 T_5 ~ T_8，此处血管管腔较大，导管尖端易漂浮在上腔静脉中，不易发生贴壁及输液障碍。

（四）处理

1. **评估**

（1）临床表现：回抽无回血或推注阻力大、不能输液。

（2）发生原因：未正确冲封管、延迟冲封管、港体或无损伤针移位、药物间发生反应导致堵管等。

（3）必要时相关检查：如血管超声、X 线片、DSA 等。

2. **处理措施**

（1）发生机械性堵塞时可采用手法复位或外科手术方式干预。

（2）如怀疑是血栓性堵塞，可使用纤维蛋白溶解药物，如尿激酶进行溶栓。尿激酶 10 万 U+0.9% 氯化钠注射液 20ml，浓度为 5 000U/ml，用 20ml 注射器抽取 2 ~ 3ml 尿激酶，如果导管部分堵塞，滴注缓慢，也可以轻柔、缓慢地将药物注入，不可暴力推入，推注后将药物留在管道内 30 ~ 120min，随后将稀释尿激酶抽出。如果导管仍然不通畅，可以继续抽取 2 ~ 3ml 稀释尿激酶，反复多次进行，直至导管内血栓全部溶解。一旦确定是血栓性堵塞，则不能够推进，只能往外抽，如此反复，直到有回血，将前 3 ~ 5ml 丢弃，再使用 0.9% 氯化钠注射液 10ml 脉冲式冲管及肝素盐水正压封管。

（3）药物性堵塞时应咨询药剂师，根据不同药物的酸碱度等化学特性，再针对性地使用相关溶栓剂。

（4）不能解决的堵塞应采用外科手术方式取出输液港。

（5）切忌使用过大的压力进行强行推注药物，避免发生导管栓塞或导管破裂的危险。

3. **记录与追踪** 客观真实记录输液港植入后发生导管堵塞的程度（属于完全性导管堵塞还是部分导管堵塞，堵塞的原因），遵医嘱采取的护理措施及结果。

（五）案例分析

1. **病例资料** 患者，女，54 岁，乳腺癌，经右颈内静脉植入输液港进行化疗。输液港留置 3 年，反复入院输注化疗药物、抗生素、营养液等。逐渐出现滴注速度减慢，回血不畅，操作护士继续观察使用至导管完全堵塞时应用尿激酶溶栓，多次尝试未能溶通。行 X 线片，导管无扭转，外科手术取出输液港。解剖输液港发现全程导管内壁咖啡色附着物堵塞导管（图 6-36）。

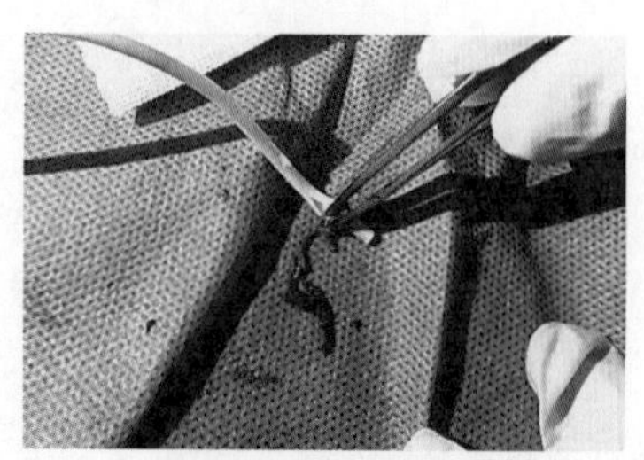

图 6-36 输液港导管堵塞

2. **静脉输液治疗相关并发症** 输液港药物性堵塞。

3. **原因分析**

（1）药物配伍禁忌致结晶沉积可能。

（2）冲管不到位，冲管液量不足或冲管手法不正确。

（3）未及时处理导管部分堵塞的问题。

4. **临床表现** 回血不畅至回抽无回血，推注液体阻力大逐渐至不能推注液体，尿激酶溶栓无效。X线片排除导管扭转、折叠，解剖导管内壁附着物为咖啡色药物结晶。

5. **处理措施**

（1）导管内尿激酶溶栓排除血栓性堵塞。

（2）X线片检查排除机械性堵塞。

（3）导管堵塞时间长，输注药物复杂，外科手术取出输液港。

（4）客观真实记录。

6. **效果评价** 输液港再通失败，外科手术取出输液港。

（郭 玲）

第七节 静脉输液治疗全身不良反应

随着社会的不断发展，新药在临床上的应用不断增多，各种新型的静脉输液工具也层出不穷，虽然使患者静脉输液治疗的安全性得到提高、疼痛减轻，给临床医护人员工作带来了便利，但可能会因各种原因给患者带来全身的不良反应，对人体造成不同程度的危害，需引起高度重视。

一、发热反应

发热反应（fever reaction）是静脉输液治疗中最常见并发症。是指静脉输入含有致热原、杂质、污染的液体 / 药物或输入温度过低 / 浓度过高的液体 / 药物及输液速度过快等因素引起的不良反应。

（一）原因

1. 微粒

（1）非代谢微粒：输液操作时空气中的微粒，橡胶屑、纤维，打开安瓿时带入的玻璃屑以及药物结晶等异物颗粒。塑料管中未塑化的高分子异物，或生产环境、生产过程中切割组装等擦拭工艺带入的机械微粒等成为致热原。

（2）药物：来自药物的澄明度质量不高，如右旋糖苷中的大分子物质可产生致热作用；生物制品含有微量蛋白质也可致热（为一种免疫学反应）。

2. 质量

（1）液体 / 药物质量：注射剂是经严格的质量检查出厂，一般不会出现整批质量问题，但在搬运、贮存、使用过程中，瓶盖松动，储运过程中瓶身因碰撞、破裂，液体被空气污染；微生物繁殖，特别是含糖量高的液体，如储存条件不当则容易霉变，引起热原反应；液体或药物制剂不纯、消毒灭菌后保存不良、变质或被污染；中药制剂生产环节过多，相关设备器材无菌处理不到位，提取不纯，都容易引起输液反应。药物配制后放置时间过长，增加污染机会。

（2）输液器具质量：输液器具污染曾是临床输液发热反应的主要原因之一，输液器具清洁灭菌不彻底或被污染、过期或因外包装简陋，造成在储运过程中磨损破裂、漏气等导致污染；储存期越长污染率越高；普通输液器终端滤器对 5μm 以下的微粒滤除率较低；输液前未认真检查而使用了破损的包装袋，密闭不严漏气、污染和超过使用期的输液器可能会引起发热反应。

3. 联合用药

（1）多种药物联合应用或多支药物同时使用，反复穿刺瓶塞，导致污染机会增多。

（2）多种药物联合应用易发生配伍不当，导致 pH 改变，或药物互相作用发生分解、聚合、沉淀及产生微粒而导致热原反应；药物配伍剂量大、种类多时所含致热原也增加，输入体内发生致热原反应的概率增加。

4. 操作行为

（1）药物配制过程中造成的污染

1）配药间空气洁净度不符合要求：无菌治疗室及配制操作台面洁净程度不达标。

2）安瓿的消毒及切割方法不规范，使玻璃微粒进入药物造成污染。

3）针头刺入药瓶时将橡胶塞碎屑带入药物中，或针头反复穿刺使橡胶脱落而增加微粒污染药物。

4）药物瓶口消毒不严格。

5）手持注射器方法不规范造成注射器污染，抽吸药物注入液体内造成液体污染，一副注射器重复多次配药，甚至存留使用后的注射器，配药时反复使用，注射器使用时间越长，空气或微生物污染的概率越高，污染的药物输入体内后易导致发热反应。

6）手卫生不到位造成的污染：配药前洗手不到位，手卫生不严格。

（2）穿刺操作不当造成污染

1）皮肤消毒不彻底，穿刺时污染针头，将细菌带入静脉。

2）碘伏、酒精浓度过低，消毒剂不合格等都可使穿刺部位被细菌污染，从而诱发输液反应。

3）静脉穿刺不成功或输液过程中药物外渗需要重新穿刺时未更换针头，把滞留在针头上污染微粒带入静脉导致发热反应。

（3）机械刺激：输入的液体温度与人体体温差异过大，药物浓度太高，刺激性过大，输液速度过快，在短时间内输入的致热原总量过大，都会造成机体反射性的发冷、发热。

（4）输液环境：配液间空气洁净度不符合要求，目前都采用密闭式输液，液体瓶中出多少液体就要进入相应容量的空气，若由于进气针过滤装置不良或使用短针头，进入的空气经过药物的洗涤，可将空气中的细菌和尘粒随之带入药物而造成污染。

5. 患者个体与疾病因素

（1）个体差异：不同的疾病、年龄、个体对细菌内毒素和致热原耐受性不同，输液反应发生率不同。

（2）疾病本身因素：上呼吸道感染、咽炎等病情发展出现体温升高，其他炎症发热性疾病或体虚、免疫力失调的患者等输液发热反应的发生率增加。

6. 其他 气候因素：夏季气温炎热，药物易被微生物污染而引起发热反应。天气寒冷，婴幼儿输入较冷液体刺激血管，引起血管壁痉挛而出现寒战、体温升高、血压升高。

（二）临床表现

发热反应发生的早晚，视致热原进入机体内的量、性质及患者的个体耐受性而异。发热反应多发生于输液后数分钟至1h。

1. 轻度表现 患者表现为发冷、寒战、发热，体温38℃左右，停止输液后数小时内可自行恢复正常。

2. 重度表现 初起畏寒或寒战，面部和四肢发绀，继之高热，体温40℃以上，并伴有头痛、恶心、呕吐、脉速、呼吸困难、血压下降、烦躁不安、谵安、抽搐等全身症状，甚至会出现昏迷、血压下降、休克和呼吸衰竭等危及生命的现象。

3. **婴幼儿发热反应的特点** 多数患儿表现为输液后15～60min突然出现发冷、寒战，口周发绀，恶心呕吐，皮肤有花纹，四肢凉，随后体温骤升至39℃以上。轻者体温在38℃左右，停止输液后数小时内可自行恢复正常；严重时寒战、高热达40℃以上，并有头痛、恶心、呕吐、脉搏增快等全身症状。

（三）预防

1. 药物质量管理

（1）严格检查药品、液体的质量和有效期。

（2）检查药物瓶签是否清晰、过期。

（3）瓶盖有无松动及缺损，瓶身、瓶底有无裂纹。

（4）药物有无变色、沉淀、絮状物、微粒及透明度的改变。

2. 药物配制及输液环境管理

（1）操作者衣帽整洁，戴好口罩，严格执行手卫生，不应以戴手套取代手卫生。

（2）治疗室准备室：每天定时消毒，操作前30min空气消毒机进行空气消毒，避免操作时进行清洁卫生。

（3）治疗室操作台面用消毒抹布擦拭后再使用，避免配制药物及输液操作时将环境及空气中的细菌带入而造成污染。

（4）建议在净化柜或静脉调配中心配制药物。

（5）病房或输液室定时开窗通风或使用空气消毒机消毒，每次30～60min，减少陪护及探视人员，地面每日用消毒液擦拭。

3. 药物应现用、现配

（1）配制后的液体应在2h内输注，避免将瓶盖启开加药后长时间放置。

（2）特殊用药应根据药物的性质和作用遵医嘱执行。

（3）配制药物时严格执行一人一管一用，避免一个注射器反复多次使用。

4. 减少联合输注、注意配伍

（1）尽量避免多种药物混合配制输注，多种药物联用尽量采用小包装溶液分类输入。

（2）配制后观察药物是否变色、沉淀、混浊。

（3）配制粉剂药品要充分摇振将药物完全溶解，检查无可见微粒后方可加入液体中使用。

（4）两岁以下患儿不建议用中药制剂，减少联合用药。注意输液速度不可过快，输入的药物温度不宜过低，输液中严密观察患儿病情变化。

5. **输液器具质量管理**

（1）严格检查输液器具的质量和有效期，输液器具在使用前检查灭菌日期、有效期，包装袋有无破损，查看有无漏气等现象。

（2）使用有终端滤器合格的输液器：每购回一批输液器都应按照有关规定进行致热原抽查检测，不符合要求者不得使用，输注脂肪乳剂、化疗药物以及中药制剂时宜使用精密过滤输液器。

（3）静脉输液装置系统的各连接部位保证紧密连接和无菌，输液附加装置宜选用螺旋接口，常规排气后与输液装置紧密连接，以防连接部位脱开造成污染。

（4）连续输液时无菌输液器具及附加装置每24h更换1次。经输液接头（或接口）进行输液及推注药物前，应使用消毒剂多方位擦拭各种接头（或接口）的横切面及侧面。如怀疑被污染或完整性受到破坏时，应立即更换。用于输注全血、成分血或生物制剂的输血器宜4h更换一次。输液附加装置应和输液装置一并更换，在不使用时应保持密闭状态，其中任何一部分的完整性受损时都应及时更换。

6. **提高慎独精神，规范操作行为**

（1）注射器及输液器针头保持无菌，避免在插入药物容器胶塞时及穿刺操作时污染。

（2）严格消毒穿刺部位皮肤并自然待干，一次性静脉输液钢针穿刺时消毒面积直径应≥5cm，外周静脉留置针穿刺时消毒面积直径应≥8cm。

（3）穿刺不成功或输液过程中药物外渗需要再次穿刺时应更换穿刺针头。

（4）提高穿刺技术，正确、有效的固定穿刺针及各类静脉导管。

（5）遵医嘱合理调节输液速度和药物温度，及时巡视观察，避免输液速度过快而发生的发热反应。

7. **健康教育**

（1）讲解输液的注意事项，不能自行调节液体速度，避免发生输液反应。

（2）告知患者出现发热反应的临床表现，以便及时发现并告知护士，及时处理。

（四）处理

1. **评估**

（1）监测患者生命体征，尤其是体温和脉搏，观察患者的全身症状。

（2）查看输入液体和加入药物的质量。

（3）查看同一批次的输液器具是否污染。

（4）输液速度是否过快，输入药物温度是否适宜。

（5）药物配制、输液操作是否按照规范执行。

（6）有无多种药物混合配制输入。

（7）药物配制及输液环境是否符合要求，有无污染。

2. 处理措施

（1）一旦发生发热反应，轻度表现，应立即更换输液器，减慢输液速度或停止输液，及时通知医生。重度表现，应立即停止输液，并保留剩余溶液和输液器，必要时送检验科做细菌培养，以查找发热反应的原因。

（2）对高热患者，应严密观察生命体征的变化，不同患者做不同处理。

1）畏寒或寒战者，宜加被保暖，并给热水袋（温度适宜，防止烫伤）和热饮料。

2）高热者，给冷毛巾、冰袋（毛巾包裹，防止冻伤）、温水或酒精物理降温。也可酌情应用解热镇痛药。

3）发绀者给予高流量吸氧 6～8L/min；烦躁不安者给予镇静药。

（3）药物治疗：必要时遵医嘱给予抗过敏药物或激素治疗，盐酸异丙嗪注射液 25mg 肌内注射或地塞米松磷酸钠注射液 5mg 静脉注射，严重时可给予地塞米松磷酸钠注射液 10mg 或氢化可的松注射液 100～200mg 加入 5% 葡萄糖 200ml 中静脉滴注。婴幼儿寒战期给予地塞米松磷酸钠注射液 0.2～0.3mg/kg 静脉注射，肌内注射异丙嗪 1mg/kg。严密观察生命体征变化，注意保留静脉通道以便于抢救。

（4）如出现抽搐、昏迷甚至危及生命时，则应与医生一同实施抢救措施。如患儿出现休克表现，应立即抢救，肌内注射盐酸肾上腺素注射液 0.01～0.03mg/（kg・次），每隔 20min 用药一次，同时静脉滴注氢化可的松注射液 5mg/kg，24h 内可达 3～4 次。血压过低时快速补充胶体液及晶体液，并在充分扩容的基础上，应用多巴胺、间羟胺或去甲肾上腺素分别加入 5% 葡萄糖溶液静脉滴注。并上报药剂科、护理部及院感科等相关部门。

（5）做好患者心理护理，较大患儿给予心理护理，婴幼儿要安抚患儿家长情绪。

3. 记录与追踪

（1）客观真实记录患者发生发热反应的临床表现，遵医嘱采取的护理措施及结果。

（2）记录患者的生命体征及血氧饱和度的结果。

（五）案例分析

1. 病例资料 患者，女性，35 岁，因“急性阑尾炎”于 2017 年 7 月 6 日入院，完善术前检查后急诊行“阑尾切除术”，术后给予补液抗感染治疗，术后第三日 9:00 继续输液治疗，半小时后患者出现寒战，继之高热，T 39.5℃，并伴有头痛、恶心、呕吐、呼吸困难，测 SPO_2 85%，P 112 次 /min，BP 90/65mmHg。

2. **静脉输液治疗相关并发症** 静脉输液所致的发热反应。

3. **原因分析**

（1）输液时检查药物中无肉眼可见微粒，如橡胶屑、纤维等。

（2）药物瓶盖无松动，瓶身无裂痕。

（3）不存在多种药物联合配制的问题。

（4）护士配药及输液操作过程中严格执行无菌技术操作，不存在操作不规范导致污染的问题。

（5）输液器具包装完好，在有效期内。

（6）输液速度适中，不存在短时间内快速输入大量液体的问题。

排除以上因素后，考虑为液体自身纯度不够，液体中存在致热原，导致患者出现发热反应。

4. **临床表现** 患者输液治疗，半小时后患者出现寒战，继之高热，T 39.5℃，并伴有头痛、恶心、呕吐、呼吸困难，测 SPO_2 85%，P 112 次 /min，BP 90/65mmHg。

5. **处理措施**

（1）立即停止输液，保留剩余溶液及原输液器，更换液体及输液器。

（2）通知主管医生后遵医嘱给予患者吸氧，氧流量 2L/min，肌内注射盐酸异丙嗪注射液 25mg，地塞米松磷酸钠注射液 5mg 静脉注射。

（3）严密观察患者病情变化，并做好护理记录。20min 后患者呼吸困难、头痛、恶心症状逐渐缓解。30min 后测 T 38.2℃，P 88 次 /min，BP 105/75mmHg，SPO_2 98%。

（4）护士填写输液反应报告卡，连同剩余溶液及输液器送检验科做细菌培养，7d 后细菌培养检验结果报告提示液体中培养出致热原。

（5）客观真实记录。

6. **效果评价** 实施处理措施 30min 后患者症状逐渐缓解。

（张爱华 葛 媚）

二、急性肺水肿

急性肺水肿（acute pulmonary edema）是指由于某种原因引起的肺内组织液生成、回流平衡失调，大量液体从肺毛细血管急剧渗入肺间质乃至肺泡内，液体渗出速度超过淋巴回流速度及肺间质吸收速度，短时间内使肺循环血量增多，肺毛细血管压力突然升高（≥ 4.65kPa）或肺泡 - 毛细血管屏障损害，肺毛细血管内皮通透性增加，影响气体交换而引起的一种临床综合征。急性肺水肿属于急症之一，其预后与抢救是否及时密切相关。

（一）原因

1. **急性心脏容量负荷过重**　如急性广泛性心肌梗死或感染性心内膜炎、心脏外伤等引起心瓣膜损害、腱索断裂、乳头肌功能不全、室间隔穿孔等；此外，短时间内，输血和 / 或输液过多、过快，使循环血量急剧增加，心脏负荷过重亦可导致急性肺水肿的发生。

2. **心肌存在急性弥漫性损害导致心肌收缩力减弱**　如急性广泛性心肌梗死、急性心肌炎等。

3. **急性机械性阻塞致心脏压力负荷过重及排血受阻**　如严重高血压、主动脉瓣狭窄或二尖瓣狭窄等。

4. **急性心室舒张受限**　如急性大量心包积液所致的急性心脏压塞导致心排血量减低和体循环淤血等。

5. **组织代谢增加和循环加速**　如甲状腺功能亢进、严重贫血等。

（二）临床表现

起病急骤，病情可迅速发展至危重状态。突然出现严重的呼吸困难，端坐呼吸，伴咳嗽，常咳出粉红色泡沫样痰，患者烦躁不安，口唇发绀，大汗淋漓，脉搏增快，两肺布满湿啰音及哮鸣音，严重者可引起晕厥及心搏骤停。婴幼儿常见呼吸增快、胸部凹陷、鼻翼扇动、呻吟、心动过速，烦躁不安，重者出现发绀、呼气延长、进行性呼吸功能代偿不全，如间断性屏气、周围血管收缩及心动过速。年长儿多数诉有呼吸困难或胸痛。常见面色苍白、青紫及恐惧表现，有时似哮喘发作。典型的急性肺水肿，可根据病理变化过程分为以下 4 个时期：

1. **间质性水肿期**　主要表现为夜间发作性呼吸困难，被迫端坐位伴出冷汗及不安，口唇发绀，两肺可闻及干啰音或哮鸣音，心动过速，血压升高，此时因肺间质水肿而压力增高，细小支气管受压变窄以及缺氧而致支气管痉挛所致。

2. **肺泡性水肿期**　主要表现为严重的呼吸困难，呈端坐呼吸伴恐惧、窒息感、面色青灰、皮肤及口唇明显发绀，大汗淋漓，咳嗽，咳大量粉红色泡沫样痰，大小便可出现失禁。两肺布满突发性湿啰音。如为心源性者，脉搏快速，心律失常，心尖部第一心音减弱可听到病理性第三心音和第四心音。

3. **休克期**　在短时间内大量血浆外渗导致血容量短期内迅速减少，出现低血容量性休克，同时由于心肌收缩力明显减弱引起心源性休克，出现呼吸急促、血压下降、皮肤湿冷、少尿或无尿等休克表现，伴神志意识改变。

4. **终末期** 呈昏迷状态往往因心肺功能衰竭而死亡。

（三）预防

静脉输液是临床常用的护理技术，也是抢救、治疗患者的一个重要途径，为达到预期的治疗效果，预防急性肺水肿的发生，需要护士在早期充分评估患者的基础上，结合患者的输液目的、病情、用药情况等内容，制订合理的输液方案，动态观察输液治疗过程。

1. **输液前评估**

（1）病史：评估患者的病史，了解患者的年龄、主诉、诊断、病因、临床表现、现存的危险因素、既往史、家族史、有无药物及消毒液过敏史、输液史、药物治疗史等内容。询问患者有无高血压、冠心病、风湿性心脏瓣膜病、心肌炎、心肌病等可能引起心功能不全等基础病因。

（2）体格检查：了解患者意识与精神状况、生命体征、身高、体重、出入量、营养状况、皮肤状况等。评估患者是否存在水肿，水肿的原因、部位及程度。

（3）实验室检查：查看血常规、电解质、肝肾功能、血气分析、X线片、血管超声、心动图等，评价患者是否存在心功能不全、电解质紊乱、酸碱平衡失调等可诱发急性心功能不全的诱因。

（4）心理评估：评估患者的文化背景及社会支持情况，了解其对疾病及治疗的认识程度，评估患者是否存在焦虑、恐惧、抑郁等心理反应及严重程度，并对其及时进行心理护理。

2. **制订合理的输液计划**

（1）合理安排输液顺序：护士要评估患者的治疗方案、输注药物性质，了解每日输液总量、输液要求及方法，根据医嘱合理安排输液，选择合适的输液工具。

（2）控制输液速度：护士根据所输药物的性质、副作用及输注速度要求，控制输液速度。患者心肺功能良好的情况下，采用重力输液时，输液速度分别为：成人40～60滴/min，儿童20～40滴/min，婴幼儿8～15滴/min；对于高龄、婴幼儿、孕妇或心肺功能不全的患者，输液滴速应控制在30～40滴/min，以防液体输注过快加重心脏负荷。

随着电子控速设备在临床的使用，可以对输液速度及输液量进行精确控制，以ml/h为单位。我国临床常用的输液器滴系数有10滴/ml、15滴/ml、20滴/ml三种型号，根据输液器滴系数可进行如下公式推理：

每小时输入的毫升数（ml/h）=滴/min×60min/h/滴系数（滴/ml）。以输液器滴系数是 15 滴 /ml 为例，使用输液泵时，输液速度分别为：成人 160 ~ 240ml/h，儿童 80 ~ 160ml/h，婴幼儿 32 ~ 60ml/h；特殊人群则需适当减慢输液速度，减轻心脏负荷，输液速度控制在 120 ~ 160ml/h。

输注高渗溶液、含钾药物、血管活性药物时，输液滴速宜慢，避免发生电解质紊乱、心律失常等副作用。婴幼儿心肺功能不完善，缺乏理想的配合；在输液过程中，应 20 ~ 30min 巡视一次，保持输液通畅，注意有无体位的大幅度改变，稳定情绪，出现哭啼或抽搐时及时调节输液速度，加强儿童输液的量化管理。

3. **加强巡视**

（1）观察患者病情变化，监测生命体征：输液过程中定时巡视患者，询问并评估患者症状是否缓解，观察药物治疗效果，进行相应临床生化指标的监测。若患者在静息状态下出现原因不明的疲乏、焦躁，呼吸短促、频率加快，脉搏增加 15 ~ 20 次 /min，应警惕患者心功能降低，及时查找病因，遵医嘱给予对症治疗。

（2）特殊药物：血管活性药物、非甾体抗炎药、抗生素、抗肿瘤药物等均会对心血管系统产生影响，在输液过程中，应了解药物特性及观察要点，预防并及时发现用药后不良反应。

1）血管活性药物：如肾上腺素、硝酸甘油及多巴胺等，使用时要密切观察血压、脉搏的变化，若出现胸闷、心慌等症状应立即报告医生，及时调整药物的种类及用量。

2）非甾体抗炎药：如阿司匹林、对乙酰氨基酚、吲哚美辛、萘普生、萘丁美酮、双氯芬酸、布洛芬、尼美舒利、罗非昔布、塞来昔布等，此类药物会干扰血压，使平均动脉压升高，从而增加心力衰竭的风险，在合并高血压、糖尿病或肾功能不全的患者中更为明显。美国心脏协会（AHA）临床指南建议，对于已确诊为心血管病或具有心血管病高危因素的人群，不推荐使用非甾体抗炎药，如必须使用，应严格掌握适应证，注意不良反应的监测，药物剂量应尽可能小，用药时间应尽可能短，坚持个体化用药，根据患者心血管风险和消化道水平制定用药策略。

3）抗生素：某些抗生素可直接影响心功能从而诱发或加重心力衰竭，如伊曲康唑，是抗真菌药物中对心功能影响最明显的药物，其负性肌力作用可引发心力衰竭，因此在原有心血管疾病或心功能不全的患者中应用时应加以注意。此外，喹诺酮类抗生素（如左氧氟沙星、莫西沙星）和大环内酯类抗生素可引起 QT 间期延长及室性心律失常，应避免用于接受 Ⅰa 类（如奎尼丁、普鲁卡因胺）或Ⅲ类（如胺碘酮、索他洛尔）抗心律失常药物治疗的患者。

4）抗肿瘤药物：某些抗肿瘤药物可引起明显的心肌损伤，如蒽环类药物（如多柔比星、伊达比星）以及烷化药（如环磷酰胺、异环磷酰胺）等，其临床表现从无症状性心肌损伤标志物升高到明显的心脏扩大及心力衰竭。为减少抗肿瘤药物对心肌的损伤，可使用某些心肌保护药物降低发生心力衰竭的风险性。

（3）监测患者出入量：准确记录患者出入量，以便后期调整治疗方案。对于轻、中度心功能不全患者常规限制液体摄入并无益处，对于重度心功能不全患者液体限量在 1.5 ~ 2.0L/d，有助于减轻症状和充血。

（4）必要时监测体重：定期监测体重有助于早期发现水钠潴留现象。若患者在短时间内（1 ~ 2d）体重突然增加 2kg 以上，应考虑患者已有水钠潴留，应及时明确病因或诱因，给予相应处理。测量体重应晨起排空大小便后，在固定时间同一着装下测量。

4. **严格交接班** 护士要严格交接班，尤其是婴幼儿、老年及危重患者，在输液期间实行两人床旁交接。交接班时详细介绍患者病情变化、治疗过程中的注意事项及患者心理状态等。当班护士应准确、客观、及时地记录患者静脉输液治疗的相关情况。婴幼儿正处于生长发育时期，心、肺等器官尚未发育成熟，其负荷功能较差，一旦短时间内输入过量液体导致心肺负荷过重可能会发生急性左心衰或肺水肿，因此，静脉输液时护士一定要严格按医嘱调节好滴数。对输液的婴幼儿要进行严密的观察和巡视，根据病情、药物及时调整输液的速度，随时排除输液故障，注意有无输液反应，保证药物在临床治疗中发挥有效地作用，达到最佳的治疗目的和效果。

5. **健康教育** 应贯穿在整个输液过程中，于输液前、中、后向患者及其家属进行健康教育，说明静脉输液的目的，告知所输药物的名称、作用及有可能出现的不良反应，消除患者的焦虑、恐惧心理，使其积极配合治疗。同时向患者强调切勿自行调节滴速，对应用输液泵或微量注射泵的患者嘱其切勿自行更改机器设置，以免造成不良后果。输液过程中患者有任何不良反应，随时联系护士。

（四）处理

1. 评估

（1）输入体内的液体量。

（2）生命体征。

（3）精神状况。

2. 处理措施

（1）减少静脉回流：立即停止输液或将输液速度降至最低，保持有效的静脉通路，通知医生紧急处理。监测生命体征，血氧饱和度等。协助患者采取强迫端坐位，病情平稳时采取舒适的半坐位（角度小于 30°）或平卧位，如果患者出现意识不清、大动脉搏动不明显甚至消失，应采取复苏体位，并准备好心肺复苏抢救。

（2）镇静：不建议常规使用阿片类的药物皮下或肌内注射，如吗啡，若使用此类药物，须监测患者呼吸困难的缓解情况，警惕呼吸抑制和意识的改变。对老年人、神志不清、已有呼吸抑制、休克或合并肺部感染的患者应禁用。为缓解患者紧张焦虑情绪，应为患者提供安全舒适的环境，及时解答患者的问题，做好心理支持。对于婴儿，应避免剧烈哭闹，年长儿应加强心理干预，缓解紧张情绪。

（3）高流量吸氧：患者呼吸困难明显并伴有低氧血症（SpO_2 < 90% 或 PaO_2 < 60mmHg）推荐给予高流量吸氧 6 ~ 8L/min，不建议湿化瓶内加入 75% 酒精，这可能导致支气管和肺泡壁损伤。严重者可采用无创呼吸机持续加压（CPAP）或双水平气道正压（BiPAP）给氧。

（4）利尿：静脉给予作用快而强的利尿剂，如呋塞米注射液 20 ~ 40mg 或依他尼酸钠 25 ~ 40mg 加入葡萄糖内静脉注射，儿童使用呋塞米注射液 1 ~ 2mg/kg 静脉注射，以减少血容量，减轻心脏负荷，应注意防止并纠正大量利尿时所伴发的低钾血症和低血容量。

（5）血管扩张剂：静脉滴注硝普钠或酚妥拉明以降低肺循环压力，持续监测血压，注意勿引起低血压，也可舌下含化硝酸甘油片或二硝酸异山梨醇以降低肺循环静脉压，症状改善后逐渐减量。

（6）强心药：如近期未用过洋地黄类药物者，可静脉注射快速作用的洋地黄类制剂，如毛花苷 C、毒毛花苷 K 等。对二尖瓣狭窄所引起的肺水肿，除伴有心室率快的心房颤动外，不用强心药，以免因右心排血量增加而加重肺充血。

（7）氨茶碱注射液：对伴有支气管痉挛者，可选用氨茶碱注射液 0.25g 加入 10% 葡萄糖液 20ml 稀释后静脉缓慢注入，儿童用量为 4 ~ 6mg/kg，最大量不超过 250mg，以减轻支气管痉挛，扩张冠状动脉和加强利尿。该药在使用时可出现室性早搏和 / 或室性心动过速等副作用，故应慎用。

（8）皮质激素：应用糖皮质激素可减少毛细血管通透性，减轻炎症反应，降低周围血管阻力，促使水肿消退。成人使用氢化可的松注射液 200 ~ 300mg，或地塞米松磷酸钠注射液 30 ~ 40mg 或甲泼尼龙 30mg/kg 加入葡萄糖液中静滴有助肺水肿的控制。通常在发病 24 ~ 48h 内应用，用药不宜超过 72h。儿童可用琥珀酸氢化可的松 5 ~ 10mg/（kg · d）静脉滴注。治疗过程密切观察患儿的神志、面色、脉搏、心律、呼吸、血压、尿量、滴速、用药反应等。

（9）控制原有疾病和诱发因素：如有发作快速性心律失常，应迅速控制。

3. **记录与追踪**

（1）客观真实记录患者发生急性肺水肿的临床表现，详细记录遵医嘱采取的抢救措施及结果。

（2）记录患者的生命体征及血氧饱和度的结果。

（五）案例分析

1. **病例资料** 患者，男性，52岁，因“间断胸痛2年，加重伴大汗3h”于2017年6月6日入院，入院诊断：急性前壁心肌梗死，入院测T 36.0℃，P 70次/min，BP 108/55mmHg，急诊行冠状动脉介入治疗，开通血管后，术后患者胸痛症状消失。次日测T 38.5℃，患者诉鼻塞、咽痛、流涕，遵医嘱给予酚麻美敏1片口服，5%葡萄糖氯化钠500ml+10%氯化钾10ml以40滴/min，静脉输入，1h后复测T 37.2℃，嘱继续观察。此时，患者无自觉症状，期望尽早结束输液治疗，自行调整输液速度至80滴/min，半小时后，患者诉憋气，端坐呼吸，大汗、咳嗽，咳出粉红色泡沫样痰，口唇发绀，皮肤湿冷，P 110次/min，R 35次/min，BP 180/75mmHg，血氧饱和度（SPO_2）92%，两肺闻及湿啰音。

2. **静脉输液治疗相关并发症** 急性肺水肿。

3. **原因分析** 该患者自行调整输液速度，输液过快，短时间内输入过多液体，使循环血量急剧增加，心脏负荷过重而导致急性肺水肿发生。

4. **临床表现** 调整输液速度至80滴/min，半小时后，患者诉憋气，端坐呼吸，大汗、咳嗽，咳出粉红色泡沫样痰，口唇发绀，皮肤湿冷，P 110次/min，R 35次/min，BP 180/75mmHg，血氧饱和度（SPO_2）92%，两肺闻及湿啰音。

5. **处理措施**

（1）立即减慢输液速度，保证静脉通路通畅，通知医生，协助抢救。

（2）协助患者取端坐位，双腿下垂。

（3）给予高流量吸氧6～8L/min，严密观察心电、血压、呼吸、SPO_2情况，保证患者$SPO_2 \geqslant 90\%$。

（4）遵医嘱给予药物治疗：吗啡3mg静脉注射，呋塞米注射液20mg静脉注射，更换液体为二羟丙茶碱0.25g+0.9%氯化钠注射液50ml静脉慢滴。

（5）密切观察病情变化，做好护理记录，准确记录出入量。5min后患者诉症状稍缓解，仍憋气，P 113次/min，BP 175/80mmHg，仍不能平卧，遵医嘱给予 5% 葡萄糖注射液 20ml+ 去乙酰毛花苷 0.2mg 静脉缓推，硝酸甘油 40μg/min 静脉持续泵入，30min 后患者排尿 500ml，诉症状缓解，端坐位休息，心电监护示 P 85 次 /min，BP 135/75mmHg，SPO_2 100%，遵医嘱调节硝酸甘油至 20μg/min 静脉持续泵入，嘱继续观察。

（6）客观真实记录。

6. **效果评价**　该患者有心肌梗死病史，因自行调节输液速度，在短时间内输液过快，使循环血量急剧增加，心脏负荷过重而导致急性肺水肿的发生。护士及时发现病情变化，配合医生积极抢救，给予端坐位、吸氧、镇静、强心利尿药等措施，使患者症状缓解，转危为安。

（马新娟　林　梅）

三、空气栓塞

空气栓塞（air embolism）是临床上危险的围术期并发症，该病虽然罕见，但有可能造成严重后果。人们对静脉空气栓塞（VAE）的认识由来已久，但是近年来仍时有报道，其几乎可以发生在各种手术和麻醉操作当中，令人防不胜防。静脉输液、输血是临床上最基本的护理操作技术，是医院治疗与抢救患者的重要手段，但如有不慎，空气进入静脉，也会发生空气栓塞导致患者死亡。因此静脉输液治疗中引起空气栓塞的预防和处理不容忽视。

空气栓塞主要指空气进入静脉血管，随后通过中心静脉进入右心房、右心室、肺动脉。其发生需要满足两个基本条件：一是有空气进入血液；二是需要有一定的压力差，即静脉压力相对低于大气压，有直接或间接的外界压力推动空气进入血液中。

空气栓塞对患者的影响主要与空气进入血液循环的量、速度和气体进入时患者的体位有关。空气快速进入血液循环可以引起严重的血流动力学的波动。气体进入人体的致死量，意见尚未统一，有人认为 100ml 左右的气体量迅速进入血液循环时，即可导致成人心力衰竭；危重或循环不稳定的患者，即使进入少量空气亦可导致严重意外。大量空气快速进入静脉以后，到达右心房和右心室，可以阻塞右心室流出道，发生急性右心衰，直接导致死亡。如果空气缓慢进入，则阻塞只会发生在肺循环，导致肺血管收缩和肺动脉高压，右心室后负荷增加，肺血流量减少，左心室前负荷减少，心排血量下降，严重可致循环衰竭。肺血管阻力增加和通气 / 血流比失调导致肺内右向左分流，肺泡无效腔增加，缺氧和高碳酸血症。机体通过循环吸收的作用可以耐受少量的空气。

（一）原因

动静脉均可发生空气栓塞。最常见的因素是手术、创伤、血管介入，以及机械通气导致的气压伤。

1. **手术** 与其他手术相比，神经外科和耳鼻咽喉科手术更常并发静脉空气栓塞。神经外科手术中的静脉空气栓塞发生率为10%（俯卧位患者）至80%（Fowler坐直体位下修补颅骨的患者）。其他手术或介入操作也会在极少数情况下引起静脉空气栓塞，如肺部经支气管镜和经皮穿刺活检、腹腔镜操作、肺癌射频消融术等。

2. **创伤** 可造成空气栓塞的创伤包括：胸部或腹部的穿透伤（如肋骨骨折引起静脉撕裂）或钝挫伤（如支气管断裂造成支气管静脉瘘或心房食管瘘）。但也有人在创伤后出现动脉空气栓塞，尤其是头颈部损伤、胸部穿入伤或钝挫伤和腹部钝挫伤，这种栓塞有致死可能。

3. **血管内导管** 静脉空气栓塞是置入血液透析导管、肺动脉导管、中心静脉导管或静脉导管的接头脱落、静脉注射（特别是造影剂高压注射）的严重并发症。需注意的是在插入导管、移除导管时均可发生空气栓塞。

4. **气压伤** 需要正压通气的患者存在肺气压伤风险，因此也有空气栓塞风险。如肺血管破裂，同时肺泡因气腔过度扩张而破裂，气体会进入血液循环。这种并发症常见于接受机械通气的急性呼吸窘迫综合征的患者（包括早产儿），也见于在麻醉期间接受机械通气的患者。

5. **增加导管相关性静脉空气栓塞的风险如下：**

（1）导管连接破损或脱落。

（2）在插入或拔除时未能封堵针头接口和/或导管。

（3）穿刺鞘的自封阀门故障。

（4）拔除中心静脉导管后持续存留导管通道。

（5）插入或拔除导管时深吸气，增加了胸腔内负压。

（6）低血容量时，降低了中心静脉压。

（7）直立体位，此时中心静脉压低于大气压，空气特别容易极快地进入静脉循环。

（二）临床表现

空气栓塞的症状是非特异性的，临床表现变化大，可以无症状或只有轻微症状而未引起注意，因肺作为滤器重吸收静脉内的空气，当此机制失代偿时，患者会出现严重缺氧和低血压，可能出现心血管系统衰竭而猝死。若患者有已知的危险因素（如静脉导管置管和创伤），且突然发生呼吸窘迫（静脉空气栓塞）和/或出现神经系统事件（动脉空气栓塞），那就应高度怀疑空气栓塞。具体表现取决于栓塞的严重程度、受累的终末器官和基础合并症。患者对空气栓塞的反应取决于以下几个因素：

1. 进入静脉的气体量、速度，大量空气快速进入血液循环更易导致血流动力衰竭。

2. 患者心血管系统的状态。

3. 发生栓塞时的体位和是否由右向左分流。当患者处于左侧卧位时耐受力最佳，若采取垂直体位，大气压与血管内压差增大，进入静脉的空气量增多，症状相对更重。当存在右向左的心内分流时，气体进入动脉系统，这样即使非常少量的空气，也能导致极其恶劣的预后。临床上清醒患者，常会有胸痛及头晕目眩等不适症状。按其表现主要可以分为两大类，即循环系统和呼吸系统表现。

（1）循环系统：在空气栓塞时心动过速和心动过缓甚至心搏骤停。经胸前区听诊可以闻及心脏的“磨轮样杂音（mill-wheel murmur）”，心电图表现主要有非特异性的 ST-T 改变以及右心室劳损的变化。肺动脉压力（PAP）在大量空气栓塞时下降，但在空气缓慢引起栓塞时则升高。由于右心功能障碍，中心静脉压（CVP）通常升高。

（2）呼吸系统：清醒患者主要表现为呼吸困难和呼吸急促。呼气末 CO_2 分压迅速下降，伴有动脉血 CO_2 分压增加和氧分压下降。空气栓塞可以导致肺内中性粒细胞释放炎症因子，增加肺血管通透性，出现类似急性呼吸窘迫综合征（ARDS）的肺损伤表现。患者肺顺应性下降，肺功能受损。

（三）预防

1. **特殊患者的手术体位** 神经外科和头颈部患者的手术体位：如患者手术必须采取坐位（罕见）进行颈椎手术或颅骨切开术时，应通过经胸超声心动图（TTE）或经食道超声心动图（TEE）监测有无静脉空气栓塞并放置中心静脉导管，以防需要空气抽吸。在其他神经外科和耳鼻咽喉科手术中，如果手术医师和麻醉科医师认为空气栓塞的风险较高，应时刻提高警惕，实时监测，熟悉空气栓塞发生后的识别和处理方法。在条件允许的情况下，除基本的生命体征监测外，呼气末正压（PEEP）的应用能够为有经验的麻醉医生对空气栓塞的发生提供有效地监测。

2. **保持患者气道通畅** 为危重或大手术患者进行机械通气时应尽量减少气道压力，避免过度通气，以防肺气压伤。

3. **杜绝通过中心静脉导管进入空气** 在置入中心静脉导管、药物输注和拔除中心静脉导管时要仔细、谨慎，此时空气进入的风险最大。如进行颈内或锁骨下静脉置入导管时，患者取头低脚高位，增加中心静脉压；股静脉置管患者取仰卧位即可。拔除中心静脉导管时，患者应取仰卧位，使导管外端平于或低于心脏水平，应在呼气时拔除导管，此时胸腔压大于大气压。当从血管中拔除最后一部分导管时指导患者做瓦式运动（深吸一口气，屏住呼吸憋住然后鼓肚子）；拔管后，纱布按压穿刺部位 5 ~ 10min 以上，直至止血，贴上敷料密闭 24h，CVC 拔管后需坐位或平卧休息 30min，24h 后视情况换药，直到穿刺点愈合。

对于新生儿及婴幼儿，要求护士观察患儿呼吸状况，并在呼气时移除导管；对于幼儿，指导其吹风车或吹哨子使其处于呼气状态，便于护士抓准时机移除导管；对于较大可以沟通的患儿，指导进行吸气、呼气、屏气训练，护士可在患儿屏气状态下移除导管。

4. 规范护理操作行为

（1）静脉输液前：建议使用精密输液器，一次性排尽输液器空气，宜使用无针输液接头与输液器紧密连接；在与导管连接前，确保输液器和附加装置中充满液体；当更换输液器或无针输液接头时，导管位置应与心脏齐平或低于心脏；并需认真检查输液管路，避免错误连接；微量输液泵需准确调节输液速度、量。

（2）输液过程中：及时巡视，保持充足的液体；液体不足时会增加空气栓塞的风险，及时更换输液瓶 / 袋，发现问题，及时处理。

（3）液体滴完：及时拔针，严防空气进入，造成栓塞。

（4）健康教育：指导患者或家属做好输液过程中的配合。

（5）为留置 CVC 或 PICC 患者更换导管附加装置时，如导管无流速调节器，指导患者在操作过程中进行瓦氏运动，可先将导管反折，消毒后进行更换。如导管带有流速调节器，应先将夹子夹住，迅速分离现有的连接器或接头，将其与导管端进行安全连接；附加装置更换前需进行预冲，以排尽装置内的空气。

（6）告诉患者和家属进行导管的保养和维护时，识别空气栓塞的征兆，当发生空气栓塞时能够采取及时的、恰当的干预措施。

（7）对婴幼儿进行置管或移除导管前，应对患儿家长进行行为训练，指导正确的体位配合方法。

（四）处理

1. 评估 当怀疑有空气栓塞时，护士应能够识别其症状和体征，并及时采取干预措施。

（1）查找空气栓塞来源的高危因素：如输液系统连接是否紧密、中心静脉通路是否存在接头松脱或意外进气的可能。

（2）评估患者：意识、脉搏、血压、呼吸、血氧饱和度等变化，如出现突发呼吸困难、心律失常、意识丧失、不明原因的低血压、肺水肿和血氧饱和度下降，特别是血 CO_2 分压迅速下降时，应充分考虑空气栓塞的可能。

2. **处理措施**

（1）找出空气栓塞的原因，立即采取措施阻止气体继续进入静脉内。

1）立即停止手术。

2）低血容量时可通过输注液体提高中心静脉压，减小空气与静脉之间的压力差，以减少空气栓子的进入。

3）应立即夹闭静脉管道及可能开放的中心静脉导管。

4）如果接头断开或导管损坏，则关闭导管。

5）若导管装置已拔除，则封闭穿刺点。

6）疑为血液透析管路发生空气栓塞时，立即夹闭静脉管路并关闭血泵。

7）高流量吸氧 6～8L/min，提高动脉血氧饱和度和改善外周组织供氧。

（2）如无疾病禁忌则立即采取头低足高左侧卧位，使空气进入右心室，避开肺动脉入口，由于心脏的跳动，空气被混成泡沫，分次小量进入肺动脉内，这样可以最大限度地减少空气栓子迁移，促使空气向上方移行至右心室内不易发生栓塞的位置。

（3）如需行心肺复苏术（CPR），将患者置于仰卧位。

（4）通过中心静脉导管或肺动脉导管回抽气体。有研究认为，能真正抽到气泡的不足 6%。也有人认为，头端开口式 PICC 导管较头端闭合式、三向瓣膜 PICC 导管回抽气体的效果更好，如果导管位置适当，可以抽到心腔内的空气。

（5）对症治疗：镇静、改善呼吸、抗休克、抗心律失常，积极补液，避免血压降低；输液不应过量，以免导致或加重肺水肿。应用强心、利尿和血管活性药物等，如多巴胺、肾上腺素等。

3. **记录与追踪**

（1）客观真实记录患者发生空气栓塞的临床表现，空气进入的原因、可能进入的空气量，详细记录抢救经过，采取的措施和效果、患者的病情和对干预措施的效果。

（2）记录患者的生命体征及血氧饱和度的结果。

（3）完成意外事件和警讯事件的上报。

（五）案例分析

1. **病例资料** 患者，男，50 岁。以“进食后哽噎伴胸骨后疼痛 2 个月余”为主诉入院。评估：神志清楚，P 72 次 / min，R 18 次 / min，BP 125 / 77mmHg，SPO_2 100%。经完善相关检查，明确诊断为“食管癌”。于 6 月 23 日在全麻下行食管癌根治切除术，手术顺利，术前给予 CVC 置管。术后两周

7月6日按常规流程拔除颈内静脉CVC后，患者突然出现胸闷气促，口唇、颜面发绀，立即协助患者头低足高左侧卧位，置管穿刺点加压包扎，面罩吸氧等对症处理，患者继而出现意识不清，双侧瞳孔等大等圆，对光反射迟钝，P 120次/min，R 25次/min，BP 190/94mmHg，SPO_2 89%，立即将患者去枕平卧，开放气道，简易呼吸器辅助呼吸，急诊CT检查提示脑内小动脉空气栓塞，立即转入ICU治疗。转入ICU时患者昏迷，昏迷指数（GCS）评分4分，右侧肢体肌力2级，左侧肢体肌力0级，气管插管机械通气下SPO_2 100%，P 119次/min，BP 158/108mmHg。立即给予抗感染、脱水、降低颅内压、营养脑神经、营养支持等对症治疗，当日即行高压氧治疗。7月10日，患者意识清醒，咳嗽反射存在，右侧肌力4级，左侧肌力1级，给予拔除气管插管，改面罩吸氧。康复科会诊进行康复介入治疗，行肢体运动疗法、神经肌肉电刺激、低频脉冲电治疗、气压治疗等，1个月后患者好转出院。

2. 静脉输液治疗相关并发症 空气栓塞。

3. 原因分析

（1）该患者拔管时体位为平卧位，头部略高，拔管时揭去无菌敷料，用无菌纱布覆盖穿刺点，迅速拔除CVC导管。如穿刺点局部没有加压，拔管后体外空气可以直接经导管残留隧道进入静脉系统，此时若患者深吸气，气体便有可能进入血液循环引起空气栓塞。

（2）从血流动力学方面推测，气体通过体循环进入脑部的可能性不大，分析出现脑空气栓塞的可能原因是：CVC导管拔除后体外空气直接经导管残留隧道进入静脉系统，运行到右心和肺，如果患者有心内结构缺损，如卵圆孔未闭、先天性房缺等，则会导致右室压力增加而使气栓产生右向左分流，引起动脉系统栓塞，导致脑血管栓塞而引起器官功能衰竭。

4. 临床表现 拔除颈内CVC后患者突然出现胸闷气促，口唇、颜面发绀，立即协助患者头低足高左侧卧位，置管穿刺点加压包扎，面罩吸氧等对症处理，患者继而出现意识不清，双瞳孔等大等圆，对光反射迟钝，P 120次/min，R 25次/min，BP 190/94mmHg，SPO_2 89%。

5. 处理措施

（1）体位：急性静脉空气栓塞的典型治疗是迅速将患者处于头低足高左侧卧位，此体位是利用气体的浮力原理，阻止血液循环中的气体进入脑和冠状动脉，甚至使已进入的气体退出致命部位，然后逐步被机体吸收而消失，以减轻空气栓子对机体的危害，给抢救争取宝贵时间。

（2）吸氧及高压氧治疗：给予100%的纯氧可将血中的氮分压降到接近零，增加氮从气泡向血液扩散，当氮气溶解于血中，空气栓子的体积可减小。

对于大的气栓必须考虑高压氧治疗，高压氧可有效缩小气泡体积。脑空气栓塞一旦确诊，加压治疗是唯一有效的方法。高压氧治疗期间由医护人员陪舱，密切观察患者病情变化，做好各导管护理，观察患者的呼吸情况，及时发现氧中毒的先驱症状。

（3）生命体征及意识监测：心电监护，密切观察患者生命体征、意识、瞳孔；遵医嘱给予 20% 甘露醇注射液或呋塞米注射液 20mg 静脉注射，以降低颅内压，减轻脑水肿；取平卧位，头部置冰袋或冰帽，降低颅内温度，减少能量消耗及脑细胞的耗氧量；使用降温毯，使肛温保持在 35℃左右，即可保护脑和心肌细胞，又可减小气体体积；严密观察患者呼吸、血氧饱和度，准确记录液体出入量，监测肾功能的变化。

（4）使用呼吸机辅助呼吸：逐渐增加潮气量以提高血氧分压及氧在组织的弥散量，改善组织的血氧供应，促进其有氧代谢和功能的恢复，根据患者的病情和血气分析情况，及时调整呼吸机各参数。保持呼吸道通畅，及时清除呼吸道分泌物。

（5）记录：患者病情稳定后，详细、据实地记录空气进入的原因、可能进入的空气量、对患者的观察和评估、采取的措施和效果、患者的病情和对干预措施的反应。

（6）继续观察患者的病情变化，直至患者完全脱离危险为止。

（7）完成意外事件和警讯事件的上报。

6. **效果评价** 本例患者发生空气栓塞时立即协助患者头低足高左侧卧位，置管穿刺点加压包扎，密切监护患者病情变化，给予面罩高流量吸氧 6 ~ 8L/min，建立人工机械通气后，给予 100% 纯氧通气，提高动脉血氧饱和度和改善外周组织供氧，根据血气分析结果调节氧浓度，发病 6h 后格拉斯评分 4 分，给予高压氧治疗后，第 2d 意识即有改善，格拉斯评分为 9 分，第 3d 意识清醒。经积极地抗感染、脱水、降低颅内压、营养脑神经、抑酸保护胃黏膜以及营养支持等对症治疗，患者 1 个月后康复出院。

（蔺　波　唐　英）

四、药物过敏反应

药物过敏反应（drug allergy）又称药物变态反应，是某种药物作用于人体后产生的免疫反应。这种反应与药物剂量、正常的药理反应或毒性无关，反应性质各有不同，不易预知。它仅发生于用药人群中的少数，很少的剂量即可发生过敏反应，一般发生于多次接触同一种药物后，与人的特异性过敏体质相关。

（一）原因

药物过敏反应属于异常的免疫反应，药物作为一种抗原，进入人体后，有些个体体内会产生特异性抗体（IgE、IgG 及 IgM），使 T 淋巴细胞致敏，当再次应用同类药物时，抗原抗体在致敏淋巴细胞上相互作用，引起过敏反应。

（二）临床表现

药物过敏反应主要有两种形式：一种是在用药当时就发生称为即发反应；另一种是潜伏半小时甚至几天后才发生，称为迟发反应。

药物过敏反应临床表现多种多样，在许多部位都有发生，但主要有以下几种症状：

1. **皮肤症状** 最为常见，药物可引起多种过敏性皮疹，又称药物疹，如荨麻疹、红斑、各种皮疹等，常见表现为皮肤瘙痒或刺痛。

2. **药物热** 由药物过敏反应所致的发热称为药物热。可为药物过敏反应的唯一表现，也可与其他症状并存。

3. **血清病型反应** 临床常见于应用青霉素类药物时，表现为发热、关节疼痛、淋巴结肿大、肝脾肿大等。

4. **速发型超敏反应综合征** 药物进入机体后立即发生，可表现为急性荨麻疹、血管神经性水肿、过敏性鼻炎、哮喘发作等，严重者出现过敏性休克，甚至危及生命。

5. **其他系统性症状** 呼吸系统症状：如哮喘、胸闷、喉头水肿、呼吸困难等；消化系统症状：如恶心、呕吐、腹痛、腹泻等；血液系统症状：如溶血性贫血、粒细胞减少、血小板减少等；神经系统症状：如头晕、头痛、惊厥等；循环系统症状：如血压下降、脉搏减慢等；还有心、肝、肺、肾、脑等重要脏器损害。

6. **婴幼儿临床表现** 主要表现为药物疹、药物热、恶心呕吐、呼吸急促等症状。

（三）预防

1. 用药前询问患者有无药物过敏史，包括食物过敏史。对有过敏史者禁用该类药物，高敏体质者慎用易过敏药物。对曾患有过敏性鼻炎、喘息型支气管炎、支气管哮喘、荨麻疹等病的患者输液时要视为重点观察对象，将患者安置在靠近治疗室的位置。

2. 遵医嘱做药物敏感性试验，正确判断阳性指征。规范皮试液的配制方法，尽量减少假阳性判断。药物敏感性试验呈阴性使用药物后，停药超过 3d，需重新进行药物敏感性试验。如青霉素批号更新，也需重新进行药物敏感性试验。不应空腹进行药物敏感性试验。

3. 配药前严格检查液体、药物的质量、配伍禁忌及有效期。

4. 输液过程中密切观察患者有无过敏反应的先兆。

5. 静脉滴注开始速度要慢，严密观察10min，无不良反应后再调节至正常速度，用药后必须严密观察半小时以上，以防发生迟发型过敏反应。

6. 药物配制后不宜放置过久，宜现配现用，配药时注射器要做到一药一用一更换，防止和减少过敏反应的发生。

7. 易过敏药物和中成药制剂，必须单独使用，应使用精密输液器输注，滤去易引起过敏的杂质。

（四）处理

1. 评估

（1）生命体征。

（2）意识。

（3）患者有无喉头水肿。

（4）临床表现。

2. 处理措施

（1）一旦发生过敏反应，立即停药，保留输液通路，更换输液器及液体，报告医生，遵医嘱对症处理，安慰患者，妥善保存剩余药物，抽取输液器内的液体和患者对侧肢体的血液做微生物检验监测。

（2）当患者只有局部皮肤表现，如皮肤潮红、瘙痒、荨麻疹、斑丘疹，可以给予抗组胺类药物治疗，如果皮损严重，出现严重的药疹，则需要给予肾上腺皮质激素治疗并注意皮肤损伤的护理。

（3）一旦出现过敏性休克，立即采取以下抢救措施：

1）立即平卧，头偏向一侧，就地抢救。

2）成人：皮下或肌内注射盐酸肾上腺素注射液0.5mg，5～20min后症状不缓解，可重复用药，直至脱离生命危险。不推荐使用静脉推注的用药途径，如果必须静脉推注肾上腺素的情况时，应缓慢静脉推注50～100μg肾上腺素。

3）婴幼儿：皮下或肌内注射盐酸肾上腺素注射液：一岁以下为50μg，较大儿童不超过0.5mg。静脉用药应严格按患儿体重计算用量，体重10μg/kg。

4）改善缺氧症状，给予氧气吸入。呼吸受抑制时，应立即行口对口人工呼吸，及时使用兴奋呼吸系统的药物，可注射尼可刹米注射液0.25～0.5g，必要时1～2h重复用药。婴幼儿用量：6个月以下一次用0.075g，1～4岁一次用0.125g；4～7岁一次用0.175g；7岁以上可一次用0.25g。喉头水肿致窒息时，应立即行气管插管，必要时实施气管切开术。

（4）如有心搏骤停，立即进行胸外心脏按压、人工呼吸等心肺复苏的抢救措施。

（5）遵医嘱给予抗过敏药物，地塞米松磷酸钠注射液5～10mg静脉推注或氢化可的松注射液200mg加入5%～10%的葡萄糖溶液500ml静脉滴注。

（6）建立两条静脉通路，以便迅速补充血容量。如血压偏低，遵医嘱应用晶体液体、盐酸多巴胺注射液静脉滴注维持血压。

（7）纠正酸中毒，应用抗组胺类药物。

（8）注意保暖，不宜搬动。

（9）过敏反应发生后，密切观察患者生命体征变化。注意患者神志，末梢循环，尿量，皮肤，心、肝、肾功能等变化。

（10）婴幼儿往往不能主动反映病情，护士主动询问，加强观察，及时发现。

（11）抢救时口头医嘱必须复述1遍，待医生确认后方可用药，用药时认真核对。

3. **记录与追踪**

（1）客观真实记录患者发生药物过敏反应的临床表现，遵医嘱采取的护理措施及结果，抢救后详细做好抢救记录。

（2）记录患者的生命体征及血氧饱和度的结果。

（3）完成意外事件和警讯事件的上报。

（五）案例分析

1. **病例资料** 患者，男性，61岁，主诉：因“间断中上腹痛，黑便1个月余，加重伴呕血三次，色鲜红、每次量约50ml。于2017年2月25日入院，入院诊断：上消化道出血，入院测T 36.5℃，P 84次/min，R 21次/min，BP 101/65mmHg，神志清楚，面色较苍白，腹部平软，剑突下轻压痛，无反跳痛和肌紧张。遵医嘱为患者实施输液治疗，给予0.9%氯化钠注射液20ml+蛇毒血凝酶注射液1U，静脉缓慢推注，注射1 min后患者突然感到胸闷、气促、心悸、面颈部皮肤发紧、全身皮肤瘙痒、面色苍白，继而出现头昏、视物模糊、大汗淋漓、四肢冰冷、神志淡漠，听诊心音弱，测BP 40/15mmHg，P 45次/min，R 30次/min。

2. **静脉输液治疗相关并发症** 药物过敏性休克。

3. **原因分析** 蛇毒血凝酶注射液的原材料来源于蛇毒，作为异种蛋白进入人体后会成为致敏原，导致机体发生Ⅰ型变态反应。

4. **临床表现** 患者实施静脉输液治疗，给予0.9%氯化钠注射液20ml+蛇毒血凝酶注射液1U，静脉缓慢推注，注射1 min后突然感到胸闷、气促、心悸、面部、颈部皮肤发紧、全身皮肤瘙痒、面色苍白，继而出现头昏、视物模糊、大汗淋漓、四肢冰冷、神志淡漠，听诊心音弱，测 BP 40/15mmHg，P 45 次 /min，R 30 次 /min。

5. **处理措施**

（1）立即停药，报告医生，建立静脉输液双通道，妥善保存剩余药物，必要时送检，做微生物检验监测。

（2）给予高流量吸氧 6～8L / min，心电监护，严密监测脉搏、血压、呼吸、SPO_2。

（3）皮下注射盐酸肾上腺素注射液 1mg，地塞米松磷酸钠注射液 10mg 静脉注射，0.9% 氯化钠注射液 250ml+ 盐酸多巴胺注射液 80mg 静脉滴注，0.9% 氯化钠注射液 20ml + 葡萄糖酸钙注射液 10ml 缓慢静脉注射抗过敏。

（4）密切观察患者病情变化，完善护理文件书写，准确记录出入量。5min 后患者意识清楚，呼吸逐渐平稳，发绀缓解。15min 后，患者生命体征恢复正常，诉气紧、全身瘙痒明显缓解。30min 后患者以上症状逐渐改善，血压、血氧饱和度等基本稳定，继续予低流量 1～2L/min 吸氧、补液、对症治疗，观察 8h 未发生迟发性过敏反应，连续使用该药 > 5d 应注意监测患者凝血功能。

（5）客观真实记录。

6. **效果评价**　该患者发生过敏性休克后，护士及时发现病情变化，积极配合医生抢救，给予停药、吸氧、皮下注射盐酸肾上腺素注射液 1mg、抗过敏、扩容、升压等治疗措施，患者症状缓解，转危为安。

（秦新新）

第三篇

静脉输液质量篇

第七章

质量管理与风险管理

第一节 静脉输液质量管理

静脉输液是临床治疗中最常见的治疗方法，是基础护理操作中最常用的操作技术，也是最容易发生护患纠纷的治疗环节。静脉输液质量优劣直接关系到患者生命安危，所以提高静脉输液质量和风险管理，将静脉输液安全关口前移，基于结构、过程、结果的静脉输液安全的质量科学管理应用于临床。

一、组织结构体系

组织结构是指一个组织内各构成要素以及它们之间的相互关系，它是支撑组织的框架体系。这个结构体系的主要内容包括职能、层次、部门和职权结构。恰当的组织结构设计对于实现组织目标、提高组织效率十分重要。通过组织结构可以把完成组织目标所需的人和事编排成便于管理的单位，又可以把组织内各个部门、各个岗位连接成为一个有机整体，从而大大提高组织的运行效率，降低组织管理成本，有利于组织目标的实现。

静脉输液治疗小组（简称静疗小组）的组织结构由护理部直接领导，在静疗组长的带领下又分为5～7个亚组，各小组结合护理部的总体安排制订静疗小组每年的计划，并完成静疗小组指令性任务如：会诊、质量控制、理论及操作培训、信息收集、数据统计分析、科研创新、耗材管理等。静脉输液治疗小组组织结构见图7-1。

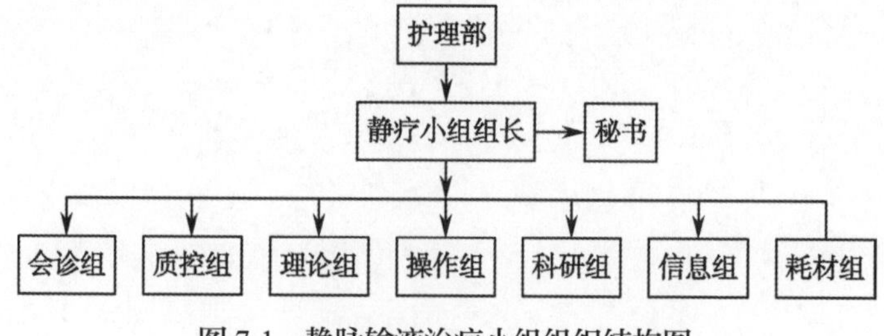

图7-1 静脉输液治疗小组组织结构图

静脉输液质量控制由静疗小组下设的质控组负责，每位成员负责管辖区域的静脉输液质量督查。通过每季度的质控，找出问题、分析问题、解决问题，提出整改意见和防范措施，促进临床科室静脉输液治疗标准化、规范化、法制化。

二、评价内容及标准

（一）评价内容

静脉输液质量管理是医院护理质量管理的重要组成部分，是一个规范的、系统的、连续的过程，将各项制度、流程和规范进行量化、细化，变成可测量、可评价的系统，便于执行和考核。静脉输液质量标准涵盖结构面、过程面、结果面。

1. **结构面**　是完成静脉输液所必需的一些基础：制度、流程、规范、预案、护士资质、护士培训及配制环境等。

2. **过程面**　是评价静脉输液过程是否达到质量要求的环节。主要包括：核对、评估、知情同意、药物配制、静脉置管、导管维护及导管留置管理。

3. **结果面**　是患者在静脉输液治疗的过程中得到的最终效果。通过对以下几个方面来进行评价：不良事件上报率、健康教育知晓率来监督临床静脉输液。

（二）评价标准

常用静脉输液质量评价标准见表 7-1。

表 7-1　静脉输液质量评价标准

护理部	□片区	□病区				
项目内容	检查标准		科室结果	病历号及结果		
结构面	制度、流程规范、预案	1. 制度　医嘱查对制度、用药查对制度、输血查对制度				
		2. 流程　静脉输液操作流程及评分标准				
		3. 规范　静脉输液相关并发症预防及处理措施				
		4. 预案　静脉输液不良反应及不良事件的应急预案				
	护士	1. 着装　符合要求				
		2. 资质　静脉输液操作人员符合资质				
		3. 培训　有静脉输液培训计划、有动态理论培训、操作培训及考试记录（每年至少一次）				

续表

护理部	□片区	□病区				
项目内容		检查标准	科室结果	病历号及结果		
结构面	操作环境	1. 药物配制环境符合规范				
		2. 静脉输液操作环境符合规范				
过程面	核对	1. 身份识别　两人使用两种以上方式识别患者身份,核对医嘱与患者的用药信息,使用的输液工具,询问有无药物及消毒液过敏史				
		2. 核对输液工具的有效期及质量				
		3. 核对药物的有效期及质量、用量				
	评估	1. 整体评估　患者身体状况、静脉输液工具及治疗方案				
		2. 局部评估　穿刺肢体有无肿胀、穿刺点及导管有无异常、局部血管、皮肤情况				
		3. 查看频率输入腐蚀性药物,至少1h查看一次;输入非腐蚀性药物,至少3h查看一次;每班交接穿刺局部情况及输液工具情况				
	知情同意	1. 外周静脉输注高危药物的患者,护士应告知患者风险及血管通路的正确选择;患者知晓并签署相关知情同意书				
		2. 置入MC、PICC、CVC、PORT的患者,其病历有置管医嘱及知情同意书并签字				
	药物配制	1. 药物配制过程符合规范				
		2. 配制后药物管理符合规范				
		3. 输注前检查液体、药物质量及有效期				
		4. 配制抗肿瘤药物、TPN符合要求				
		5. 配药操作台符合要求				
		6. 细胞毒性药物配制后用物处理符合规范				
	静脉置管(PVC、MC、PICC、CVC及PORT)	1. 置入部位选择符合标准				
		2. 血管选择符合标准				
		3. 输液工具选择符合标准				
		4. 置入过程符合规范				
		5. 护理文书符合规范				
		6. 中心静脉置管有X线片报告导管尖端位置				

续表

护理部	□片区	□病区				
项目内容	检查标准		科室结果	病历号及结果		
过程面	静脉导管维护(PVC、MC、PICC、CVC及PORT)	1. 消毒液的选择和消毒方法正确				
		2. 冲封管符合规范　冲封管工具宜使用单剂量系统,如果必须使用多剂量系统,则必须符合“一人一管一抛弃”原则;脉冲式冲管;正压封管,封管夹、输液接头使用符合规范				
		3. 无菌敷料的选择及使用符合要求				
		4. 去除敷料和粘贴敷料的方法符合规范				
		5. 导管塑形、固定方法正确				
		6. 导管标识是否符合规范				
		7. 护理文书及维护记录符合规范				
	导管留置管理	1. 导管留置　PVC、MC、PICC、CVC及PORT留置时间符合要求				
		2. 输液器的选择及更换符合要求				
		3. 附加装置更换及使用符合要求				
结果面	不良事件上报率	1. 静脉导管非计划拔管发生率				
		2. 静脉导管堵塞发生率				
		3. 静脉炎发生率				
		4. 药物渗出 / 外渗发生率				
		5. 中心静脉导管相关血流感染发生率				
	健康教育知晓率	1. 是否发放健康教育资料及维护手册				
		2. 护理人员知晓健康教育要点				
		3. 患者或家属知晓健康教育内容				
落实率						
接受检查者签名:						

1. **检查说明**

（1）符号意义：检查时使用“√”表示正确（或完整），各项完全相符；“×”表示不正确（或不完整），有一项不符均属于；“NA”表示不适用或不涉及。

（2）检查频次：病区每月至少检查 1 次；科护士长至少每季度检查 1 次；护理部至少每半年检查 1 次。

（3）样本量：病区每次至少查 5 名患者 / 护士；片区、护理部每次至少查

3名患者/护士。

2. **指标计算公式**

（1）静脉输液质量管理落实率（%）= 检查完全正确（或完整）项目数/（总的检查项目数 - 不适用项目数）×100%

（2）单项正确或完整率（%）= 各单项检查结果正确（或完整）人数/（总的检查人数 - 不适用人数）×100%

备注：患者用药时的身份识别与查对按《安全用药管理质量评价标准》相关要求执行。

三、评价形式

静脉输液质量评价形式较多，大致可分为主观评价和客观评价，主观评价以自评为主，管理者评价和同事评价为辅；客观评价主要借助计算机信息系统对静脉输液各数据进行统计分析，使评价者能够动态观察静脉输液质量效果，采取相应管理决策。国内缺乏统一的静脉输液质量标准，评价内容因评价标准的不同有较大差异，评价形式以主观评价为主，评价形式较为单一，随着医学模式的转变，静脉输液学科的发展，现代静脉输液管理观的纵深发展以及服务对象需求的变化，要求建立统一的静脉输液质量标准和评价体系，既要兼顾全国静脉输液治疗水平的提高，也要考虑各级医院静脉输液水平的提升，并且随着静脉输液内外环境的变化，这一评价标准和体系需要不断地修订和逐步完善。

四、静脉输液质量管理常用的管理工具与方法

常用的管理工具包括查检表、特性要因图、排列图、散布图、分层法、控制图法、直方图法，具体如下：

1. **查检表** 又称调查表、统计分析表，由美国的菲根堡保姆所提出，主要用于系统收集静脉输液的资料和积累数据，将数据制成图形或表格，进行统计整理并对影响静脉输液质量的原因做粗略分析。例如某科室对静脉输液治疗用药错误原因分析等采用图形或表格进行深入分析。

2. **特性要因图** 又称石川图、鱼骨图，由日本管理大师石川馨先生所发明。它是表示静脉输液质量特性波动与其潜在原因的关系，即表达和分析静脉输液因果关系的一种图表。在静脉输液过程中，借鉴鱼骨图程序化的管理，发现静脉输液的安全隐患，提出问题，及时整改。

3. **排列图** 又称帕累托图，由意大利经济学家帕累托提出，将质量改进项目从最重要到最次要顺序排列，寻找影响静脉输液质量的主要因素，其原理是80%的问题仅来源于20%的主要原因。排列图由一个横坐标、两个纵坐

标、几个直方图和一条曲线构成，横坐标表示影响质量的各个因素，按照影响程度大小从左到右排列；两个纵坐标中，左边的纵坐标表示频数，右边的纵坐标表示频率；直方形表示影响因素；曲线表示各影响因素大小的累计百分数。不良事件影响因素排列图见图 7-2，例如静脉导管断裂发生率与护理工作关系的分析，可以使用排列图。

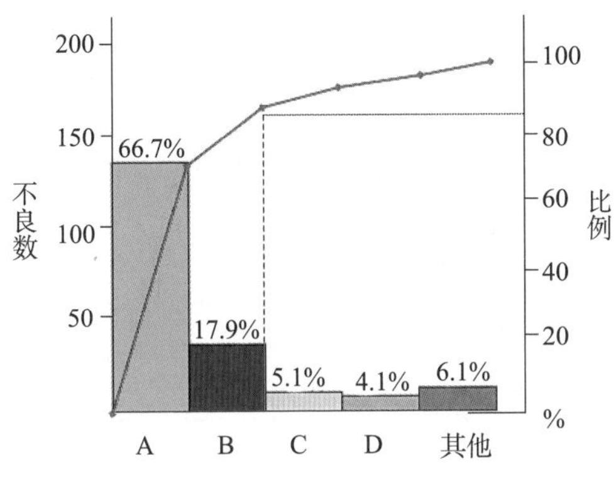

图 7-2　不良事件影响因素排列图

4. **散布图**　又称相关图，用于分析两个变量或两种质量特性之间有无相关性以及相关关系如何的一种直观判断方法（图 7-3）。

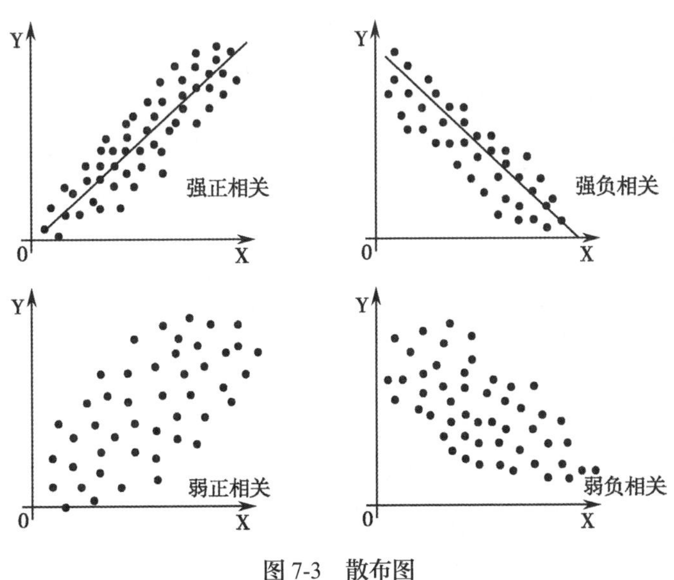

图 7-3　散布图

5. **分层法** 是整理静脉输液质量数据、分析影响静脉输液质量原因的一种重要方法。将收集的数据按其来源及性质、根据使用目的和要求加以分类，把性质相同、在同一条件下收集的数据集中归类，以便进行分析比较，从而发现问题，找到影响静脉输液质量的原因。应用分层法的步骤：收集数据；将采集到的数据根据不同选择标志分层，按层分类，画出分层归类图。

6. **控制图法** 指利用控制图对静脉输液质量状态进行分析判断和控制。纵坐标表示质量特性或其样本统计量，横坐标表示样本序号或时间。在三条横线中，中间的横线称为中心线（CL），上面的虚线是上控制界限（UCL），下面的虚线是下控制界限（LCL）。图中的折线是按时间顺序抽样所得的静脉输液质量特性值描成“点”连接而成。例如静脉输液过程中不同时间发生的不良事件分析见图7-4。

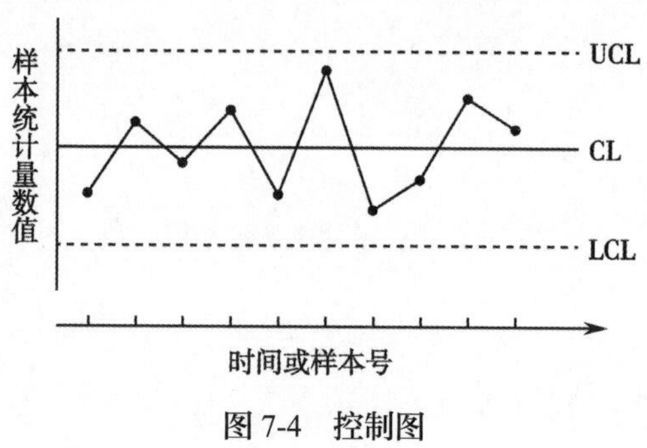

图7-4 控制图

7. **直方图法** 又称柱状图、质量分布图，是分析质量数据，判断和预测静脉输液过程质量的一种常用方法。根据从静脉输液过程中收集来的质量数据分布情况，画成以组距为底边、以频数为高度的一系列直方型矩形图，反映静脉输液质量的分布情况，判断和预测静脉输液质量及不合格率见图7-5。

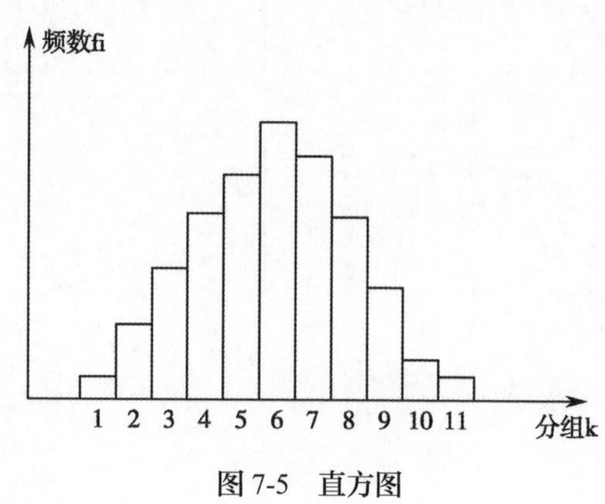

图7-5 直方图

静脉输液护士已从被动的执行穿刺者成为主动的干预者，运用评判性思维及标准化的实践，为患者提供更高质量、高效率的静脉输液，促进患者安全。根据护理工作实际情况制定符合现有医疗制度和水平的静脉输液质量管理制度，使静脉输液质量持续改善并向专业化、专科化的方向发展，与国际接轨，旨在提高护士静脉输液专业技术水平，培养高素质的护理人员和专业队伍。

（夏　琪　吴玉芬）

第二节　静脉输液治疗敏感质量指标

静脉输液质量改进应注重体系和过程的改进，取得良好的结果。质量改进的有效性可以通过指标来体现，指标是质量管理判断的标尺。静脉输液敏感质量指标包括护士静脉输液培训率、非计划拔管发生率、静脉导管堵管发生率、静脉炎发生率、渗出 / 外渗发生率和中心静脉导管相关血流感染发生率。

一、护士静脉输液治疗培训率

（一）定义

统计周期内（比如 1 个月），参加静脉输液治疗培训的注册护士人数占所在医疗机构或部门的注册护士总人数的比例。

（二）相关释义

1. **培训内容**　静脉输液治疗专业相关的理论和技能。

2. **培训形式**　各级各类静脉输液治疗专业的学术会议、培训班和进修学习。

3. **培训级别**　国家级、省级、市级、院级。

（三）指标类型

结构指标。

（四）指标改善

比率提高：各级医疗机构护士培训率与自身基线数据或同等级医院、区域、国家平均培训率相比，改善目标为培训率提高。

（五）计算公式

$$\text{护士静脉输液治疗培训率}=\frac{\text{统计周期内参加静脉输液治疗培训的护士人数}}{\text{统计周期内所在部门或机构的注册护士总人数}}\times 100\%$$

分子：统计周期内医疗机构或部门参加静脉输液治疗培训的注册护士人数。

分母：统计周期内医疗机构或部门的注册护士总人数。

变量特别说明：注册护士总人数为统计周期开始和结束总人数之和的平均数。

（六）指标意义

1. 反映医疗机构或部门的注册护士参加静脉输液治疗知识培训的情况。

2. 通过指标监测，研究护士接受培训与静脉输液治疗质量和患者安全的关系。

3. 依据监测结果制订相关干预措施，持续提升注册护士静脉输液治疗知识的培训率。

（七）采集方法

1. 通过现场查看或计算机数据提取方式，采集统计周期内医疗机构或部门参加各级各类静脉输液治疗培训的注册护士人数及注册护士总人数。

2. 根据统计数据计算护士静脉输液治疗培训率。

二、静脉导管非计划拔管发生率

（一）定义

统计周期内，住院患者发生的静脉导管非计划拔管例数占该周期内静脉导管留置总日数的比例，或者是占该周期内静脉导管置管总例数的千分比或百分比。

（二）相关释义

非计划拔管（unplanned extubation，UEX），又称意外拔管（accidental extubation，AE），是指患者有意造成或任何意外所致的拔管，即非医护人员计划范畴内的拔管。非计划拔管通常包含以下情况：

1. 未经医护人员同意，患者自行拔除的导管。

2. 各种原因导致的导管滑脱。

3. 因导管相关并发症需要提前拔除的导管。

静脉导管包括外周静脉导管（peripheral venous catheter，PVC）、中等长度导管（(medium length catheter，MC）、中心静脉导管（central venous catheter，CVC）、经外周置入中心静脉导管（peripherally inserted central catheter，PICC）和静脉输液港（implantable venous access PORT）。

（三）指标类型

结果指标。

（四）指标改善

比率下降，各级医疗机构静脉导管非计划拔管率与自身基线数据或同等级医院、区域、国家平均发生率相比，改善目标为发生率下降。

（五）计算公式

公式 1：

$$\text{静脉导管非计划拔管发生率}=\frac{\text{统计周期内静脉导管非计划拔管例数}}{\text{统计周期内静脉导管的留置总日数}}\times 1\,000‰$$

公式 2：

$$\text{静脉导管非计划拔管发生率}=\frac{\text{统计周期内静脉导管非计划拔管例数}}{\text{统计周期内静脉导管的留置总例数}}\times 100\%$$

分子：统计周期内发生静脉导管非计划拔管的例数。

分母：统计周期内静脉导管（PVC、MC、CVC、PICC、PORT）的留置总日数 / 总例数，即统计周期内静脉导管每日带管病例数之和或统计周期内静脉导管置管总例数。

变量特别说明：

1. 在统计周期内，若同一患者多次发生非计划拔管，则按频次计算拔管例数。例如：同一患者一天有 2 次非计划拔管，记录为 2 次；同一患者带有≥ 2 个静脉导管，如发生 2 个静脉导管的非计划拔管，记录为 2 次。

2. 统计周期内静脉导管置管总例数包括周期内留置导管例数和新增置导管例数。拔管后重新置管及常规更换导管均计入新增置管例数。

（六）指标意义

1. 反映静脉导管维护及管理能力。

2. 通过指标监测，研究静脉导管非计划拔管率与护士静脉导管维护过程的关系。

3. 依据监测结果，分析相关因素，制订干预策略，降低静脉导管非计划拔管发生率。

（七）采集方法

1. 通过现场查看或计算机数据提取方式，采集统计周期内医疗机构、部门住院患者静脉导管留置总日数（住院患者留置静脉导管长期医嘱跨越凌晨零点的次数）或总例数及发生非计划拔管的例数。

2. 根据统计数据计算静脉导管非计划拔管发生率。

三、静脉导管堵塞发生率

（一）指标定义

统计周期内发生静脉导管堵塞的例数占静脉导管留置总日数或总例数的比例。

（二）相关释义

导管堵塞（catheter blockage）指留置血管内导管部分或完全堵塞，致液体或药物的输注受阻或受限，分为血栓性导管堵塞和非血栓性导管堵塞。

血栓性导管堵塞是由导管内部或周围形成的血栓所致。非血栓性导管堵塞是由机械性堵塞或药物沉淀所致，如导管位置不当、导管发生移位、药物或矿物质沉淀、肠外营养的脂类聚集等。

（三）指标类型

结果指标。

（四）指标改善

比率下降，各级医疗机构静脉导管堵塞发生率与自身基线数据或同等级医院、区域、国家平均发生率相比，改善目标为发生率下降。

（五）计算公式

公式1：

$$\text{静脉导管堵塞发生率}=\frac{\text{统计周期内静脉导管堵管例数}}{\text{统计周期内静脉导管的留置总日数}}\times 1\,000‰$$

公式2：

$$\text{静脉导管堵管发生率}=\frac{\text{统计周期内静脉导管堵管例数}}{\text{统计周期内静脉导管的留置总例数}}\times 100\%$$

分子：统计周期内静脉导管（PVC、MC、CVC、PICC、PORT）发生堵管的例数。

分母：统计周期内静脉导管留置总日数或总例数。

变量特别说明：在统计周期内，同一患者留置多个静脉导管发生堵管，则按频次计算次数。如：同一患者一天有2次导管堵塞，记录为2次；同一患者带有≥2个静脉导管，发生2个导管堵塞，记录为2次。

（六）指标意义

1. 反映静脉导管维护及管理能力。

2. 通过指标监测，研究静脉导管堵塞发生率与护士静脉导管规范冲封管的关系。

3. 依据监测结果，分析相关因素，制订干预策略，降低静脉导管堵塞发生率。

（七）采集方法

1. 通过现场查看或计算机数据提取方式，采集统计周期内医疗机构、部门住院患者静脉导管留置总日数（住院患者留置静脉导管长期医嘱跨越凌晨零点的次数）或总例数及发生堵管的例数。

2. 根据统计数据计算静脉导管堵塞发生率。

四、静脉炎发生率

（一）定义

统计周期内发生静脉炎例次数占静脉导管留置总日数或总例数的比例。

（二）相关释义

静脉炎（phlebitis）是指静脉血管的炎症反应。临床表现为沿静脉通路部位疼痛、红斑、水肿、条纹/条索状形成，伴或不伴有畏寒、发热等全身症状。

（三）指标类型

结果指标。

（四）指标改善

比率下降，各级医疗机构静脉炎发生率与自身基线数据或同等级医院、区域、国家平均发生率相比，改善目标为发生率下降。

（五）计算公式

公式1：

$$静脉炎发生率=\frac{统计周期内静脉炎发生例数}{统计周期内静脉导管留置总日数}\times 1\,000‰$$

公式2：

$$静脉炎发生率=\frac{统计周期内静脉炎发生例数}{统计周期内静脉导管留置总例数}\times 100\%$$

分子：统计周期内静脉导管（外周静脉导管、中心静脉导管）发生静脉炎的例数。

分母：统计周期内静脉导管留置总日数或总例数。

变量特别说明：在统计周期内，同一患者留置多个静脉导管，多次发生静脉炎按实际发生次数计算。如：同一患者发生2次静脉炎，记录为2次；同一患者带有≥2个静脉导管均发生静脉炎，记录为2次。

（六）指标意义

1. 反映静脉导管工具评估及管理能力。

2. 通过指标监测，研究静脉炎发生率与护理工作的投入和护理过程的关系。

3. 依据监测结果，分析相关因素，制订干预策略，降低静脉炎发生率。

（七）采集方法

1. 通过现场查看或计算机数据提取方式，采集统计周期内医疗机构、部门住院患者静脉导管留置总日数（住院患者留置静脉导管长期医嘱跨越凌晨零点的次数）或总例数及发生静脉炎的例数。

2. 根据统计数据计算静脉炎发生率。

五、药物渗出 / 外渗发生率

（一）定义

统计周期内，患者静脉输液治疗过程中发生非腐蚀性或腐蚀性药物进入静脉管腔以外周围组织的次数与静脉导管留置总日数 / 总例数的比例。

（二）相关释义

药物渗出（drug exudation）：是在静脉输液过程中，非腐蚀性药物进入静脉管腔以外的周围组织。

药物外渗（drug extravasation）：是在静脉输液过程中，腐蚀性药物进入静脉管腔以外的周围组织。

（三）指标类型

结果指标。

（四）指标改善

比率下降，各级医疗机构药物渗出 / 药物外渗发生率与自身基线数据或同等级医院、区域、国家平均发生率相比，改善目标为发生率下降。

（五）计算公式

公式1：

$$\text{药物渗出/外渗发生率}=\frac{\text{统计周期内药物渗出/外渗例数}}{\text{统计周期内静脉导管留置总日数}}\times 1\,000‰$$

公式2：

$$\text{药物渗出/外渗发生率}=\frac{\text{统计周期内药物渗出/外渗发生例数}}{\text{统计周期内静脉导管留置总例数}}\times 100\%$$

分子：统计周期内，静脉导管发生药物渗出 / 外渗例数。

分母：统计周期内，静脉导管留置的总日数 / 总例数。

变量特别说明：在统计周期内，同一患者留置多个静脉导管，多次发生渗出 / 外渗按实际发生例数计算。如：同一患者发生 2 例渗出 / 外渗，记录为 2 次；同一患者带有≥ 2 个静脉留置导管均发生渗出 / 外渗，记录为 2 次。

（六）指标意义

1. 反映静脉导管工具评估及管理能力。

2. 通过指标监测，研究渗出 / 外渗发生率与护士静脉输液前的评估、工具选择、穿刺及维护的关系。

3. 依据监测结果，分析相关因素，制订干预策略，降低渗出 / 外渗发生率。

（七）采集方法

1. 通过现场查看或计算机数据提取方式，采集统计周期内医疗机构、部门住院患者静脉导管留置总日数（住院患者留置静脉导管长期医嘱跨越凌晨零点的次数）及发生药物渗出 / 外渗的次数。

2. 根据统计数据计算药物渗出 / 外渗发生率。

六、中心静脉导管相关血流感染发生率

（一）定义

统计周期内，中心静脉导管相关血流感染发生例数与中心静脉导管留置总日数的比例。

（二）相关释义

中心静脉导管相关血流感染（central related blood stream infection，CRBSI），是指留置中心静脉导管期间或拔除中心静脉导管 48h 内患者出现菌血症或真菌血症，并伴有发热（T：＞38℃）、寒战或低血压等感染表现，除血管导管外没有其他明确的感染源。

（三）指标类型

结果指标。

（四）指标改善

比率下降，各级医疗机构中心静脉导管相关血流感染发生率与自身基线数据或同等级医院、区域、国家平均发生率相比，改善目标为发生率下降。

（五）计算公式

$$\text{中心静脉导管相关血流感染发生率}=\frac{\text{统计周期内中心静脉导管相关血流感染例数}}{\text{统计周期内中心静脉导管留置总日数}}\times 1\,000‰$$

分子：统计周期内，发生中心静脉导管相关血流感染例数。

分母：统计周期内，中心静脉导管留置的总日数。

变量特别说明：在统计周期内，同一患者每发生 1 次中心静脉导管相关血流感染记录为 1 次。

（六）指标意义

1. 反映中心静脉导管维护及管理能力。

2. 通过指标监测，研究中心静脉导管相关血流感染发生率与护理工作的投入和护理过程的关系。

3. 依据监测结果，分析相关因素，制订干预策略，降低中心静脉导管相关血流感染发生率。

（七）采集方法

1. 通过现场查看或计算机数据提取方式，采集统计周期内医疗机构、部门住院患者中心静脉导管留置总日数（住院患者留置中心静脉导管长期医嘱跨越凌晨零点的次数）或总例数及发生中心静脉导管相关血流感染的例次数。

2. 根据统计数据计算中心静脉导管相关血流感染发生率。

（杨巧芳　吴玉芬）

第三节　静脉输液治疗风险管理

静脉输液是将各种药物（包括血液制品）以及血液，通过静脉注入血液循环的治疗方法。但在输液、输血过程中因多个环节操作，如人员、输液（输血）用具、药物、血液制品以及血液、查对、配药、换药、输液泵、管道维护、转运患者、相关性感染等增加了输液、输血风险，预防输液、输血风险事件的发生已成为护理管理者日益关注的重点。

风险是实际情况与预期结果的偏离，具有客观性、永恒性、不确定性及危害性等特点。静脉输液、输血风险管理是护理风险管理的重要内容，是通过对现有和潜在的输液、输血风险的识别、评估和处理，减少静脉输液、输血风险事件的发生和风险事件对医院的危害及经济损失，不断提高静脉输液、输血护理质量。

一、风险因素分析

静脉输液、输血的目标是达到预定治疗结果，预防并发症，减少相关不良反应的发生率，提高患者的舒适度，为患者提供有效的健康教育，做好医务人员的职业防护，减少职业伤害。导致静脉输液、输血风险的因素从医方因素、患方因素两大方面进行分析。

（一）医方因素

1. **制度管理不完善**　缺乏静脉输液、输血风险管理组织及相关制度，医护患沟通不够；如患者拒绝输液、输血治疗与用药时，护士没有告知患者或家属拒绝治疗可能产生的后果等。

2. **技术培训不够**　静脉输液、输血相关知识和操作技术培训不够，部分医院领导认为只要护士有执业证书就具备了执行静脉输液、输血操作的资格，缺乏静脉输液、输血相关知识和操作技术的系统培训，导致护士静脉输液、输血操作观念仍停留在约定俗成的习惯和经验阶段，缺乏对患者进行科学的评估和个体化的预防措施，导致静脉炎、导管堵塞、液体外渗等并发症风险性增加。对静脉输液新技术开展的管理与指导力度不够，对新技术的操作缺乏及时统一规范，同一医院各科室执行的标准不一致等。

3. 关键环节管理不善

（1）医护人员责任心：指个人对自己和他人、对家庭和集体、对国家和社会所负责任的认识、情感和信念，以及与之相应的遵守规范、承担责任和履行义务的自觉性。在静脉输液、输血关键环节中，有的医护人员责任心不强导致事故或纠纷的发生，如：

1）工具及附加装置的使用：在静脉输液配制的过程中，重复使用一次性注射器等。静脉输液、输血工具的质量：如输液袋内出现异物、絮状物、使用过期产品、医疗废物管理不善引起院内感染等均可造成纠纷。

2）药品管理和用药环节：药品失效或管制药品流失；假药、劣药、过期失效药用于患者，输入真菌液体；药品管理不当，导致应使用的药物没有给患者使用，停药、出院未及时清退等。用药环节：加错药，用药方法、药物浓度、用药时间、用药途径错误等；应做皮试的药物没有做皮试；违反药物配伍禁忌；婴幼儿药物更新速度快，种类繁多，名称复杂，药物用量小，且临床上常见几个患儿共用一支药物现象，剂量不准确，易导致药物污染。

3）采集血样标本及输血环节：采集血样标本抽错患者，未落实两次血型分别抽血送检、输血张冠李戴、输血不及时、血液储存或运输时不符合规范等。在输血治疗护理中，其一与输血科信息交流不充分，关键信息遗漏；其二输注品种较多，易发生差错事故；其三系统认知不足，对输血过程中可能发生的不良反应认知不足，未能及时的预防和发现早期异常；其四综合护理能力不足，未能做好与家属沟通工作，医护患配合不默契，两人查对流于形式，并发症预防护理工作不到位。

4）查对环节：由于责任心不强导致的查对不严。如：医嘱转抄、配药、用药时患者、剂量、途径、时间等错误的不良事件，带来输液风险。输血查对环节中未落实两人查对如：仅关注 ABO 血型查对，忽略 Rh 阴性血型核对。

5）特殊部门：通过 CNKI 图书网站资料查询论文报道“门诊输液室的风险管理”最多。在门诊输液室，因输液患者多、液体多、药物多、患者流动性最大；医生少、护士少等诸多不利因素，易引发护理纠纷。

6）文书记录：静脉输液、输血未按规范记录，如出现书写错误，发生不良反应时未记录及没有上报不良反应。

7）记账：液体、药物、一次性耗材（注射器、输液器、输血器）账务不符，会导致护理纠纷的发生。

（2）技术方面

1）如PVC、MC、PICC、CVC及PORT作为临床静脉输液主要血管通路，标准化维护技术掌握的护理人员不多，患者的静脉导管维护质量得不到保障，维护不当，使导管堵塞、导管脱出等并发症发生率增加。

2）药物浪费：输液、输血时排气不当、输入贵重药品拔针过早等造成药物浪费。

3）穿刺技术：尤其是在抢救患者时，不能及时、有效建立静脉输液、输血通路影响患者的抢救。婴幼儿易哭闹、易动及配合较差，血管较细且不显露，静脉穿刺难度大，穿刺失败率高，而家长期望值高，如护士不能一针见血常遭抱怨，护士心理压力大，静脉输液、输血中经常会发生反复穿刺的情况。

4）固定技术：婴幼儿年龄小，活泼好动，治疗依从性及耐受性较差，常因敷料固定不妥或潮湿松脱导致导管脱出。护士维护操作不规范，移除和固定造成老年人和婴幼儿医用黏胶相关皮肤损伤。

5）设备使用：输液泵使用不当，会产生一系列不良反应，如气体进入静脉、输液过量、潜在输液部位损伤、液体输入中断等。

（3）转送患者：患者转运是一个连续性救治的过程，静脉输液、输血的患者在转运中存在液体外渗、静脉导管脱出、静脉输液治疗中断等风险。

4. **服务态度** 据统计住院患者90%需要静脉输液治疗，临床护士的工作量增加，每天用于静脉输液治疗的时间占据工作量的70%；对于患者及家属反复询问，护理人员的解释可能简单、生硬、不恰当或表现出不耐烦、不体谅，也可导致纠纷的发生。婴幼儿大部分都是独生子女，家长对护士服务期望值非常高，不但需要有娴熟的技能，且要求护士在态度、业务知识等方面能完全满足自己的要求，一旦不能满足容易引起护患纠纷。

（二）患方因素

1. **基本信息** 患者疾病、年龄、性别、基础疾病、血管条件、对药物的耐受性及液体的承受力等。如病情危重、沟通困难的患者、年老体弱、反复接受化疗的癌症患者、外周血管疾病、糖尿病患者及静脉压增高的患者等，此外血液系统疾病的患者免疫功能有所不同，因此存在一定的风险，包括输血不良反应、感染、免疫反应等，这些患者发生静脉输液并发症风险较高，也是产生医疗纠纷的高发人群。

2. 患者的配合、依从性差，增加了静脉输液治疗的风险。对一些烦躁、老年、婴幼儿患者，如患者及家属不听医务人员告诫随意调节输液、输血滴数等均能带来不良后果。输血治疗患者的心理状态也比较复杂，如恶性疾病或危重患者在输血环节中，面临着死亡风险，此类患者的不良情绪非常多，导致治疗的依从性下降。还有的患者要接受长期、反复多次的静脉输液治疗，且静脉输液治疗的环节复杂，治疗效果并不一定理想。婴幼儿血管细，穿刺难度大，失败率高。婴幼儿活泼好动，治疗依从性及耐受性较差，一旦液体外渗、感染、静脉导管脱出或堵管，易产生医疗纠纷。

3. **经济能力** 慢性病、反复多次住院的患者，医疗费用明显增加，经济负担重，从而间接影响输液工具的合理选择，导致静脉输液风险增加。

二、风险控制管理

“风险管理”是将发生不安全事件后的消极处理，变为不安全事件发生前的积极预防，使医护人员积极主动地发现工作中的薄弱环节和危险因素。强调前瞻性分析，在不良事件发生前考虑：哪个环节可能会做错什么事？将护士从“怕出错”的意识，转变为积极思考“哪里可能出错”。静脉输液、输血风险管理原则：将危险管理提高到安全管理的角度，将安全隐患消灭在萌芽状态，积极而超前的风险管理，比消极的事后处理更成熟、更完善、更科学、更全面。

（一）加强医方管理

1. 建立静脉输液、输血质量管理组织

（1）成立静脉输液、输血质量控制组：由质控组组长负责静脉输液、输血质量管理含风险管理，实施、监控、分析、评价、人员培训、规章制度的制订及信息的通报与反馈等。

（2）建立静脉输液、输血风险管理的网络组织：每个科室由1名临床护士担任该科室输液、输血风险管理联络员，静疗小组质控组成员负责科室静脉输液、输血风险管理活动的实施、科室护士培训及科室内输液、输血风险事项监控等。

2. **完善静脉输液、输血相关规章制度** 在充分调研的基础上，分析静脉输液、输血护理现状，评估潜在风险，依据卫健委颁布的静脉输液治疗护理技术操作规范，修订和完善静脉输液的相关操作流程、制度及应急预案，如外周静脉留置针穿刺操作流程、PICC置管与维护操作流程、输血技术操作规范、控制输血严重危害处置规范与流程、静脉输液、输血风险管理制度、新进人员静脉输液培训制度、静脉输液工具管理制度、特殊药物使用警示制度、PICC中心管理制度、输血管理制度等；药物过敏性休克抢救应急预案、输液输血反应的应急预案、化疗药物外渗应急预案等；特殊患者、特殊治疗知情同意书等。

建立静脉输液风险事件呈报制度，将静脉输液并发症（药物渗出、外渗、静脉输液反应、静脉导管相关性感染）、用药错误、投诉与纠纷、护士针刺伤等视为医院静脉输液风险事件，设计相应的静脉输液风险事件报表网络系统，实行无惩罚上报制度。当出现静脉输液风险事件时，由静疗小组质控组成员或联络员确认，并在静脉输液风险事件报表内填写相关内容，质控组成员可通过医院内网络系统实时监控。建立输血不良反应呈报制度，若发生输血不良反应需将处理经过详细记录并入病例保存，并填写《输血不良反应报告单》24h 报输血科。

3. 加强静脉输液、输血治疗关键环节风险控制

（1）加强医护人员管理，增强责任意识

1）实施静脉输液治疗技术操作的医护人员应为注册护士、医师，并应定期进行静脉输液治疗所必需的专业知识及技能培训，静脉输液治疗风险控制的教育，加强责任心的培养。

2）加强医护人员法律意识，提高自我保护的能力：严格执行各项规章制度，防止加错药、抽错血样、输错血；患者有知情同意权、拒绝治疗的权利、有要求提供出院指导的权利、自由不受限制的权利、隐私权等，注意告知程序落实。

3）加强医护沟通：护士接到静脉输液和输血执行单时应正确判断，认真核对；发现错误医嘱，及时与医师沟通，加强医护配合，避免差错事故发生，降低输液、输血风险。若患者 Rh 阴性血型需告知医生、患者及家属，并在护理记录和交班上注明，提醒护士注意。加强与婴幼儿家长沟通与教育，提高婴幼儿家长信任和配合度。

4）增强责任心及服务意识：改善服务态度，提升静脉输液服务质量，对特殊部门如门急诊输液室和儿科护理人员加强静脉输液技术培训，提高一针穿刺成功率，做到忙而不乱，耐心解释，培养慎独精神。

5）认真完成静脉输液、输血的各项记录，不涂改。

（2）确保静脉输液、输血用具及附加装置使用的安全性：正确掌握静脉输液工具合理选择原则为满足静脉输液和输血治疗需要、穿刺次数少、留置时间长；对患者损伤少、风险小；考虑患者的经济状况等，确保静脉输液工具及静脉输液附加装置使用的安全性。

1）合理使用一次性静脉输液工具：对易发生血源性职业暴露的高危病区，宜选用一次性安全型注射和静脉输液装置；PICC、MC、CVC 及 PORT 维护时，宜使用专业护理包；一次性静脉输液用品用后必须统一回收、毁形处理。根据静脉输注药品说明书所规定的避光药物，应使用避光输液器；静脉输注脂肪乳剂、化疗药物以及中药制剂时宜使用精密过滤输液器。应做到一人一用一抛弃。

2）静脉输液、输血器：使用输血器时，输血前后应用无菌 0.9% 氯化钠注射液冲洗输血管道；连续输入不同供血者的血液时，应在前一袋血输尽后，用无菌 0.9% 氯化钠注射液冲洗输血器，再更换输血器后继续输注。如怀疑被污染或完整性受到破坏时，应立即更换输血器。输液器应每 24h 更换 1 次，用于输注全血、成分血或生物制剂的输血器宜 4h 更换一次。输液附加装置包括三通、延长管、肝素帽、无针输液接头、过滤器等，应尽可能减少输液附加装置的使用，输液器具的更换应严格按照静脉输液行业标准执行。

（3）药物和血液制品管理：静脉输液治疗流程中血液制品和药物的领取、摆药、配制、查对、用药、更换液体等步骤均存在安全风险，因此，必须确保每一个步骤安全，才能保证静脉输液的安全。

1）液体查对：打印输液瓶签、输液卡、输液执行单前，必须两人核对医嘱，确保医嘱正确后才能打印。应认真检查每一袋 / 瓶液体的质量。软包装液体检查方法：一看二挤三倒转四拉。一看：查看液体名称、浓度、剂量及有效期，检查液体是否摆放正确及是否在有效期内；二挤：双手挤压软包装，检查包装有无破损污染、渗液等；三倒转：将液体上下倒转后再检查有无漂浮物或絮状物，检查其质量，如有异常马上更换并上报；四拉：检查拉环是否完好，液体是否被使用过。

2）静脉药物配制：配制和使用应在洁净的环境中完成。

3）静脉用药：应遵循无菌技术操作原则，执行查对制度，定时巡视，确保导管在静脉内，穿刺部位有无红、肿、热、痛、渗出等表现，观察患者有无输液反应。

4）更换药物：必须检查将要接的液体有无混浊、沉淀等。查对相邻两组液体有无配伍禁忌，接换后观察是否有沉淀、混浊的现象出现，如有应立即停止输液并更换输液器。

5）科学安排输液顺序：应根据医嘱、病情和药物，合理安排输液顺序，使药物能够有序的、合理的输入体内，达到治疗的目的。在给患者加压输液时护士不可离开现场，以免造成空气栓塞，危及患者生命。

6）输血查对：严格遵守三查八对原则。三查：查血液的有效期、质量及血液的包装是否完好无损。八对：对姓名、床号、住院号、血袋（瓶）号（储血号）、血型、交叉配血试验结果、血液型号、种类、血量。输血前应了解患者血型、输血史、不良反应史，有无发热。输血前，床旁应两人分别核对输血信息，无误后才可输注。输血起始速度宜慢，应观察15min无不适后再根据患者病情、年龄及输注血液制品成分调节滴速。血液制品不应加热，不应随意加入其他药物。全血、成分血和其他血液制品应从血库取出后30min内输注，1个单位的全血或成分血应在4h内输完；输血过程中应对患者进行监测，定时询问患者感觉，提前预判患者可能出现的不良反应。输血完毕应记录，空血袋应低温保存24h。

（4）输液泵安全应用：输液泵应正确使用和维护，用泵前检查泵的性能是否完好（尤其是报警系统），输液管正确安装，软管要确保彻底地卡在检测器中；每输注一瓶液体都应设置总量，设置总量不能超过输入液量（最好减去排气量）；输液过程中若仪器报警应查明原因及时处理。

（5）静脉输液管道安全维护：应按照静脉输液行业标准执行，导管在使用过程中应做好安全维护，避免静脉导管堵塞、脱出、感染等并发症的发生，保证输液顺利进行。

（6）降低静脉输液风险：婴幼儿具有年龄小、认知差、不配合，且静脉穿刺难度大，精细度高，实施静脉输液技术操作工作均在家长的注视下进行，所以要高度重视静脉输液治疗风险管理，力求将护理风险的发生率降到最低。

1）在建立静脉输液治疗风险管理小组和制定婴幼儿静脉治疗相关制度流程基础上，加强对护理人员的培训力度，使护理人员熟练地掌握静脉穿刺及沟通技巧。

2）穿刺关：护士严格遵守静脉输液治疗规范，穿刺前与婴幼儿接触、安抚，给予其鼓励，转移其注意力。选前臂及上臂静脉进行穿刺，避免失败率较高的肘前区域和关节部位静脉穿刺，可热敷、喝热水、扎双止血带、可视化设备等方法提高静脉穿刺成功率，遵守2次穿刺失败需换人，4针穿刺失败考虑更换静脉输液工具，同时请静脉输液治疗团队协助。

3）渗漏关：评估治疗方案，正确选择输液工具，静脉输注高渗性液体、哭闹婴幼儿应至少每小时评估一次，及时发现不典型渗漏，易动者及时进行安抚和适当的保护性约束。

4）固定关：定期规范化培训静脉导管固定技巧，无张力粘贴，若有潮湿、卷边立即更换，尤其出汗多、好动不配合的婴幼儿，可使用弹力绷带进行保护固定（松紧适宜），但要充分暴露静脉穿刺部位，以便观察有无出血或外渗。也可利用自制纸板固定静脉输液手臂，以降低非正常拔管。

5）感染关：婴幼儿在静脉输液治疗中应严格执行无菌技术操作原则，穿刺前皮肤清洁，再按规范消毒，静脉输液过程中按规范维护静脉导管，拔管后先消毒再贴，穿刺点愈合后再洗，可降低拔针后静脉炎。

（7）转送患者时的输液、输血风险控制

1）转运前风险管理：患者的输血、输液用药情况、输液工具及部位等，如因病情不可间断的药物，评估微量注射泵储备电源是否充足；观察穿刺局部有无红肿、渗出，固定是否妥当，是否需要换药等，对转运过程中可能出现的情况，做到有预案、有计划、有准备。

2）转运中风险管理：确保静脉输液、输血及时有效进行，保持通畅，控制滴速，防扭曲受压，防脱出。

3）转运后风险管理：患者转运到位后，对静脉输血、输液的药物、穿刺部位的皮肤状况及输液管道再次查看，做好两人交接。

（二）患方管理

1. **掌握患者基本信息** 输液、输血前全面评估患者的基本信息，包括病种、病情、年龄、身高、体重、基础疾病、静脉输液治疗的时间、目的、药物的性质、患者的依从性、经济情况及配合程度等。

2. **高危人群加强管理** 如老年患者、婴幼儿、危重患者等，对穿刺难度大的患者，最好安排高年资的护士或技术熟练的护士去执行。

3. **加强护患双方沟通** 充分知情告知，对患者和照顾者进行静脉输液治疗、导管使用及维护等相关知识的教育。如患者在输入化疗药物、静脉高营养等刺激性强的药物时，由于药物的特性，容易导致静脉炎、皮下坏死等，在静脉输液前对患者和家属介绍将有可能出现的并发症，推荐中心静脉置管的优势，减少并发症发生。告知患者不能私自调液体、血液制品滴数等。

4. **输血前健康教育** 告知患者血型，使患者和家属掌握输血知识和注意事项，若出现寒战、腰痛、皮肤瘙痒等告知护士，护士应定时巡视，及时发现输血反应。

5. **特别关注婴幼儿** 婴幼儿独生子女，生病后家长非常焦急，期望值非常高，但婴幼儿血管细，穿刺难度大，活泼好动，治疗依从性及耐受性较差，提高沟通技巧及静脉穿刺技术，得到患儿及家长的理解和配合。其次讲解婴幼儿疾病特点、治疗和效果、如何照顾好婴幼儿，使其早日康复。

静脉输液、输血风险管理的最终目的是减少输液、输血风险事件的发生，保证患者的输液、输血安全。在静脉输液、输血风险管理的过程中，对静脉输液、输血的各个因素及环节进行有效的管理，使护理人员、患者及家属共同预防各种输液、输血风险事件的发生，避免或减少不良事件的发生，提高静脉输液、输血护理质量。

（张　敏-陕　西　何　华）

第四节 微粒污染管理

微粒是指极细小的颗粒，包括肉眼看不到的分子、原子、离子等以及它们的组合。在临床医学中，微粒可直接通过血液或呼吸系统进入人体体内。

静脉输液微粒是指通过静脉输入液体中的非代谢性颗粒杂质，它是液体中不溶性的物质及未溶解的药物结晶，其直径一般为 1 ~ 15μm，大的直径可达 50 ~ 300μm 或更大随液体进入人体，对人体造成严重危害。

静脉输液微粒污染是指在静脉输液过程中，将输液中的微粒带入人体，对人体造成危害的过程。美国 2016-INS 显示：越来越多的证据证明微粒乳胶、尘埃、黏土等静脉输液常见的微粒通过静脉输液进入血液循环，对毛细血管内皮造成的影响，可能导致脑缺血、肺缺血、血管栓塞、静脉炎、肺肉芽肿等（图 7-6）。

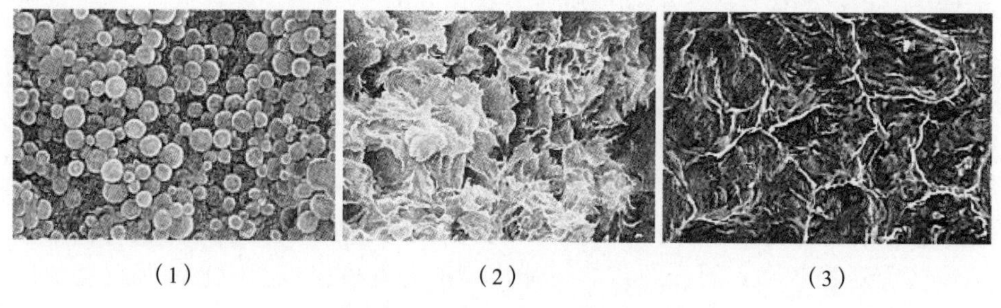

（1） （2） （3）

图 7-6 静脉输液常见的微粒

（1）乳胶；（2）尘埃；（3）黏土。

一、微粒污染来源

微粒污染一般是由环境因素、药品因素、输液器具、操作不当等环节的不合格或不符合操作规程而产生，这些环节污染的微粒最终会导致不溶性微粒污染的累加。

静脉输液过程中出现的微粒有橡胶塞屑、炭粒、碳酸钙、氧化锌、纸屑、纤维素、玻璃屑、细菌、药物微晶等（图 7-7）。

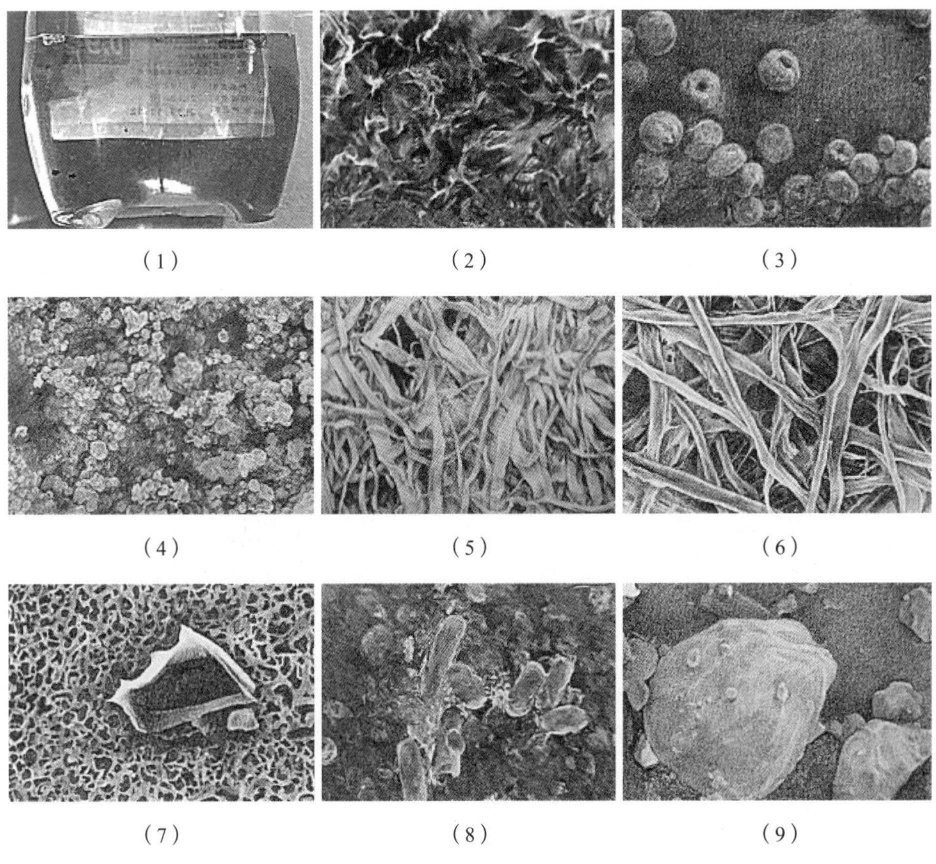

（1）　（2）　（3）

（4）　（5）　（6）

（7）　（8）　（9）

图 7-7　静脉输液过程中出现的微粒

（1）橡胶塞屑；（2）炭粒；（3）碳酸钙；（4）氧化锌；
（5）纸屑；（6）纤维素；（7）玻璃屑；（8）细菌；（9）药物微晶。

1. **盛装药品的容器及药品制作过程中的污染**　如：水、空气、原材料及生产工艺过程中的污染。

2. **输液容器与注射器污染**　一次性输液器具、注射器在生产过程中，高分子化合物单体未成功塑化或切割、组装留下的塑料微粒；运输过程中受到挤压擦拭，产生脱落性颗粒；输液器具过滤装置的石棉纤维脱落；PVC 材质的输液器在药物静脉输液过程中可能因添加剂渗析，产生与 PVC 材质有关的器具性微粒。

3. **液体准备工作中污染**　如溶媒选择不当、药物配伍不当、重复使用注射器、切割安瓿、反复穿刺溶液瓶胶塞及配制液体环境不洁等。

4. **放置、储存、运输过程中污染**　药物、器具及液体在放置、储存、运输过程中的污染，如某些药物放置过久，湿度变化，pH 变化，可发生分解或聚合、结晶或沉淀而产生的杂质，橡胶老化产生脱落的颗粒。

5. **静脉输液过程中污染** 如碘化合物等未自然待干带入，无菌技术操作不严带入细菌，静脉药物输注顺序不当，终端过滤器被损坏，静脉输液环境中的烟尘、粉尘、尘埃、细菌、微生物、纤维等通过输液器排气管、过滤器进入药物等。

6. **脂肪栓** 脂肪乳生产或储存使用过程中由于脂肪乳化不全而形成直径大于 5μm 的脂肪乳微粒。

二、微粒污染的危害

微粒污染对人体造成的危害是潜在的、长期的，甚至难以被人发现。其危害程度取决于微粒的大小、形状、化学性质以及微粒堵塞血管的部位、血流阻断的程度及人体对微粒的反应等。

成年人的毛细血管平均直径为 7 ~ 9μm，最小的毛细血管直径为 4μm，婴幼儿的毛细血管平均直径约为 2μm。药物中直径超过 4μm 的微粒进入人体会蓄积在心、肝、肺、脑、肾、肌肉、皮肤等毛细血管中。较小的微粒可被巨噬细胞吞噬，较大的微粒可造成毛细血管栓塞。

近年来，国内外研究人员经过研究发现，静脉药物中存在的不溶性微粒通过静脉输液或静脉注射进入人体，可导致人体急性反应或潜在危害。肺、脑、肝及肾等人体重要器官是最容易被微粒损害的部位。

人们对微粒危害的认识，始于 20 世纪 50 到 60 年代。1955 年 Bruning 报道，在 210 例患肺血管肉芽肿的婴幼儿尸检中发现有 19 例是由于纤维所造成的。1963 年 Garvan 在尸检中发现，输过 40L 液体的患者肺标本中就有 5 000 个肉芽肿。因而认为输液中的不溶性微粒侵入肺可引起肺梗死。

微粒污染对人体的危害一般表现为：

1. **血管栓塞、梗死** 大于毛细血管直径的微粒进入机体直接堵塞毛细血管导致组织缺血、缺氧，甚至坏死。

2. **肉芽肿** 血管内游走的不溶性微粒侵入肺、脑、肝及肾等组织毛细血管内，作为异物被巨噬细胞包围增殖形成肉芽肿。

3. **过敏反应** 液体中含有的药物结晶微粒、聚合物、降解物及其他异物可在注射部位或静脉血管与组织蛋白发生过敏反应。

4. **形成肿瘤或肿瘤样反应** 肿瘤或肿瘤样反应不能立即识别，一般不易引起重视。大多数情况下微粒堵塞毛细血管，刺激组织产生炎症或形成肿块。但石棉微粒，常可引起肺癌。大量放射性微粒进入人体可直接引起白血病或白细胞减少症。

5. **静脉炎** 微粒进入血管随血液循环刺激血管内壁，血管壁损伤，正常形态发生改变，导致血小板的黏附，引发静脉炎。

6. **肺动脉高压** 液体微粒进入血液循环很难通过肺部微循环，从而引起肺动脉压力升高形成肺动脉高压。

7. **血小板减少** 微粒进入血液循环，由于颗粒与血细胞之间的碰撞，使血细胞破坏，血小板减少，造成出血等病症。

8. **热原样反应** 大量不溶性微粒进入人体可引起机体抗原抗体作用，诱发炎症反应，患者会出现寒战、发热、皮肤瘙痒等热原样反应。

三、静脉输液治疗微粒污染管理

静脉用注射剂应无菌，无致热原，微粒限量符合中国药典规定。根据2020年版《中华人民共和国药典》规定，检测静脉用注射剂（溶液型注射液、注射用无菌粉末、注射用浓溶液）及供静脉注射用无菌原料药中不溶性微粒的大小及数量应以显微计数法的测定结果作为判定依据。

显微计数法结果判定：

标示装量为100ml或100ml以上的静脉用注射液除另有规定外，每1ml中含10μm以上的微粒不得超过12粒，含25μm以上的微粒不得超过2粒。

标示装量为100ml以下的静脉用注射液、静脉注射用无菌粉末、注射用浓溶液及供注射用无菌原料药除另有规定外，每个供试品容器（份）中含10μm以上的微粒不得超过3 000粒，含25μm以上的微粒不得超过300粒。

英国药典规定，大输液中每1ml含直径≥2μm和直径≥5μm的微粒分别不得超过1 000粒和100粒。

目前静脉输液微粒污染的现象比较普遍，对微粒污染的控制力度及效果追踪还需努力。为减少静脉输液微粒污染对人体的危害，应从各环节入手，特别是静脉输液配制及应用环节，采取行之有效的措施控制静脉输液微粒污染，为患者提供更安全的静脉输液治疗。

（一）控制静脉输液药品生产环节质量

生产单位应积极改善生产空间卫生条件，安装层流空气系统，防止空气中悬浮尘粒、微尘生物与细菌污染。选择优良器材和合理的生产设备，保持生产设备内部的清洁卫生。选用优质溶剂、注射用水、橡胶等。采用适宜技术，提高检验水平，确保药物质量。工作人员的行为需严格遵照行业标准执行。

（二）管控静脉输液临床环节，杜绝或减轻静脉输液微粒污染带来的危害

具体措施如下：

1. 静脉输液配制环境管控

（1）液体配制环境合格：静脉输液微粒污染需注意输液配制、操作环境的空气净化管理。有条件的医院可选择在静脉用药调配中心进行液体配制或在治疗室内安装空气净化设施（如循环风紫外线空气消毒器、静电吸附式空气消毒器等）或配备净化无菌工作台（图7-8）。采用空气过滤除菌、定时消毒、定时作细菌检测等措施，保证治疗室空气质量达到三类环境的要求，使细菌总数≤ 500cfu/m^3。

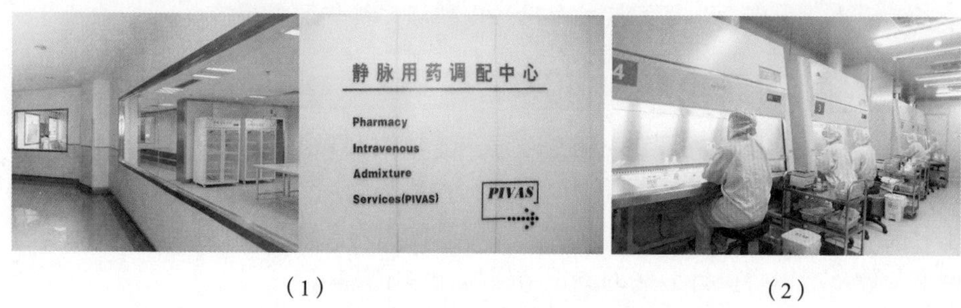

（1） （2）

图7-8 静脉用药调配中心

（1）静脉用药调配中心；（2）静脉用药配制室。

（2）规范配液人员操作行为：闲杂人员不得进入配液室，配液人员应减少走动，进入配液室前应洗手、戴无菌帽、口罩，推荐穿非穿透性、无絮状物材料制成的连体防护服，戴一次性无粉无菌橡胶手套，避免带入性微粒污染。

（3）减少静脉输液操作环境污染：根据有关报道，在静脉输液加药和操作时可使微粒物质增加9.13倍，而加入粉制针剂则比加入其他制剂药物微粒污染更多，是后者的4～5倍。由于加药、静脉输液环境中的空气进入造成静脉输液微粒的严重污染，故病房也应定时打扫并进行细菌监测，减少陪护及探视人员，保持病房清洁整齐、空气流通。

2. 静脉用药过程管控

（1）合理选择溶媒：药物配制人员应根据静脉药物的理化性质及药物的溶解度合理选择溶媒及用量。宜选用非PVC材料制作的软袋式溶媒而非瓶装溶媒。

（2）合理配伍：静脉输液药物配制前，详细阅读药品说明书，熟悉药理作用，了解静脉药物的理化性质、用法、用量、配伍禁忌及不良反应。查看药物配伍禁忌，严禁随意配伍。临床实践证明，输液瓶内加入药物的总数越多，出现配伍禁忌的可能性就越大。如遇使用粉针剂或难溶性药物时，应加入足量的溶媒，充分振荡将其完全溶解。中药注射剂由于成分复杂，制备工艺不同，使用时需遵照国家食品药品监督管理总局2008年12月24日发布的《中药注射剂临床使用基本原则》。谨慎联合用药，宜单独使用。联合使用其他药品时，应考虑与中药注射剂的间隔时间以及药物相互作用等问题。必要时对配伍液体进行微粒及pH监测。

（3）任何药物应做到现配现用，执行中华人民共和国卫生行业标准《病区医院感染管理规范》2016规定：抽出的静脉药液和配制好的静脉注射无菌液体，放置时间不应超过2h；启封抽吸的各种溶媒不应超过24h。

（4）合理安排输液顺序，避免出现药物沉淀、混浊和结晶析出。

（5）合理储存：药品储存时按说明书的要求，严格执行药品储存的温度、湿度和避光要求。

3. 控制橡胶微粒

（1）配制液体针头不宜过粗，一般采用9～12号侧孔针头为宜，提倡一人一针，一药一针。

（2）避免反复穿刺橡胶瓶塞，需多次加药时，宜用两根针头，一根固定在瓶口上，另一根抽吸药物。

（3）向瓶内加药时针头应斜行进针，针尖斜面向上与瓶塞成60°～80° 。

4. 控制玻璃微粒

（1）宜使用“易折”型安瓿。

（2）如为“非易折”型安瓿，应先将安瓿的药物全部弹至体部，再消毒安瓿颈部及砂轮。在安瓿颈部划锯痕，锯痕≤1/4周，之后再次消毒，将安瓿倾斜45° 轻轻折断。李玉梅等研究表明：1支5ml安瓿颈部划锯痕后，用手掰开切割口带有玻璃微粒1 300～3 000个。如果用75%酒精或有效碘浓度≥0.5%碘伏棉签擦拭后再掰开，微粒污染减少1/4。

（3）抽吸药物时针头斜面应置于安瓿的中部或底部，不能用乳头直接抽吸。

（4）禁止用镊子敲碎安瓿。

5. 控制塑料微粒，合理选用注射器　一次性注射器选用三证齐全（产品注册证、生产许可证、营业执照）、质量检测合格的供货单位，防止不合格及伪劣品微粒超标造成塑料微粒污染。

6. 使用终端滤过器　静脉输液微粒的污染途径以输液器具、配制液体操作和空气环境污染为主，使用输液终端滤过器是解决输液微粒危害的理想措施。精密过滤输液器的过滤介质孔径是5.0μm，专用的静脉输液过滤器滤膜孔径可达到1.0μm，对微粒的截留作用是肯定的（图7-9）。观察证实，如过滤器的网面直径小于0.45μm，可除掉微粒及大部分细菌和真菌，过滤器孔为0.22μm可除掉所有的细菌和真菌。中药注射剂的输注也研究证明，精密过滤输液器能有效减少中药制剂输注中的微粒，减轻静脉输液时的疼痛。

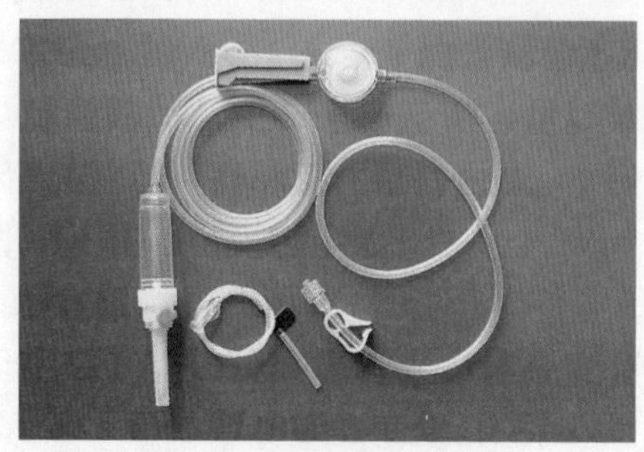

图 7-9 精密过滤输液器

7. **控制碘化物微粒** 应用 2.5% 碘酒消毒液时，75% 酒精脱碘，消毒液自然待干后再行穿刺，可以有效减少微粒，特别对婴幼儿及长期静脉输液者更需要控制碘化物微粒。

8. **加强基本功训练及慎独修养**

（1）合理选择血管，使用适宜的穿刺工具，减少穿刺次数，穿刺失败后要及时更换留置针或一次性静脉输液钢针。

（2）严格执行无菌技术：清洁患者皮肤，清除退化脱落的上皮角化细胞，减少穿刺时带入血管。

（3）严格执行查对制度：配制液体前仔细检查液体内有无异物，瓶盖有无松动，瓶体有无裂纹等。检查静脉药物质量及有效期。配制后须仔细核查液体的澄清度，观察液体有无变色、沉淀、絮状物等可见性微粒和异物。

（4）输液时：不要在过滤器被堵塞的情况下刺破过滤器使其丧失过滤功能。

9. **贴近临床，及时更新**

（1）管理部门制订更严格的控制微粒污染的质量监管原则及执行标准。

（2）推广使用减少微粒污染的新产品、新技术。如用塑料安瓿替代玻璃安瓿，使用带有过滤器的针头等。

（3）加快直接输注药品研发，减少药物的配制。

总之，要有效管理和控制静脉输液微粒污染给人体带来的危害，树立“以人为本”的管理意识，改善硬件设施，净化操作环境，增加微粒控制意识，弘扬慎独精神，不断学习，强化培训，将微粒污染控制在最小范围，确保患者静脉用药更加安全有效。

（刘红梅）

第五节 静脉输液操作感染防控

静脉输液治疗已成为当今临床上最普遍和最重要的治疗方式之一，也是日常护理工作的重要组成部分。静脉输液是一项侵入性操作，会破坏人体的防御屏障，使患者置于发生局部或系统感染等并发症的危险当中。因此，在执行静脉输液时，必须有效预防和控制与静脉输液相关的感染，保障医疗安全。

一、静脉输液操作的感染预防和控制

（一）操作前感染预防和控制

1. **环境准备** 环境清洁、干燥、明亮、宽敞，进行穿刺、置管、静脉输液操作前30min通风，停止清扫，减少人员走动，以降低空气中的尘埃，治疗室保持通风或每日用臭氧消毒2次。

2. **人员准备** 医护人员应着装整洁，修剪指甲、洗手，戴口罩、帽子，必要时穿无菌衣、戴无菌手套、戴无菌帽。

3. **用物准备**

（1）静脉导管选择：根据置管目的和计划留置时间、已知的感染性和非感染性并发症，并适当根据操作者个人经验选择静脉导管。

1）静脉导管材料：静脉导管材料可以影响微生物的附着和血栓形成，首选硅胶类和聚氨基甲酸乙酯导管。

2）静脉导管腔数：因静脉多腔导管更容易引起导管相关性血流感染（catheter related blood stream infection，CRBSI），因此，在保证治疗的前提下，尽量避免选择多腔静脉导管。

3）静脉导管类型：评估静脉输液持续时间7d以上者，选用中心静脉导管（CVC、PORT）、经外周静脉置入的中心静脉导管（PICC）或中等长度导管（MC）代替外周静脉留置针（PVC）。以下情形，推荐使用抗菌涂层静脉导管：①导管相关性血流感染发生率高者；②采取其他感染预防及控制措施无效者；③患者留置静脉导管时间大于5d。

（2）静脉导管接头选择：首选分隔膜无针输液接头，与机械阀接头相比，其感染风险相对低，但与肝素帽无差异。

（3）治疗车 / 护理包：静脉输液治疗中所有需要的物品可集中放置在治疗车内，方便操作，PICC、MC、CVC、PORT穿刺置管及维护时，宜使用专用置管包或护理包。

（4）输液系统：尽量使用一体化输液系统，减少静脉导管连接装置的使

用，从而减少污染机会。为防范、减少血源性病原体对医务人员带来的伤害，对乙型肝炎病毒（HBV）、丙型肝炎病毒（HCV）和人类免疫缺陷病毒（HIV）等血源性病原体感染者及感染者集中的病区，推荐使用安全型注射和输液装置，如一次性自毁式注射器、安全型外周静脉留置针、无针输液接头等。

（二）操作中感染预防与控制

1. 静脉输液药物的配制

（1）配制药物时必须严格遵循无菌技术操作原则和规程。

（2）输液液体宜现配现用。

（3）液体配制应在洁净的环境中完成，洁净环境要求包括：房间顶棚、墙壁、地面应当平整、光洁，不得有脱落物，空气中细菌总数≤ 500cfu/cm^3。有条件的医院，可在静脉药物配制中心（PIVAS）进行药物配制，达到层流环境的要求。

（4）静脉药物配制的环境应避免人员流动。

（5）在配制及静脉输注液体和药物之前，需明确静脉药物的化学和物理性质，药物的相容性和稳定性。

（6）配制液体的注射器应一次性使用，应选择 18Ga（直径 1.2mm）以下针头配制液体。

2. 穿刺或置管

（1）无菌技术操作：穿刺及置管必须严格执行无菌技术操作规程，执行标准预防措施。

（2）最大化无菌屏障：为避免操作者接触患者血液，降低血源性疾病的传播，置入外周静脉导管（peripheral venous catheter，PVC）时宜佩戴清洁手套；置入 PICC、MC、CVC 及 PORT 等静脉导管时，为避免导管相关性血流感染的发生，应严格遵守最大化无菌屏障原则，即操作人员应佩戴口罩、帽子和无菌手套，穿无菌手术衣；患者全身铺无菌单，只暴露操作部位。

（3）穿刺部位选择：应充分考虑置管的安全性和适应证，最大限度地避免感染、机械性损伤等并发症。对于 PICC、MC，成人应选择上肢部位进行置管，婴幼儿患者可选择上肢、下肢或头皮静脉。深静脉穿刺部位主要考虑细菌菌落和易感性；深静脉穿刺部位的危险程度从高到低依次为股静脉、颈内静脉、锁骨下静脉；肥胖患者应避免选用股静脉置管；婴幼儿可局部麻醉下进行股静脉置管；成人非隧道式中心静脉置管，锁骨下静脉发生感染的风险低于颈内静脉和股静脉，建议首选；血液透析和终末期肾病患者应避免选择锁骨下静脉。置管部位不应接触丙酮、乙醚等有机溶剂，不宜在穿刺部位常规使用抗菌油膏（长期局部使用抗菌油膏可导致真菌感染和耐药菌产生）。

（4）皮肤清洁：静脉穿刺前，皮肤不清洁的患者应先清洁皮肤后再进行消毒。

（5）皮肤消毒

1）消毒剂的选择：穿刺时应选择合格的皮肤消毒剂，宜选用 2% 葡萄糖酸氯己定（CHG）乙醇溶液（年龄 < 2 个月应慎用）或有效碘浓度≥ 0.5% 碘伏。

2）消毒范围：消毒时应以穿刺点为中心擦拭消毒，皮肤消毒范围：一次性静脉输液钢针消毒范围≥ 5cm，外周静脉留置针消毒范围≥ 8cm，中心静脉置管消毒范围≥ 20cm，中心静脉维护消毒范围≥ 15cm；至少擦拭消毒皮肤 3 次或遵循消毒剂使用说明书，待自然干燥后（避免吹、扇或擦干）方可穿刺。

（6）穿刺点敷料选择：应根据静脉导管种类、穿刺部位、患者情况、环境温湿度等选择合适敷料。敷料包括无菌纱布、透明、半透明聚氨酯敷料及抗感染敷料。如果患者多汗或置管部位有渗血、渗液时，宜使用纱布敷料直至皮肤恢复正常。

（三）操作后感染预防与控制

所有受血液污染的一次性物品和锐器，包括但不局限于探针、手术刀、注射器和针头，应丢弃于防液体渗漏、防穿刺、密闭的专用医疗锐器盒中；使用过的针具和注射器应当立即处理，不得重复使用。操作人员在操作完毕后应及时、彻底清洗双手，严格执行手卫生。

（四）导管维护感染预防与控制

为防止感染，保持导管功能的有效性，应定期维护导管。维护的内容包括评估局部皮肤、更换敷料、更换输液接头、脉冲式冲洗导管和正压封管等。

1. **穿刺部位** 应每日对穿刺部位进行评估，观察有无渗血、渗液、红、肿、热、痛及脓性分泌物等异常情况发生，以便及时采取感染预防和控制措施。

2. **敷料更换** 无菌透明敷料应至少每 7d 更换一次，无菌纱布敷料应至少每 2d 更换一次，若穿刺部位发生渗液、渗血应及时更换敷料，穿刺部位的敷料发生卷边、松动、污染等完整性受损时应立即更换。

3. **输液器及输液附加装置的更换** 输液器应每 24h 更换一次，如怀疑被污染或完整性受到破坏时，应立即更换。输液附加装置应和输液装置一并更换，在不使用时应保持密闭状态，其中任何一个部分的完整性受损时都应及时更换。外周静脉留置针附加的肝素帽或无针输液接头随外周静脉留置针一并更换。PICC、MC、CVC、PORT 附加的肝素帽或无针输液接头应至少每 7d 更换一次，肝素帽或无针输液接头内有血液残留、完整性受损或取下后，应立即更换。

4. **静脉输液导管拔除** 在充分评估穿刺部位及血管无并发症的前提下，应监测静脉导管穿刺部位，并根据患者病情、导管类型、留置时间、并发症等因素进行评估，尽早拔除。PICC 留置时间不宜超过一年或遵照产品使用说明书。PICC、MC、CVC、PORT拔除后还应使用无菌敷料覆盖穿刺点，保持穿刺点24h密闭，以预防穿刺点感染及空气栓塞的发生。

二、相关静脉输液的感染预防和控制

（一）辅助器械的清洁与消毒

1. **静脉输液相关的辅助器械** 患者在使用前或同一患者长期使用期间，应清洁和消毒（如静脉输液泵），以防止交叉感染和疾病传播。

2. **重复使用的静脉输液辅助器械** 如止血带，在每个患者使用后，应按要求进行“一人一用一消毒”的原则进行清洁与消毒。

（二）职业暴露的预防与控制

1. **锐器废物管理** 医疗机构应开展有效、安全和环境较好的锐器废物管理，减少因针刺造成的伤害，包括制定职业安全卫生管理方针、评估废物管理体系、选择并实施适宜的废物处理系统、制定废物管理制度、对废物处理人员进行培训及建立废物处理监督制度。

2. **职业防护** 制定并完善特殊疾病预防及隔离制度：重症患者病情重，各种分泌物及排泄物对环境及周围物品易造成严重污染，尤其是多重耐药菌定植或感染患者，更应严格执行消毒隔离措施；接触患者及患者的血液、体液、分泌物、排泄物及被污染的仪器之后，应尽可能及时和彻底地清洗双手，严格执行手卫生；应遵守特殊隔离措施，按照医疗机构职业暴露预防和控制制度，隔离保护屏障应包括隔离衣、手套、口罩、帽子和护目镜等。

（三）教育培训

1. **护士** 应全面掌握静脉输液留置管路的适应证、置管和维护操作流程、感染预防与控制相关知识。通过定期培训及考核评估其对防控措施的知晓程度和依从性；当输液系统和流程有改变时，应重新培训及考核。

2. **患者** 告知患者及家属，穿刺部位有红、肿、热、痛及不适感，应及时告知护士，正确处理。

（四）感染监测

感染监测是感染预防和控制的核心。尤其是静脉输液治疗过程中，通过监测可以持续、系统地收集、分析和评价与静脉输液相关的感染数据，从而建立静脉输液治疗感染预防与控制基准线，为改进工作提供依据。同时，可进行感染监测结果反馈，促进静脉输液治疗感染控制质量改进。

1. **监测内容及方法**

（1）静脉输液前后手卫生效果监测

1）采样时机：在接触患者、进行静脉输液治疗活动前。

2）采样方法：将浸有无菌 0.03mmol/L 磷酸盐缓冲液或 0.9% 氯化钠注射液采样液的棉拭子一支在双手指曲面从指跟到指端往返涂擦各 2 次（一只手涂擦面积约 $30cm^2$），并随之转动采样棉拭子，剪去手接触部分，将棉拭子放入装有 10ml 采样液的试管内送检。采样面积按平方厘米（cm^2）计算。若采样时手上有消毒剂残留，采样液应含相应中和剂。

3）检测方法：将采样管充分振荡后，取不同稀释倍数的洗脱液 1.0ml 接种平皿，将冷却至 40～45℃的熔化营养琼脂培养基每皿倾注 15～20ml，36℃ ± 1℃温箱培养 48h，计数菌落数，必要时分离致病性微生物。

4）判定标准：卫生手消毒后医务人员表面的菌落总数应≤ $10cfu/cm^2$；外科手消毒后医务人员表面的菌落总数应≤ $5cfu/cm^2$。

（2）物体表面的消毒效果监测

1）采样时机：在静脉输液消毒处理后或怀疑医院感染暴发有关时进行采样。

2）采样方法：用 5cm × 5cm 灭菌规格板在备件物体表面，用浸有无菌 0.03mol/L 磷酸盐或 0.9% 氯化钠注射液采样液的棉拭子 1 支，在规格板上横竖往返各涂抹 5 次，并随之转动棉拭子，连续采样 4 个规格板面积，被采表面 < $100cm^2$，取全部表面；被采表面≥ $100cm^2$，取 $100cm^2$。剪去手接触部分，将棉拭子放入装有 10ml 无菌检验用洗脱液的试管中送检，门把手等小型物体则采用棉拭子直接涂抹物体表面采样。采样物体表面有消毒剂残留时，采样液应含相应中和剂。

3）检测方法：充分振荡采样管后，取不同稀释倍数的洗脱液 1.0ml 接种平皿，将冷却至 40～45℃的熔化营养琼脂培养基每皿倾注 15～20ml，36℃ ± 1℃恒温箱培养48h，计算菌落数。怀疑与医院感染暴发有关时，进行目标微生物检测。

4）判定标准：洁净手术部（室）、其他洁净场所，非洁净手术部（室）、产房、导管室、新生儿室、重症监护室、血液病病区等，物体表面细菌菌落总数≤ $5cfu/cm^2$；儿科病房、母婴同室、治疗室、血液透析中心（室）、各类普通病房等物体表面细菌菌落总数≤ $10cfu/cm^2$。

（3）静脉输液配制室空气的消毒效果监测

1）采样时间：采用洁净技术净化静脉输液配制室空气的房间，在洁净系统自净后与进行静脉输液治疗前采样；未采用洁净技术净化空气的房间，在消毒规定的通风换气后与进行静脉输液治疗前采样；或怀疑与医院感染暴发有关时采样。采样前关闭门、窗，在无人走动的情况下，静止 10min 后采样。

2）采样方法：未采用洁净技术净化空气的房间采用沉降法：室内面积≤ $30cm^2$，设内、中、外对角线三点，内、外点应距墙壁 1m 处；室内面积 > $30cm^2$，设四角及中央五点，四角的布点位置应距墙壁 1m 处。将普通营养琼脂平皿（直径90mm）放置各采样点，采样高度为距地面0.8～1.5m；采样时将平皿盖打开，扣放于平皿旁，暴露规定时间后盖上平皿盖及时送检。

3）检测方法：将平皿置于36℃±1℃恒温箱培养48h，计算菌落数。怀疑与医院感染暴发有关时，进行目标微生物检测。

4）判定标准：非洁净手术室、产房、新生儿室、重症监护室、血液病病区等空气中的细菌菌落数≤4cfu/（15min·直径9cm平皿）；儿科病房、母婴同室、妇科检查室、治疗室、注射室、各类普通病房等空气中的细菌菌落总数≤4cfu/（5min·直径9cm平皿）。

（4）消毒液的监测

1）常用消毒液有效成分含量测定：库存消毒剂的有效成分含量依照产品企业标准进行检测；使用中消毒液的有效浓度测定可用上述方法，也可使用经国家卫生行政部门批准的消毒剂浓度试纸（卡）进行监测。

2）使用中消毒液染菌量测定

①采样方法：用无菌吸管按无菌技术操作方法吸取1.0ml被检消毒液，加入9ml中和剂中混匀。醇类与酚类消毒剂用普通营养肉汤中和，含氯消毒剂、含碘消毒剂和过氧化物消毒剂用含0.1%硫代硫酸钠中和剂，2%葡萄糖酸氯己定（CHG）乙醇溶液（年龄<2个月应慎用）、季铵盐类消毒剂用含0.3%吐温80和0.3%卵磷脂中和剂，醛类消毒剂用含0.3%甘氨酸中和剂，含有表面活性剂的各种复方消毒剂可在中和剂中加入吐温80至3%；也可使用该消毒剂消毒效果检测中和剂鉴定试验确定的中和剂。采样后4h内检测。

②检测方法：用无菌吸管吸取一定稀释比例中和后混合液1.0ml接种平皿，将冷至40～45℃的熔化营养琼脂培养基每皿倾注15～20ml，36℃±1℃恒温箱培养72h，计数菌落数；怀疑与医院感染暴发有关时，进行目标微生物的检测。

③判定标准：使用中灭菌用消毒液，无菌生长；使用中皮肤黏膜消毒液染菌量<10cfu/ml，其他使用中消毒液染菌量<100cfu/ml。

（5）清洁用品的消毒效果监测

1）采样时间：消毒后、使用前进行采样。

2）采样方法：布巾、地巾等物品可用无菌的方法剪取1cm×3cm，直接投入5ml含相应中和剂的无菌氯化钠注射液中，及时送检。

3）检测方法：将采样管在混匀器上振荡20s或用力振打80次，取采样液检测致病菌。

4）判定标准：未检出致病菌为消毒合格。

（6）静脉输液治疗导管相关性血流感染监测

1）筛选指征：携带中心静脉导管超过 48h，出现原因不明发热或低血压的患者，儿童患者出现低体温者。

2）处置方法：临床医护人员送检微生物学标本；感控人员填写《CRBSI 患者目标监测日常记录表》。

3）送检方法：临床医生首先判断静脉导管是否仍有保留的必要性。按静脉导管保留与否分别采用不同的送检方法。①保留情况：采取至少 2 套血培养，其中至少一套来自外周静脉，并做好标记，另外一套则从中心静脉导管或植入式静脉输液港（PORT）隔膜无菌采获，两个来源的采血时间必须接近（间隔时间小于 5min），各自做好标记。②不保留情况：从独立的外周静脉无菌采集 2 套血培养，无菌状态下取出静脉导管并剪下 5cm 导管尖端或近心端交付实验室进行 Maki 半定量平板滚动培养或者定量培养（following Vortex 或超声降解）。

4）实验室检测：立即送实验室，室温放置不超过 12h，由实验室提供培养结果。

5）结果判断：感染监控人员与临床医生根据 CRBSI 判断标准诊断是否为 CRBSI。

2. 监测数据统计反馈与总结

（1）监测指标统计：由医院感染监控专职人员每月统计各项静脉输液治疗相关感染监控指标。

（2）监测指标反馈：通过反馈监测资料，及时与临床沟通，不断改进质量，督促医生能及时完成静脉输液治疗感染预防与控制相关检查和检验申请，为医院静脉输液治疗感染病例的正确诊断提供依据，同时减少静脉输液治疗导管使用时间和导管相关感染的发生。

（3）感染监测总结：感染监控专职人员应按季度完成静脉输液治疗感染监测总结分析报告，查找和分析危险因素及监测过程中存在的问题，找出不足，及时整改。

（胡盛琳）

第六节 静脉输液职业防护

静脉输液护士在工作中最常见的职业危害是发生血源性职业暴露，包括锐器伤、皮肤黏膜污染等，其中 80% 以上的血源性职业暴露由锐器伤所致。研究证实，目前有 20 多种病原体可以通过血液传播，常见的如乙型肝炎病毒（HBV）、丙型肝炎病毒（HCV）、人类免疫缺陷病毒（HIV）等。

一、血源性职业暴露的原因

（一）医护人员因素

1. **职业防护意识淡薄，缺乏标准预防知识** 当前医学院校教育体系中尚未开设职业防护暴露课程以及相关系统的教材；医护人员临床工作中接受的职业防护培训及职业暴露与安全防护的内容不多，多数医护人员防护意识淡薄，对医疗锐器的危害认识不足。

2. **缺乏相应防护措施** 国内大多数医院在职业防护的基础设施方面投入力度不够。如洗手设施较落后、手动式水龙头、普通肥皂、公用毛巾、化学消毒剂、泡手盆等；甚至缺乏标准预防的基本防护设施，如锐器盒、乳胶手套等。

3. **操作流程不规范** 部分医护人员静脉输液技术操作不熟练；医院的监管力度不够或工作量大，医疗废物处置不当，导致职业暴露频频发生。

4. **职业倦怠** 护理工作高强度、高责任、高风险易使护士产生工作疲惫感，表现为情绪不稳定、易激惹、焦虑、对服务对象漠不关心等；长期积累的压力还会逐渐影响护士的身心健康，表现为职业倦怠，可带来行为、认知和生理三方面的消极后果。

（二）患者因素

患者因疾病或手术等打击易出现不良的心理反应，在操作时不配合；或者神志不清患者躁动、亢奋等，均会导致职业暴露。有研究报道护理对象不合作导致锐器伤的比例达29%。

（三）环境因素

不同医院的工作环境、工作条件有差异。在进行护理操作时，光线不充足、拥挤、嘈杂等因素可增加护理人员发生职业暴露的风险。

二、血源性职业暴露的预防

1. 接触患者血液、体液时，应佩戴手套。

2. 进行有可能发生血液、体液飞溅的护理操作过程，除佩戴手套和口罩外，还应戴防护眼镜；当有可能发生血液、体液大面积飞溅，有污染操作者身体的可能时，还应穿上具有防渗透性能的隔离服。

3. 医务人员在进行接触患者血液、体液的诊疗和护理操作时，若手部皮肤存在破损时，应戴双层手套。

4. 使用后的锐器应当直接放入不能刺穿的锐器盒内进行安全处置；抽血时建议使用真空采血器，并应用蝶型采血针；禁止对使用后的一次性针头复帽；禁止用手直接接触使用过的针头、刀片等锐器。

三、血源性职业暴露的处理

（一）职业暴露后的局部处理原则

一旦发生血源性职业暴露，应立即进行局部处理。包括用肥皂液和流动水反复清洗被污染的皮肤，用大量等渗氯化钠溶液反复冲洗被污染的黏膜。若有伤口，应当在伤口旁边自近心端向远心端轻轻挤压，但禁止进行伤口的局部挤压，尽可能挤出损伤处的血液，再用肥皂水和流动清水冲洗伤口。冲洗后应当用消毒液，有效碘浓度≥0.5%碘伏对伤口局部进行消毒、包扎处理。避免用嘴吸吮血液、用利器将伤口扩大或进行局部挤压的行为。

（二）职业暴露伤的报告程序

医务人员职业防护体系包括健全的医务人员职业暴露防护应急预案、规范的职业暴露报告处理流程和人性化的随访服务。

1. 报告医院感染办公室和护理部，内容包括：

（1）暴露时间。

（2）在哪里，做什么动作，被什么东西刺伤。

（3）暴露来源是什么、量多少、伤口深度、大小。

（4）暴露来源是否有血源性传播疾病（乙型肝炎、丙型肝炎、梅毒、艾滋病等）。

（5）暴露者是否接受乙肝疫苗接种，抗体产生情况。

（6）处理记录，用药记录。

2. 预防保健科进行相应处理。

（三）医护人员发生职业暴露伤的处理

1. **HIV 职业暴露后的处理**

（1）建立暴露后血清学的随访制度：应立即抽取暴露者的血样作 HIV 抗体检测，以排除是否有既往 HIV 感染；如果阴性，不论经过感染风险评估后是否选择暴露后预防用药，应在暴露发生后立即、第 4 周、第 8 周、第 12 周及 6 个月后追踪检测 HIV 抗体，以明确是否发生 HIV 感染。

（2）HIV 暴露后感染风险评估：HIV 职业暴露级别分为三级：

一级暴露：暴露源为血液、体液或者含有血液、体液的医疗器械、物品；暴露类型为暴露源沾染了不完整的皮肤或黏膜，但暴露量小且暴露时间较短。

二级暴露：暴露源为血液、体液或者含有血液、体液的医疗器械、物品；暴露类型为暴露源沾染了不完整的皮肤或黏膜，暴露量大且暴露时间较长，或暴露类型为暴露源刺伤或割伤皮肤，但损伤程度较轻，为皮肤擦伤或针刺伤（非大型空心针或深部穿刺针）。

三级暴露：暴露源为血液、体液或者含有血液、体液的医疗器械、物品；暴露类型为暴露源刺伤或割伤皮肤，但损伤程度较重，为深部伤口或割伤物有明显可视的血液。

根据暴露源的病毒载量水平将暴露源分为低传染性、高传染性和暴露源情况不明三种级别。

低传染性：病毒载量水平低、无症状或高 CD_4^+T 淋巴细胞水平。

高传染性：病毒载量水平高、艾滋病晚期、原发 HIV 感染、低 CD_4^+T 淋巴细胞水平。

暴露源情况不明：暴露源所处的病程阶段不明、暴露源是否为 HIV 感染，以及污染的器械或物品所带的病毒载量不明。

（3）暴露后预防性治疗方案：在目前尚无有效的疫苗用于 HIV 感染的预防和治疗的情况下，职业暴露后抗反转录病毒预防性用药是医务人员在发生 HIV 职业暴露后预防感染的最重要安全保障。发生 HIV 病毒职业暴露后，一定要经过专门培训的、有相关经验的 HIV 专家或专业医生对暴露后感染的风险进行评估，与被暴露者共同分析讨论用药利弊等，最后由被暴露者根据自己的情况（例如有的被暴露者是孕妇或处于哺乳期等），做出是否用药的选择和决定。HIV 不同的职业暴露级别预防性用药推荐方案见表 7-2。

表 7-2　HIV 不同的职业暴露级别预防性用药推荐方案

暴露级别	暴露源级别	推荐用药方案
一级暴露	低传染性	不使用 PEP
	高传染性	基本用药
二级暴露	低传染性	基本用药
	高传染性	强化用药
三级暴露	低传染性或高传染性	强化用药
二级或三级暴露	暴露源情况不明	基本或强化用药

1）预防用药时间：应当在发生 HIV 病毒职业暴露后尽早开始，最好在 2h 内实施，最迟不宜超过 24h，即使超过 24h，也建议实施预防性用药。用药疗程为连续服用 28d。

2）基本用药方案：HIV 暴露后预防用药的基本方案是发生 HIV 职业暴露后供选择的一线用药，它由两个核苷类药物组合，主要用以下 3 种组合：AZT+3TC、3TC+d4T、ddI+d4T。基本用药方案主要用于不太严重的职业暴露或在职业暴露情况不明时。

3）强化用药方案：暴露后强化用药方案指在基本用药方案的基础上，再增加一个蛋白酶抑制剂或反转录酶抑制剂的用药方案，如 IDV 或 RTV 或 LPV/r。当职业暴露情况严重时，为达到有效地预防 HIV 感染发生的目的，可以选择强化方案，三药的联合具有更强大的抗病毒活性，并可防止因暴露源病毒对某一类药物耐药而发生的预防失败。但应该注意尽量不与 EFV、NVP 或 ABC 联合，因为这三种药物发生严重反应的机会相对较多，且最容易发生在用药的第 1 个月。

（4）HIV 职业暴露处理方法与报告流程见图 7-10。

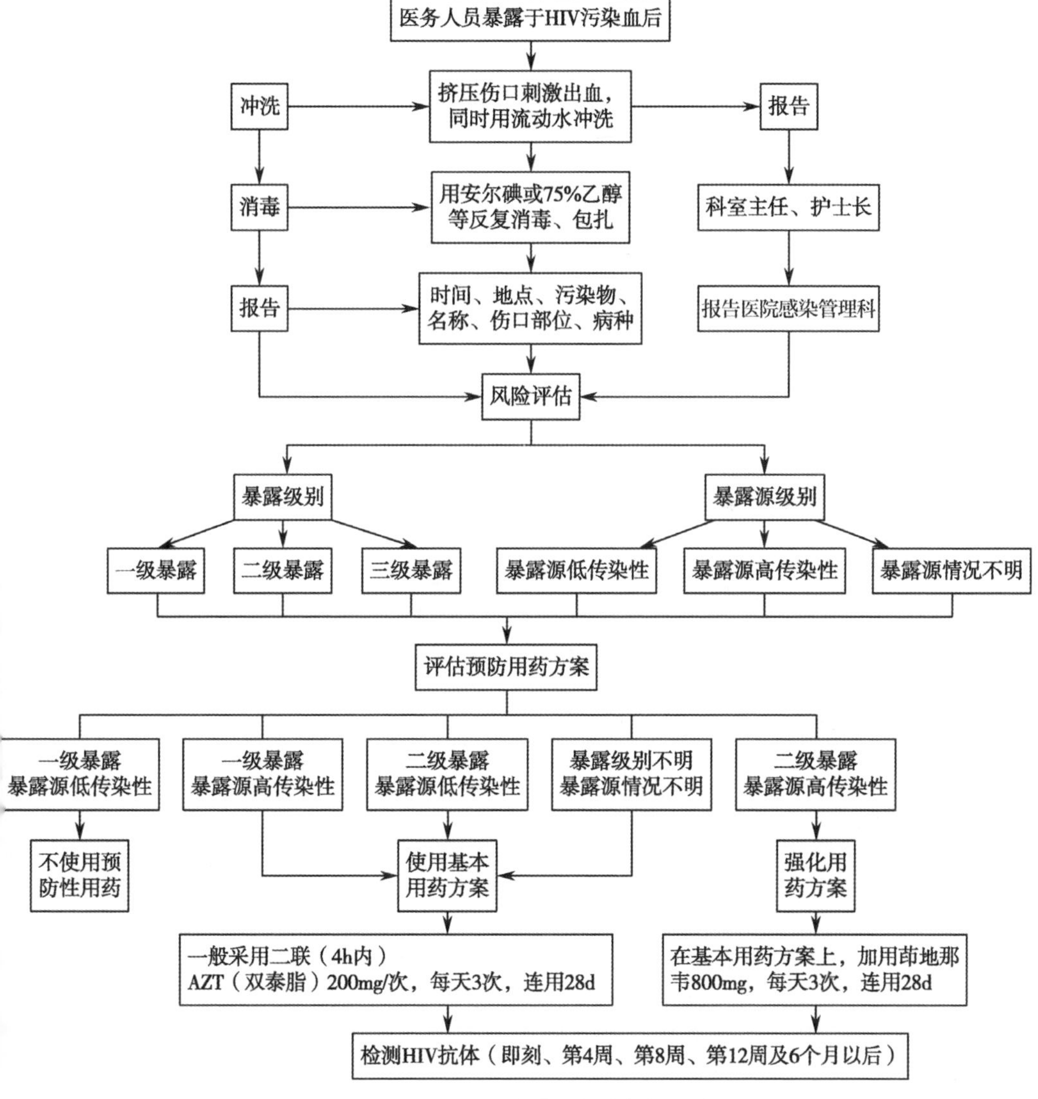

图 7-10　HIV 职业暴露处理方法与报告流程

2. HBV（乙型肝炎病毒）职业暴露后的处理

（1）建立伤后血清学的随访制度：暴露后应立即检测 HBV DNA、HBsAg，3~6个月后复查。

（2）伤后预防性治疗方案：发生 HBV 暴露后，如接种过乙型肝炎疫苗，且已知抗 -HBs 阳性（抗 -HBs ≥ 10mIU/ml）者，可不进行处理。如未接种过乙型肝炎疫苗，或虽接种过乙型肝炎疫苗，但抗 -HBs < 10mIU/ml 或抗 -HBs 水平不详者，应立即注射高效价乙肝免疫球蛋白（HBIG）200~400IU，同时在不同部位接种1针乙型肝炎疫苗（20μg），于1个月和6个月后分别接种第2和第3针乙型肝炎疫苗（20μg）。

（3）HBV 职业暴露处理方法与报告流程见图 7-11。

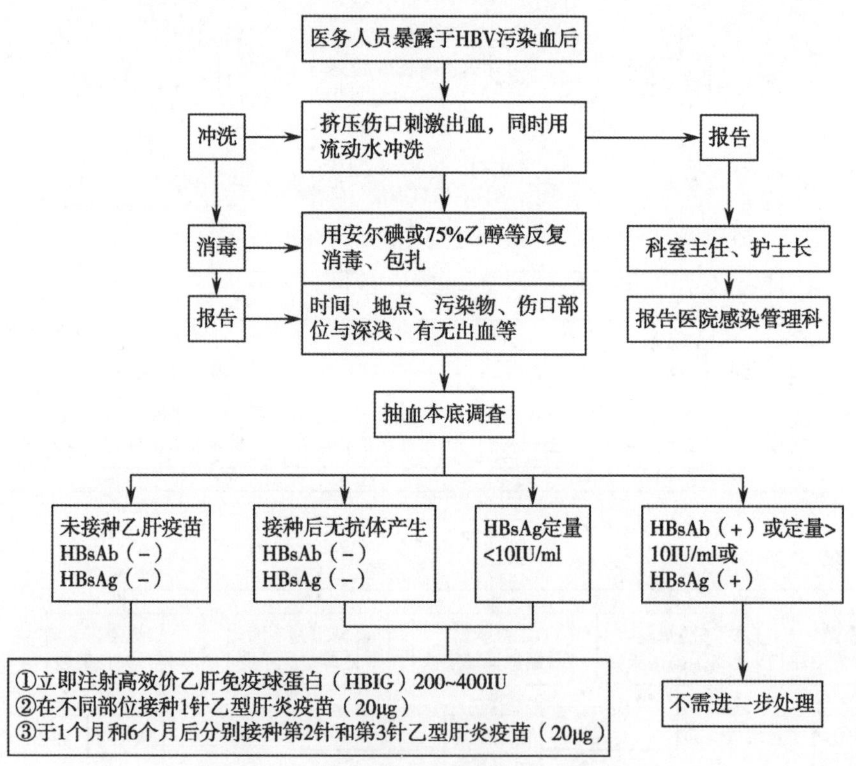

图 7-11 HBV 职业暴露处理方法与报告流程

3. HCV（丙型肝炎病毒）职业暴露后的处理

（1）建立伤后血清学的随访制度：立即检测外周血抗 -HCV 和 HCV RNA，如果均为阴性，则在1周后和2周后再次检测 HCV RNA，如果 HCV RNA 仍然为阴性，基本可以排除感染；如果 1 周或 2 周后 HCV RNA 阳转，可以再过 12 周观察是否可以发生 HCV 自发清除，如果不能自发清除，HCV RNA 仍然阳性，则可启动抗病毒治疗。

（2）伤后预防性治疗方案：目前无特效的伤后预防性疫苗供使用，有人认为早期诊断、早期使用干扰素可能有效。使用方法、使用量与治疗慢性肝炎相同。

（3）HCV 职业暴露处理方法与报告流程见图 7-12。

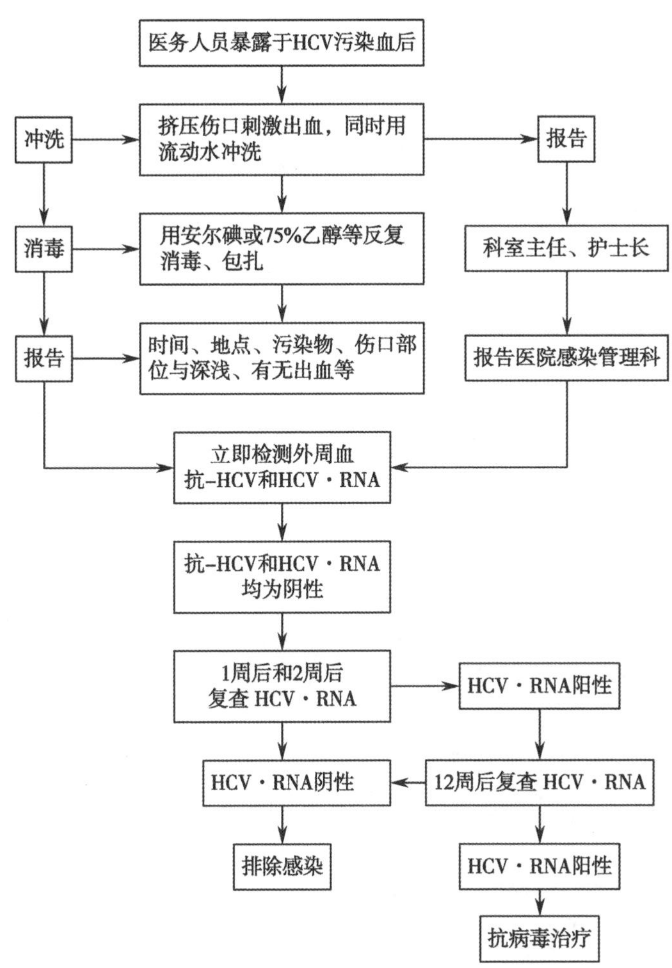

图 7-12　HCV 职业暴露处理方法与报告流程

4. 梅毒职业暴露后的处理

（1）建立伤后血清学的随访制度：立即采血检测梅毒标志物，并于 1 个月、2个月、3个月复查。梅毒螺旋体明胶凝集试验（TPPA）其敏感性和特异性高，主要被用于梅毒确诊试验，一旦阳性就不会转阴，终生阳性，但滴度高低对疗效观察意义不大。非螺旋体抗原血清试验（RPR），可作为筛查，阳性有助于诊断梅毒。滴度正常值1：2或阴性。连续3次复查阴性可视为治愈。

（2）伤后预防性治疗方案：预防治疗梅毒首选长效青霉素：苄星青霉素（长效西林）240万U，分两侧臀部肌内注射，每周1次，连续3周。如对青霉素过敏可选用红霉素。

（3）梅毒职业暴露处理方法与报告流程见图7-13。

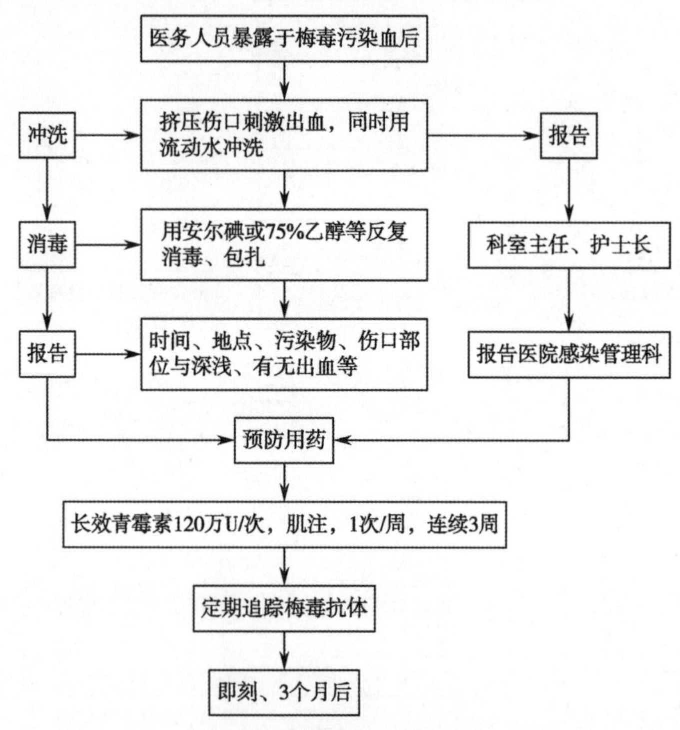

图7-13 梅毒职业暴露处理方法与报告流程

四、抗肿瘤化疗药物职业防护

（一）抗肿瘤化疗药物职业防护要求

1. 配制抗肿瘤药物的区域应为相对独立的空间，宜在Ⅱ级或Ⅲ级垂直层流生物安全柜内配制。

2. 使用抗肿瘤药物的环境中可配备溢出包，内含防水隔离衣、一次性口罩、乳胶手套、面罩、护目镜、鞋套、吸水垫及垃圾袋等。

3. 配药时操作者应戴双层手套（内层为 PVC 手套，外层为乳胶手套）、一次性口罩；宜穿防水、无絮状物材料制成、前部完全封闭的隔离衣；可佩戴护目镜；配药操作台面应垫以防渗透吸水垫，污染或操作结束时应及时更换。

4. 用药时，操作者宜戴双层手套和一次性口罩；静脉用药时宜采用全密闭式输注系统。

5. 所有抗肿瘤药物污染物品应丢弃在有毒性药物标识的容器中。

6. 抗肿瘤药物外溢时按以下步骤进行处理

（1）操作者应穿戴个人防护用品。

（2）应立即标明污染范围，粉剂药物外溢应使用湿纱布垫擦拭，水剂药物外溅应使用吸水垫纱布吸附，污染表面应使用清水清洗。

（3）如药物不慎溅在皮肤或眼睛内，应立即用清水反复冲洗。

（4）记录外溢药物名称、时间、溢出量、处理过程以及受污染的人员。

（二）个人防护要求

1. **手套** 护士在配药前后要洗手，操作时戴双层手套，聚氯乙烯手套外面再戴乳胶手套，要求手套能覆盖住隔离衣袖口。手套破损、穿孔或喷溅到抗肿瘤药物后应及时更换。

2. **隔离衣** 要求具有防渗、开口向后、长袖、弹性紧袖口，戴一层手套时要求将袖口置于手套下。戴双层手套时，内层手套在隔离衣袖口下，外层手套在隔离衣袖口上。

3. **护目镜、口罩** 使用防化学物质的护目镜。口罩对抗肿瘤静脉药物微粒来说，只能提供很轻微的保护。

（三）污染物品处理要求

1. 接受抗肿瘤药物治疗的患者在治疗后 48h 内其血液和体液中含有较高浓度的抗肿瘤药物。因此，在处理被浸湿的床单、衣服、纱布时应戴手套以免污染皮肤，污染的被服应放入有特殊标记的厚塑料袋中，先进行预清洗后再与其他被服一起清洗。

2. **正确处理废弃物** 所有抗肿瘤药物污染物品应丢弃在有毒性药物标识的容器中。

（四）暴露后处理

在配制、使用和处理污染物的过程中如不慎导致防护用物污染皮肤、眼睛或直接接触到抗肿瘤药物时，应迅速脱去手套和隔离衣；用肥皂和水清洗接触部位的皮肤；眼睛接触后应迅速用水或等渗洁眼液冲洗；记录接触情况，必要时就医治疗。

五、呼吸道高传染性疾病的职业防护

（一）呼吸道高传染性疾病的职业防护要求

护理人员是与患者接触最密切的工作人员之一，在为呼吸道高传染性疾病患者护理的过程中，为了最大限度降低防控人员感染风险，要求医务人员在防控工作中做好分级防护，在实施标准预防的基础上，采取接触隔离、飞沫隔离和空气隔离等防护措施。对疑似患者，护理人员要实施二级防护。

二级防护的要求：戴一次性帽子、医用防护口罩（N95或更高级别医用防护口罩），护目镜（防雾型）或防护面罩（防雾型）、医用防护服或穿工作服外罩一件医用防护服、戴一次性使用手套、穿一次性使用鞋套。

（二）暴露后的处理

当护理人员发生职业暴露后，应立即上报，并按照疑似病例进行隔离。观察期注意其有无呼吸道高传染性疾病的临床表现，做到及时发现、尽早治疗。若无异常，在隔离期结束后进行追踪管理，跟进相关确诊检查，如血细胞分析、肺部CT、核酸检测等，直至排除呼吸道高传染性疾病。

（三）医疗垃圾的处理

医疗垃圾放入三层医疗垃圾袋中，分层鹅颈式封扎，注明呼吸道高传染性疾病的名称，单独分类收集、贮存和转运。

（彭欐涵）

第七节 静脉输液治疗相关法律及伦理

近年来，随着静脉输液治疗技术的迅速发展，静脉输液治疗的专业性和优越性越来越受到医疗行业的关注。与以往不同，这次的变革和进步不是体现在细枝末节的装置改进，而是在系列知识、技术以及装备上的快速发展。在静脉输液治疗领域，因静脉输液治疗的患者增多，发生静脉输液并发症的概率也增加，这就要求护理人员严格遵守法律和规范，在不违背伦理原则的范围内从事护理实践活动，使患者的受益最大化、风险和伤害最小化，以确保医疗活动安全。

一、相关法律法规

我国与静脉输液治疗相关的法律、法规和政策

（一）《中华人民共和国侵权责任法》：医疗损害责任界定

第五十九条：因药品、消毒药剂、医疗器械的缺陷，或者输入不合格的血

液造成患者损害的，患者可以向生产者或者血液提供机构请求赔偿，也可以向医疗机构请求赔偿。患者向医疗机构请求赔偿，医疗机构有权向负有责任的生产者或者血液提供机构追偿。

（二）《医疗事故处理条例》

第十七条：疑似输液、输血、注射药物等引起不良后果的，医患双方应当共同对现场实物进行封存和启封，封存的现场实物由医疗机构保管；需要检验的，应当由双方共同指定的、依法具有检验资格的检验机构进行检验；双方无法共同指定时，由卫生行政部门指定。

（三）《药品不良反应报告和监测管理办法》

1. 药品不良反应报告制度

（1）药品生产、经营企业和医疗机构应当主动收集药品不良反应，获知或者发现药品不良反应后应当详细记录、分析和处理，填写《药品不良反应/事件报告表》并报告。新药监测期内的国产药品应当报告该药品的所有不良反应；其他国产药品，报告新的和严重的不良反应。

（2）进口药品自首次获准进口之日起5年内，报告该进口药品的所有不良反应；满5年的，报告新的和严重的不良反应。

（3）药品生产、经营企业和医疗机构发现或者获知新的、严重的药品不良反应应当在15d内报告，其中死亡病例须立即报告；其他药品不良反应应当在30d内报告。有随访信息的，应当及时报告。

（4）个人发现新的或者严重的药品不良反应，可以向经治医师报告，也可以向药品生产、经营企业或者当地的药品不良反应监测机构报告，必要时提供相关的病历资料。

2. 药品群体不良事件报告制度

（1）生产、经营企业和医疗机构获知或者发现药品群体不良事件后，应当立即通过电话或者传真等方式报所在地的县级药品监督管理部门、卫生行政部门和药品不良反应监测机构，必要时可以越级报告；同时填写《药品群体不良事件基本信息表》，对每一病例还应当及时填写《药品不良反应/事件报告表》，通过国家药品不良反应监测信息网络报告。

（2）医疗机构发现药品群体不良事件后应当积极救治患者，迅速开展临床调查，分析事件发生的原因，必要时可采取暂停药品的使用等紧急措施。

（四）《消毒管理办法》：消毒的卫生要求

医疗卫生机构工作人员应当接受消毒技术培训、掌握消毒知识，并按规定严格执行消毒隔离制度。

医疗卫生机构使用的进入人体组织或无菌器官的医疗用品必须达到灭菌要

求。各种注射、穿刺、采血器具应当一人一用一灭菌。凡接触皮肤、黏膜的器械和用品必须达到消毒要求。医疗卫生机构使用的一次性使用医疗用品用后应当及时进行无害化处理。

（五）《医疗机构医用耗材管理办法（试行）》

医疗机构应当对医用耗材临床使用实施分级分类管理。植入类医用耗材，应当由具有有关医疗技术操作资格的卫生技术人员使用，并将拟使用的医用耗材情况纳入术前讨论，包括拟使用医用耗材的必要性、可行性和经济性等；非植入类医用耗材的使用，应当符合医疗技术管理等有关医疗管理规定。

1. 医疗机构使用安全风险程度较高的医用耗材时，应当与患者进行充分沟通，告知可能存在的风险。使用植入类医用耗材时，应当签署知情同意书。

2. 医疗机构应当加强对医用耗材使用人员进行培训，提高其医用耗材使用能力和水平。在新医用耗材临床使用前，应当对相关人员进行培训。

3. 医疗机构应当加强对医用耗材临床应用前试用的管理。医用耗材在遴选和采购前如需试用，应当由使用科室或部门组织对试用的必要性、可行性以及安全保障措施进行论证，并向医务管理部门提出申请或备案。

4. 医疗机构应当在医用耗材临床使用过程中严格落实医院感染管理有关规定。一次性使用的医用耗材不得重复使用；重复使用的医用耗材，应当严格按照要求清洗、消毒或者灭菌，并进行效果监测。

5. 医疗机构应当建立医用耗材临床应用登记制度，使医用耗材信息、患者信息以及诊疗相关信息相互关联，保证使用的医用耗材向前可溯源、向后可追踪。

6. 医疗机构应当加强对使用后医用耗材的处置管理。医用耗材使用后属于医疗废物的物品，应当严格按照医疗废物管理有关规定处理。

二、静脉治疗实践中常见的法律问题

（一）从业资质《护士条例》

护士执业，应当经执业注册取得护士执业证书。《刑法》第三百三十六条："非法行医罪；非法进行节育手术罪"，未取得医生执业资格的人非法行医，情节严重的，处三年以下有期徒刑、拘役或者管制，并处或者单处罚金；严重损害就诊人身体健康的，处三年以上十年以下有期徒刑，并处罚金；造成就诊人死亡的，处十年以上有期徒刑，并处罚金。护理人员从业，应取得执业资格。其中，从事 PICC 置管操作应由经过 PICC 专业知识与技能培训、考核合格且有 5 年及以上临床工作经验的护士完成，并对 PICC 置管护士定期进行考评及再认证。

（二）患者知情同意

《侵权责任法》第五十五条：医务人员在诊疗活动中应当向患者说明病情和医疗措施。需要实施手术、特殊检查、特殊治疗的，医务人员应当及时向患者说明医疗风险、替代医疗方案等情况，并取得书面同意；不宜向患者说明的，应当向患者的近亲属说明，并取得其书面同意。违反告知义务的两个后果：

1. 有人身损害，承担人身损害赔偿责任。

2. 没有人身损害，仅侵害了知情同意权、自我决定权等，承担精神损害抚慰金赔偿。

如护理人员在进行 PICC 置管等操作前，应告知患者或家属置管的目的、方法、常见的并发症、可能出现的风险、费用等相关内容，并签署知情同意书。在病情允许的情况下应客观地向患者或家属说明病情和方案，严禁使用劝说的语气或因利益因素等强迫患者同意置管。在告知的形式上，应以患者能理解的方式进行，尽量避免使用专业术语，必要时请患者复述治疗方案，查看理解程度。若不宜向患者说明时，应向患者的近亲属说明情况，并征得同意。必要时，可采取录音、录像等形式对告知的情况予以记录，以保存证据。

（三）静脉输液操作过程和记录

1. **医疗事故罪** 《刑法》第三百三十五条：医务人员由于严重不负责任，造成就诊人死亡或者严重损害就诊人身体健康的，处三年以下有期徒刑或者拘役。

医务人员在静脉输液治疗工作中出现不负责任的诊疗行为主要表现：在使用抗生素之前没有询问患者有无过敏史，没有掌握静脉输液治疗的适应证和禁忌证、未严格执行查对制度、未遵循长期静脉输液或昏迷患者、婴幼儿输液的特殊技术要求、未严格执行无菌技术操作、不遵守操作规范致使空气栓塞、药物外渗未及时处理、输液过快、未注意配伍禁忌、未按规定做好记录等；发现医嘱明显有误，未及时向医生提出；发生输血、输液反应等，未保留血液制品、药物及输血装置等；抢救记录未在抢救结束后 6h 内补记齐全。

2. **药品、消毒药剂、医疗器械质量缺陷** 《侵权责任法》第五十九条：因药品、消毒药剂、医疗器械的缺陷，或者输入不合格的血液造成患者损害的，患者可以向生产者或者血液提供机构请求赔偿，也可以向医疗机构请求赔偿。患者向医疗机构请求赔偿的，医疗机构赔偿后，有权向负有责任的生产者或者血液提供机构追偿。

三、案例分析

（一）案例1

1. **病例资料** 患者，男性，70岁，因阵发性胸痛20余年，加重3d，到医院就诊，诊断为冠心病、心绞痛、高血压等多种病症，住院治疗。一日，一名实习护生私自为一患者更换液体，错将其他患者的保肝药给该患者输注，输注后不久，另一护士巡视病房时发现液体错误并及时更换。所幸，患者未出现不良反应。

2. **原因分析**

（1）实习护生未严格执行三查七对制度，擅自越职，执行操作未在老师带教下完成。

（2）实习护生未严格执行身份识别制度，在进行静脉输液加药操作时，未使用两种患者身份识别，未实行双向核对法即要求患者或亲属陈述其姓名，确认无误后方可执行；对无法有效沟通的患者，除了核对床头卡等外，还必须核对腕带，以识别患者身份。

（3）科室带教过程中未做到放手不放眼。实习护生在工作中发生的不良事件或护患纠纷等问题，均由所在科室和带教老师负责。

3. **违反了** 《护士条例》第二十一条规定：未取得护士执业证书的人员从事诊疗技术规范规定的护理活动，第十六条规定：护士执业，应当遵守法律、法规、规章和诊疗技术规范的规定。

（二）案例2

1. **病例资料** 患者，女性，78岁，因呼吸系统感染血钾低收入院。2016年3月21日，医嘱给予氯化钠注射液100ml加氯化钾注射液1.5克静滴，护士在执行医嘱时意识到医嘱错误，未及时给医生汇报即为患者输注。患者在输液后主诉四肢、口周麻木，其家属发现100ml氯化钠注射液有效期至2016年2月15日，告知护士后立即给予更换液体；患者家属将此情况向医院进行了投诉，投诉护理违规使用过期药品，后经医院反复劝导、调解并进行赔偿。

2. **原因分析**

（1）护士查看到医嘱错误时未向医生进行确认及提醒，工作责任心差，专业知识缺乏。

（2）科室未做到药品专人负责，未建立药品效期登记本，定期检查药品效期，实行近期药品动态监控。

（3）在使用药品前，未严格落实两人查对制度。不仅要核对药品数量、质量、用法、时间、配伍禁忌等信息，还要认真查对浓度、有效期。

（4）护士未落实药品查对制度，致使患者输入过期药品和高浓度氯化钾。

3. **违反了《护士条例》第十七条规定** 护士发现医嘱违反法律、法规、规章或诊疗技术规范规定的，应当及时向开具医嘱的医师提出；必要时，应当向该医师所在科室负责人或者医疗卫生机构负责医疗服务管理的人员报告；第二十六条规定：护士因不履行职责或违反职业道德受到投诉的，应当对护士做出处理。

（三）案例3

1. **病例资料** 患者，一级护理，李护士于2019年1月7日上午9:00为该患者右手背使用外周静脉留置针输注表阿霉素化疗药，10:30患者家属告诉护士右手背疼痛，护士立即到床旁查看患者穿刺局部后说再观察，11:00患者家属再次找到护士，说患者右手背疼痛加重，肿胀、皮肤发紫，确认为药物外渗，继之患者右手背出现发黑、皮下组织及肌肉坏死，严重影响肢体功能。因损害患者生命权和健康权，被判医疗事故罪，负刑事责任。

2. **原因分析**

（1）化疗药物是抗肿瘤治疗过程中的常用药，尤其像表阿霉素这一类发疱剂具有很强的细胞毒性作用，一旦发生外渗，可在数小时、数天甚至数月内造成严重的组织损伤。

（2）输入化疗药物前未认真评估药物的性质，未合理选择血管通路及输液工具。

（3）输入化疗药物时未按照规定时间巡视患者输液部位，家属已经反映了穿刺部位有疼痛症状，未引起重视，未及时处理，延误了处理时机。

（4）临床护士化疗药物外渗预防知识不足，具有发疱性作用的静脉化疗药物外渗会引起局部组织坏死、腐烂和深部组织结构损害，该护士对易引起外渗的化疗药物知识掌握不牢固、缺乏静脉化疗用药的安全管理意识。

（5）未按等级护理要求严格执行巡视制度。

3. **违反了《护士条例》第十六条规定** 护士执业，应当遵守法律、法规、规章和诊疗技术规范的规定。

（四）案例4

1. **病例资料** 张护士，为了私用药品，给患者的液体中少加或者不加药，偷拿医院药物，后被辞退，并追究法律责任。

2. **原因分析**

（1）患者用药两人查对制度未落实，侵犯了患者的生命权和健康权。

（2）违反公民基本道德，构成盗窃罪。

（3）科室药品管理松散，未建立有效监督机制。

3. 违反了《护士条例》

（1）第十六条规定：护士执业，应当遵守法律、法规、规章和诊疗技术规范的规定。

（2）第二十七条规定：在护士监督管理中滥用职权、徇私舞弊，或者有其他失职、渎职行为的，依法予以处分；构成犯罪的，依法追究刑事责任。

四、相关伦理

（一）护理伦理概述

护理伦理学主要研究的是从事护理活动的人在职业活动中应遵守的行为准则和规范，主要体现在八个方面：职业理想、职业态度、职业责任、职业技能、职业良心、职业纪律、职业荣誉和职业作风。具体来说，就是如何处理护士与患者的关系、与其他医务人员的关系、与社会的关系以及与科研的关系等。其中，与患者的关系是首要、最基本的关系，是核心要素，值得我们进行深入探究。

（二）护理伦理学原则

1. **尊重自主性** 现代新型医患关系已从被动—主动型医患关系转为指导—合作型及共同参与型医患关系模式。护理人员应详细向患者或其家属解释操作的目的、意义和注意事项等，与患者及其家属共同商讨护理计划和措施，如果患者经解释后拒绝接受诊疗，护理人员不能勉强进行。

2. **受益最大化** 医护人员在为患者诊疗过程中，应严格遵守静脉输液有关的法律法规和静脉输液技术操作规程，在保证静脉输液诊疗安全的前提下，充分考虑患者的身心状况和经济承受能力，尽可能地为患者提供静脉输液治疗疗效较好、痛苦最小、耗费最少、安全系数最高的静脉输液治疗方案，有效保护患者的利益使伤害最小化。

3. **分配公平** 不论患者的职业、学历、文化水平、收入水平差别，其生命健康权都应受到保护，平等地享有医疗保健服务。医护人员应对所有患者一视同仁，严格按照静脉输液治疗工作职责要求完成每项工作，避免因身份不同而将静脉输液治疗的患者分为三六九等。

（三）静脉输液治疗常见的伦理问题及对策

1. **常见的静脉输液治疗伦理问题**

（1）静脉输液治疗操作中的伦理问题：精准静脉用药，即按时、按量用药。临床最常见的问题是细节疏忽，由于工作忙或培训不到位，使得穿刺部位的选择、输液工具的选择、导管维护方法、消毒时间等细节上不符合《静脉治疗实践标准指南》或静疗技术规范的要求，给患者带来一系列并发症。

（2）隐私权保护伦理问题：隐私是一个人不愿让别人知道、了解的部分。很多临床护理操作都涉及患者的隐私，护士在操作时，如果没有考虑患者的感受，未经患者同意，允许其他人员观看操作，尤其是比较隐私的部位，或是公开谈论患者病情，或是未经患者同意将其照片公开在自己的课件、宣传资料上等，都会严重损害患者的自尊心，这是典型的伦理道德问题。

（3）“慎独”缺乏：“慎独”是源自我国古代儒家修身养性的方法，是非常重要的护理管理伦理道德准则。如护士单独一人值班，没有遵守护理道德，不遵守静脉输液技术操作规范，违背“防病治病、救死扶伤”的原则，缺乏“慎独”修养。

2. 对策

（1）提高护理管理者的职业素养和管理能力：护理管理人员应提高自身的职业素养，尊重和关心护理人员，理解并尊重她们的感受。一个善意的微笑，一句真挚的赞美，将会使护士心生暖意，产生巨大的激励效应，一名优秀的领导者能培养一批兢兢业业、乐于奉献的护士。

（2）完善静脉输液治疗质量和安全管理机制，增强风险意识：管理者要充分认识到护患关系与医疗安全的重要性，加强护理人员规章制度和业务技能培训，建立风险防范机制，深入开展预见性护理，提高临床护理服务水平。

（3）培养护理人员的人文关怀品质：首先，重视患者的身心需求，拥有同理心，对患者的诉求积极反馈；其次，进行有效沟通，建立良好护患关系，加强护理人员人文专业和社科知识技能培训，提高护理操作的规范性。

（4）保护患者隐私，保守患者秘密。

（5）一旦发现患者焦虑抑郁等负性情绪，及时采取措施予以干预。

（6）营造温馨和谐的工作环境：建立严肃活泼、健康向上、相互关爱的群体氛围，对于护士的成长起着重要作用。护理管理者应具备以人为本的管理素养，公平公正、赏罚分明、一视同仁对待所有护士，致力于营造温馨和谐的工作环境。

（王丽芹）

第八节 静脉输液治疗记录标准

护理文书是护士在护理活动中形成的文字、符号、图表等资料的总和，反映了患者病情的演变过程，不仅是宝贵的医学研究资料，也是处理医疗纠纷的重要法律依据。因此，规范静脉输液治疗护理文书记录，是每个临床护士应该掌握的内容之一。

一、护理文书标准

护理文书标准主要从护理文书记录及医疗机构的制度和流程两个方面阐述。

（一）护理文书记录

静脉输液治疗相关的文书，应客观、真实、准确、及时、完整、规范，内容简明扼要，重点突出，表述确切，不主观臆断，相关人员可获得和易于追溯，并且存放在患者的病历里。要求：

1. 应当使用中文和规范医学术语，通用的外文缩写和无正式中文译名的症状、体征、疾病名称等可以使用外文。使用阿拉伯数字记录日期、时间，采用24h制。

2. 文字工整，字迹清晰，表述准确，语句通顺，标点正确。语句中数字可使用汉字，双位数以上用阿拉伯数字。

3. 护理记录应包括评估、干预及被干预后的反应等相关因素。

4. 护理文书应当由注册护士书写，实习及未取得执业许可证的护士书写的护理文书，应当经过本科室注册护士审阅、修改并签名。进修护士由医疗机构根据其胜任本专业工作实际情况认定后书写护理文书。

5. 护理记录应签全名，电子记录单打印后需手工签全名或使用已认证的电子签名。

6. 上级护士有审查修改下级护士书写记录的责任。修改时，应当注明修改日期、修改人员签名。上级护士审阅、修改、确认电子病历内容时，电子病历系统应当进行身份识别、保存历次操作痕迹、标记准确的操作时间和操作人信息。

7. 严禁篡改、伪造、隐匿、抢夺、窃取和毁坏病历。

（二）医疗机构的制度和流程

应符合有关护理文书书写要求和统一规定的制度和流程。

二、护理文书实施细则

（一）书写护理文书

应由本医疗机构注册的执业护士书写，书写完毕签全名。

（二）书写静脉输液治疗护理文书

包括但不限于以下几点：

1. 患者、照护者利益的法定代表人参与并有效理解静脉输液治疗的过程。

2. **评估**

（1）患者年龄、生命体征、病情、相关检查、有无药物及消毒液过敏史、穿刺部位、血管条件、心理状态及配合程度。

（2）静脉置管目的、适应证、禁忌证、置管史、是否首次穿刺，并正确记录评估结果。

（3）静脉输液治疗和用药方案的选择。

3. 患者、照护者的宣教

（1）有关血管通路工具和静脉输液治疗的相关信息。

（2）患者、照护者理解能力的评估。

（3）健康宣教的障碍因素。

4. 与患者或家属沟通，并在知情同意书上签名。

5. 静脉导管的置入记录

（1）置管前评估穿刺部位、皮肤、穿刺血管、检验报告，测量预置入长度及臂围等。

（2）置入导管的类型、规格、长度、型号、厂家和批号。

（3）置入日期、时间、操作者姓名缩写，穿刺次数、部位和血管，导管固定方法和敷料的类型，穿刺过程，患者体位及对穿刺的反应。

（4）记录实际导管置入及外露导管长度。

（5）是否进行局部麻醉。

（6）置入方法，包括可视化、血管超声引导下改良塞丁格技术及心腔内电图技术。中心静脉导管置管后，均需要拍 X 线片确定导管尖端的位置。

6. 治疗期间记录

（1）血管通路装置功能评估的结果，包括静脉导管是否通畅、有无并发症相关体征和症状、冲洗及抽回血时有无回血等。

（2）生命体征的监测及患者对置入导管和输液 / 输血治疗的反应，包括症状、副作用及并发症，相关实验室检查等。

（3）穿刺部位常规评估，定期实施导管维护。

（4）特殊穿刺部位的标准化维护，实施感染控制和安全预防措施。

（5）每天评估并记录一次是否需要继续留置静脉导管。

（6）记录治疗或实施维护过程中的障碍和并发症。

7. 采用静脉炎、渗出、外渗的标准化评估量表对穿刺部位的状况和外观进行评级；新生儿及儿科患者，需根据实际情况结合标准化评估量表，正确记录评估结果。

8. **治疗终止**　记录穿刺点周围皮肤情况，导管的类型、长度和完整性，拔管过程中患者配合、敷料的应用，导管拔除的原因，日期、时间和患者的反应。另外，如果可以获得培养物，需记录培养的来源，包括静脉导管的类型、型号、穿刺部位及血管，静脉导管内血液和外周静脉血液等。

9. 当使用多个导管或多腔导管时，需清楚记录从每条通道输注的液体和药物。

三、异常事件和警惕事件

（一）护理文书标准

1. 明确静脉输液治疗中异常事件和警惕事件的定义，制定相关制度和处理流程。

2. 记录输液治疗中异常事件与警惕事件发生的时间。

3. 记录采取的措施和处理方法及效果。

（二）护理文书实施细则

1. 护士应报告并记录在临床实践中发生的任何异常事件和警惕事件，包括已确定对患者照护有影响或有潜在影响的任何事件，以及超出所在医疗机构制定的患者照护标准以外的任何事件，异常事件和警惕事件均可上报护理部或质量控制部门。

2. 报告应以可追溯的表格形式对事件的进展加以陈述、回顾与分析，并予以保留，主要信息包括：事件发生前后对患者状况的评估，处理措施，参与医生或静疗团队成员。

3. 警惕事件报告后应跟随以系统、程序、人力资源和设备因素为重点的问题进行根源分析，并确定事件的原因。问题根源分析会带来专业改进、策略提高和行为改善。

4. 护士应积极参与问题根源分析，实施计划和措施。

5. 护士应向患者及家属提供相关信息。

6. 在患者的病历里记录意外事件，记录的信息必须真实、客观、准确、及时、完整。

四、相关并发症记录文书

（一）导管堵塞

1. 记录患者使用静脉药物的性质、剂量、时间，以及对患者宣教的内容。

2. 记录有关静脉导管的类型和型号，堵塞的原因及发生经过。

3. 记录采取的预防措施和处理方法及效果。

（二）静脉炎

1. 记录患者使用静脉药物的性质、剂量、时间，宣教的内容以及有效性。

2. 记录静脉炎发生原因和经过。

3. 记录静脉导管的类型和型号、穿刺部位、血管，穿刺和送管操作过程以及留置期间的情况。

4. 记录患者预防静脉炎的方法，静脉炎发生时的分级，处理措施、效果及转归。

5. 记录患者心理状态，自我管理导管的能力和日常活动情况。

（三）液体渗出和外渗

1. 记录发生液体渗出和外渗的药物名称及用法，估算液体进入组织的量。

2. 记录液体渗出和外渗的区域范围、皮肤颜色、温度、感觉等变化及关节活动和患肢远端血运情况、处理措施及效果。

3. 记录静脉导管的穿刺和留置情况。

4. 记录与患者及家属进行沟通的内容。

5. 测量并记录液体外渗部位的面积。测量时间：损伤时、损伤后 24h、损伤后 48h 及损伤后 1 周。

6. 记录导管拔除的时间。

（四）过敏反应

1. 记录患者有无过敏史及过敏药物。

2. 记录患者发生过敏反应的临床表现以及心理反应。

3. 记录过敏反应处理措施及效果。

4. 记录过敏的时间、症状以及可能的致敏物质。

（五）静脉导管相关感染

1. 记录患者发生静脉导管相关感染的临床表现及患者状况。

2. 记录遵医嘱所采取的干预措施和效果。

3. 记录重新置管、更换输液装置的时间。

4. 记录导管内血细菌培养及外周血细菌培养的结果。如果静脉导管拔除，导管尖端做了细菌培养，也需要记录其结果。

（六）穿刺处渗液

1. 记录静脉导管渗液发生的时间、渗液量。

2. 记录液体渗液的处理方法及效果。

（七）静脉导管断裂

1. 记录静脉导管安置的时间、部位及血管，静脉导管置入长度及导管外露长度。

2. 记录患者置管侧肢体活动情况以及健康教育依从性。

3. 记录导管维护情况及导管断裂的原因、CT 检查的结果及处理措施、结果。

（八）静脉导管脱落

1. 记录静脉导管外露长度。

2. 记录静脉导管脱出的原因。

3. 记录静脉导管脱出的处理措施及效果。

（九）医用黏胶相关性皮肤损伤 (MARSI)

1. 记录患者粘贴黏胶部位皮肤情况。

2. 记录患者使用黏胶产品种类、粘贴部位。

3. 记录患者发生 MARSI 的临床表现以及心理反应。

4. 记录 MARSI 处理措施及效果，每次使用测量尺测量皮肤损伤面积并记录，直至皮肤恢复正常。

5. 记录粘贴黏胶、移除方法及更换频次。

（段　玲　周凤玲）

第八章

护理科研及论文撰写

第一节 护理科研概述

护理学是研究护理工作的学问，即研究人们享有积极健康生活、最佳病后疗养、平静地死亡而采取最有效、最可行的解决方法。护理学上升为一级学科后，护理科学的研究就成为护理学科发展的原动力及促进护理学科发展的重要途径。随着护理学亚专业的划分及专科护理的发展，一个专科的护理科研水平就标志着这个专科护理的发展程度，因此借助护理科研支持，推动护理亚专业或专科护理的发展尤为重要。

一、护理科研的概念

科研是科学研究的简称，科学是人类逐步积累起来的，可接受的，可验证的，系统的分科知识体系；研究是一种有意识对客观事物进行观察与分析的认识活动，科研就是以科学的观点和方法，对未知事物进行探索，观测和分析，从而发展有关科学知识的认识活动。护理研究是通过系统的科学探究，解释护理现象的本质，探索护理活动的规律，产生新的护理思想和护理知识，解决护理实践，护理教育，护理管理中的问题，为护理决策提供可靠的，有价值的证据，以提升护理学科重要性水平的系统过程。护理研究的最终目的是形成、提炼或扩展护理领域的知识，从而提高护理实践的科学性、系统性和有效性。

（一）护理科研的类型

1. 按研究性质可分为量性研究和质性研究两大类：

（1）量性研究：是通过数字资料来研究现象的因果关系，认为获得数字的研究可以达到测量精确，能较客观地描述问题和现象，并用统计学方法分析资料和设计对照组来避免研究中的偏差。常用方法有实验性研究、类实验研究和非实验性研究。

（2）质性研究：是研究者凭借研究对象的主观资料和研究者进入当事人的处境中参与分析资料，找出人类生活过程中不同层次的共同特性和内涵，用文字描述报告结果。常用方法有现象学研究、扎根理论研究、人种学研究、个案研究、行动研究等。

2. 按功能护理科研可分为基础护理研究、专科护理研究、护理教育研究、护理管理研究、人文社会护理学研究和家庭、社区护理研究等。

（1）基础护理研究：是对护理学的基本理论、基本知识和基本技能进行的研究。如基础护理新技术的研究、营养护理的研究、发热护理的研究等。

（2）专科护理研究：是研究护理专业自身发展的有关问题，是护理研究的重点。如静脉输液治疗穿刺操作技术、质量管理、操作仪器设备、应用新技术和新仪器等方面的研究。

（3）护理教育研究：是最早选择的研究课题，主要研究静脉输液治疗专业人才培养模式、课程体系、师资培养、教学方法、评价教学效果、护士在职教育和继续教育等开展的研究。

（4）护理管理研究：是对有关护理行政领导、领导方式、护理人才流动的人力安排、工作考核和护理质量控制与改进等问题开展的研究。

（5）人文社会护理学研究：是对护理心理学、护理美学、护理伦理学、护理社会学、系统论与整体护理临床思维科学等开展的研究。

（6）家庭、社区护理研究：主要对社区健康教育、老年患者的护理、疾病的康复护理、临终关怀、家庭护理等方面的研究。

（二）护理科研的特点

由于护理的服务对象是人，所以护理科学研究就有别于一般科学研究。主要特点包括以下几方面：

1. **研究对象的特殊性与复杂性** 护理科学研究的对象最终是人，研究成果最终服务于人，而人是最复杂的生命体，差异性大，除在形态、生理等生物属性方面存在差异外，患者呈现的相关临床症状和体征的复杂程度在个体间各自不一，反映体内的生物学特征、生理学、病理学的解剖和功能障碍都不一样。此外，患者本身还受着社会、经济以及心理学、自然环境等各种复杂因素影响，这些因素都会增加科研工作的复杂性。因此，在护理科学研究中，从一开始就应该充分考虑到研究对象的特殊性与条件的复杂性，把握好研究对象的每一个环节。

2. **测量指标的不稳定性** 由于研究对象在生理、心理、社会、环境、发育、文化、精神领域的差异性，故测量指标的结果变异性较大，离散度大，尤其是某些心理社会指标不能精确测量，也不能直接获取，需要采取间接的方法获得，这样就更增加了研究的误差。所以需要先通过严谨的设计，仔细地观察和测量、正确处理数据和科学的综合分析，才能得到较为准确和客观的结果。

3. **研究结果的社会公益性** 研究对象的特殊性决定了护理学研究必须从人的需要出发，以服务于人类健康为目的。如研究人类如何预防疾病或如何防止健康向疾病转化；临床护理学研究如何促进疾病向健康转化等，护理学各领域的科学研究均具有促进健康、减少痛苦、保护生命等社会公益性。

4. **护理科研的实用性与渐进性** 护理实践的研究总体而言是一种实用性的研究，在进行一些护理措施过程中，新知识的开启下，不断地去发现问题和研究创新性的成果，为患者提供高质量、高效率的服务。

二、护理科研的伦理原则

随着护理学科的发展，护理研究不断发展和深入，而护理研究中的研究对象绝大部分又是人。因此，为了最大限度地保证被研究者的权益，要求研究者在研究过程中严格遵守伦理学原则。护理科研中应遵循的伦理原则主要包括尊重人的尊严、有益、公正和知情同意等。

（一）尊重人尊严的原则

1. **自主决定权** 指在科研过程中，研究者应将研究对象视为自主的个体，应告知研究对象关于整个研究的所有事宜，研究对象有权决定是否参与研究或在任何时候退出研究，且不会受到治疗和护理上的任何惩罚和歧视。在入选研究对象或分组时，应充分尊重研究对象的自主决定权，不应强制、利诱、欺骗。

2. **隐私权** 研究对象的隐私包括两部分：一是个人生活方面的信息，如家庭、婚姻、收入、态度、信仰、行为等；二是与患者疾病的诊疗护理直接相关的信息，如医疗诊断、病因、治疗、护理和预后情况（病历、诊疗护理记录、手术记录、检查结果等）。

3. **匿名权和保密权** 在隐私权的基础上，研究者应向研究对象保证，研究者不得向任何人泄露或谈论研究对象的身份及隐私。保密权指没有经过研究对象或其法定监护人同意，不得向他人公开研究对象的任何个人信息。侵犯保密权常发生在以下情况：

（1）当研究者有意或无意使未被授权者得到原始资料。

（2）当汇报或公开发表研究报告时由于偶然的因素使研究对象真实姓名等身份信息被公开等。

（二）有益的原则

1. **免于遭受伤害或不适的权利** 研究者有责任避免、预防或减少研究中对研究对象的伤害，即施加于研究对象的干预措施应遵守无毒、无害、不增加痛苦（包括情感方面）和经济负担的原则。在研究实施之前，应谨慎评估受益和风险。如果风险大于受益，应修改研究设计，将伤害降到最低。如果研究可能给研究对象造成严重或永久性伤害，该研究绝对不可以在人体上实施。

2. **不被剥削或利用的权利** 在研究过程中，研究对象提供的资料不能被用于对研究对象不利的事情。如研究对象提供的自身经济状况的信息不能被泄露，避免研究对象失去享受公共医疗保健的权利。同时，研究对象与研究者在研究中建立起来的关系不能被研究者滥用。

（三）公平的原则

研究对象享有得到公平治疗护理的权利，包括公平选择研究对象和公平对待研究对象。

1. **公平选择研究对象** 指在选择研究对象和进行分组时，应使每个研究对象被入选和分配到各个组的机会均等，而不应该根据其权利、地位、金钱、文化程度、是否容易合作、研究者的个人偏好等因素来决定。

2. **公平对待研究对象** 研究者许诺给研究对象的事情应努力做到，对不同性别、年龄、职业、种族、地位、经济水平的研究对象应一视同仁，不应给予额外的优待或歧视。

3. 研究者对于拒绝参与研究或中途退出人员应公平对待、履行所做的承诺（如对研究对象给予一定的补偿）。

（四）知情同意的原则

指研究者将有关研究的所有具体事宜告知研究对象后，由研究对象或监护人自主同意是否参与研究，包括了“知情”和“同意”两个方面。对精神障碍、神志不清、临终患者、婴儿及儿童等无行为能力者，其同意权由法定监护人或代理人行使。

以书面形式呈现，知情同意书基本内容包括：研究目的、研究方法和步骤、研究对象的参与程序、需花费的时间、可能给研究对象带来的收益和风险、匿名和保密的保证、参加或中途退出研究的选择权、研究者的联系方式、研究对象的签字。

三、护理科研基本步骤及内容

护理科学研究具有探索性和创新性，基本过程遵循普遍性的研究规律，促使了护理科研工作者开展科研工作要有主动性、自觉性和计划性，在现有的理论知识指导下，对尚未研究或尚未深入研究的护理现象和护理问题进行系统探索，护理科研大致分为以下六个步骤：

（一）确立研究问题和形成假设

1. **找出护理问题** 是护理科研的第一步，常称为“选题”。选题是选择和确立所要研究的题目，它是护理研究工作的重要步骤。选题应遵循科学性、创新性、价值性、可行性和实用性的原则。

2. **查阅文献** 确立研究问题过程中非常重要的步骤，是通过查询文献对研究问题进行进一步提炼，以及评价研究题目的先进性、科学性、实用性和可行性，其与选题过程是相结合而伴随进行的。其目的是：

（1）了解关于本研究问题目前国内外的研究动态与水平。

（2）查看自己选题内容是否与他人研究完全重复，减少盲目性。

（3）为研究者的研究思路、研究方法、理论依据提供参考。

3. **形成假设** 是研究前对要研究的问题提出的预期目标，根据假设进行科研设计确定研究对象、方法和观察指标等，再通过实验来证实或否定假设，并对提出的问题进行解释和回答。

（二）科研设计

1. **确定研究对象（受试者）** 科研设计中的研究对象称为样本，是研究课题总体的代表，从样本结果可推论总体。总体指根据研究目的而确定的具有相同性质研究对象的全体；样本是按一定方法从总体中随机抽取的部分个体。此阶段主要确定研究的总体和样本，样本的特征、入选标准和排除标准等。

2. **随机分组** 指按照随机原则进行分组，是每一个研究对象都有同等机会被抽取进入实验组或对照组，以达到排除干扰因素，避免研究结果受到研究者主观因素或其他误差的影响。

3. **设对照组** 目的是排除与研究无关的外变量因素的影响，对照组和实验组在尽可能均衡的条件下进行观察，以减少误差，使结果更具有可比性。

4. **观察指标** 指标（观察项目）在研究中用来反映研究目的的某些现象和测量标志。通过观察指标所取得的各项数据、资料，可以从中分析出研究结果。如研究一种新降血糖药物，血糖就是重要的观察指标之一。

5. **确定变量** 变量是研究工作中遇到的各种因素，是可以观察和测量出来的。变量可分为自变量、因变量、外变量等。

（1）自变量：能够影响研究目的的主要因素，它不受结果的影响，却可导致结果的产生或影响结果。

（2）因变量：指想要观察的结果或反应，它随自变量改变的影响而变，同时也受其他因素的影响。

（3）外变量：又称干扰变量或混杂变量，指某些能干扰研究结果的因素，应在研究设计中尽量排除。

6. **形成研究设计** 可以以开题报告或研究课题申请书的形式写出研究设计。

（三）预实验

预实验是指在正式开始研究之前，为保证研究工作能按照研究设计内容顺利进行而先做一些小量样本的实验。目的是检查研究设计中有无需要修正的地方，也是熟悉和摸清研究条件的一个途径。一般在大规模或大样本的研究开始前进行预实验。

（四）原始资料的收集和整理

护理科研是以数据或事实资料为基础，按照科研设计进行观察和实验。通过各种测量、问卷、调查和观察等方法从研究对象处直接收集到的科研资料，成为原始资料，也叫第一手资料。为获得研究问题的真实性，原始资料记录必须真实、可靠、完整，不可自行更改并应完整保存。收集到资料之后，在正式分析资料之前，要对资料进行整理分类，如建立数据库、编码等。护理研究中收集到的原始数据可分为三种类型：

1. **计量资料** 指可用数字表示的资料，并可用测量方法获得数据，一般有度量衡单位，如体重（kg）、身高（cm）、血压（kPa）、血糖（mmol/L）、静脉导管留置时间（d）、出血量（ml）等。

2. **计数资料** 指某些不能用数字表示，只能观察到单位数量的资料，常用阳性和阴性表示，如男性与女性的例数、感染与没感染的例数、静脉导管非计划拔管发生与未发生的例数、静脉炎发生与未发生的例数等。

3. **等级资料** 指将观察单位按照某种属性的不同程度分组，是介于计数和计量资料之间的一种半计量资料，也具有计数资料的特性，如病情分轻、中、重度；疾病康复分好转、治愈、死亡；静脉炎分 0 ~ 4 级等。

（五）科研数据的统计学分析

资料本身不能回答研究问题，要通过研究者的分析，对大量数据进行统计分析来找出规律性的答案，认识客观规律，这样才能从样本上得出的结论推断到总体，得到有意义的研究结论。分析资料主要有量性分析和质性分析。量性分析即统计分析；质性分析涉及叙述性、非数字资料，需对资料进行归纳和综合。

（六）撰写论文

科研论文是用文字来描绘对科研课题的一系列思维过程，是科研工作的书面总结和科学地论证文章，更是科研成果宣传推广的重要途径。论文内容一般包括前言（选题背景及研究目的）、资料来源、研究方法、结果及讨论四部分。论文要求有一定格式，要求立意要新。科研论文文字表达要准确、精练、平实、严谨，语法修辞要合乎规范，句子长短要适度，要采用医学术语。

（雷　花）

第二节 护理科研方法

科学研究方法核心内容包括设计、测量和评价。主要根据以下两点来选择具体的方案：一是研究问题的性质，先确定研究问题，再根据问题的性质来选择研究方法；二是研究人员现有的条件，如研究人员的科研设计能力、患者的数量及设备、经费、技术水平、协作条件等。科研方法是在科研目的确定之后，根据自己的设想，选择一定的研究方案，来验证科研设想。选择正确的研究方法是保证达到研究目的的关键因素。

护理科研方法依据研究设计的不同分类，常分为实验性研究与非实验性研究，干预是实验性研究和非实验性研究的根本区别。

一、实验性研究方法

实验性研究又称流行病学实验或干预性实验，指在研究中对研究对象消除某因素或施加一些护理干预手段，观察和分析研究对象对实验因素（护理干预措施）的反映，并作出结论的一种研究。实验性研究能解释自变量与因变量之间的因果关系，研究的科学性和客观性较高。随机、对照、干预是实验性研究必备的三项内容，满足这三项内容的研究称为实验性研究。

（一）实验性研究的三大要素

1. **处理因素或干预因素** 是外界施加于研究对象的因素，即实验或护理干预，可以是生物、物理、化学。施加处理因素要求在统一条件下，给予统一处理因素。

2. **受试对象** 是处理因素作用的客体，受试对象必须同时满足对处理因素敏感以及反应比较稳定这两个条件。

3. **实验效应又称干预效果** 指处理因素作用于受试对象所产生的效果或反应。实验效应是通过指标来反映，因此，指标的选择非常重要，选择时要考虑其关联性、客观性、精确性、灵敏性和稳定性。

一个完整的实验性研究应该包括以上三个基本要素，如研究题目《水胶体敷料治疗化学性静脉炎的效果评价》，实验对象（化学性静脉炎患者）、实验因素（水胶体敷料的外用护理干预措施）和实验效应（有效率 %）。

（二）实验性研究的三大原则

实验性研究方法的主要作用在于减少误差、提高实验效率，因此，在研究设计中必须遵循“对照、随机、重复”的三大基本原则。

1. **对照原则** 是实验性研究的首要原则，设置对照的作用在于通过比较区分干预措施的作用，从而验证自变量、因变量间的因果关系。设立对照组是指在实验过程中，为了排除干扰因素的影响，除了实验组以外，还应设置对照组，即两组除了处理因素不同以外，其他的条件基本一致，这样才能正确评价干预效果。任何一个实验性研究根据其施加因素的数目至少设立一个对照组。常见的对照类型有：组间对照、自身对照、历史对照、标准对照和交叉设计对照等。

2. **随机原则** 即随机化原则，是采用随机的方式，使每个受试者都有同等机会被抽取或分配到不同的实验组和对照组。“随机”的含义包括两个方面：

（1）随机抽样：从总体单位中抽取部分单位作为样本进行调查，其特点是总体中每个单位被抽中的概率是相同的，完全由许多随机因素综合作用来决定，排除了抽样时人为的主观随意性。随机抽样可采用单纯随机抽样、系统抽样、整群抽样和分层抽样等方法进行。

（2）随机分组：在随机抽样基础上使每一个研究对象的个体都有同等的机会被分到实验组或对照组的分组方法。随机的目的是避免主观性，使样本更具有代表性。由此得出的结果更能反映总体的客观情况。随机分组可采用抽签、掷硬币或者随机数字表、随机排列表等方法将研究对象公平地分配到实验组和对照组。

3. **重复原则** 指各处理组与对照组的例数要有一定的数量，狭义来讲即样本内有足够数量的同质观察对象，重复太少会因为存在实验误差不能满足统计学要求，但是大量重复并不能缩小样本内部的变异而且浪费人力、物力，所以要有合适的样本量。广义重复则包括三种情形：整个实验的重复；用多个受试对象进行重复；统一受试对象的重复观察。

（三）常用的实验性研究设计方案

1. **实验前后对照设计** 该方案是目前公认的标准方法，将研究对象随机分为实验组与对照组，实验组给予干预措施，对照组不给予干预措施，比较和分析两组研究结果的差异，得出自变量对因变量的影响（图 8-1）。例如：研究自我效能干预对化疗间隙期门诊 PICC 携带者心理弹性及社会支持的影响，将符合纳入、排除标准的 149 例患者随机分为实验组（T）75 例和对照组（C）74 例，观察或测量（O_1）两组患者的自我效能、心理弹性和社会支持情况，实验组给予以自我效能理论为基础结合微信公众平台的综合干预，对照组不给予常规以外的干预，经过一段时间后，干预 4 周后再次测量（O_2）两组患者的自我效能、心理弹性和社会支持情况；干预 12 周后又再次测量（O_3）两组患者的自我效能、心理弹性和社会支持情况等，比较两组患者 O_1、O_2 和 O_3 的自我效能、心理弹性和社会支持。

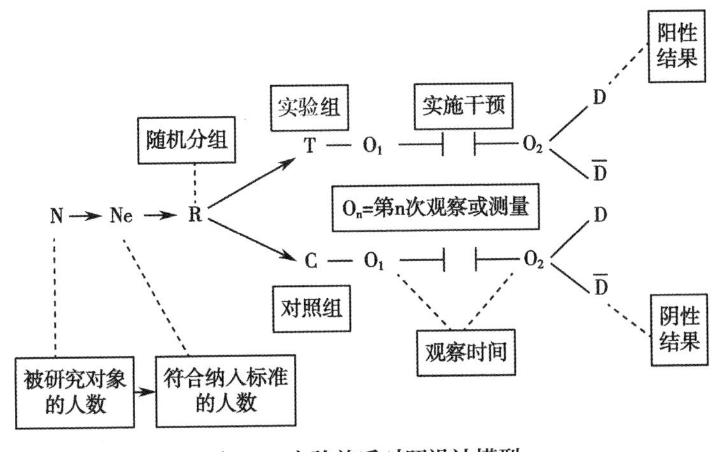

图 8-1　实验前后对照设计模型

2. **单纯实验后对照设计**　将研究对象随机分为实验组和对照组，只给实验组干预措施，在实验组措施结束后，测量两组观察指标的数据进行比较，评价干预效果（图 8-2）。例如：研究抚触法对 PICC 置管儿童患者穿刺后疼痛的影响，选择 PICC 置管术后 100 例患儿，随机分为实验组（T）50 例和对照组（C）50 例，实验组穿刺前给予抚触，对照组不给予抚触，观察（O）两组患儿穿刺后疼痛程度的比较。

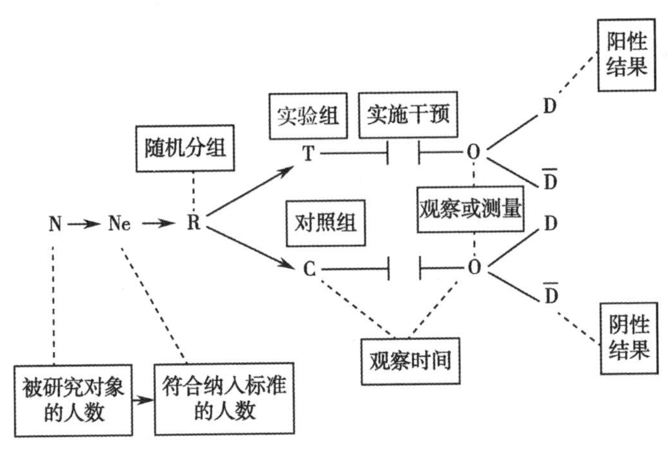

图 8-2　单纯实验后对照设计模型

3. **随机对照实验设计**　将研究对象随机分为实验组和对照组，基线水平观察或测量所研究的应变量，然后再向各组施加不同的干预措施，在相同的条件或环境下，干预结束后再次观察或测量所研究的因变量，比较两组研究结果的变化（图8-3）。适用于临床护理或预防性研究，探讨和比较某种新的理论、预防或干预措施在疾病的康复和预防的效果，为正确的医疗护理决策提供科学依据。例如研究依据临床指征拔除外周静脉留置针对留置时间、留置期间各静脉导管相关并发症（静脉炎、堵管、渗液、怀疑感染）的影响，选取12所三级甲等综合医院的3 669例患者作为研究对象，按照随机数字表法分为实验组（1 803例）和对照组（1 839例），观察或测量（O_1）两组患者的穿刺部位、穿刺血管、穿刺次数、静脉输注药物等有无差异，然后实验组（T）依据临床指征拔除外周静脉留置针，对照组（C）常规拔除外周静脉留置针，观察或测量（O_2）两组患者外周静脉留置针留置时间、96h内静脉导管相关并发症发生率的比较。

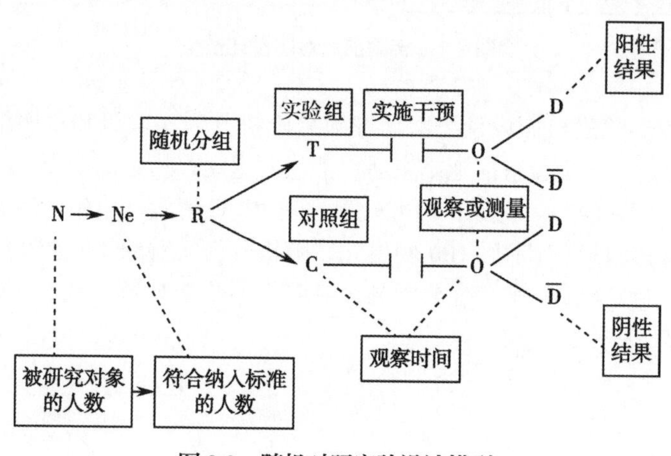

图8-3　随机对照实验设计模型

（四）实验性研究的优点和局限性

1. 优点是检验因果假设最有说服力的一种研究设计；最大限度地控制了干扰因素对处理因素可能结果的影响，从而使结论比较客观和可靠。

（1）研究者可以按照研究设计，对所选择研究对象的条件、暴露、干预措施和结果分析进行标准化。

（2）通过随机分配，将研究对象随机地分到实验组和对照组中去，平衡实验组和对照组中已知和未知的混杂因素，提高两组的可比性。

（3）在一般情况下，实验组和对照组样本量大致相等，故有较高的统计学效力。

（4）由于实验组和对照组研究时间同步，外来因素的干扰对两组同时起作用，故对结果影响较小。

（5）由于实验组和对照组的结果可以在研究结束时观察到，故可以确定干预措施的并发症或不良反应的发生情况。

2. **局限性**

（1）设计和实施较为复杂，实际工作中有时难以办到。

（2）对研究对象的有关条件控制过严，虽然保证了研究的同质性，但也会使研究结果的代表性和外在真实性受到局限。

（3）某些情况下受到伦理道德的限制，致使研究的适用性降低，因此，设计研究时应该有医学伦理上的考虑。

二、非实验性研究方法

非实验性研究即流行病学中的观察性研究，其属于探索性研究，其研究结果可用来描述和比较各种观察指标的状况，虽然其研究结果不能解释因果关系，但可以作为实验性研究的重要基础。常见类型有描述性研究、相关研究与分析性研究三大类。

（一）描述性研究

当对某事物、某现象、行为或人群的现状不清楚时，多先从描述性研究开始。描述性研究指利用已有的资料或通过特殊调查的资料进行整理归纳，对疾病或健康状态在人群中的分布加以描述，并通过初步分析，提出有关致病因素的假设和进一步研究方向的设计类型。主要包括历史或常规资料的收集和分析、病例调查、现况研究、纵向研究及生态学研究等。它是护理科研中应用较多的一种研究设计，其主要有横断面研究和纵向研究。

1. **横断面调查研究**　指在较短的时间内，按研究设计方案调查、收集资料进行描述的方法。由于所获得的资料是在某一特定时间点上收集的，又称为现况研究或现患率研究。根据研究对象的范围分为普查和抽样调查（图 8-4）。

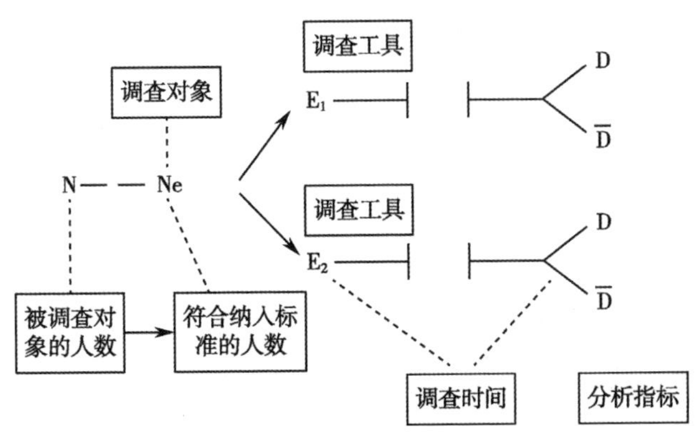

图 8-4　描述性研究设计模型

（1）普查：是根据一定目的，在特定时间、特定范围内所有研究对象警醒调查或检查，普查避免了抽样误差，但费时费力。主要用于早期发现患者，如宫颈癌、乳腺癌疾病的普查；或描述健康状况及疾病的基本分布情况，如儿童营养状况评估、结核疾病的分布等。也可用于了解人群健康水平，建立生理标准等。

（2）抽样调查：是根据一定的目的，在特定时间、特定范围内某人群总体中按照一定方法抽取一部分对象作为样本进行调查分析，并用其结果来推论该人群状况的一种调查方法。特点是省时省力，速度快，但抽样方法较复杂。

2. **纵向研究** 又称随访研究，指对特定人群进行定期随访，以观察研究内容的动态变化，了解其发展趋势和转归，属于前瞻性研究。适用于做疾病病因分析，也可以较全面了解某疾病的发展趋势和结局，认识疾病因素和自然发展史。例如：膀胱肿瘤患者一年膀胱灌注期间出血、尿频、尿急、尿痛等的动态观察；PICC 置管患者置管期间的出血、堵管、感染、导管脱出等的动态观察。

（二）相关性研究

相关性研究是探索各变量之间相关性的研究。同横断面调查研究一样没有人为的施加任何干预措施，不同的是相关性研究要有比较明确的几个变量，研究结果回答的是变量之间是否存在关系或关系的大致趋势、强弱的问题，为进一步研究提供思路。如：肿瘤患者 PICC 带管期间自我护理能力与心理一致感及社会支持的相关性研究；如分析极低出生体重儿经外周静脉置入中心导管（PICC）尖端与体重增长的相关性研究。

（三）分析性研究

分析性研究是在自然状态下两种或者两种以上不同的事物、现象、行为或人群同时进行比较的研究方法。分析性研究属于观察研究，暴露是研究前客观存在的而不是人为干预的。根据其性质和研究目的不同，可以分为队列研究和病例对照研究两种。

1. **队列研究**（cohort study） 属于前瞻性研究，是观察目前存在差异的两组或两组以上研究对象在自然状态下持续若干时间后分析比较两组情况。

（1）队列研究方法在人群中选择或确定两个群组，一个是暴露组，另一个是非暴露组或对照组，将两组所有观察对象都被同样追踪一个时期，观察记录在这个时期内研究疾病的发生和死亡情况（即观察结局），然后分别计算两组在观察期间该疾病的发生率和死亡率，并进行比较。如果两组的发生率和死亡率确有差别，则可以认为该因素或特征与疾病之间存在关系。

（2）队列研究适用范围深入检验病因假设，可以同时检验一种暴露与多种结果之间的关联；也可用于评价预防和治疗效果及研究疾病自然史。

（3）队列研究的特点

1）根据暴露因素的有无来确定群组的划分，并随访观察研究结局的发生情况。

2）属于观察性研究，暴露因素是客观存在于研究人群的，不可随机分配。

3）在时序上是由“因”到“果”，属于前瞻性研究。

4）可直接计算发生率，并借此评价暴露因素与疾病的关系。

2. **病例对照研究** 是一种回顾性研究，是选定患有某病和未患该病的人群，分别调查其既往暴露于某个（或某些）危险因子的情况及程度，并进行比较，以判断某因素与该病有无关联及关联程度大小的一种观察性研究方法。

（1）病例对照研究适用范围：主要用于发病危险因素的研究，尤其适合于罕见疾病和潜伏期长的疾病病因研究，也可用于临床回顾性治疗与探索预后因素的研究等。例如著名的 Doll 的吸烟与肺癌关系的研究。

（2）病例对照研究的特点

1）在疾病发生后进行，已有一批可供选择的病例。

2）研究对象按疾病发生与否分成病例组与对照组。

3）调查的被研究因素或措施的暴露情况，由研究对象从现在对过去的回顾。

4）该研究是由“果”推“因”。

5）仅能了解两组的暴露率或暴露水平，不能计算发生率。

（四）非实验性研究的优点和局限性

1. **优点** 是在完全自然状态下进行，因此是简便、易行的研究方法。因为可以同时收集较多信息，特别适合用于对研究问题知之不多或研究问题比较复杂的情况，用来描述、比较各种变量的现状。另外，可以为实验性研究打下基础，是护理研究中最常用的一种研究方法。

2. **局限** 没有人为的干预因素，也无法控制其他变量的影响，因此，一般情况下是无法解释因果关系的。

（雷 花）

第三节 护理论文撰写

护理论文是科技论文的一种，是用来进行护理科学研究和描述研究成果的论说性文章。有利于传递护理学科发展的动态、研究成果、经验及技术信息，提高护理质量、创新护理理论，推动护理事业的发展。

一、护理科研论文的撰写结构

护理科研论文是对护理科学研究过程的呈现，是护理临床和研究人员科研工作中所必然的文字工作。研究成果以论文的形式总结出来。因此，如何写好护理科研论文是每个护理学者所关心的问题。

（一）科研论文的结构

写好科研论文，首先应了解目前中文护理科研论文的结构，不同的杂志可能会有不同的论文结构要求，但是为了方便交流，多采用相同或相似的框架。

我国国家技术监督局参照国际标准，于1992年颁布了科学技术期刊编排格式的推荐标准（GB77142-81），该标准已被我国多数医学生物杂志所产采纳。目前，医学科研论文的结构分为：文题、作者及作者单位、摘要、关键词、论文主体、致谢及参考文献。其中，论文主体是文章的主要部分，观察及实验类的文章正文可分为若干部分，分别为：引言、方法、结果、讨论。采用英文名称简写的方式：IMR（A）D格式：即引言（introduction）——提出问题；方法（method）——如何进行研究；结果（result）——发现什么结论；讨论（discussion）——所得结论的意义。特殊形式的论文，如长篇报道，可在讨论部分下列出次级标题说明其内容；病例报告、综述和述评则可使用其他格式。论文书写的格式，应根据发表刊物的要求，根据规定的格式进行写作。

（二）论文文题

论文标题是论文的“招牌”，应观点鲜明、题意清楚、简洁新颖、能引起读者的注意和兴趣。因此，命题时应注意：切题准确，表达得当；新颖醒目，富有特色和吸引力；用词规范，有可检索性；简明精练，高度概括，能够反映论文的主题和内容，一般不超过20字，语言合理，能够确切的概括论文的性质和内容，但在简明扼要的前提下，还要突出创新之处，引起读者的阅读兴趣。

（三）作者署名和单位

署名作者的条件，参与以下工作者才能有署名的资格：课题的构思与设计，资料分析与解释，文稿的写作，或对论文中重要内容作重大修改。如是多人参与的研究，应按照对研究及论文相关工作贡献大小确定名次先后，署名人数一般不超过6人。

作者署名的同时，需列出作者所在工作单位地址、邮政编码等信息，或按照所投期刊的要求提供相关信息。写明作者单位及通信方式，即有助于作者和读者间的沟通交流，同时能使读者对完成单位的研究条件和资料来源有所了解。

（四）摘要

即文章的内容提要，是对论文内容的高度概括，是论文基本思想的缩影，从而起到导读的作用。以提供论文内容梗概为目的，简明扼要、确实地记述文章的主要内容，重点突出文章的创新之处，一般控制在 200 ~ 300 字为宜。摘要提倡四段式结构书写，包括研究目的、材料与方法、结果、讨论或结论。摘要部分不列参考文献，不列图表或公式，尽量不用缩略语，不分段落。

（五）关键词

关键词为论文的正确编目，是反映论文中的关键性专业术语信息，其目的是方便读者了解论文的主题及编制索引和检索系统，为读者通过计算机查阅文献带来方便。一般 3 ~ 5 个“关键词”，其相互之间用分号隔开或各词间不用标点符号而采用空一格书写，最后一个词不加标点，所涉及的关键词应规范化、专业化。国际国内通常以美国国立图书馆出版发行的《Index Medicus，IM》中医学主题词表（medical subject headings，MeSH）所列出的主题词为准。

（六）正文

1. **引言** 又称导言、序言、导语，是论文开头部分的一段短文，也是论文主体部分的引子或开场白。包括论文的研究背景、选题目的、相关文献回顾、进行本项研究的重要性，并对生疏概念进行解释，由此引出论文的主要内容。其作用主要回答“为什么研究”这个问题。是对正文主要内容的简要说明，对正文起到提纲挈领和引导阅读兴趣的作用。使读者在阅读过文题、提要、关键词和前言后，不仅了解该文的主要内容和观点，并进一步了解论文研究的背景、目的和立题依据，并感受到论文的参考价值和通读全文的必要性。应简洁精练、开门见山，有吸引力，字数一般 300 字左右，不分段落。

2. **材料与方法** 是论文的重要组成部分，需要详细撰写，便于读者所借鉴以及审稿复核。主要说明研究所用的材料、方法和研究的基本过程，让读者了解论文实验数据的可靠性，其内容包括研究对象的标准和选择方法、观察项目、研究工具、研究步骤、资料收集、整理和统计学分析。撰写内容包括：

（1）研究对象

1）研究对象的入选方法。

2）研究对象的来源。

3）诊断标准和纳入 / 排除标准。

4）入选研究对象的样本数（样本数的依据须告知，如有拒绝入选者应注明人数，并说明原因）。

5）研究对象的一般特征（年龄、性别、民族及其他重要特征）。

6）研究对象的分组方法（是否随机，采用何种随机分配方法，不可简单写“随机分组”）。

（2）研究方法

1）基本设计方案（如使用“随机对照实验、前瞻性队列研究、病例对照研究”等名词）。

2）研究场所：需要写清楚在“人群或社区、某级别医院”等。

3）干预措施：实验的措施详细介绍，以便读者可重复。

4）是否盲法需交代。

5）测量指标及结果判断标准：最后选用客观、敏感指标，或选用公认的评价标准。

6）质量控制：控制研究中偏倚发生所采取的措施。

（3）统计分析方法：包括了数据资料的收集方法，采用何种统计软件及统计方法。

3. **结果** 实验结果是科研论文的核心部分，是结论的依据，是形成观点与主题的基础支柱，由结果导出结论和推论。因此论文的结果阐述应当指标明确可靠，数据准确无误，选用统计学方法正确，文字描述言简意赅，图表设计合理正确等。结果部分可以采用文字和图表结合形式呈现，并围绕研究主题有逻辑，有层次地展开。

4. **讨论** 是对实验观察结果或调查结果做出理论性分析，是全篇文章的精华所在。论文的最后一段是针对研究所得的数据及资料进行科学的归纳分析，做出理论性的判断和解释。讨论所引用的文献材料应尽可能地抽象概括，而不是照抄他人的资料。包括对研究中得出的数据进行分析和解释、探讨研究结果的理论依据及应用价值、与他人的研究结果进行比较分析、总结个人经验。主要包括以下内容：

（1）对研究结果进行比较分析、判断、评价，分析观察结果之间的内在联系，避免重复结果的内容。

（2）与前人的工作联系起来，回答前言中所提出的拟解决的问题。围绕论文主题，以研究结果为基础，援引必要的文献来证明自己的观点，或与别人的研究工作进行比较，分析异同点，切忌写成他人综述。

（3）对研究中的阴性和阳性结果均进行分析讨论。

（4）对于本工作的理论意义和实际应用的可能性，实事求是地加以讨论，并对于本研究尚存在的缺陷或尚待解决的问题以及今后的设想也可做一下介绍。

5. **结论** 是论文最后总体结语，主要反映论文的目的、解决的问题及最后得出的结论，是研究者在理论分析结果上抽象概括出的新论点。建立在对论文进行总结的基础上，用简单、明确、易懂、精辟的语言对全文内容加以概括，不加评论和补充解释，一般与前言相呼应，文字简短，一般在200字左右。

（七）致谢和声明

文后的致谢用来表示感谢并记录在案，通常用于在研究工作中给予支持但不符合作者定义的人员或单位表示感谢。

声明则用于通告研究项目是否存在利益冲突，如某些涉及专利、转版权转让的问题，或研究中的医学伦理问题等。

（八）参考文献

参考文献是论文必不可少的组成部分，在文章的最后应列出本次研究工作参考过的主要文献目录。参考文献标明了论文中相关数据或内容的来源，简化了论证和推理过程，也表明了论文作者对所引用文章作者的尊重，体现了科研的继承性，即反映论文起点的高低，也反映了作者对国内外该领域前言进展的了解程度，同时，还反映了论文的科学依据，并体现作者对他人劳动成果的尊重。文献种类较多，一般常引用的是期刊和书籍。

1. 所列参考文献的要求

（1）须是作者亲自阅读过的文章。

（2）须是公开发表的文献。

（3）引用论点须准确无误，不能断章取义。

（4）参考文献一般在5～10篇，尽量参考近5年的文献。

（5）标注方式正确：正文中若引用文献处，则在引文最后句号的右上角，标出一个阿拉伯数字的方括号角码，角码所采用顺序编码与参考文献列出文献序号相对应。

2. 参考文献的书写格式

（1）期刊：序号.作者名.文章题目.杂志名称，年，卷（期）：页.如：[1] 张京慧，李雪冰，贺连香，等.肺癌合并上腔静脉梗阻患者股静脉留置PICC导管的研究[J].中华护理杂志，2015，50（6）：692-696.

（2）书籍：序号.作者名.书名.版次（第一版可省略）.出版地：出版社，年.如：[1] 吴玉芬，彭文涛，罗斌.静脉输液治疗学[M].北京：人民卫生出版社，2013.

二、护理科研论文的撰写程序

护理论文的写作过程也就是进行护理科学研究的过程，按照思维活动的特点与规律，这一过程可由若干环节组成。具体程序如下：

（一）选题

选题是论文写作关键的第一步，直接关系论文的质量。常言说："题好文一半"。对于临床护理人员来说，选择论文题目要注意以下几点：

1. 要结合学习与工作实际，根据自己所熟悉的专业和研究兴趣，适当选择有理论和实践意义的课题。

2. 选题宜小不宜大，只要在学术的某一领域或某一点上，有自己的一得之见，成功的经验，失败的教训，新的观点和认识，言之有物，读之有益，就可以作为选题。

3. 选题时要查看文献资料，既可了解别人对这个问题地研究达到什么程度，也可以借鉴人家对这个问题的研究成果。需要注意的是：选题与论文的标题既有关系又不是一回事。标题是在选题基础上拟定的，是选题的高度概括，但选题及写作不应受标题的限制，有时在写作过程中，选题未变，标题却几经修改变动。

（二）策划设计

策划设计是在选题确定之后，进一步提出问题并计划出解决问题的初步方案，以便使科研和写作顺利进行。护理论文设计应包括以下几方面：

1. **专业设计** 是根据选题的需要及现有的技术条件所提出的研究方案。

2. **统计学设计** 是运用卫生统计学的方法所提出的统计学处理方案，这种设计对含有实验对比样本的护理论文的写作尤为重要。

3. **写作设计** 是为拟定提纲与执笔写作所考虑的初步方案。总之，设计是护理科研和论文写作的蓝图，没有"蓝图"就无法工作。

（三）观察和实验

从事基础或临床护理科学研究与撰写论文，进行必要的动物实验或临床观察是极重要的一步，既是获得客观结果以引出正确结论的基本过程，也是积累论文资料准备写作的重要途径。实验是根据研究目的，利用各种物质手段（实验仪器、动物等），探索客观规律的方法；观察则是为了揭示现象背后的原因及其规律而有意识地对自然现象加以考察。两者的主要作用都在于收集科学事实，获得科研的感性材料，发展和检验科学理论。两者的区别在于"观察是收集自然现象所提供的东西，而实验则是从自然现象中提取它所愿望的东西"（巴甫洛夫）。因此，不管进行动物实验还是临床观察，都要详细认真. 以各种事实为依据，并在工作中做好各种记录。

有些护理论文的撰写并不一定要进行动物实验或临床观察，如护理管理论文或护理综述等，但必要的社会实践活动仍是不可缺少的，只有将实践中得来的素材上升到理论，才有可能获得有价值的成果。

（四）资料准备

资料是构成论文的基础。在确定选题、进行设计以及必要的观察与实验之后，做好资料的收集与处理工作，是为论文写作所做的进一步准备。资料准备包括数据的审核与统计处理、列表和绘图、引用文献资料的整理、从本研究的结果出发，提炼观点、做必要的补充实验、明确观点与提出结论。论文资料可分为第一手资料与第二手资料两类。前者也称为第一性资料或直接资料，指作者亲自参与调查、研究或体察到的东西，如在实验或观察中所做的记录等，都属于这类资料；后者也称为第二性资料或间接资料，指有关专业或专题文献资料，主要靠平时的学习积累。在获得足够资料的基础上，还要进行加工处理，使之系统化和条理化，便于应用。对于论文写作来说，这两类资料都是必不可少的，要恰当地将它们运用到论文写作中去，注意区别主次，尤其对于文献资料要在充分消化吸收的基础上适当引用，不要喧宾夺主。对于第一手资料的运用也要做到真实、准确、无误。

（五）拟定论文提纲

写论文提纲也是论文写作过程中的重要一步，可以说从此进入正式的写作阶段。拟定提纲可以帮助作者从文章的全局着眼，明确、完善文章的整体构思、叙述重点内容，避免内容杂乱，重点不突出。

1. 要对学术论文的基本型（常用格式）有一概括了解，并根据自己掌握的资料考虑论文的构成形式。对于初学论文写作者可以参考杂志上发表的论文类型，做到心中有数。

2. 要对掌握的资料做进一步的研究，通盘考虑众多材料的取舍和运用，做到论点突出，论据可靠，论证有力，各部分内容衔接得体。

3. **要考虑论文提纲的详略程度**　论文提纲可分为粗纲和细纲两种，前者只是提示各部分要点，不涉及材料和论文的展开，对于有经验的论文作者可以采用。但对初学论文写作者来说，最好拟一个比较详细的写作提纲，不但提出论文各部分要点，而且对其中所涉及的材料和材料的详略安排以及各部分之间的相互关系等都有所反映，写作时即可得心应手。

最后，最好在拟定提纲的基础上，征求同事和专家的意见，在集思广益的基础上再次修改提纲。

（六）构思与执笔写作

构思指作者运用手头的资料在写作提纲指导下进行全文内容结构的思维活动，形成“腹稿”，在有了好的选题、丰富的材料和详细的提纲基础上执笔写作。一篇高质量的学术论文，内容应充实，形式应讲究，文字表达要精练、确切，语法修辞要合乎规范，句子长短要适度。特别应注意，一定要采用医学科技语体，用陈述句表达，减少或避免感叹、抒情等语句以及俗言俚语，也不要在论文的开头或结尾谈论无关联系的党政领导或言论政治形势。论文写作也和其他文体写作一样，存在着思维的连续性。因此，在写作时要尽量排除各种干扰，使思维活动连续下去，集中精力，力求一气呵成。对于篇幅较长的论文，也要部分一气呵成，中途不要停顿，这样写作效果才好。

（七）修改成文

论文撰写结束并非大功告成，修改对保证和提高论文质量起着重要的作用。反复阅读是为了纵览全局，发现问题，找出修改方向及内容，尤其应注意文章的整体结构及论点、论据与结论的辩证统一。同时对诸如用词、语法、标点符号等写作技术问题也应注意，不妥之处加以改正。对文章的整体结构和篇幅进行反复修改，确保整篇论文围绕一个中心论点逐层展开，对于每个论点都有很好的材料支持，并对文字进行修饰，确保论文的表述清晰流畅，反复阅读修改后定稿。另外，论文最好请同行造诣较深者审阅一番，虚心征求意见，以求指正，对论文修改颇有益处。

（八）定稿

论文撰写完毕，便进入定稿阶段。编辑部或出版社的收稿要求是“齐、清、定”。齐，即稿件齐全，不能缺这少那；清，指清楚不乱；定，指定稿，不能将草稿寄给出版部门。所以，定稿阶段首先要把论文的全部资料收集齐全，不要有所遗漏；其次，论文的论点、论据以及论证过程都应肯定无疑，如有不确定的地方，应再加研究，以求定夺；最后，是将论文的全部内容按写作要求及图表处理规定誊抄清楚。

（九）送审与修回

确认论文定稿后，选择投向相关杂志的编辑部，经过专家审阅后，由专家提出修改意见，确定是否采用，最后再由作者修回发表。

三、护理科研论文的撰写特点

不同类型的护理论文各具特点，但其共同特点均是以现代护理学为主，将护理心理学、伦理学、社会学等人文社会学科与基础医学、预防医学、临床医学、康复医学和卫生统计学等学科知识融汇于护理论文之中，彰显出以下特色：

（一）强调本专业的科学性

这是护理论文的首要条件和立足点，因而必须做到：周密的设计和思考；观察方法和研究方法正确；数据可靠；记录要客观；资料完整真实；分析和论证要符合逻辑；统计方法适当。总之反映事实要真实，选择材料要客观分析，判断要合理这是保证论文科学性的基本要求。

（二）着重研究创新性

即先进性，创新是护理论文的灵魂，是决定论文质量高低的主要标准之一。护理论文的创新性就是要反映作者提供的新事实、新方法或新见解。体现在：

1. 填补空白的新发现、新发明、新理论。
2. 在继承基础上发展、完善、创新和创造。
3. 在众说纷纭中提出独立见解。
4. 推翻前人定论。
5. 对已有资料做出创造性综合。

（三）注重论文内容的实用性

实用性即实践性，指论文的实用价值，是论文的基础。主要体现在研究内容的实用性上。这就要求护理论文介绍的内容、材料和方法应完整、准确；能指导和帮助他人解决理论研究和实际工作中的问题。

（四）体现服务原则，追求社会效益

医学护理事业旨在为全人类健康而服务，尊重这种服务原则亦是护理学术论文写作的基本要点。现代护理学是一门具有独特护理理论与技能体系的综合性应用学科，其基本任务是维护人类健康，因此，护理学术性研究成果及其论文撰写应将追求社会效益作为其永恒的主题。

四、提高护理科研论文撰写能力的方法

对从事临床护理工作的人员来说，要撰写出一篇合格的护理科研论文是有一定难度，其关键问题在于护理人员的科研能力及写作水平有限。如何才能不断提高自身论文撰写水平？紧跟现代护理学科发展理念，适应不同级别医学杂志的需要，可从以下几个方面提高自身论文撰写的能力：

（一）从护理实践中获取写作素材

临床护理实践是一个广阔的知识天地，护理论文的选题和素材都源于各项护理服务工作者，只有从实践中思考、学习，才能获得真实生动、符合实际并能满足社会护理服务需求的科研素材，以充实护理论文的写作内容。

在临床护理工作中发现科研思路与材料，需要对自己护理服务实践有诚恳、投入的态度，才能在反复实践工作者中累积知识与经验。此外，还应要从护理服务实践中学习科研方法和写作规范，并留意记录与获得相关数据，补充和完善自己的研究设计。

（二）从期刊稿约中明确写作规范

一般各种杂志、期刊每年会在第 1 期或最后 1 期刊登“稿约”或“投稿须

知”。稿约是期刊与读者的信息交流或期刊与作者关于写作事宜的一些约定。稿约中的主要内容是本期刊对投稿者论文的写作要求。如护理学杂志中介绍该刊宗旨、所设栏目、投稿注意事项、投稿须知等。此外，还特别明确文稿内容务求论点明确、论证可信、证据充分、数据准确、逻辑合理、文章结构严谨、层次清楚、重点突出、文笔简练、图表规范等。因此，护理学者在写作前要熟知稿约内容，必须从期刊稿约中明确写作规范，如能按照期刊稿约的要求写作，所撰写的论文将更加规范合理，能给审稿专家留下较好的印象，对提高写作水平和投稿命中率都有帮助的。

（三）反复写作实践

任何能力的提高都离不开实践。论文撰写能力的提高也是如此，仅仅依赖于读、听、想、谈是难以提高的。因此，护理工作者在具有一定的写作能力后，应重视培养自身写作兴趣，多写、多改、多练习，反复写作，在撰写中不断学习、提高论文书写水平。写多了，熟能生巧，“巧”就是得心应手，就是写作的灵感、写作能力。然而，在反复撰写的过程中也应明白，写作是一个十分艰辛的过程，从“不想写”到“想写”，从“不会写”到“会写”并不是一蹴而就的事，只有循序渐进、坚持不懈才能达到写作的理想境界。

（四）踊跃投稿

投稿发表是护理科研论文撰写的目的之一。当写作具有一定水平的论文后请教老师或同事指导，反复修改后要有勇气敢于投稿。不要怕投稿，编辑或审稿专家对稿件的修改和建议也有利于自己找出差距，从而提高自身的写作水平。

（夏　琪）

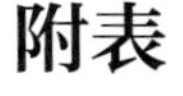

附表1

常用抗菌药物临床配制及静脉输注注意事项

序号	通用名	静脉滴注溶媒	pH	配伍禁忌	注意事项	备注
1	青霉素	0.9% 氯化钠注射液配成 15 000 ~ 25 000U/ml 的液体	5.0 ~ 7.5	氨基糖苷类、普鲁卡因	1. 宜现配现用 2. 不宜与其他药物同瓶滴注	
2	阿莫西林克拉维酸钾	每次 1.2g，0.9% 氯化钠注射液 100ml 溶解	8.0 ~ 10.0	不可用葡萄糖、碳酸氢钠作溶媒	1. 配好的液体应在 4h 内输入，30 ~ 40min 滴完 2. 不宜与氨基酸在体外混合	
3	哌拉西林钠舒巴坦	5% 葡萄糖液或 0.9% 氯化钠注射液 50 ~ 100ml 稀释	3.5 ~ 6.5	不可加入碳酸氢钠注射液中静滴	1. 最大日剂量不超过 20g 2. 每 8h 一次	
4	头孢唑林	0.9% 氯化钠注射液、5% ~ 10% 葡萄糖注射液、复方氯化钠注射液稀释	4.0 ~ 6.0	庆大霉素、红霉素	宜单独输注：大剂量静脉注射可致血管疼痛、血栓性静脉炎	
5	头孢呋辛	可与大多数常用静脉注射液配伍	5.5 ~ 8.5	氨基糖苷类、磷霉素、维生素 C、呋塞米注射液		本品在不同存放条件下颜色可变深，一般不影响其效价

续表

序号	通用名	静脉滴注溶媒	pH	配伍禁忌	注意事项	备注
6	头孢曲松	使用无钙注射液作为溶媒，如：0.9% 氯化钠注射液、5% 葡萄糖、10% 葡萄糖、5% 葡萄糖中加 6% 葡聚糖、6% ~ 10% 羟乙基淀粉静脉注射液、灭菌注射用水等	6.0 ~ 8.0	含钙静脉注射液，不相容性的药物：氨苯蝶啶、万古霉素、氟康唑、氨基糖苷类抗生素	1. 新配制溶液在室温下理化稳定性保持 6h，在 5℃下保持 24h 2. 由于药物间会产生不相容，故不能将其混合或加入其他抗菌药物的溶液中	新生儿不可用本品和含钙输液的序贯用药
7	头孢哌酮钠 / 舒巴坦钠	在头孢哌酮钠和舒巴坦钠分别为 10 ~ 250mg/ml 和 5 ~ 125mg/ml 浓度范围内，可用注射用水、5% 葡萄糖液、0.9% 氯化钠注射液	4.5 ~ 6.5	氨基糖苷类（如需要可采用序贯间歇静脉输注用药，使用不同输液管或在输注间歇期用一种适宜的稀释液充分冲洗之前使用过的静脉输液管）、乳酸钠林格注射液	1. 本品以头孢哌酮钠 1.0g，舒巴坦钠 0.5g，12h 用药一次，严重或难治性感染每日可增加至 12g 2. 最初溶解时应先用灭菌注射用水溶解，再用乳酸钠林格注射液稀释至舒巴坦浓度为 5mg/ml 的溶液	用药期间及停药后 5d 内饮酒可引起面部潮红、出汗、头痛、心动过速等
8	亚胺培南 - 西司他丁	0.9% 氯化钠注射液、5% ~ 10% 葡萄糖注射液	6.5 ~ 7.5	含乳酸盐稀释液、含其他抗生素溶液	1. 配制好后在 25℃下 4h 以内，4℃下 24h 以内使用 2. 静滴剂量最多每天 8g，每次剂量小于 1g 时，静滴时间不少于 20 ~ 30min，剂量大于 1g 时，静滴时间不少于 40 ~ 60min	配制时溶液由无色至黄色，颜色改变不影响药效

续表

序号	通用名	静脉滴注溶媒	pH	配伍禁忌	注意事项	备注
9	美罗培南	0.25 ~ 0.5g美罗培南用100ml以上溶液溶解，15 ~ 30min输完。可配伍溶液：5%或10%葡萄糖注射液、5%葡萄糖加0.02%碳酸氢钠注射液、5%葡萄糖氯化钠注射液	4.0 ~ 6.0	丙戊酸钠、葡萄糖酸钙、阿昔洛韦；不可与含乳酸钠的输液配伍	1. 配制好后应立即使用。如需放置，室温下6h以内，在4℃下24h以内使用 2. 使用时应先将溶液震荡摇匀 3. 与胺碘酮有配伍禁忌，两药连续输注时中间需以间隔液冲管	溶液为无色或微黄色液体，深浅不影响药效
10	氨曲南	1g氨曲南至少用注射用水3ml溶解，再用0.9%氯化钠注射液、5%或10%葡萄糖注射液、林格注射液稀释	4.5 ~ 7.5	更昔洛韦、甲硝唑	1. 浓度不超过2%，最高剂量每日8g 2. 滴注时间20 ~ 60min 3. 为预防出血，应1周2次补充维生素K	
11	阿奇霉素	将500mg本品瓶中加4.8ml灭菌注射用水，制成5ml溶液，之后加入以下任何一种溶液中：0.9%氯化钠注射液、0.45%氯化钠注射液	9.0 ~ 11.0	不与其他药物同时输注	1. 静脉滴注速度不宜过快，500mg/500ml的滴注时间不少于1h 2. 稀释液可在室温保存24h 3. 肝功能损害的患者慎用 4. 不可静脉推注或肌内注射	
12	琥乙红霉素	先加灭菌注射用水10ml(20ml)至0.5g(1g)琥乙红霉素瓶中，用力振摇至溶解。然后加入0.9%氯化钠注射液或其他电解质溶液中稀释	6.5	青霉素类、头孢曲松、左氧氟沙星	1. 成人一次0.5 ~ 1.0g，每日2 ~ 3次，一日不超过4g 2. 静滴琥乙红霉素浓度在1% ~ 5%以内	本品不得直接使用氯化钠或含盐注射液溶解，以免沉淀

续表

序号	通用名	静脉滴注溶媒	pH	配伍禁忌	注意事项	备注
13	克林霉素	0.6g 用 100 ~ 200ml0.9% 氯化钠注射液或 5% 葡萄糖液稀释为≤ 6mg/ml 浓度的液体	3.5 ~ 4.5	氨茶碱、葡萄糖酸钙	1. 用量超过 600mg 静脉输入 2. 静脉输入速度不宜过快，600mg 静脉滴注 30min，1h 输入的药量不能超过 1 200mg	本品不宜加入组分复杂的液体中，以免发生配伍禁忌
14	万古霉素	0.5g 用 10ml 注射用水溶解，再以至少 100ml 的 0.9% 氯化钠注射液或 5% 葡萄糖注射液稀释	2.5 ~ 4.5	氨茶碱、5- 氟尿嘧啶	静滴时间在 60min 以上 配制好的溶液尽早使用，可保存于冰箱内，24h 内使用	
15	替考拉宁	0.9% 氯化钠注射液、5% 葡萄糖溶液、复方乳酸钠溶液（哈特曼氏液即复方乳酸钠溶液、乳酸钠林格液、林格 - 乳酸溶液等）	6.5 ~ 7.5	和氨基糖苷类注射前不能混合	1. 静脉滴注时间不少于 30min 2. 一般每日用药一次，但第一天可给两次 3. 配制好后应尽快使用，如需放置，在 4℃下保持 24h 以内使用	配制时要用双手轻轻滚动小瓶，直至药粉溶解，避免产生泡沫
16	左氧氟沙星	需稀释使用的剂型，应在无菌条件下，先用注射用水溶解，再用 0.9% 氯化钠注射液或 5% 葡萄糖注射液稀释	3.8 ~ 5.8	宜单独输注	1. 常用剂量为 250mg 或 500mg，滴注时间不少于 60min，每 24h 静滴一次；或 750mg，时间不少于 90min，每 24h 静滴一次。滴注浓度应为 5mg/ml 2. 不要用微波或水溶加速其溶解	1. 本品不能与任何有多价阳离子（如镁离子）的溶液通过一条静脉通路同时用药 2. 迅速静脉用药或推注可导致低血压

续表

序号	通用名	静脉滴注溶媒	pH	配伍禁忌	注意事项	备注
17	莫西沙星	可与注射用水、0.9% 氯化钠注射液、5% 葡萄糖注射液、10% 葡萄糖注射液、50% 葡萄糖注射液、20% 木糖醇注射液、林格液、乳酸林格液		使用含有镁、铝、铁或锌，包括抗酸剂、硫糖铝、多种维生素和去羟肌苷咀嚼/缓释片或婴幼儿口服液时，至少 4h 或 8h 后给予盐酸莫西沙星	1. 一次 0.4g，QD，时间应为 90min 2. 若需要与其他药物合用，每种药物需单独用药 3. 只有澄明的溶液才能使用	
18	甲硝唑注射液	一次 0.915g，粉针剂可用 100ml 氯化钠注射液或 5% 葡萄糖注射液稀释	5.0 ~ 7.0	氨曲南、氨茶碱、碳酸氢钠	1. 在 1h 内缓慢滴注，Q8h，7d 为一疗程 2. 用药期间不应饮用含 75% 酒精的饮料，会导致双硫仑样反应	1. 有活动性中枢神经系统疾患和血液病患者禁用 2. 代谢产物可使尿液呈深红色
19	奥硝唑	粉针剂或注射剂（小针）应先进行适当的稀释，将 0.5g（1g）加入 250ml（500ml）5% 葡萄糖、10% 葡萄糖注射液、0.9% 氯化钠注射液等常用液体稀释	4.0 ~ 5.0	巴比妥类药、雷尼替丁和西咪替丁等药物可使奥硝唑加速消除而降效，并可影响凝血，禁忌合用	1. 本品溶液呈酸性，与其他药物合用时注意本品低 pH 对其他药物的影响 2. 药物混浊或变色切勿使用	能抑制华法林的代谢，合用注意观察凝血酶原时间，并调整用药剂量

续表

序号	通用名	静脉滴注溶媒	pH	配伍禁忌	注意事项	备注
20	两性霉素 B	加适量灭菌注射用水溶解(不可用氯化钠注射液溶解稀释),再加入 5% 葡萄糖注射液(pH > 4.2)中,使浓度 ≤ 1mg/ml	7.23	青霉素、庆大霉素、万古霉素、美罗培南	1. 成人最高日剂量不超过 1mg/kg 2. 宜缓慢避光滴注,每剂滴注时间至少 6h 3. 药物静脉滴注时应避免外漏造成局部刺激 4. 用药前可给解热镇痛药和抗组胺药	静脉滴注时应注意避光,宜经常更换穿刺部位
21	氟康唑	0.9% 氯化钠注射液、20% 葡萄糖溶液、4.2% 碳酸氢钠溶液、混合氨基酸稀释	3.5 ~ 8.0	头孢呋辛、红霉素、克林霉素、呋塞米注射液、地塞米松磷酸钠注射液	静脉滴注速度 ≤ 10ml/min	每日 ≥ 400mg 治疗的患者禁止同时服用特非那定

（何晓娟）

附表 2

高警示药品管理制度

高警示药品是指药理作用显著且迅速、易危害人体的药品，一旦使用不当则会对患者产生严重伤害甚至死亡。参考美国医疗安全协会（ISMP）2008 年最新修订的高警示药品目录，结合具体用药品种及分类，制定出高警示药品目录，同时为促进该类药品的合理使用，减少不良反应的发生，特制定高警示药品管理制度。

1. 高警示药品存放应标识醒目，设置高警示药品标识。

2. 药剂科应根据高警示药品管理要求及药品使用情况定期对目录进行调整。

3. 新引进的高警示药品要经过药事管理与药物治疗学委员会的充分论证，引进后及时将药品信息告知临床，指导临床合理用药和确保用药安全。已有的高警示药品信息（规格、剂型）出现变更时，应及时通知所有药师及临床医护人员。

4. 高警示药品临床使用应遵循 5R 原则，正确的患者、正确的药品、正确的剂量、正确的给药时间、正确的给药途径。

5. 应对高警示药品做不良反应监测，定期总结、汇总，并将整改意见及时反馈给临床医护人员。

（高　阳　贺　飞）

附表3

高警示药品推荐目录（2019版）

编号	药品名称
1	100ml或更大体积的灭菌注射用水（供注射、吸入或冲洗用）
2	茶碱类药物，静脉途径
3	肠外营养制剂
4	非肠道和口服化疗药
5	高渗葡萄糖注射液（20%或以上）
6	抗心律失常药，静脉注射（如胺碘酮、利多卡因）
7	抗血栓药(包括抗凝药物、Xa因子拮抗剂、直接凝血酶抑制剂和糖蛋白IIb/IIIa抑制剂)
8	口服降糖药
9	氯化钠注射液（高渗，浓度 > 0.9%）
10	麻醉药，普通、吸入或静脉用（如丙泊酚）
11	强心药，静脉注射（如米力农）
12	神经肌肉阻断剂（如琥珀酰胆碱，罗库溴铵，维库溴铵）
13	肾上腺素受体激动药，静脉注射（如肾上腺素）
14	肾上腺素受体拮抗药，静脉注射（如普萘洛尔）
15	小儿用口服的中度镇静药（如水合氯醛）
16	胰岛素，皮下或静脉注射
17	硬膜外或鞘内注射药
18	对育龄人群有生殖毒性的药品，如阿维A胶囊，异维A酸片等

（高　阳　贺　飞）

附表 4

中等长度导管置管知情同意书

科室：　　床号：　　姓名：　　性别：　　年龄：
住院号(或 ID 号)：　　诊断：

中等长度导管((medium length catheter MC)是患者 1 个月内静脉输液较理想的输液通路，具有相对于其他血管通路较安全、易护理的特点，出院时可携带回家，但需要定期维护。

由于已知和未知的原因，任何静脉导管都有可能出现并发症甚至死亡。因此，医护人员无法对置管结果给予任何承诺，您有权知道置管目的、风险、预期效果及对人体的影响。在 MC 实施前的任何时间，您有权选择接受或拒绝本次穿刺。请仔细阅读相关事宜，决定是否同意进行 MC 穿刺。

一、置管过程中可能出现以下情况

☐ 多次穿刺或穿刺失败　　☐ 神经损伤、霍纳综合征
☐ 误穿动脉，发生血肿　　☐ 空气栓塞
☐ 其他

二、使用过程中可能出现

☐ 局部渗血、渗液、疼痛　　☐ 静脉炎
☐ 局部或全身感染、败血症　　☐ 导管堵塞
☐ 静脉血栓形成导致肺动脉栓塞　　☐ 导管脱出
☐ 手臂肿胀　　☐ 皮肤过敏
☐ 不能耐受置入材料　　☐ 导管破损、断裂
☐ 其他

三、以下的签名表示

1. 我们已阅读以上内容，并理解、同意前面所述的内容。
2. 医生 / 护士已经详细告知以上情况并做了充分的解释。
3. 我们授权并同意医生 / 护士为患者施行上述操作，并愿意承担相应的后果。

患者(监护人 / 委托人)签字：______ 关系：______　年　月　日　时　分

医生 / 护士签字：______　年　月　日　时　分

(吴玉芬)

附表5

中心静脉置管知情同意书

科室: 床号: 姓名: 性别: 年龄:
住院号(或ID号): 诊断:

中心静脉置管或经外周静脉置入中心静脉的导管(PICC)是长期静脉输液患者较理想的输液通路,具有相对于其他血管通路较安全、易护理的特点,出院时可携带回家,但需要定期维护。

由于已知和未知的原因,任何中心静脉置管或PICC导管都有可能出现并发症甚至死亡。因此,医护人员无法对置管结果给予任何承诺,您有权知道置管目的、风险、预期效果及对人体的影响。在中心静脉置管或PICC实施前的任何时间,您有权选择接受或拒绝本次穿刺。请仔细阅读相关事宜,决定是否同意进行中心静脉置管或PICC穿刺。

一、置管过程中可能出现以下情况

□ 多次穿刺或穿刺失败	□ 导管异位(必要时在放射介入下调整导管,费用另计)
□ 误穿动脉,发生大出血、血肿甚至窒息死亡	□ 空气栓塞
□ 神经损伤、霍纳综合征	□ 心律失常甚至心搏骤停
□ 导管夹闭	□ 其他

二、使用过程中可能出现

□ 局部渗血、渗液、疼痛	□ 静脉炎
□ 局部或全身感染、败血症	□ 导管堵塞
□ 静脉血栓形成导致肺动脉栓塞	□ 导管脱出
□ 手臂肿胀	□ 皮肤过敏
□ 不能耐受置入材料	□ 导管破损、断裂
□ 其他	

三、以下的签名表示

1. 我们已阅读以上内容,并理解、同意前面所述的内容。
2. 医生/护士已经详细告知以上情况并做了充分的解释。
3. 我们授权并同意医生/护士为患者施行上述操作,并愿意承担相应的后果。

患者(监护人/委托人)签字:______ 关系:______ 年 月 日 时 分

医生/护士签字:______ 年 月 日 时 分

(吴玉芬)

附表 6

中心静脉导管置入操作记录

科室：　床号：　姓名：　性别：　年龄：
住院号(或 ID 号)：　诊断：

1. 患者卧位　□平卧位　□半卧位

2. 评估穿刺部位

3. 测量
(1) 置入长度：　cm；　(2) 臂围：　cm

4. 消毒
(1) 消毒液：□ 2% 葡萄糖酸氯己定乙醇　□浓度大于 0.5% 碘伏　□ 2.5% 碘酒 +75% 酒精
(2) 范围：□符合标准
(3) 方法：□符合标准

5. 穿刺过程
(1) 用物准备：□符合规范
(2) 护士操作：□符合规范
(3) 穿刺过程：□穿刺 1 针　□穿刺 2 针　□穿刺 3 针以上
(4) 送管：□顺利　□较顺利(送管稍有阻力)　□不顺利(送管困难，反复调管)

6. 导管资料　类型_____厂家_____批号_____规格_____导管长度_____cm

7. 穿刺部位　四肢：上肢：□左右肘上，□左右肘下；下肢：□左右；头部：□；其他：□

8. 穿刺血管　□贵要静脉，□肱静脉，□头静脉，□肘正中静脉，□其他静脉_____

9. 实际置入　置入_____cm；外露_____cm

10. 导管尖端位置(X 线结果)_____

操作者　助手　_____年_____月_____日

(吴玉芬)

附表7

中心静脉导管带管出院健康教育

科室:　　床号:　　姓名:　　性别:　　年龄:
住院号(或 ID 号):　　诊断:

中心静脉导管是长期静脉输液患者理想的静脉通路,具有安全、易管理的特点。治疗间歇期或长期在社区进行治疗的患者,出院时可携带该导管回家。建议出院后在医院中心静脉导管门诊进行导管维护。

一、置管信息　置管医院:　　置管护士:　　置管日期:
置入长度:_____cm,外露:_____cm,臂围:_____cm,置入血管:_____,置入部位:_____

二、患者 / 家属需要注意

(1)活动:置管一侧手臂可从事一般的日常工作,如使用电脑、家务事及部分轻微的体育锻炼。

(2)可以淋浴、避免泡浴。洗澡前宜戴 PICC 专用洗澡袖套。洗澡后敷料下如果渗湿,需及时更换。

(3)避免提超过 5kg 的物品,不做引体向上、托举哑铃等持重锻炼。

(4)置管一侧手臂避免测血压,穿刺点上禁止扎止血带作静脉穿刺,非耐高压导管不能用高压注射泵推注造影剂。

(5)如出现以下症状及体征,请及时到静脉导管维护门诊处理,电话号码:__________

□穿刺点出血、渗液、红肿、化脓　　□置管手臂麻木、疼痛、烧灼感

□置管手臂肿胀,臂围超过 2cm　　□冲管有阻力,不通畅、导管有漏液

□体温升高 > 38℃　　□呼吸困难

(6)如果中心静脉导管断裂或破损,请在导管断裂上方或靠近穿刺点处将 PICC 导管反折,并用胶布固定。如果 PICC 导管不可见,请立即在置管侧腋窝部用止血带加压,与医院专业人员联系并到医院做进一步处理。

三、患者在基层医院做维护,需要注意

(1)冲封管注意事项:该操作可防止血液或药物堵塞导管。

1)冲管液体:0.9% 氯化钠注射液 10ml 或预冲式注射器 10ml。

2)封管液体(肝素盐水):3 ~ 5ml;常用浓度:0 ~ 10U / ml;PORT:100U / ml;新生儿:中心静脉导管使用 0.9% 氯化钠注射液 10ml,每 8h 脉冲式冲管一次。

3)冲管方法:脉冲式冲管。

4)封管方法:正压封管。

续表

科室： 床号： 姓名： 性别： 年龄： 住院号(或 ID 号)： 诊断：
5)非耐高压导管禁止用小于 10ml 的注射器冲管、用药。不可暴力冲管，以免造成导管破裂。
(2)更换敷料注意事项
1)评估导管及敷料。
2)对着穿刺点 0° 或 180° 去除原有敷料，保护好导管。
3)常规每周更换 1 ~ 2 次敷料，如敷料松脱、卷曲或潮湿时及时更换。
4)换药过程严格无菌，消毒液应自然待干后贴敷料。
5)以穿刺点为中心贴敷料，保持清洁干燥，敷料下不能有气泡。
6)对透明敷料过敏，应相应缩短更换敷料的间隔时间或使用纱布更换。
7)禁止将胶带直接贴于导管上。
8)严禁将静脉导管外露部分再次置入体内。
(3)输液接头：至少 5 ~ 7d 更换。
四、出院患者静脉导管维护，宜在中心静脉导管门诊进行。
护士签名 ____年____月____日

（吴玉芬）

附表 8

静脉导管维护评估清单

一、整体评估

除详细的病史和体格检查之外，静脉导管维护的评估还应包括以下条目：

□ 是否有皮肤黏膜出血、皮下瘀斑等出凝血功能障碍的表现

□ 是否有药物、消毒剂过敏史

□ 是否存在嗜睡、意识模糊、昏睡、昏迷、谵妄等意识障碍

□ 是否存在不当的留置时间

□ 是否实施静脉输液治疗

□ 是否实施静脉输血治疗

□ 输入液体的种类、性质、用药量、用药频率、输入方式等是否影响静脉导管维护

□ 是否存在置管侧肢体、肩部、颈部及胸部肿胀、疼痛、麻木等不适感

□ 是否每日评估敷料 / 固定装置的完整性

□ 患者是否认识到静脉导管维护的重要性

□ 患者是否具有静脉导管自我管理的能力

□ 患者是否有主动向医护人员报告穿刺处异常的意愿

二、局部评估

□ 穿刺局部皮肤是否完整

□ 穿刺局部皮肤是否瘙痒、有皮疹

□ 穿刺局部是否有渗液或渗血

□ 穿刺局部是否有红、肿、热、痛等并发症的表现

□ 穿刺侧臂围有无变化

三、静脉导管功能评估

□ 回抽静脉导管是否有回血
□ 静脉导管推注是否通畅
□ 静脉导管输注是否通畅
□ 静脉导管管腔内是否有血液残留
□ 静脉导管是否有移位（脱出或缩进）
□ 静脉导管是否有打折（体外或体内）
□ 静脉导管是否有破损出现漏液现象（体外或体内）
□ 静脉导管是否有断裂（体外或体内）

附表 9

静脉导管维护健康教育清单

一、静脉导管维护时间

□ PICC 导管至少每周维护 1 次
□ PORT 导管至少每 4 周维护 1 次

二、局部观察

□ 穿刺点周围皮肤有无发红
□ 穿刺点周围皮肤有无瘙痒
□ 穿刺点周围有无肿胀
□ 穿刺点周围有无疼痛
□ 穿刺点有无出血
□ 穿刺点有无分泌物
□ 穿刺侧手臂或肩部或颈部或锁骨下区域有无肿胀
□ 穿刺侧手臂或肩部或颈部或锁骨下区域有无疼痛

三、静脉导管观察

□ 静脉导管置入长度为多少
□ 静脉导管外露长度为多少
□ 静脉导管有无脱出
□ 静脉导管有无进入体内
□ 外露静脉导管是否打折
□ 外露静脉导管是否破损

四、静脉导管接头观察

□ 静脉导管接头是否松动
□ 静脉导管接头是否破损
□ 静脉导管接头内是否有血液或异物

五、敷料观察

☐ 敷料有无破损
☐ 敷料有无潮湿
☐ 敷料有无松动
☐ 敷料有无卷边

六、禁止做的活动

☐ 置管侧肢体肩关节禁止大幅度甩手或向上伸展的动作
☐ 置管侧肢体不应提举超过 5kg 的重物
☐ 置管侧肢体不应盆浴及游泳，置管侧肢体不应测血压
☐ 不应长期按压置管侧肢体（如压着置管侧手臂睡觉）

附表 10

中心静脉导管拔管 / 手术拔港知情同意书

姓名:	性别:	年龄:	科室:	床号:
住院号(或ID号):			诊断:	

患者于　　年　　月　　日置入了中心静脉导管，现已完成静脉输液治疗计划，经主管医生同意拔除中心静脉导管。

一、医护人员已向我详细说明了拔除中心静脉导管时潜在的风险，如：

1. 拔管困难，通过多种方法处理仍不能够拔除的，必要时需进一步做血管超声、X线、介入等检查确认原因，严重者须手术取管。

2. 在拔除中心静脉导管的过程中可能出现静脉导管断裂，需手术取管。

3. 静脉导管拔管 / 拔港过程中可能发生中心静脉导管外黏附的血栓脱落，造成重要脏器栓塞。如肺栓塞等，将会危及患者生命。

4. 其他难以预料的并发症。

二、以下的签名表示

1. 我们已阅读以上内容，并理解、同意前面所述的内容。

2. 医生 / 护士已经详细告知拔管 / 拔港存在的各种风险，我们完全理解。

3. 经商量并认真考虑，我们授权并同意医生 / 护士为患者施行拔管 / 拔港操作，并愿意承担相应的后果。

患者(监护人 / 委托人)签字：______关系：______　　年　　月　　日　　时　　分

医生 / 护士签字：______　　年　　月　　日　　时　　分

（吴玉芬）

附表 11

新生儿脐动脉 / 脐静脉置管知情同意书

姓名：　　性别：　　年龄：　　科室：　　床号：
住院号(或 ID 号)：　　诊断：

一、概述

脐动脉 / 脐静脉置管是为了经脐动脉 / 脐静脉置入导管，使其尖端位于中心动脉 / 静脉靠近心脏附近。

二、脐动脉 / 脐静脉置管可能获得的益处

1. 尽快获得抢救治疗血管通路。
2. 便于辅助诊断、治疗。
3. 减少对外周静脉的刺激。
4. 减少反复多次静脉穿刺的痛苦。
5. 减少外周静脉 / 动脉穿刺采血。

三、可供选择的其他方法

外周动脉 / 静脉，反复穿刺、用药及采血。

四、脐动脉 / 脐静脉置管可能的意外风险或并发症

□ 脐动脉 / 脐静脉置管可能不顺利，导致置管困难或失败	□ 心律失常
□ 穿刺点感染或导管相关血流感染	□ 局部红肿、液体外渗或出血
□ 血栓形成、栓塞，血小板减少	□ 坏死性小肠、结肠炎
□ 导管堵塞、移位、异位或断裂	□ 肠穿孔
□ 肝坏死	□ 外周皮肤供血不足导致皮肤坏死等

五、以下的签名表示

1. 我们已阅读以上内容，并理解、同意前面所述的内容。
2. 医生 / 护士已经详细告知脐动脉 / 脐静脉置管存在的各种风险表示完全理解。
3. 经商量并仔细考虑，我们授权并同意医生 / 护士为患者施行脐动脉 / 脐静脉置管术，并愿意承担相应的后果。

患者(监护人 / 委托人)签字：______关系：______　年　月　日　时　分

主管医生签字：______　年　月　日　时　分

(彭　红)

附表 12

发疱性药物

类别	常见药物
烷化剂	氮芥、苯达莫司汀等
抗生素类	蒽环类(柔红霉素、多柔比星、表柔比星等)、丝裂霉素、放线菌素 D 等
植物碱类	长春碱、长春新碱、长春地辛、长春瑞滨等
紫杉烷类	多西他赛、紫杉醇、白蛋白结合型紫杉醇等

附表 13

刺激性药物

类别	常见药物
烷化剂	卡莫司汀、环磷酰胺、异环磷酰胺、美法仑、达卡巴嗪、噻替帕等
抗生素类	博来霉素、米托蒽醌、阿霉素等
植物类	依托泊苷、伊立替康、托泊替康等
抗代谢类	阿糖胞苷、氟达拉滨、氟尿嘧啶、吉西他滨、甲氨蝶呤等
铂类	卡铂、顺铂、奥沙利铂等

附表 14

输入腐蚀性药物患者 / 家属拒绝置入中心静脉导管知情同意书

科室： 床号： 住院号(或 ID 号)： 姓名： 性别： 年龄： 诊断：

XX 患者 / 家属：由于您的疾病需要输入腐蚀性药物，医生已经下达医嘱，该类腐蚀性药物在静脉输液治疗疾病的同时对血管也有损伤，如果在四肢或头部的小血管采用外周静脉留置针、一次性静脉输液钢针输入腐蚀性药物，则可能会发生药物外渗到血管周围组织，导致局部皮肤及组织损伤，血管硬化、红肿，甚至坏死，尤其是静脉输入化疗药物、多巴胺、TPN、甘露醇等。所以，为了有效地预防这类药物引起的静脉输液部位发生并发症，建议您置入 PICC(经外周静脉置入中心静脉的导管)/CVC(中心静脉外周导管)/PORT(输液港)，使您的静脉输液治疗能够顺利完成。

一、如果您选择外周静脉留置针或一次性输液钢针输液，可能会出现以下并发症：

1. 静脉炎 局部红、肿、热、痛甚至脓肿，有时可触及静脉条索样改变。
2. 药物外渗 临床表现如下：

(1) 轻度：局部红肿、酸麻。

(2) 中度：感到烧灼感、刺痛，局部红肿或皮肤水疱。

(3) 重度：皮肤青紫、变硬、局部皮下组织溃疡或坏死，可深至肌腱及关节，瘢痕挛缩，关节僵硬，甚至功能障碍，有的还需要通过植皮来治疗。

二、以下的签名表示

1. 我们已详细阅读以上内容，并理解、同意前面所述的内容。
2. 医生 / 护士已经详细告知拒绝置管存在的各种风险。
3. 我们依然选择外周静脉留置针、一次性静脉输液钢针穿刺输液。
4. 并愿意承担相应的后果。

患者(监护人 / 委托人)签字：______ 关系：______ 年 月 日 时 分

医生 / 护士签字：______ 年 月 日 时 分

(吴玉芬)

附表 15

中心静脉导管异位调整知情同意书

姓名:　　　　性别:　　　　年龄:　　　　科室:　　　　床号:
住院号(或 ID 号):　　　　　　　　　　　诊断:

患者于　　年　　月　　日置入中心静脉导管,术后经 X 线检查,确认静脉导管出现导管异位,为了静脉输液治疗顺利完成,减少导管相关并发症,需在严格无菌技术操作下行中心静脉导管调整,将静脉导管送入预定位置,如果调管失败,必要时将在介入下调整静脉导管。

一、在调整导管的过程中,有可能出现如下危险:

1. 调整过程中静脉导管断裂、血栓脱落、异位栓塞等,导致器官组织的缺血、坏死。
2. 导管调整过程中穿刺点出血,穿刺部位血肿等。
3. 导管调整后出现局部或全身感染。
4. 术后血栓形成。
5. 原有基础疾病加重。
6. 静脉导管由于各种原因无法安放至理想的位置。
7. 难以预料的其他可能。

二、以下的签名表示

1. 我们已详细阅读以上内容,并理解、同意前面所述的内容。
2. 医生 / 护士已经详细告知术中、术后可能出现的各种风险。
3. 我们愿意承担静脉导管调整过程中出现的各种风险及费用。

患者(监护人 / 委托人)签字:______ 关系:______　年　月　日　时　分

医生 / 护士签字:______　年　月　日　时　分

(吴玉芬)

参考文献

[1] 林晓云 . 儿科・护理学 [M]. 北京：北京大学医学出版社，2015.

[2] 姬栋岩 . 老年护理学 [M]. 北京：科学技术文献出版社，2015.

[3] 乔爱珍 .PICC 典型疑难病例分析 [M]. 北京：科学出版社，2018.

[4] 吴欣娟，王艳梅 . 护理管理学 [M]. 4 版 . 北京：人民卫生出版社，2017.

[5] 幺莉，吴欣娟 . 静脉治疗护理技术操作规范及护理分级 [M]. 北京：人民卫生出版社，2017.

[6] 王卫平，孙锟，常立文 . 儿科学 [M]. 北京：人民卫生出版社，2018.

[7] 王庭槐. 生理学 [M]. 北京：人民卫生出版社，2018.

[8] Marshall，A.Lichtman. 威廉姆斯血液学手册 [M]. 北京：科学出版社，2018.

[9] 王血锋 . 临床出血与血栓性疾病 [M]. 北京：人民卫生出版社，2018.

[10] 葛均波，徐永健，王辰. 内科学 [M]. 北京：人民卫生出版社，2018.

[11] 尤黎明，吴瑛. 内科护理学 [M]. 北京：人民卫生出版社，2018.

[12] 李乐之，路潜 . 外科护理学 [M].6 版 . 北京：人民卫生出版社，2017.

[13] 蔡虻，高凤莉 . 导管相关感染防控最佳护理实践专家共识 [M]. 北京：人民卫生出版社，2018.

[14] 张志清 . 儿科护士安全用药操作手册 [M]. 北京：人民卫生出版社 .2018.

[15] 陈新谦，金有豫，汤光 . 陈新谦新编药物学 [M]. 北京：人民卫生出版社 .2018.

[16] 吴玉芬，杨巧芳 . 静脉输液治疗专科护士培训教材 [M]. 北京：人民卫生出版社，2018.

[17] 李秀华 . 肿瘤专科护理 [M]. 北京：人民卫生出版社，2018.

[18] 陆宇晗，陈钒 . 肿瘤姑息护理实践指导 [M]. 北京：北京大学医学出版社，2017.

[19] 尚少梅，李小寒 . 基础护理学 [M]. 北京：人民卫生出版社，2017.

[20] 赵林芳，胡红杰 . 静脉输液港的置入与管理 [M]. 北京：人民卫生出版社，2019.

[21] 王爱平，范玲 . 血液标本采集护理规范 [M]. 沈阳：辽宁科学技术出版社，2019.

[22] 杨巧芳，刘延锦 . 静脉输液治疗护理技术指导手册 [M]. 河南 : 河南科学技术出版社，2017.

[23] 傅麒宁，吴洲鹏，孙文彦，等 .《输液导管相关静脉血栓形成中国专家共识》临床实践推荐 [J]. 中国普外基础与临床杂志，2020.27(5):1-7.

[24] 张印则，孟庆宝，戴芳，等 . 以输血治疗预期为目标的临床输血路径管理 [J]. 中国输血杂志，2018，31(5):448-451.

[25] 董兰，张丽霞，席淑华 . 骨髓腔输液在心搏骤停患者急救中的应用效果 [J]. 解放

军护理杂志，2020，37(03):83-85.

[26] 中华医学会感染病学分会，中华医学会肝病学分会 . 慢性乙型肝炎防治指南 (2019 年版) [J]. 实用肝脏病杂志，2020，23(1):9-32.

[27] 刘箐，代莉，李聪，等 . 静脉用药调配中心输液微粒污染的来源及预防措施 [J]. 实用药物与临床，2019，22(9):999-1003.

[28] 马飞雁 . 整体护理用于血小板减少患者输血治疗中输血质量及护理质量的影响 [J]. 中国医药指南，2018，16(12):242-243.

[29] 蒋惠芳 . 锡类散加芦荟汁局部外敷治疗输液性静脉炎的效果观察 [J]. 护士进修杂志， 2018，33(17):1616-1217.

[30] 韩真真，刘光，张海军 . 经外周中心静脉导管尖端定位技术应用研究进展 [J]. 中国医疗器械杂志，2020，44(01):56-59.

[31] 张泓 . 急危重症患者容量管理策略 : 供需平衡才是目标 [J]. 中国急救医学，2018，038(012):1046-1048.

[32] 孙红，陈利芬，郭彩霞，等 . 临床静脉导管维护操作专家共识 [J]. 中华护理杂志，2019，54(9)：1334-1342.

[33] 赵先岭 . 静脉药物配制方法对产生微粒数量的影响 [J]. 中国处方药，2019，17(9):27-28.

[34] 范祖燕，杨运娥，陈妙霞 . 纤维蛋白鞘致 PICC 拔管困难的处理对策 [J]. 护理研究，2019，33(23):4171-4172.

[35] 齐榛，郭代红，姚翀，等 .399 例蛇毒类血凝酶相关药品不良反应报告分析及风险信号挖掘 [J]. 中国药物应用与监测，2019，16(05):278-282.

[36] 凌茹 . 血液科住院患者输血护理风险管理危险因素研究 [J]. 中医临床研究，2019，11(9):27-28.

[37] 李春燕 . 美国 INS2016 版《输液治疗实践标准》要点解读 [J]. 中国护理管理，2017，17(2):150-152.

[38] YAMAGISHI T，ASHIDA H，IGARASHI T，et al. Clinical impact of the Sherlock 3CG® tip confirmation system for peripherally inserted central catheters[J]. J Inter Med Res，2018， 46(12):5176-5182.

[39] PIVETTA E，WASSERMANN B，BELLUZ L D B，et al. Local inhibition of elastase reduces EMILIN1 cleavage reactivating lymphatic vessel function in a mouse lymphoedema mode[J]. Clinical Science，2016，130(14):1221-1236.

[40] ORAGANO C A，PATTON D，MOORE Z. Phlebitis in Intravenous Amiodarone

Administration: Incidence and Contributing Factors[J]. Critical Care Nurse，2019，39(1):e1-e12.

[41] YING C X，YUSUF A，KENG S L. Perceptions of risk factors for phlebitis among Malaysian nurses[J]. British Journal of Nursing，2020，29(2):S18-S23.